Dr. rer. nat. Johannes Coy ▪ Judith Finlayson

Wie Zucker uns krank macht
Wie Zucker uns heilt

DIE ZUCKER REVOLUTION

Aus dem amerikanischen Englisch von
Elisabeth Liebl

Inhalt

TEIL 3
Gesundheit und ein langes Leben

Einführung

Dies hier ist ein Buch über Zucker. Das Wort selbst entzieht sich jeder engeren Bestimmung, was uns schon einen ersten Hinweis auf die Komplexität und Widersprüche liefert, die sich mit Zucker in seinen vielen verschiedenen Formen verbinden. Meinen Sie mit »Zucker« die knackigen weißen Körnchen, die man in den Zuckerdosen dieser Welt findet? Oder denken Sie dabei an den Sirup mit hohem Fruktosegehalt (Glukose-Fruktose- oder Fruktose-Glukose-Sirup), der in abgepackten Lebensmitteln und Limonaden enthalten ist? Und heutzutage weiß ja auch jeder über Blutzucker Bescheid: Ein dauerhaft hoher Blutzuckerwert ist ein ernsthaftes Gesundheitsrisiko und sollte um jeden Preis vermieden werden.

Wissenschaftlich betrachtet gibt es »den Zucker« gar nicht. Alle Zucker fallen unter den Überbegriff »Kohlenhydrate«. Selbst unter dem Begriff »Zucker« werden noch Hunderte verschiedener Substanzen mit unterschiedlichen Eigenschaften aufgelistet. Dazu gehört zum Beispiel auch Stärke, die Hauptquelle für Zucker in der menschlichen Ernährung.

Fachsprachlich ausgedrückt ist Zucker ein aus drei Elementen bestehendes Molekül: Kohlenstoff, Wasserstoff und Sauerstoff. Die einzelnen Zuckerarten unterscheiden sich dadurch, wie diese Elemente jeweils kombiniert sind. Monosaccharide sind Einfachzucker: Zu ihnen gehören Fruktose, Glukose und Galaktose. Disaccharide (Zweifachzucker) entstehen, wenn man zwei Monosaccharide kombiniert. Der Haushaltszucker, auch als »Sucrose« oder »Saccharose« bekannt, ist vermutlich das bekannteste Disaccharid. Er entsteht, wenn sich Glukose und Fruktose zusammentun. Nach den Disacchariden wird die Zuckerfamilie zunehmend komplex. Dann schließen sich viele Moleküle zusammen und bilden Oligo- (Mehrfachzucker) oder Polysaccharide (Vielfachzucker). Zu ihnen gehören eine Vielzahl komplexer Kohlenhydrate wie zum Beispiel die Stärke.

Eines aber ist gewiss: Menschen haben eine tiefgehende Beziehung zum Zucker. Wir verfallen ihm gern – und brauchen ihn. Vor vielen Millionen Jahren hat unser Körper eine Entwicklung vollzogen, durch die sich unsere Fähigkeit, diese verführerische Substanz zu verarbeiten, verbesserte. Dies stellte unser Überleben als Art sicher. Dank des TKTL1-Gens, das Dr. Johannes Coy 1996 entdeckte, konnten unsere Vorfahren nun Glukose effizient in Fett umwandeln, ohne dabei freie Radikale zu produzieren. Das war für uns und andere Säugetiere ein gewaltiger evolutionärer Vorteil. Anders als die Dinosaurier konnten wir bei wenig Nahrung überleben und sogar Fett speichern. Diese Fähigkeit sicherte auf lange Sicht unser Überleben. Zucker in seinen vielfältigen Formen liefert uns die Energie, die wir brauchen, um am Leben zu bleiben. Gleichzeitig unterstützt er die ständigen Prozesse der Zellneubildung und -reparatur. Die Art von Zucker, welche die Jäger-Sammler-Gemeinschaften in der Natur vorfanden, war für sie kein gesundheitliches Problem. Ihre extremen Lebensbedingungen ließen sie jeden Überschuss sehr schnell verbrennen. Die möglichen negativen Effekte wurden durch andere Substanzen in ihrer täglichen vollwertigen Nahrung ausgeglichen.

Heute ist die Situation eine dramatisch andere. Unsere moderne Nahrung enthält unnatürlich große Mengen an hochverarbeiteten Zuckern. Unser Stoffwechsel wird mit den Zuckermengen, die wir zu uns nehmen, einfach nicht fertig. Dieses Buch wird genau erklären, warum wir Zucker brauchen und weshalb wir ihn so sehr mögen. Es wird auch zeigen, wie dieses verführerische Kohlenhydrat zugleich unser bester Freund und unser schlimmster Feind ist.

In Teil 1 erfahren Sie alles, was Sie über Zucker wissen müssen. Im Grunde sind wir auf Süßes programmiert, weil das in unseren Genen gespeichert ist. Glukose ist der Haupttreibstoff unseres Gehirns. Wir brauchen, was sie uns zu bieten hat.

Aus den unterschiedlichsten Gründen ist Zucker der favorisierte Energielieferant unseres Körpers und wir haben zahlreiche Mechanismen entwickelt, die uns seine ständige Verfügbarkeit sichern. So kann Zucker beispielsweise mit oder ohne Sauerstoff verstoffwechselt werden. Diese Vielseitigkeit war für unsere noch urtümlichen Vorfahren ein lebenswichtiger Vorteil. Wenn man plötzlich viel Energie braucht, um vor einer Gefahr fliehen zu können, ermöglicht diese Stoffwechseloption die zusätzliche Turboenergie für den Kampf oder die Flucht, auch wenn kein Sauerstoff mehr in den Muskeln vorhanden ist.

Lange bevor Zucker uns den Morgenkaffee versüßte, sorgte er für das Überleben unserer Jäger-Sammler-Ahnen. Er ermöglichte auch ihre Entwicklung vom Neandertaler (Homo neanderthalensis) zum Homo sapiens. Säugetiere sind die einzigen Wirbeltiere, die das TKTL1-Gen aufweisen. Dieses Gen spielt eine Schlüsselrolle im Zuckerstoffwechsel unseres Körpers. Und es bot uns in unserer Entwicklungsgeschichte wichtige biologische Vorteile.

TKTL1 erlaubt uns, den optimalen Stoffwechselweg für die Verarbeitung von Glukose zu finden. So ist es zum Beispiel bei der Umwandlung von mit der Nahrung aufgenommenem Zucker in Fett deutlich effizienter als die konventionelle Glykolyse. Diese Fähigkeit ermöglicht sowohl eine effektive Bildung von Fett und damit von neuen Zellen als auch die langfristige Energiespeicherung – ein unschätzbarer Vorteil, um Zeiten von Nahrungsmangel zu überstehen. Und dank der Max-Planck-Forscher Wieland Huttner und Nobelpreisträger Svante Pääbo wissen wir heute, dass das TKTL1-Gen die Produktion von mehr Neuronen im Gehirn ermöglichte und gleichzeitig die Faltung der Gehirnrinde so vermehrt wurde, dass bei gleichbleibender Gehirngröße ausreichend Platz für die erhöhte Neuronenanzahl geschaffen wurde. Das führte zu enormen Vorteilen bei der kognitiven Leistungsfähigkeit. Mit der Zeit erwies sich diese genetische Mutation und das hierdurch verbesserte Gehirn als so vorteilhaft, dass die Neandertaler ausstarben und der Homo sapiens zur dominanten Art wurde.

Kommen wir im schnellen Vorlauf zur Gegenwart und unserem Überangebot an zuckerhaltiger Nahrung: Vereinfacht gesagt führt zu viel von den falschen Zuckerarten dazu, dass unser Blutzucker in die Höhe schießt. Umfangreiche Forschungsarbeiten bringen hohen Blutzucker und die damit einhergehenden Lebensbedingungen in eindeutigen Zusammenhang mit einer ganzen Reihe von Krankheiten.

Teil 2 dieses Buches wirft deshalb einen Blick auf die sogenannten Zivilisationskrankheiten, die in den Industriegesellschaften epidemische Ausmaße annehmen. Man geht davon aus, dass diese Krankheiten (zu denen Fettsucht ebenso gehört wie Typ-2-Diabetes, Herz-Kreislauf-Erkrankungen, Alzheimer und Krebs) für mindestens 80 Prozent der weltweiten Todesfälle verantwortlich sind. Schon in den 1960ern läuteten Experten die Alarmglocken, weil sie vermuteten, dass zu viel Zucker in der Ernährung die eigentliche Triebkraft hinter den ständig zunehmenden chronischen Erkrankungen ist. Seitdem hat die Forschung bestätigt, dass der steigende Zuckerkonsum, vor allem in hochverarbeiteten Lebensmitteln oder UPFs *(ultra-processed foods)*, eine entscheidende Rolle bei der weltweit zu beobachtenden Verschlechterung unserer Gesundheit spielt.

Erhöhter Zuckerkonsum, damit einhergehend erhöhte Blutzuckerspiegel sowie TKTL1 als Enzym, das Zucker nutzt, sind die entscheidenden Faktoren für die Entstehung von Zivilisationskrankheiten. Oder wie Dr. Coy sagen würde: »Es ist fast zu simpel, um wahr zu sein.« Wenn wir diese Faktoren kontrollieren, kann das die Entwicklung von Zivilisationskrankheiten verhindern oder zumindest verzögern – und damit ein gesundes Altern ermöglichen.

So weiß die Wissenschaft schon seit Langem, dass Krebszellen eine grenzenlose Gier nach Zucker haben. Die Frage ist nur: Warum? Welche Vorteile hat es für die Krebszelle, wenn sie Zucker zur Verfügung hat? Vor zwanzig Jahren hat Dr. Coy herausgefunden, dass das TKTL1-Enzym die Basis eines Stoffwechsels ist, bei dem Zucker trotz Anwesenheit von Sauerstoff in Milchsäure umgewandelt und hierbei effizient der Stoffwechselbaustein Acetyl-CoA gebildet wird, der entscheidend für die Bildung von Fett, Aminosäuren und anderen wichtigen Zellbestandteilen ist. Diesen nutzen letztlich Milchsäurebakterien, um schnell und effizient zu wachsen. Die gebildete Milchsäure ist aber im Gegensatz zu den Milchsäurebakterien nicht ein Abfallprodukt, sondern eine Substanz, mit der der Säugetierorganismus wichtige Prozesse wie Wundheilung, die Einnistung des Embryos in die Plazenta und den Schutz des Embryos vor dem Angriff des mütterlichen Immunsystems ermöglicht. Krebszellen, aber auch Viren nutzen dies aus, um sich vor dem Angriff unseres Immunsystems zu schützen. TKTL1 hat damit die Entwicklung des Embroys im Mutterleib ermöglicht, aber gleichzeitig nutzen Krebszellen und Krankheitserreger diesen Mechanismus aus, um sich in unserem Körper vor dem Immunsystem zu schützen. Milchsäure ist also die Basis der Einnistung des Embroys in die Plazenta und auch die Basis der Einnistung von Krebszellen in Knochen und andere Gewebe. Milchsäure ist die Basis des Schutzes des Embryos vor dem Immunsystem und gleichzeitig schützt Milchsäure Krebszellen, Bakterien, Parasiten und Viren vor dem Angriff des Immunsystems.

Das Verständnis des TKTL1-Stoffwechsels und der damit in Anwesenheit von Sauerstoff gebildeten Milchsäure ist die Grundlage der Entwicklung der Säugetiere, aber auch die Grundlage des Großteils der menschlichen Erkrankungen.

Die helle Seite des TKTL1-Gens ist die geschützte Entwicklung des Embryos im Mutterleib, aber die dunkle Seite von TKTL1 kommt durch die Ausnutzung durch Krebszellen und Krankheitserreger zustande. Zu viel Zucker stimuliert TKTL1 zu stark. Das führt zur Produktion unerwünschter Zellen wie Krebs- oder Fettzellen, fördert Bakterien-, Parasiten und Vireninfektionen.

Eine gute Nachricht ist auch die Rolle von TKTL1 für das Gehirn und die verlangsamte Alterung: TKTL1 ist nämlich ebenso verantwortlich für die erhöhte Fähigkeit des Menschen, strategisch und vorausschauend zu denken. Es schützt unsere Zellen generell vor den Schäden durch freie Radikale und stellt all die Bausteine zur Verfügung, die der Körper braucht, um DNA *(deoxyribonucleic acid)* beziehungsweise DNS (Desoxyribonukleinsäure) zu bilden und zu reparieren. Wenn wir unseren Zuckerkonsum in den Griff bekommen, können wir die Vorteile von TKTL1 nutzen, um gesund alt zu werden und leistungsfähig zu sein.

Teil 3 des Buches konzentriert sich darauf, wie wir unser Wissen über den Zuckerstoffwechsel dazu verwenden können, unser Leben gesundheitlich inklusive geistiger Fähigkeiten zu verbessern. Oder wie Dr. Coy sagt: »Wir brauchen nicht unbedingt weniger Zucker. Was wir brauchen, sind vielmehr die richtigen Zucker, um den TKTL1-Stoffwechsel optimal zu gestalten.«

Vor mehr als hundert Jahren identifizierte Louis Pasteur die

Galaktose als einen Bestandteil von Milch. Seitdem haben sich Wissenschaftler immer stärker für die unzähligen »natürlichen« Zucker interessiert, die in geringen Mengen in verschiedenen Nahrungsmitteln mit gesundheitlichen Vorzügen enthalten sind. Dabei handelt es sich, um mit Dr. Coy zu sprechen, um die »richtigen Zucker«. In diesem Buch werden wir uns sieben dieser funktionellen Zuckerarten ansehen: Tagatose, Galaktose, Allulose,* Isomaltulose, Trehalose, Ribose und Mannose. Zu verstehen, wie diese Zucker funktionieren, und sie dann in unsere Ernährung einzubauen, kann dazu beitragen, dass unser Körper die Glukose und andere Zucker in der richtigen Menge zur Verfügung hat, die er braucht, um uns mit Energie zu versorgen und unsere Gesundheit und unser Wohlbefinden sicherzustellen.

Im letzten Kapitel werden wir uns genau ansehen, wie sich die Stabilisierung des Blutzuckerspiegels auf das auswirkt, was Experten »Anzeichen der Alterung« nennen. Hohe Blutzuckerspiegel fördern den Alterungsprozess. Menschen mit Blutzuckerproblemen (von einem erhöhten HbA1c-Wert [Langzeitzuckerwert] über Insulinresistenz bis hin zur Hyperinsulinämie) haben ein deutlich erhöhtes Risiko, schwer zu erkranken und früh zu sterben. Zu viel Glukose beschleunigt durch eine Reihe von Mechanismen (niederschwellige, stille Entzündungen, DNA-Schäden, oxidativen Stress, Produktion von AGEs, sogenannten Advanced Glycation Endproducts) körperliche und mentale Abbauprozesse. So entsteht ein Ambiente, in dem sich gutartige Tumorzellen in bösartige Tumorzellen, also Krebszellen umwandeln. Die Stabilisierung

---

* **Hinweis:** Allulose (D-Allulose) ist in den USA und vielen anderen Ländern weltweit zugelassen, aber derzeit nicht in der Europäischen Union als neuartiges Lebensmittel gemäß Verordnung (EU) 2015/2283. Der Verkauf sowie die Verwendung von Allulose in Lebensmitteln sind aktuell innerhalb der EU nicht gestattet (siehe auch Kapitel 7).

des Blutzuckerspiegels ist der Grundpfeiler jeder effektiven Anti-Aging- und Anti-Krebs-Strategie.

Die Zucker-Revolution verknüpft die unzähligen Daten rund um den Konsum von Zucker, seine Allgegenwärtigkeit in der Nahrungskette und seinen überragend negativen Einfluss auf unsere kollektive Gesundheit. Einfach ausgedrückt besteht eine schwerwiegende Diskrepanz zwischen unserer modernen Ernährungsweise, die reich an zuckerhaltigen, hochverarbeiteten Nahrungsmitteln ist, und unseren biologischen Bedürfnissen. Denn einerseits besteht kein Zweifel, dass die Unmengen Zucker, die wir heute verzehren, uns langsam, aber sicher umbringen. Gleichzeitig braucht unser Körper jedoch, was der Zucker liefert. Ihn vollständig aus unserem Nahrungsangebot zu streichen, wäre daher unklug. Aber wenn wir Zucker verstehen und verantwortungsvoll konsumieren, können wir uns seine lebensfördernden Effekte zunutze machen. Zucker – nicht zu viel und vor allem von der richtigen Art – kann uns helfen, gesund zu bleiben und länger zu leben.

DR. COYS GESCHICHTE

Ich wollte schon immer wissen, wie die Natur, das Lebendige und all die Erscheinungen um uns herum funktionieren. Neben »Warum sind der Himmel und der Ozean blau?« hatte ich noch viele andere Fragen. Als Vierjähriger wollte ich wissen, wie ein Haferkorn zu einer Pflanze werden konnte, die neue Körner hervorbringt, Samen, aus denen sie sich erneuert zu einer neuen Pflanze entwickeln.

An der renommierten Universität Tübingen studierte ich Biologie und beschäftigte mich mit einer Vielzahl von Teilbereichen der Biologie wie Genetik, Anthropologie, Zoologie, Pharmakologie,

Pflanzenphysiologie, Mikrobiologie und Biochemie. Die Diplomarbeit führte ich dann am Deutschen Krebsforschungszentrum in Heidelberg durch, da mich die Krebsforschung besonders interessierte. Dort blieb ich elf Jahre, machte meinen Doktortitel und absolvierte meine Postdoc-Studien, die weit über die Krebsforschung hinausgingen. Meine Forschungsgruppe konzentrierte sich auf die Analyse des menschlichen Genoms mit dem Ziel, neue Gene zu entdecken. Wir waren in vielerlei Hinsicht unserer Zeit voraus.

Als das menschliche Genom vollständig sequenziert war und die Ergebnisse im Jahr 2000 veröffentlicht wurden, hatte ich bereits mehrere vorher unbekannte Gene entdeckt. Mir war auch klar, dass Enzyme für unsere Gesundheit wichtiger waren als die Gene selbst. Es sind diese Enzyme, die bestimmen, wie unsere Gene auf Umwelteinflüsse reagieren.

In jenen frühen Tagen hegten wir Wissenschaftler die Hoffnung, dass die Kartierung und Sequenzierung des Genoms uns erlauben würde, Erkrankungen vorherzusagen, und sich als Grundlage für die Entwicklung neuer Arzneimittel erweisen würde, mit denen bestimmte Krankheiten bekämpft werden konnten. Im Laufe der Zeit wurde aber immer klarer, dass eine direkte Beziehung zwischen einem spezifischen Gen und einer Krankheit nur bei einer sehr kleinen Anzahl von Genen bestand – speziell bei solchen, die mit monogenen Erkrankungen wie der Sichelzellenanämie und der Hämophilie zu tun hatten. Bei verbreiteten Leiden wie Krebs, Herz-Kreislauf-Erkrankungen, Alzheimer und Diabetes war dies jedoch nicht der Fall. An den meisten chronischen Erkrankungen sind mehrere Gene beteiligt und sie gehen darüber hinaus auch auf Umwelteinflüsse zurück, im Besonderen auf die Ernährung. So ist eine Variante des APOE4-Gens ein Hochrisikofaktor für Alzheimer. Interessanterweise aber ist dies nur der Fall, wenn die

Betroffenen eine westliche Ernährungsweise pflegen. Menschen, die exakt dasselbe Hochrisiko-Gen aufweisen, entwickeln kein Alzheimer, wenn sie sich weiter wie ein Jäger und Sammler ernähren.

Im Jahr 1995 untersuchte ich die Ähnlichkeiten, die bei einigen Säugetieren zwischen bestimmten Gensequenzen bestanden, und entdeckte einen besonders interessanten Abschnitt der DNA. Ich hatte den Verdacht, dass dieser Abschnitt ein nicht identifiziertes Gen enthalten könnte, das dem einige Jahre zuvor entdeckten Transketolase-Gen (TKT) ähnelt.

Das TKT-Gen produziert ein Enzym namens Transketolase, eines der ältesten Enzyme (wenn nicht das älteste) auf der Erde. Transketolase-Enzyme stellen einen Zucker namens Ribose her, der ein ganz wesentlicher Baustein der DNA und der Ribonukleinsäure (RNA) ist. Ohne Ribose kann keine DNA gebildet oder repariert werden. Das macht die Transketolase und die von ihr produzierte Ribose zur Grundlage des Lebens auf der Erde.

Ich nannte meine Neuentdeckung wegen ihrer Ähnlichkeiten mit dem TKT-Gen »TKTL1«. Meine Freude über diese Entdeckung wurde allerdings durch die Tatsache getrübt, dass jeder außer mir der Ansicht war, ich hätte ein defektes Gen gefunden. Im Jahr 1996 veröffentlichte ich meine Forschungsergebnisse, die zeigten, dass es sich bei meiner Entdeckung tatsächlich um ein verändertes Transketolase-Gen handelte. Zu der Zeit hatte ich aber noch keinen Anhaltspunkt dafür, dass TKTL1 etwas mit Krebs zu tun haben könnte. Die vorhandenen Forschungsarbeiten ließen jedoch vermuten, dass ein Zusammenhang zwischen den Transketolase-Enzymen und der Alzheimer-Erkrankung bestand.

Im Jahr 2001 verließ ich das Deutsche Krebsforschungszentrum und schloss mich einem Biotech-Unternehmen an, das sich zur Aufgabe gemacht hatte, Tests zur Früherkennung von bestimmten

Krebsformen zu entwickeln. Ich begann, Gene zu erforschen, die in Tumorzellen aktiviert sind. Ein Gen zu aktivieren, heißt, es »einzuschalten«. Dieser Prozess, der »Transkription« genannt wird, ist die natürliche Reaktion auf einen Umwelttrigger oder auf Veränderungen im Körperinneren, zum Beispiel Sauerstoffmangel.

Bei meinen Untersuchungen verglich ich normales mit Tumorgewebe. Ich suchte nach Genen, die bei Tumoren aktiviert sind. Mein Ziel war es, diese Gene zu identifizieren, um so die Früherkennung von Tumorerkrankungen mithilfe von Bluttests möglich zu machen. Aus verschiedenen Gründen landete ich mit meinen Forschungsarbeiten immer wieder beim TKTL1-Gen. Nach zahlreichen Experimenten stellte ich fest, dass TKTL1 bei einer Vielzahl von Tumoren aktiviert war, unter anderem bei zahlreichen Lungen-, Darm und Magenkrebsformen.

Interessanterweise war nicht in allen Tumoren das TKTL1-Gen aktiviert, sondern nur in etwa der Hälfte der Tumoren. Ich vermutete, dass ein Zusammenhang mit der Aggressivität der Tumoren bestehen könnte. Bei dem zweiten von mir am DKFZ in Heidelberg entdecktem Gen, dem DNaseX-Gen, war das hiervon gebildete Protein aber erstaunlicherweise in allen Tumoren feststellbar. Diese unterschiedliche Aktivierung der beiden von mir entdeckten Gene TKTL1 und DNaseX führten mich zu der Annahme, dass ein Bluttest zum Nachweis von DNaseX für die Früherkennung aller Tumoren eingesetzt werden konnte, während ein Bluttest mittels TKTL1 als Erkennungszeichen für aggressive Tumoren diente. Doch zu diesem Zeitpunkt konnte ich meine Forschungsarbeiten nicht mehr fortsetzen, weil die Biotech-Industrie von finanziellen und anderen Krisen geschüttelt wurde, der von mir geleitete Forschungsbereich für die Entwicklung von Bluttests zum Nachweis von Krebs aufgelöst und ich infolgedessen entlassen wurde. Trotz der eingetretenen Arbeitslosigkeit und der damit verbundenen finanziellen Schwierigkeiten reizte mich der Gedanke, einen Bluttest für die Detektion von Krebs zu entwickeln. Ich versuchte daher in Gesprächen mit verschiedenen Diagnostikfirmen, Interesse für meine Idee zu wecken, in der Hoffnung, dass diese dann ein Projekt hierzu mit mir starten würden. Es war eine der schwierigsten Situationen in meinem Leben – meine gesamten Ersparnisse hatte ich verwendet, eine Firma zu gründen und die Patente, die ich vom DKFZ und meinem späteren Arbeitgeber übernommen hatte, weiterzuführen. Mein erspartes Geld war aufgebraucht und ich konnte keine Firma überzeugen, an meine Idee eines Krebstestes zu glauben und Geld in meine Patente und mich zu investieren.

Als meine Hoffnung fast erloschen war, führte ich ein Gespräch mit der Darmstädter Firma r-biopharm, in dem ich den Besitzer Dr. Ralf Dreher überzeugen konnte, ein solches Projekt zu starten. Ich schloss einen Lizenzvertrag mit seiner Firma ab und die Patentkosten wurden dann für ein Jahr von der Firma übernommen. Parallel dazu bekam ich eine auf ein Jahr befristete Arbeitsstelle, um zu zeigen, ob meine Idee für einen Krebstest umsetzbar ist.

Während dieser schwierigen beruflichen Situation blieb aber die wissenschaftliche Frage ständig in meinem Kopf: Warum ist TKTL1 bei einigen Tumoren aktiviert? Veränderte dies gar die Aggressivität des Tumors? Das war ein spannendes Rätsel. Da bekannt war, dass die Transketolase Zucker verstoffwechselt, fing ich an, in Datenbanken und anderen Ressourcen nach Hinweisen zu suchen, die Zucker mit Krebs in Verbindung brachten. Ich stieß auf einen Aufsatz, der die niedrigeren Krebsraten in Asien auf einen geringeren Zuckerkonsum und weniger Weizen in der Nahrung zurückführte.

Und so richtete ich mein Augenmerk darauf, herauszufinden, welche Beziehung zwischen Transketolase und Krebs bestand. Zu dieser Zeit gab es dazu nur wenige Forschungsarbeiten. Studien an Mäusen zeigten, dass sich das Tumorwachstum verlangsamte, wenn man die Aktivität des TKT-Gens reduzierte, vermutlich weil es dann weniger vom Enzym Transketolase gibt. Schließlich gelang es mir, zu zeigen, dass TKTL1, das die Transketolase-Aktivität ebenfalls beeinflussen konnte, ein wichtiger Player innerhalb jener Genfamilie war, die zu Tumorwachstum und schließlich zum Tod des Patienten beiträgt.

Im Laufe der Zeit haben auch andere Forschungsarbeiten bestätigt, dass TKTL1 für das Krebswachstum eine Rolle spielt. Gleichzeitig stieg mein Interesse an der Frage, welche Verbindung zum Zucker bestand, Schritt für Schritt. In den folgenden Jahren zeigten immer mehr wissenschaftliche Artikel den Zusammenhang zwischen Blutzucker und Krebs auf. Eine Studie belegte, dass ein erhöhter Blutzuckerspiegel bei Menschen in Südkorea mit einer höheren Wahrscheinlichkeit für eine Krebserkrankung korrelierte.

Wenn Sie sich TKTL1 als Fabrik vorstellen, die aus Glukose Ribose herstellt – die wiederum für die Neubildung und Reparatur von DNA nötig ist –, dann wird klar, dass ein höherer Blutzuckerspiegel die Aktivität von TKTL1 ankurbelt. Je mehr Treibstoff (Glukose) Sie hinzufügen, desto schneller laufen die TKTL1-Motoren, die den Treibstoff verbrauchen. Das passte zu der klinischen Relevanz von TKTL1, weil ich belegen konnte, dass es eine Korrelation zwischen der Anzahl von TKTL1-Motoren in Tumorzellen und dem Versterben von Krebspatienten gab. Für mich war klar: Ein erhöhter Blutzuckerspiegel erhöht die Aktivität dieser Motoren (TKTL1-Enzyme) in Tumorzellen. Das wiederum führt zu höheren Sterblichkeitsraten unter den Krebspatienten.

Meine Forschungen am Deutschen Krebsforschungszentrum und weitere Arbeiten an der Johns-Hopkins-Universität belegten einen kausalen Zusammenhang von TKTL1 und der Aggressivität von Tumoren. Sobald man das TKTL1-Gen daran hindert, das TKTL1-Protein zu produzieren, werden die Tumorzellen blockiert. Tumorzellen brauchen für ihr Wachstum TKTL1. Weitere Studien bewiesen, dass TKTL1 für invasives Wachstum und Metastasen verantwortlich ist. Das erklärt, warum Krebszellen mit TKTL1 sehr schnell viele Metastasen bilden. Gleichzeitig führt die Aktivität der TKTL1-Motoren zur Bildung von Ribose, sodass die DNA-Schäden, die durch Chemo- und Strahlentherapie erzeugt werden, besser repariert werden und die Krebszellen damit die Therapie überleben.

Einer meiner größten Durchbrüche gelang mir im Jahr 2004. Zu jener Zeit hatte ich, obwohl ich Biologie studiert und elf Jahre am Deutschen Krebsforschungszentrum gearbeitet hatte, noch nie von den Forschungsarbeiten des Nobelpreisträgers Otto Warburg und vom sogenannten »Warburg-Effekt« gehört. Die Darmstädter Diagnostik-Firma r-biopharm, für die ich ab April 2004 arbeitete, gab mir wie oben beschrieben ein Jahr Zeit, um weiter an TKTL1 zu forschen. Kurz nach Beginn meiner Arbeiten hatte ich ein Gespräch mit einem Professor und Mitglied des Aufsichtsrates, bei dem ich meine Idee von TKTL1 als zuckergetriebenem Motor erläuterte. Dieser Professor erwähnte dabei, meine Ideen würden zu Warburgs Theorie passen, wonach der Glukosestoffwechsel die Hauptursache für Krebs sei.

Da Warburgs Forschungsarbeiten nicht in Lehrbüchern erwähnt wurden und sein ursprünglicher Forschungsartikel, der bereits 1924 auf Deutsch veröffentlicht worden war, nicht in Onlinebibliotheken verfügbar war, bestellte ich eine Kopie dieses Artikels in der Deutschen Nationalbibliothek. Ich weiß noch heute, dass ich bei der Lektüre dieses Artikels eine Gänsehaut bekam, obwohl ich ihn an einem heißen Sommertag am Strand las. Mir wurde klar, dass ich Warburg bestens verstand, und das mehr als achtzig Jahre nach seiner Veröffentlichung und vierzig Jahre nach Warburgs Tod. Ich hielt es für meine Aufgabe, auf Basis dieser Entdeckung weiterzuarbeiten und sie für die Erkennung und Behandlung von Krebs nutzbar zu machen.

Ich zeichne mich in meiner Denkweise dadurch aus, dass ich Verbindungen zwischen Forschungsresultaten sehe, die andere nicht wahrnehmen. Wie ein Detektiv finde ich Hinweise und Puzzleteile und setze sie zu einem großen Bild zusammen. Die Entdeckung des TKTL1-Gens und die Einsicht in das, was das von ihm produzierte Enzym bewirkte, war der Schlüssel zu meinem neuen medizinischen Weltbild, das Medizin so einfach machte.

Nach der Entdeckung des TKTL1-Gens fand ich Belege dafür, dass die Transketolase erstens wahrscheinlich eine Rolle bei der Entwicklung von neurodegenerativen Erkrankungen wie dem Wernicke-Korsakoff-Syndrom (einer Störung im Gehirn, die durch einen gravierenden Mangel an Thiamin, also Vitamin B_1, ausgelöst wird), aber auch der Alzheimer-Erkrankung spielt. Zweitens konnte ich Belege für die Rolle des Gens bei Tumorerkrankungen finden. An diesem Punkt stellten sich mir jedoch verschiedene Fragen, zum Beispiel: Wie konnte ein einziges Gen für Alzheimer und Krebs verantwortlich sein? Mein Gehirn sagte mir, dass das unmöglich sei. Für mich waren dies hochemotionale Zeiten. An einem Tag dachte ich: »Gut, ich habe recht. Alzheimer und Krebs sind zwei Seiten derselben Medaille.« Am nächsten befielen mich Zweifel, weil diesen Zusammenhang bislang noch niemand hergestellt hatte.

Nach vielen schlaflosen Nächten beschloss ich, meine Theorie zu veröffentlichen, dass zwischen Krebs und Alzheimer ein Zusammenhang bestand, der mit Zucker und der Aktivierung des

TKTL1-Gens zu tun hatte. Krebs- und Gehirnzellen brauchen hohe Mengen Zucker. Krebs und Alzheimer sind tatsächlich zwei Seiten derselben Medaille. Krebszellen nutzen Zucker, um zu überleben und zu wachsen. Alzheimer entsteht durch einen unausgewogenen Zuckerstoffwechsel in Nervenzellen, sodass jene Zellen im Gehirn einen frühen Tod sterben.

Diese Einsicht stellte mich vor eine weitere Herausforderung. Bedeutete dies, dass Menschen Alzheimer entwickeln, weil es ihnen an Zucker fehlt, oder Krebs bekommen, weil sie zu viel Zucker zu sich nehmen? Schließlich wurde mir klar, dass bestimmte diätetische Ansätze sowohl Krebs als auch Alzheimer vermeiden können.

Als ich 2005 meine Forschungsarbeiten zu TKTL1 und seine Bedeutung für Krebs- und Alzheimer-Erkrankungen publizierte, wurde ich von den meisten Forschern nur belächelt. Manche Krebsspezialisten griffen meine Theorie an, dass die Ernährung Krebstherapien effektiver machen könnte. Andere wiederum stellten die enzymatische Rolle des TKTL1-Proteins und seine Aufgabe beim Zuckerstoffwechsel komplett infrage.

Im Jahr 2009 wurde dann mein Buch *Die neue Anti-Krebs-Ernährung* veröffentlicht, in dem ich die Rolle der Ernährung und von TKTL1 als Schlüsselenzym für Zuckerstoffwechsel und Gesundheit ausformulierte. Das war der Beginn eines Jahrzehnts, in dem ich als Wissenschaftler stigmatisiert und abgelehnt wurde. All das änderte sich erst 2019, als andere Forscher entdeckten, dass TKTL1 kausal für die Herstellung von Ribose verantwortlich ist. Es steuert darüber hinaus den Zellzyklus (die Teilung von Zellen). Die Forscher veröffentlichten ihre Resultate in der Fachzeitschrift *Nature Communications*. Was von anderen einmal als »defektes Gen« oder als »inaktives Protein« bezeichnet wurde, avancierte mit einem Mal zum wichtigsten Enzym des Menschen.

Diese neuen Forschungsarbeiten zeigten, dass TKTL1 den Zuckerstoffwechsel steuert und für die Bildung von Ribose zuständig ist, einem wesentlichen Bestandteil der DNA. Ohne Ribose kann keine neue DNA gebildet werden und die Zelle kann sich nicht vervielfältigen. Auch Schäden können so nicht repariert werden. Und was noch wichtiger ist: Drei Jahre später wurde die Bedeutung von TKTL1 für unser Gehirn nachgewiesen, und zwar von renommierten Forschern des Max-Planck-Instituts unter der Leitung von Wieland Huttner und Nobelpreisträger Svante Pääbo.

Im Jahr 2022, nur zwei Monate nachdem Svante Pääbo mit seinen Daten die Rolle von TKTL1 in der Gehirnentwicklung belegt hatte, erhielt Svante Pääbo den Nobelpreis für Physiologie oder Medizin, weil er Techniken entwickelt hatte, mit denen sich DNA-Sequenzen aus alten Knochen isolieren ließen, zu denen auch die Neandertaler-Funde gehören. So wurde es möglich, die Gensequenz der Neandertaler mit der des modernen Menschen zu vergleichen.

Als ich Mitte der 1980er-Jahre Anthropologie-Vorlesungen besuchte, erklärte mein damaliger Professor, vor etwa 50 000 Jahren hätten in Europa und im Nahen Osten Neandertaler und moderne Menschen in denselben Gebieten zusammengelebt. Ob sie allerdings sexuell miteinander verkehrt und gemeinsame Kinder gezeugt hätten, wüsste man nicht. Pääbos Vergleiche der Gensequenzen erbrachten nun den Beweis, dass die beiden Menschenarten tatsächlich Kinder miteinander gezeugt hatten. Mit dem Resultat, dass Menschen europäischen und asiatischen Ursprungs etwa 2 bis 3 Prozent ihrer Gene vom Neandertaler geerbt haben.

Was aber hat das alles mit der Funktion von TKTL1 zu tun? In der ersten Studie zum Gensequenzvergleich zwischen modernen Menschen und Neandertalern, die Pääbo (2010) veröffentlichte, konnte er bei Ersteren siebzig Mutationen in Genen identifizieren, die noch nicht in den Neandertal-Genen vorhanden waren. Diese Genmutationen haben sich damit erst in den modernen Menschen etabliert. Wenn Gene sich in einem Genpool etablieren, dann deswegen, weil die Mutationen einen Überlebensvorteil bieten. Die Frage war nur: Welchen Vorteil brachte die Mutation im TKTL1-Gen für den modernen Menschen?

Pääbo und sein Kollege Wieland Huttner von der Max-Planck-Gesellschaft konnten zeigen, dass mit der mutierten Variante des TKTL1-Gens, die sich beim modernen Menschen etabliert hatte, zwei folgenschwere Auswirkungen einhergehen: Es ermöglichte die Bildung von mehr Nervenzellen im Gehirn, wobei sich gleichzeitig die Großhirnrinde (der Kortex) stärker faltete. So entstand genug Platz für diese Nervenzellen. Die Schädel- und Gehirngröße von Neandertalern und modernen Menschen unterscheidet sich kaum, doch die Veränderungen, die TKTL1 bei Letzteren bewirkte, hatten eine signifikante Verbesserung seiner kognitiven Leistung zur Folge.

Moderne Menschen waren den Neandertalern in puncto Kraft und Muskelmasse unterlegen. Aber trotz unserer körperlichen Schwächen waren wir bei der Jagd erfolgreicher. Im Grunde jagten wir mehr mit unserem Gehirn. Wir entwickelten effizientere Techniken, für die es weniger Muskelkraft brauchte. Wir trieben Mammuts und andere Tiere steile Abhänge hinunter oder in Fallgruben, um sie zu fangen, ohne uns selbst zu gefährden. Diese Techniken waren so erfolgreich, dass manche Tierarten bald ausstarben.

Als ich 2022 entdeckte, dass Pääbo und seine Kollegen die Studie »Human TKTL1 Implies Greater Neurogenesis in Frontal Neocortex of Modern Humans than Neanderthals« in der

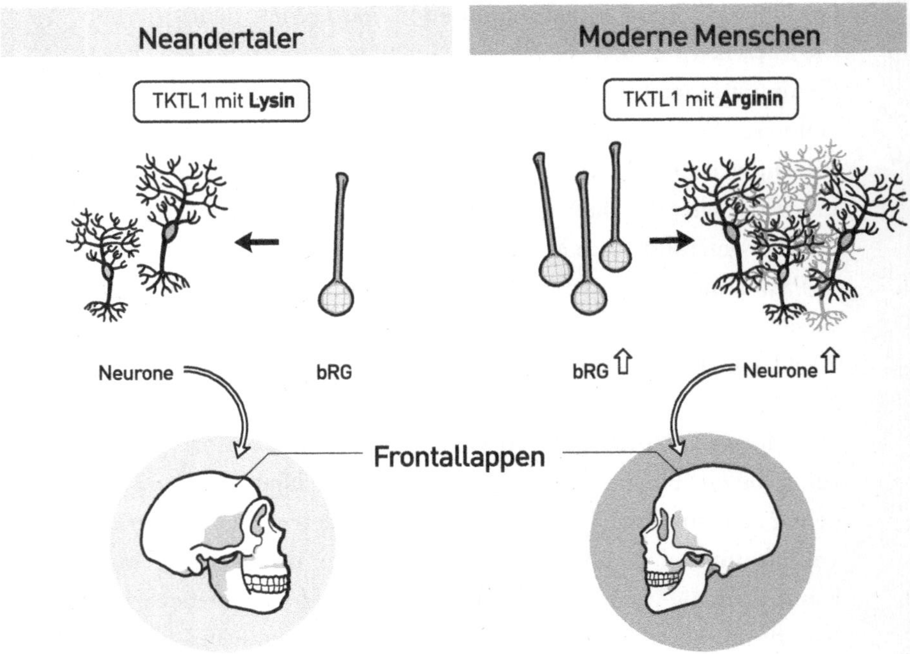

TKTL1 und die Nervenzellbildung im menschlichen Gehirn. Der Austausch der Aminosäure Lysin durch Arginin im TKTL1 des modernen Menschen führt zu einer höheren Anzahl an basalen Radial-Gliazellen (bRG) als bei Neandertalern. Diese bRG erzeugen wiederum mehr Neuronen im Frontallappen beim modernen Menschen. Das führt im Vergleich zum Neandertaler zur vermehrten Bildung von Neuronen im Gehirn des modernen Menschen.

renommierten Fachzeitschrift *Science* veröffentlicht hatten, empfand ich tiefe Freude über die Bedeutung von TKTL1 für die Entwicklung des modernen Menschen. Meine unmittelbare Frage war: Welche Funktion von TKTL1 war für dieses für den modernen Menschen vorteilhafte Resultat verantwortlich? War es die Kontrollfunktion des Proteins oder die enzymatische Rolle von TKTL1?

Im Jahr 1996 trat ich mit der These an die Öffentlichkeit, dass das TKTL1-Protein sich möglicherweise an das normale Transketolase-Protein binden könnte – eine Spekulation, die in dem oben erwähnten Publikation von 2019 als Ursache der ansteigenden Ribosebildung bestätigt wurde. In meinem Aufsatz von 1996 hatte ich es auch für möglich erachtet, dass das TKTL1-Enzym aufgrund dieser Veränderungen andere enzymatische Eigenschaften enwickelt. 2005 hatte ich meine Theorie veröffentlicht, dass TKTL1 ein Enzym ist, das Zucker sehr effektiv in Fett umwandeln kann und trotz der Anwesenheit von Sauerstoff Milchsäure bildet. Nun war ich mehr als gespannt darauf, welche Rolle TKTL1 bei der gestiegenen Bildung von Nervenzellen spielt.

Die bahnbrechende Studie von Huttner und Pääbo zeigte eindrucksvoll, dass die bessere Gehirnentwicklung beim Homo sapiens weniger auf die durch TKTL1 angekurbelte Bildung von Ribose zurückzuführen ist als auf seine Fähigkeit, Zucker effektiv in den Baustein Acetyl-CoA und damit in Fett umzuwandeln. Die Fettbildung mithilfe von TKTL1 ist dem Stoffwechselweg, der bisher in den Lehrbüchern für die Bildung von Acetyl-CoA und Fett beschrieben wird, deutlich überlegen, denn auf diese Weise entsteht aus Zucker 50 Prozent mehr Fett. Da unsere Vorfahren immer wieder Zeiten der Nahrungsknappheit erlebten, war ein Stoffwechsel, der Zucker so viel effizienter in Fett umwandelte, ein entscheidender Überlebensvorteil.

Meine Theorie zu diesem Stoffwechselweg stellte ich bereits 2005 der Professorin Marta Cascante von der Universitat de Barcelona vor. Sie ist Expertin für Transketolasen – vor allem für den Zuckerstoffwechsel und die Transketolase-Enzymreaktion. Daher konnte sie meine Theorie überprüfen. Ich lieferte ihr zwei verschiedene Zelllinien: Eine enthielt eine signifikante Menge an TKTL1-Enzym, die andere nur eine geringe. Mit diesen Zelllinien und ausgefeilten Techniken für die Messung von Stoffwechselaktivität konnten wir belegen, dass TKTL1 tatsächlich Acetyl-CoA und das daraus gebildete Fett effizient aus Zucker bildet.

Dieselbe enzymatische Reaktion wurde von Pääbo und seinen Mitarbeitern identifiziert (siehe seinen Aufsatz von 2022) und als Ursache der erhöhten Nervenzellenbildung und der stärkeren Faltung des Kortex beim modernen Menschen nachgewiesen. Das bedeutet, dass sich der Stoffwechsel des Homo sapiens ganz wesentlich von dem der Neandertaler unterscheidet und dass die verbesserte Gehirnentwicklung bei Ersteren auf der effizienten Umwandlung von Zucker in Fett beruhte. Diese Resultate sind so brandneu, dass der TKTL1-Stoffwechselweg noch keinen Eingang in die Lehrbücher für Humanmedizin und Biochemie gefunden hat.

Das Herzstück all dieser Reaktionen ist der Zucker. Nehmen wir zum Beispiel Krebserkrankungen. Im Grunde wird Krebs von Zucker genährt: Zu viel Zucker führt dazu, dass TKTL1 übermäßig aktiv ist. Andere Gene wie c-myc, p53 und TIGAR korrelieren mit dem TKTL1-Stoffwechsel und bahnen der Krebsentstehung den Weg.

Eine Reihe von Tumor-Suppressor-Genen und bestimmte Gene mit dem Potenzial, kanzerogen zu werden (sogenannte Onkogene), steuert zelluläre Prozesse. All diese Gene haben mit

TKTL1 zu tun, aber sie können die Grundbausteine der Zellen nicht herstellen – und hier liegt gleichzeitig der Schlüssel zur Ausbreitung von Krebs. TKTL1 ist das Enzym, das bei der Neubildung von Zellen aktiv sein muss. Wenn zum Beispiel p53 oder c-myc die Zellteilung ankurbeln wollen, ist das nur mithilfe von TKTL1 möglich. TKTL1 steuert die Ribosebildung. Jede Form von DNA-Bildung und -Reparatur kann nur dank des Zuckers Ribose geschehen. Ohne Ribose ist die Aktivierung der anderen Gene wirkungslos.

Wir wissen, dass ähnliche Prozesse, an denen TKTL1 beteiligt ist, die Wurzel für viele andere Probleme sind, zum Beispiel Adipositas, Diabetes, Herzkrankheiten, metabolisches Syndrom und Alzheimer. Wenn wir Zucker zu uns nehmen, bricht unser Körper ihn zu Glukose herunter, die vom Blut durch den Körper transportiert wird. Zucker (in Form von Blutzucker) ernährt all unsere Zellen und ist der wichtigste Treibstoff fürs Gehirn. Was die Versorgung mit Zucker angeht, ist das Gehirn ausgesprochen fordernd. Es verlangt mehr Glukose als jedes andere Organ. Es verschlingt die Hälfte der Energie, die unser Körper insgesamt benötigt.

TKTL1 ist aktiv daran beteiligt, den Zucker zu unseren Zellen zu bringen. Wir brauchen große Mengen Glukose, nur um am Leben zu bleiben, denn diese unterstützt die ständig ablaufende Zellteilung im Körper und die regelmäßige Reparatur von beschädigten Zellen. Aber während dieses bemerkenswerte Gen dazu beigetragen hat, dass wir die überlegenen Fähigkeiten entwickelten, die uns zu Menschen machen, erkennen wir mittlerweile auch, dass unser moderner Lebensstil dieses und andere Gene zu »Fehlzündungen« veranlasst.

Das Problem hier ist, dass unsere westliche Ernährungsweise uns mit den falschen Zuckerarten beliefert. Die Nahrungsmittel, die die meisten Menschen zu sich nehmen, liefern zu viel »Treibstoff«. Das heizt die TKTL1-Fabrik immer weiter an. Unser Körper braucht einen ausgeglichenen Blutzuckerspiegel, um den ganzen Tag über genug Energie zu haben. Stattdessen kommt es immer wieder zu Blutzuckerspitzen, die dazu führen, dass der Spiegel ständig abstürzt, um dann wieder in die Höhe zu schnellen (wie auf der Achterbahn). Neben anderen Problemen führt das Überangebot an Zucker für den TKTL1-Motor dazu, dass unerwünschte Zellen erzeugt werden, nicht nur Fettzellen, sondern auch solche, die unkontrolliert wachsen und Tumorzellen darstellen.

Wissenschaftler wissen seit vielen Jahren, dass Zucker eine Schlüsselrolle bei Krebserkrankungen spielt. Krebszellen konsumieren weit mehr Glukose als viele gesunde – verschiedene Schätzungen gehen von bis zu dreißigmal mehr aus. Das Ganze ist ein komplizierter Prozess (der in Kapitel 6 erläutert wird). Aber wenn TKTL1 aktiviert ist, versetzt es die Krebszellen in die Lage, Zucker so einzusetzen, dass durch die gebildete Milchsäure mittels invasiven Wachstums und Metastasen ihre Verteilung im Körper ermöglicht wird. Und darüber hinaus schützt Milchsäure die Krebszellen vor Angriffen durch das Immunsystem.

In den letzten etwa zehn Jahren haben Wissenschaftler erkannt, dass Krebs – so wie viele andere Krankheiten – in erster Linie eine Störung der Stoffwechselfunktion ist. Forschungsarbeiten zeigen, dass verschiedene Faktoren wie eine Umstellung der Ernährung und andere Lebensstiländerungen beeinflussen können, wie Krebszellen Energie verstoffwechseln. Im Prinzip können Verbesserungen beim Metabolismus Krebszellen an einer aggressiven Entartung hindern und sie wieder normalisieren.

Der Zucker, den Ihr Körper braucht, stammt aus Ihrer Ernährung. Er findet sich auf natürliche Weise in Obst, Gemüse und

Vollkorn. Aber es sind eben nicht alle Zuckerarten gleich. Wie bereits gesagt: Eine hohe Menge Zucker in der Ernährung westlichen Stils lässt den Blutzuckerspiegel schnell ansteigen, ein Umstand, auf den die Forschung mittlerweile eine ganze Reihe von Krankheiten wie Adipositas, Typ-2-Diabetes, Herz-Kreislauf-Erkrankungen und Alzheimer zurückführt. Jüngere Forschungsarbeiten bringen einen hohen Blutzucker- und Insulinspiegel auch direkt mit der Entwicklung von Krebs in Verbindung. (Diese Prozesse werden im Buch ausführlich geschildert.)

Unsere heutige Ernährung ist überreich an dem, was wir »schlechten Zucker« nennen. Dazu zählen verschiedene Formen von Raffineriezucker (der übliche Haushaltszucker), der keinerlei Nährstoffe enthält und allen möglichen Getränken und Nahrungsmitteln wie Limonade, Müslis und Backwaren zugesetzt wird. Dazu gehört aber auch Stärke, häufig in Form fein ausgemahlener Getreide (Weißmehl). In der typisch westlichen Ernährung ist Stärke sogar der Hauptlieferant von Glukose. Sie kann für den Körper sehr schädlich sein, weil sie den Blutzuckerspiegel sehr schnell in die Höhe treibt, wenn die Stärke schnell verdaut wird wie in Weißmehlprodukten oder prozessierten Lebensmitteln. Auch Fruktose, die bei uns vor allem in Form von fruktosehaltigem Sirup vorkommt, ist gefährlich, weil Fruktose ein sehr guter Treibstoff für den TKTL1-Motor ist.

Wir wissen heute, dass der Konsum bestimmter Formen von Kohlenhydraten wie raffiniertem Zucker und Weißmehl die Fähigkeit des Körpers zur Glukoseverarbeitung überfordert. Ebendies führt zu den Blutzuckerspitzen. Das ständige Auf und Ab beim Blutzucker ist hochproblematisch. Es führt zu Zuckerschäden und Insulinresistenz und lässt so im gesamten Körper die Alarmglocken schrillen, was der Krankheit Tür und Tor öffnet.

Doch wie ich bereits sagte, sind Kohlenhydrate nicht gleich Kohlenhydraten. Ganz im Gegenteil. Manche sind der Gesundheit absolut zuträglich. Nehmen wir beispielsweise die Muttermilch. Sie ist der Goldstandard für die Babynahrung. Und sie ist reich an Zucker. Tatsächlich macht der Kohlenhydratanteil ihren wichtigsten Makronährstoff aus (ungefähr 7 Prozent). Menschliche Muttermilch enthält über 200 verschiedene Zuckermoleküle. Deren Zusammensetzung unterscheidet sich von Frau zu Frau, aber auch im Laufe der Milchproduktion. Im Allgemeinen enthält Muttermilch neben den Kohlenhydraten 88 Prozent Wasser, 3,8 Prozent Fett und 1 Prozent Proteine.

Heutzutage wird der Begriff »Kohlenhydrat« recht undifferenziert verwendet. Man geht davon aus, dass Kohlenhydrate grundsätzlich schlecht sind, was bestenfalls sehr ungenau ist. Der Körper nutzt verschiedene Arten von Kohlenhydraten auf unterschiedliche Weise und einige davon sind gut für Sie.

Nehmen wir zum Beispiel das Inulin. Dies ist eine einzigartige Form der Stärke, die in bestimmten Nahrungsmitteln zu finden ist, etwa in Artischocken, Chicorée und Pastinaken. Diese Gemüse liefern dem Menschen Ballaststoffe und den »freundlichen« Bakterien in seinem Inneren einen Gaumenschmaus. Bekommen diese Mikroben Inulin, stellen sie Substanzen her, die wir als »kurzkettige Fettsäuren« bezeichnen. Diese wiederum sind ausgesprochen gut für unsere Gesundheit. Daher trägt Inulin, anders als die meisten Kohlenhydrate in unserer Ernährung, dazu bei, den Blutzuckerspiegel zu stabilisieren. Und das gilt auch für bestimmte Zuckerformen. Diese verbessern unter anderem unsere Zahngesundheit, bekämpfen Entzündungen, fördern das Wachstum »guter« Bakterien im Darm und unterstützen Ihren Körper bei der Fettverbrennung (mehr dazu in Kapitel 7).

Nachdem ich das TKTL1-Gen entdeckt hatte und während ich mein Interesse am Zuckerstoffwechsel weiterverfolgte, gelangte ich zu einem ganz neuen Verständnis von Otto Warburgs Forschungsarbeit und konnte nachvollziehen, wie Glukose Krebserkrankungen fördert. Krebszellen verschlingen Glukose, aber Warburgs Arbeiten ließen vermuten, dass sie Galaktose, einen anderen Zuckertyp, nicht mochten, weil diese im Fermentationsprozess nicht genügend Energie lieferte. Kurz nach dieser Entdeckung stieß ich auf andere Forschungsarbeiten, die zeigten, wie Galaktose das Gehirn vor Alzheimer schützt. Diese Resultate befeuerten mein Interesse daran, wie die verschiedenen Zuckerarten im Körper wirken.

Die entscheidende Erkenntnis aus diesen neuen Forschungen ist, dass wir keine extreme Diät verfolgen müssen, um chronische Krankheiten zu vermeiden oder ihr Voranschreiten zu verhindern, wenn sie sich bereits eingestellt haben. Wir müssen nur unseren Kohlenhydratkonsum effektiver handhaben. Das heißt, dass wir die Aufnahme jener Kohlenhydrate sorgfältig überwachen, die Blutzuckerspitzen verursachen (letztlich »raffinierte« Kohlenhydrate, leicht verdauliche Stärke und Fertignahrung). Wir sollten vielmehr »echte« Nahrung zu uns nehmen, also Früchte, Gemüse, Hülsenfrüchte und Vollkorngetreide. Und wo immer es geht, sollten wir ungesunde Zuckerarten gegen gesunde austauschen.

Neuere Forschungsarbeiten zeigen auch, dass es weder nötig noch ratsam ist, Zucker ganz aus der Ernährung zu streichen. In diesem Buch werde ich erklären, wie Sie Süßigkeiten mit gesunden Zuckern genießen können, die Ihr Körper ganz anders verarbeitet oder gar nicht verwendet als diejenigen, die Sie gewöhnlich in den Ladenregalen finden. Diese funktionellen Zuckerarten bewirken unter anderem, dass Ihr Blutzuckerspiegel nicht in die Höhe schießt. Sie können auch dazu beitragen, dass Sie Gewicht verlieren. Zusammen mit einem gesunden Lebensstil sorgen sie dafür, dass Sie längere Zeit besser leben.

Das Altern ist ein natürlicher Teil des Lebens. Aber es ist auch der Hauptrisikofaktor für alle chronischen Erkrankungen, die, wie wir mittlerweile wissen, ein wesentlicher Bestandteil des Alterns sind. Die Menschen leben heute länger, aber deshalb nicht unbedingt besser. Für viele heißt Altern, dass sie lernen müssen, mit Krankheiten und Behinderungen umzugehen. In den Vereinigten Staaten leben 80 Prozent der Menschen über 65 mit zumindest einer chronischen Erkrankung.

Die gute Nachricht ist, dass es nicht länger unvermeidlich ist, sich im Alter jahrzehntelang mit Krankheiten herumzuplagen. Jüngere Forschungsarbeiten belegen, dass der Alterungsprozess weit »plastischer« ist, als wir dachten. Es gibt unzählige Belege dafür, dass ein gesunder Lebensstil das Einsetzen chronischer Krankheiten verlangsamt, wodurch sich die Anzahl der Jahre erhöht, die wir ohne kräftezehrende, schmerzhafte Erkrankungen verleben können. Diese Zeit des Wohlbefindens wird als »gesunde Lebensspanne« bezeichnet.

Mittlerweile ist bewiesen, dass wir über unsere Lebensqualität im Alter selbst bestimmen. Studien zeigen, dass wir zehn Jahre länger frei von chronischen Erkrankungen sein können als Menschen mit einem weniger gesunden Lebensstil, wenn wir nicht rauchen und/oder nicht zu viel Alkohol trinken, eine vollwertige Ernährung zu uns nehmen, ein normales Gewicht halten, genug Bewegung bekommen und gute soziale Beziehungen pflegen.

Nach über dreißig Jahren des Forschens, wie unser Körper Zucker verarbeitet, bin ich zu der umfassenden Schlussfolgerung gelangt: Der Mensch nimmt seit jeher ein großes Spektrum natürlicher Zucker zu sich – zuerst mit der Muttermilch, später mit

Gemüse, Hülsenfrüchten und Früchten beziehungsweise Obst. Die Lawine von Stoffwechselkrankheiten, die unsere zeitgenössische Gesellschaft kennzeichnet, ist ein vergleichsweise junges Phänomen. Offensichtlich liegt die Antwort auf unsere aktuellen gesundheitlichen Probleme nicht darin, noch mehr Nahrungsmittel zu produzieren, deren natürlicher Zustand verändert wurde oder die vielleicht vollständig künstlich hergestellt wurden. Wir sollten vielmehr zu unseren Wurzeln zurückkehren, gezielt auf natürliche Zucker und vollwertige Nahrungsmittel setzen und deren wertvolle Nährstoffe zu uns nehmen. Denn diese sind seit jeher Teil der menschlichen Ernährung.

Dr. Johannes Coy

TEIL 1

Alles dreht sich um Zucker

Der Hunger nach Süßem

Wir Menschen hungern nach Süßem, weil unser Körper braucht, was er dadurch erhält. Allerdings hat die Industrialisierung uns Werkzeuge an die Hand gegeben, die uns erlauben, unsere wildesten Zuckersehnsüchte zu befriedigen, und so haben wir, wie Menschen das häufig tun, über die Stränge geschlagen. Mit dem Resultat, dass wir heute von allen Seiten von Süßem umgeben sind. In Form von Haushaltszucker, Stärkemehl und Fertigprodukten, die mit fruktosehaltigem Sirup hergestellt wurden, ist Süßes in unserem Leben allgegenwärtig. Unser Stoffwechsel wird mit all den Zuckern, die wir zu uns nehmen, nicht fertig. Wenn wir zu viel von ihnen verzehren, steigt die Glukosefreisetzung im Körper und mit ihr nehmen auch unsere chronischen Erkrankungen zu.

Wir mögen gern Zucker, weil er gut schmeckt, und er schmeckt uns zum Teil auch deswegen, weil er unseren Vorfahren zu überleben half. Während unserer menschlichen Entwicklungsgeschichte passten unsere Gene sich den veränderten Umständen an, was das Überleben unserer Art sicherte. Die Entstehung des TKTL1-Gens bei Säugetieren war so eine Anpassung, die zum Erfolg der Säugetiere führte. Dieses Gen versetzt Säugetiere im Allgemeinen und uns moderne Menschen im Besondern in die Lage, den besten Weg für die Verstoffwechslung von Glukose zu wählen. Das TKTL1-Gen sicherte unser Überleben, indem es die Umwandlung von Glukose in Fett effizienter machte, womit weniger Nahrung für die Bildung und Reparatur von Zellen nötig war. Gleichzeitig erleichterte dies auch die langfristige Speicherung von Energie, um Hungerphasen zu überstehen. Und es spielte eine ganz wesentliche Rolle bei der Verbesserung unserer kognitiven Fähigkeiten, was die Entwicklung des Homo sapiens im Unterschied zum Neandertaler entscheidend begünstigte.

TKTL1 und die Balance des Blutzuckerspiegels

Wenn wir heute begreifen, welche Rolle TKTL1 bei der Verstoffwechslung von Zucker spielt, versetzt uns das in die Lage, unseren Blutzuckerspiegel so auszubalancieren, dass er unsere Gesundheit unterstützt. Zucker ist per se gefährlich, weil sich Zucker im Wasser beziehungsweise Blut so verändert, dass eine Struktur mit Aldehyd- oder Ketogruppen entsteht, die mit unseren Eiweißbestandteilen reagiert und diese schädigt. Zu viel Zucker im Blut führt zu chemischen Veränderungen, sogenannten AGEs (Advanced Glycation Endproducts) in unseren Zellstrukturen, die die Zellen und ihre Funktion schädigen und uns schnell altern lassen. Des Weiteren fördert zu viel Zucker über das freigesetzte Insulin chronische Entzündungen, untergräbt die Gesundheit unseres Mikrobioms und heizt Schäden durch freie Radikale an. In gesunden Zellen produziert der TKTL1-Stoffwechsel aus Zucker wertvolle Stoffwechselprodukte wie Ribose und Acetyl-CoA, die den Aufbau der Zelle und die Reparatur von DNA fördern. Das verhindert chronische Krankheiten und hält uns jung.

Obwohl Haushaltszucker und fruktosehaltiger Sirup die meistverwendeten Zuckerarten in unserer Ernährung sind, gibt es doch viele andere mehr. Diese Zucker stammen aus natürlichen Quellen und sind, anders als der Großteil des Zuckers in unserer Nahrung, besser für unseren Blutzuckerspiegel, weil sie den Blutzuckerspiegel nicht so stark ansteigen lassen und stabil halten. Einige dieser natürlichen Zucker haben wenig oder fast keine Kalorien. Manche von ihnen erweisen sich sogar bei der Behandlung von Diabetes als vielversprechende Ansätze. Zu diesen gesünderen Zuckerformen zählen Tagatose, Galaktose, Allulose, Isomaltulose, Trehalose, Ribose und Mannose. Wir werden sie uns noch genauer ansehen.

1

Auf Zucker programmiert

Es ist wohl keine Übertreibung, wenn wir sagen, dass Zucker die Welt regiert. Menschen haben seit jeher Lust auf Süßes und mittlerweile wissen wir auch, wieso. Unser Gehirn bringt die Lust auf Süßes schon bei der Geburt mit. Wir brauchen nämlich, was Süßes uns zu bieten hat: Glukose, den unverzichtbaren Treibstoff unserer grauen Zellen.

Zucker als Nahrungsmittel ist nicht unbedingt notwendig, aber in Form von Glukose spielt er im Stoffwechsel eine entscheidende Rolle für Gesundheit und Wohlbefinden. Er nährt unser Gehirn und treibt unseren Stoffwechsel an. Zucker fördert zudem die Aktivität von Nervenzellen im Gehirn, die besonders viel TKTL1 aufweisen und Entscheidungsprozesse und Aktivität begünstigen. Andere Nervenzellen im Gehirn sind die Gegenspieler, die die Entscheidungsprozesse hemmen. Zucker hat damit einen direkten Einfluss auf unser Denken und Handeln. Deutlich wird dies auch bei Kindern, die nach dem Konsum von Zucker besonders aktiv werden.

Zu viel Zucker führt zu einer negativen Beeinflussung der Gehirnfunktion und kann dazu beitragen, Verhaltensstörungen wie ADS und ADHS sowie Depressionen und Angststörungen auszulösen. Gerade für das Gehirn von Kindern ist Zucker daher mehr als nur eine leicht verfügbare Energiequelle. Andererseits ist Zucker auch maßgeblich am Aufbau und an der Reparatur all unserer Zellen und insbesondere unseres Gehirns beteiligt. Wir begehren Süßes, weil es für unser Gehirn so wichtig ist, als Energielieferant, bei dem keine schädlichen Radikale gebildet werden, und als Rohstoff für die Reparatur und Bildung von Zellen. Das Verlangen nach ihm spielte nicht nur eine Hauptrolle in der menschlichen Evolution, es ist auch in unsere Gene als Überlebens- und Schutzfaktor eingeschrieben.

DIE MENSCHWERDUNG

Evolutionsbiologen können unsere Zucker-Lovestory bis in die frühen Tage unserer Spezies als Jäger und Sammler zurückverfolgen. Unsere vormenschlichen Ahnen konkurrierten miteinander um die verfügbare Nahrung, die sie zum Überleben brauchten. Aus verschiedenen Gründen entwickelten sie Geschmack an Früchten, vor allem an solchen, die viel Zucker enthielten. Die Wissenschaft weiß heute, dass dieser Vorliebe eine zentrale Rolle bei unserer Entwicklung zum modernen Menschen zukam.

Wer in der Welt, die unter dem Gesetz des Überlebens des Bestangepassten stand, am erfolgreichsten war, lebte am längsten und hatte die meisten Nachkommen. Die Fähigkeit unserer frühen Vorfahren, Nahrung mit hoher Energiedichte aufzuspüren, wie sie die süßesten Früchte bieten, unterstützte sie genau darin. Die Nahrungssammlung auf die Suche nach Süßem auszurichten, trug dazu bei, dass sie sich effizient mit der Energie versorgen konnten, die sie brauchten, um ihren entwicklungsgeschichtlichen Erfolg zu sichern. Darüber hinaus spielte Zucker als Treibstoff für die TKTL1-Fabrik eine entscheidende Rolle, da hiermit die Bausteine Ribose und Acetyl-CoA gebildet wurden, um Schäden zu reparieren, die durch giftige Pflanzeninhaltsstoffe oder natürliche radioaktive

Strahlung und ultraviolettes Licht der Sonne ausgelöst werden. Zucker ist damit mehr als leicht verfügbare Energie. Es ist der Stoff, der uns heilt und schützt.

Das Verlangen nach Zucker ist natürlich

Die Gelüste nach Zucker sind keineswegs ein Zeichen von Schwäche. Tatsächlich spiegeln sie eine biologische Wirklichkeit wider: Zucker ist die wichtigste Energiequelle für unser Gehirn. Wenn wir Zucker verzehren, belohnt uns unser Gehirn mit der Freisetzung sogenannter »Glückshormone«, nämlich Dopamin und Serotonin. Unser Blutzuckerspiegel ist eng mit der Funktion unseres Gehirns verknüpft. Dies wiederum beeinflusst unsere Fähigkeit, zu denken und uns zu erinnern.

ZUCKER ALS MULTITASKER

Wissenschaftlich betrachtet rechnen wir alle Zucker zur Gruppe der Kohlenhydrate. Und tatsächlich gibt es nicht *den* einen Stoff »Zucker«. Unter diesen Begriff fallen Hunderte verschiedener Substanzen mit den unterschiedlichsten Eigenschaften, manche gut, andere schlecht. Zucker in Form von Kohlenhydraten ist die favorisierte Energieform unseres Körpers. Sie stillen den Hunger des Gehirns und sind für den Organismus am leichtesten verfügbar. Des Weiteren kann aus Zucker Energie freigesetzt werden, wenn kein Sauerstoff vorhanden ist. Viele wichtige Zellen wie unsere Netzhaut oder Stamm- und Keimzellen nutzen Zucker für eine Energiefreisetzung durch das TKTL1-Enzym in Form einer Zuckervergärung, auch in Anwesenheit von Sauerstoff. Dies hat den entscheidenden

Vorteil, dass keine Radikale gebildet werden wie bei der Verbrennung. Außerdem ist Zucker ein wesentlicher Bestandteil unserer Zellen, insbesondere des Hauptbestandteils unserer Erbinformation DNA. Zucker hilft uns, Zellen zu bilden sowie zu reparieren, und liefert gleichzeitig Energie ohne schädliche Radikale.

Da unser Gehirn Glukose braucht, stellt der Körper mittels verschiedener Mechanismen sicher, dass diese ständig verfügbar ist. Zu viel Zucker im Blut schädigt unseren Körper, zu wenig führt zum sofortigen Tod. Daher spielt der Blutzuckerspiegel eine so entscheidende Rolle für unser Leben. Damit der Blutzuckerspiegel stabil gehalten werden kann, werden Zuckerspeicher in der Leber und in den Muskeln angelegt, um kurzfristigen Zuckermangel ausgleichen zu können, indem Zucker aus diesen Speichern in das Blut abgegeben wird. Bei zu viel Zucker kann dann wieder Zucker gespeichert werden. Wenn aber Zucker im Übermaß vorhanden ist, wird Zucker in Form von Fett gespeichert, um die schädlichen chemischen Effekte von Zucker auf unsere Zellbestandteile zu minimieren.

Zucker verleiht uns eine besondere Fähigkeit. Wir können mit Zucker auch dann Energie freisetzen, wenn wir gar keinen Sauerstoff mehr für die Verbrennung haben. Im Gegensatz hierzu können Fettsäuren nur als Energiequelle genutzt werden, wenn Sauerstoff vorhanden ist. Basis für die Freisetzung von Energie aus Zucker ist ein Vergärungsstoffwechsel, den wir von unseren Urahnen, den Milchsäurebakterien, übernommen haben. Richtig. Genau die, die Milch zu Joghurt machen. Milchsäurebakterien haben diesen Milchsäurestoffwechsel schon vor Milliarden von

Jahren entwickelt. Eukaryotische Zellen, also Zellen mit einem Zellkern, und Organismen wie Säugetiere und Menschen, die aus solchen Zellen bestehen, besitzen die Fähigkeit, diesen Milchsäurestoffwechsel zu nutzen, um bei Sauerstoffmangel Energie freisetzen zu können.
Im Laufe der Evolution kam es zu einer sehr hilfreichen Kombination von sauerstoffunabhängigem Milchsäurestoffwechsel und sauerstoffabhängiger Verbrennung, sodass prinzipiell zwei Wege der Energiefreisetzung existieren. Die Möglichkeit, den Milchsäurestoffwechsel zu nutzen, verleiht dem Menschen die Fähigkeit, auch bei Sauerstoffmangel Energie freisetzen zu können. Diese Flexibilität ist für uns sehr gut. Brauchen unsere Muskeln beispielsweise Energie, dann können wir diese auch gewinnen, wenn kein Sauerstoff vorhanden ist.
Die Fähigkeit, Glukose auch ohne Sauerstoff aufzuspalten, hat sich vor allem in Kampf- und Fluchtsituationen als lebensrettend herausgestellt, was für unsere Jäger-Sammler-Vorfahren ein unschätzbarer Vorteil war. In Situationen, in denen es um Leben oder Tod geht, stellt Glukose den idealen Treibstoff für unsere Muskeln dar, weil sie schnell Energie liefert. Üblicherweise ist dafür Sauerstoff nötig, aber dank unserer entwicklungsgeschichtlichen Verbindung mit den Milchsäurebakterien kann Glukose in den Muskeln auch dann Energie liefern, wenn kein Sauerstoff vorhanden ist. Diese Fähigkeit erlaubte unseren Vorfahren, schneller und länger zu laufen und zu kämpfen, damit sie nicht von Raubtieren gefressen wurden. Und sie ermöglichte das Durchhaltevermögen, das man im Kampf mit Feinden braucht, um zu überleben.

Zucker reduziert Stress

Haben Sie sich je gefragt, warum Sie in Zeiten hoher Belastung ein starkes Verlangen nach Zucker haben? Forschungsarbeiten zeigen, dass Zucker (in Form von Glukose) als »Nervennahrung« einsetzbar ist. Er hilft unserem Körper, besser mit Stress fertigzuwerden, indem er den Spiegel des Stresshormons Cortisol senkt und stattdessen die Ausschüttung des »Glückshormons« Serotonin steigert.

ZUCKER – EINE FLEXIBLE ENERGIEQUELLE

Die Fähigkeit, durch unterschiedliche Prozesse Energie (in Form von Glukose) aus Zucker zu beziehen, verlieh unseren Jäger-Sammler-Vorfahren einen entscheidenden evolutionären Vorteil. Wenn sofort hohe Mengen Energie benötigt werden – wie eben in Gefahrensituationen –, kann die Glukose verbrannt (oxidiert) oder fermentiert werden, sodass sich optimale Kampf- und Fluchtreaktionen ermöglichen ließen. Zu anderen Zeiten hat sie auch langfristigere Vorteile zu bieten, zum Beispiel bei der Neubildung von Zellen und der Reparatur der DNA. Diese Anpassungsfähigkeit machte für unsere Vorfahren manchmal den Unterschied zwischen Leben und Tod aus.

Wir mögen Zucker, weil er gut schmeckt. Und er schmeckt uns zum Teil auch deswegen, weil er unseren fernen Ahnen zu überleben half. Die Lust am süßen Geschmack ist tatsächlich ein Teil unseres genetischen Erbes. Unser Gehirn, das Glukose als seinen Lieblingsbrennstoff erkennt, belohnt uns, wenn wir Zucker essen, indem es uns mit der Ausschüttung des Glückshormons Dopamin beschenkt.

In der Vergangenheit war Süßes selten zu finden: Wir zogen die nötige Menge aus natürlichen, vollwertigen Lebensmitteln oder

Früchten. Doch mit der Industrialisierung haben wir die Möglichkeit erhalten, unsere Lust auf Süßes mit immer mehr Zucker zu stillen. Wie sehr sich die Zeiten doch geändert haben! Wir brauchen immer noch Zucker, damit wir genug Brennstoff haben, um ohne schädliche Radikale Energie freisetzen und unsere Zellen reparieren zu können, aber nun konsumieren wir viel zu viel Süßes. Der konzentrierte Zuckeranteil in zahlreichen Fertigprodukten – wie gesüßten Getränken, Naschwerk und Desserts, aber auch leicht verdauliche Stärke in Weißbrot, Nudeln und Kartoffeln – überfordert unsere Fähigkeit, unseren Blutzuckerspiegel stabil zu halten und die gelieferte Energie sinnvoll zu verwenden.

Fruktose: vom Helferlein zum Handicap

Fruktose ist ein Einfachzucker, der in vielen Nahrungsmitteln natürlich vorkommt. Sie half unseren frühen Vorfahren, Fett zu speichern, um die kalte Jahreszeit zu überdauern. Die Umwandlung von Fruktose in Fett war für sie kein Problem, weil sie dieses Fett im Winter zum Überleben benötigten und so wieder bis zum Frühjahr verbrannten. Heute aber ist die Situation eine vollkommen andere. In unserer Ernährung finden sich unnatürlich hohe Mengen Fruktose, meist von fruktosehaltigem Sirup, der zu den hochverarbeiteten Produkten zählt. Dieser Fruktoseüberschuss sorgt bei vielen Menschen für Übergewicht. Da im Winter kein Nahrungsmangel mehr auftritt, wird angesammeltes Fett nicht verbrannt. Stattdessen konsumieren wir auch im Winter noch viel Fruktose. Unser Stoffwechsel wird dadurch mit den verzehrten Fruktosemengen einfach nicht mehr fertig.

GENE UND ENZYME

Um zu verstehen, wie der menschliche Stoffwechsel funktioniert, müssen Sie über Gene und Enzyme Bescheid wissen. Gene bestehen aus DNA. Sie sind die Grundbausteine der Vererbung. Manche von ihnen haben die Fähigkeit, Enzyme zu produzieren. Diese Enzyme beschleunigen chemische Reaktionen in unserem Körper. Sie helfen uns, die Nahrung, die wir zu uns nehmen, aufzuspalten und die Nährstoffe (über den Blutkreislauf) durch den Körper zu transportieren.

Enzyme erlauben auch die Freisetzung von Energie, die in der Nahrung enthalten ist. Dies geschieht entweder über Verbrennung, bei der schädliche Radikale gebildet werden, oder über Vergärung von Zucker zu Milchsäure, die keine schädlichen Radikale bildet und auch ohne Sauerstoff durchgeführt werden kann. Durch diese beiden unterschiedlichen Prozesse erhalten wir die Energie, die uns am Leben hält.

DR. COYS ERKENNTNISSE Enzyme, die von Genen produziert werden, setzen das Programm, das in den Genen gespeichert ist, in Lebensprozesse um. Sie führen damit die Funktion der Gene aus. Enzyme sind wie Fabriken. Sie arbeiten ständig, um uns die Dinge zur Verfügung zu stellen, die wir brauchen. Es sind die enzymatischen Reaktionen, die für uns Gesundheit und Wohlbefinden steuern. Sie regeln, wie unsere Gene auf externe Reize wie Nahrung, Sport oder Schadstoffe reagieren.

Die Transketolase-Familie der Gene und Enzyme

Die Entdeckung des TKTL1-Gens bedeutete eine Revolution unserer Sicht auf den menschlichen Stoffwechsel, der mit diesem Gen beginnt. Für das Verständnis der Zusammenhänge spielen die Transketolase-Genfamilie und die dadurch gebildeten Enzyme eine ausschlaggebende Rolle. Nennen wir das ursprüngliche Transketolase-Gen (TKT) mal das »Eltern-Gen« in der Transketolase-Familie. Es existiert in allen lebenden Organismen. Pflanzen und Bakterien besitzen diese Gene, aber auch Insekten, Reptilien, Fische und Säugetiere. Es ist erwähnenswert, dass Säugetiere sowohl über das ursprüngliche Transketolase- (TKT-) als auch das Transketolase-ähnliche (Transketolase-like 1 = TKTL1-)Gen verfügen. Beide produzieren Enzyme (unterschiedliche Typen der Transketolase), die jeweils einzigartige Funktionen im Körper ausüben. Heute wissen wir, dass diese Gene – neben anderen Vorzügen, die sie für uns haben – auch bei der Zellbildung und -reparatur zusammenarbeiten.

Dank Charles Darwin ist bekannt, dass unsere Gene sich an eine sich wandelnde Umwelt anpassen. Es entstehen neue Varianten und schließlich auch neue Gene. Das TKTL1-Gen, das sich im Laufe der Entwicklungsgeschichte in Säugetieren herausbildete, versetzt diese in die Lage, einen neuen Stoffwechselweg für Glukose zu ermöglichen, bei dem Zucker in Milchsäure umgewandelt wird und Acetyl-CoA auf viel effizientere Weise gebildet wird, als es zuvor möglich war. Während vorher aus einem Molekül Glukose nur zwei Acetyl-CoA gebildet werden konnten, ist es mit TKTL1 möglich geworden, drei Moleküle Acetyl-CoA zu bilden. Dies bedeutet, dass aus Zucker 50 Prozent mehr Bausteine für die Bildung von Fett und Aminosäuren generiert werden konnten. Obwohl die TKTL1-Transketolase von dem ursprünglichen Eltern-Transketolase-Gen

TKT abstammt, hat dies eine dramatische und gleichzeitig geniale Veränderung der Enzymeigenschaften erfahren.

Säugetiere sind die einzigen Wirbeltiere, die das TKTL1-Gen haben. Neben anderen Vorzügen versetzt es sie in die Lage, volle 100 Prozent der Glukose, die der Körper aus dem Verzehr von Zucker und Stärke herstellt, in Fett umzuwandeln. Dabei wird das Molekül Acetyl-CoA gebildet (Nichtsäugetiere können nur 66 Prozent der Glukose umwandeln). Diese Fähigkeit bringt biologisch einen Vorteil mit sich: Sie ermöglicht das Überleben bei geringer Nahrungszufuhr und zudem die langfristige Energiespeicherung in Form von Fett. Das ist ein gewaltiger Vorteil, wenn das Essen knapp wird. Säugetiere können mit viel weniger Nahrung überleben als beispielsweise Dinosaurier. Voraussetzung ist allerdings, dass die Nahrung Zucker enthält. Durch den Konsum von zucker- und stärkereichen Samen waren Säugetiere mit dem effizienten TKTL1-Stoffwechsel anderen Tieren bei Nahrungsmangel überlegen.

Die Mutation, die im Laufe der Evolution aus der Kopie eines Eltern-Transketolase-Gens TKT das TKTL1-Gen gemacht hat, führte zu einer zweiten Form eines Milchsäurestoffwechsels, der einen ganz entscheidenden Unterschied aufweist. Im Gegensatz zu der ersten Form der Milchsäurebildung, der sogenannten homofermentativen, bei der nur Milchsäure gebildet wird, wird bei dieser neu in Säugetieren entstandenen Form auch Acetyl-CoA gebildet.

Das Auftreten des von TKTL1 produzierten Transketolase-Enzyms ist sozusagen die Wiederentdeckung eines Stoffwechsels, der schon vor Milliarden von Jahren bei den sogenannten heterofermentativen Milchsäurebakterien existierte. Das Enzym, das bei heterofermentativen Milchsäurebakterien Milchsäure und Acetyl-CoA bildet, bezeichnet man als »Phosphoketolase«. Mehr als 600 andere Bakterientypen nutzen dieses Phosphoketolase-Enzym, um

Milchsäure und Acetyl-CoA zu bilden. Das bei Säugetieren entstandene TKTL1-Transketolase-Enzyme stellt damit eine neue Form eines Phosphoketolase-Enzyms dar.

Damit gibt es im Menschen zwei völlig verschiedene Formen eines Milchsäurestoffwechsels. Zum einen der Milchsäurebildung, wie sie schon lange in Lehrbüchern beschrieben wird und die bei Sauerstoffmangel wie zum Beispiel im Muskel Energie freisetzt. Zum anderen aber die Milchsäurebildung, bei der gleichzeitig auch Acetyl-CoA als wichtiger Baustein gebildet wird. Diese Form der Milchsäurebildung wird auch in Anwesenheit von Sauerstoff durchgeführt und ermöglicht wichtige Prozesse wie Wundheilung oder die Einnistung des Embryos in die Plazenta. Sie ist aufgrund der effizienten Bildung von Acetyl-CoA ideal, um neue Zellen zu generieren. Daher wird dieser Stoffwechsel genutzt, um effizient Zellen zu bilden. Genau wie bei der homofermentativen Milchsäurebildung wird Energie freigesetzt, ohne dass schädliche Radikale entstehen.

Die effiziente Bildung von Acetyl-CoA als Baustein für neue Zellen und die Energiefreisetzung ohne Radikalbildung ist eine extrem vorteilhafte Kombination, die die effiziente Bildung von neuen Zellen erlaubt, die nicht durch Radikale geschädigt werden. Daher spielt TKTL1 für die Bildung von Keimzellen wie Spermien und Eier, aber auch für Stammzellen eine entscheidende Rolle.

Vor 66 Millionen Jahren, als ein Meteor einschlug, fand ein evolutionärer Kahlschlag statt. Säugetiere, die TKTL1 nutzen konnten, um Pflanzen mit stärkereichen Samen in Fett umzuwandeln, überlebten. Auf die Dinosaurier aber traf das nicht zu, weil sie kein TKTL1-Gen hatten und Glukose daher nicht effizient zur Fettproduktion beziehungsweise -speicherung einsetzen konnten.

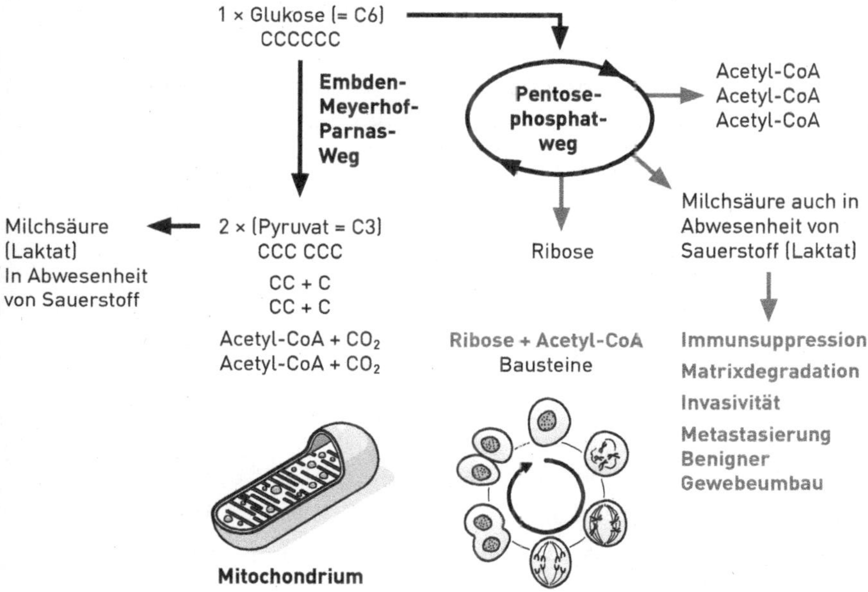

Die Abbildung zeigt den nicht oxidativen Teil des Pentosephosphatwegs mit der effizienteren Bildung von Acetyl-CoA, die ohne den Verlust von Kohlenstoffatomen einhergeht, sodass 50 Prozent mehr Acetyl-CoA gebildet wird als im Embden-Meyerhof-Parnas-Weg (über die Pyruvatdehydrogenase). Die vom EMP gebildete Milchsäure wird nur bei Sauerstoffmangel gebildet, um Energie im Notfall freizusetzen. Die Milchsäure, die im PPP mithilfe von TKTL1 gebildet wird, wird auch in Anwesenheit von Sauerstoff gebildet. Dies ist die Voraussetzung dafür, dass Milchsäure auch in Anwesenheit von Sauerstoff für die Steuerung der Gen-Expression genutzt werden kann, indem Milchsäure an Histone und andere Eiweiße chemisch angeheftet wird (sogenannte Laktylierung). TKTL1 ermöglicht mit der Bildung von Milchsäure in Anwesenheit von Sauerstoff wichtige komplexe Prozesse wie zum Beispiel die Immunsuppression, die Einnistung des Embryos und die Wundheilung.

Bären und der Winterschlaf
Bären gehören zu den Tieren, die sich verstecken, wenn die Temperaturen fallen und es kaum noch verfügbares Futter gibt. Sie können mithilfe von TKTL1 besonders effizient Fettspeicher aufbauen, die im Winter dann Schritt für Schritt aufgezehrt werden.

DR. COYS ERKENNTNISSE Wie ich schon lange vermutet habe, trägt TKTL1 dazu bei, dass Zucker effektiv in Fett umgewandelt werden kann – was für unsere Vorfahren ein eindeutiger Überlebensvorteil war. Im Grunde erhält unser Körper dadurch einen effektiven Mechanismus, um das Molekül Acetyl-CoA herzustellen. Es hilft ihm, Glukose in Bausteine für Fett und Aminosäuren umzuwandeln, sodass damit die Zellneubildung erleichtert wird. Über die Jahre häuften sich Forschungsarbeiten, die meine Hypothese bestätigten. In jüngerer Zeit haben die renommierten Max-Planck-Forscher Wieland Huttner und Nobelpreisträger Svante Pääbo die von mir entdeckte enzymatische Reaktion von TKTL1 bestätigt und als Ursache für die vermehrte Bildung von Neuronen im Gehirn identifiziert.

Während der Zeit der Neandertaler trat eine weitere Mutation im TKTL1-Gen auf. Wie alle Säugetiere besaß der Neandertaler sowohl das TKT- als auch das TKTL1-Gen. Aber das TKTL1-Gen veränderte sich nochmals beim modernen Menschen. Dabei wurde eine Aminosäure gegen eine andere ausgetauscht.

Im Jahr 2022 wies der Evolutionsgenetiker Svante Pääbo zusammen mit mehreren Kollegen nach, dass der Austausch dieser einzelnen Aminosäure im TKTL1-Gen des modernen Menschen seine enzymatischen Eigenschaften auf eine Weise verbesserte, die unsere kognitiven Fähigkeiten stärkte. Durch die Produktion von Acetyl-CoA ermöglicht TKTL1 uns, Fett effizient aus Zucker herzustellen. Das erleichterte die Bildung von Nervenzellen, erhöhte die Produktion von Neuronen im Neokortex und begünstigte die stärkere Faltung der Großhirnrinde. All dies ermöglichte im Vergleich zum Neandertaler höhere kognitive Funktionen.

Unser Stoffwechsel unterscheidet sich erheblich von dem der Neandertaler, eben weil Zucker im Gehirn so viel leichter in Fett umgewandelt werden konnte. Unsere Vorfahren waren häufig mit Nahrungsmittelknappheit konfrontiert. Wer also Fett aus Zucker herstellen konnte, hatte einen klaren Überlebensvorteil. In der Folge setzte sich so durch natürliche Selektion diese vorteilhafte Mutation durch, die Neandertaler starben aus und der Homo sapiens wurde zur dominanten Art.

DR. COYS ERKENNTNISSE Dank unseres Neokortex können wir strategisch denken und innovativ sein. Mit dem Resultat, dass der Homo sapiens Jagdtechniken entwickeln konnte, die erfolgreicher waren als die seiner Neandertaler-Vorgänger. Obwohl er diesen in puncto Kraft und Muskelmasse unterlegen war, war er doch der bessere Jäger. Wir jagten eben nicht überwiegend mit Muskelkraft, sondern vor allem auch mit dem Gehirn. Und so wurde der moderne Mensch mit seiner einzigartigen Intelligenz innerhalb kürzester Zeit zur dominanten Art auf der Erde.

Teamwork für gesunde Zellen

Die erste Veränderung im TKTL1-Protein während der Evolution der Säugetiere war dramatisch, dabei gingen nämlich 38 Aminosäuren verloren. Da auch Aminosäuren wegfielen, die essenziell für die enzymatische Funktion aller bisher bekannter Transketolase-Proteine waren, gingen fast alle Wissenschaftler davon aus, dass TKTL1 »defekt« sei und vom Körper nicht genutzt werden konnte.

Die Professorin Marta Cascante und ich zeigten aber 2016, dass TKTL1 eine einzigartige Enzymwirkung auslöste: Es wandelt Glukose in Acetyl-CoA um, den Baustein des Fettes. 2019 entdeckten dann chinesische Wissenschaftler, dass TKTL1 mit TKT einen Komplex bildet. Die Enzyme arbeiten zusammen, um den Zucker Ribose herzustellen, der wiederum der entscheidende Baustein der DNA und RNA ist. Ribose bildet den Faden, an dem die Basen, also Buchstaben des genetischen Codes, befestigt sind. Die DNA ist unser Buch des Lebens mit allen notwendigen Informationen für das Leben und damit so entscheidend.

Ribose ist damit maßgeblich sowohl für die Bildung und Reparatur von DNA wie auch als wesentlicher Bestandteil der mRNA für die Übersetzung der Geninformationen in Proteine. Dieser Verlust von 38 Aminosäuren im TKTL1-Enzym trat bei den Säugetieren auf, die eine Plazenta entwickeln. Die Vorläufer dieser Säugetiere, die eierlegenden Säugetiere wie das noch in Australien lebende Schnabeltier und die danach entstandenen Beuteltiere weisen diese Deletion von 38 Aminosäuren nicht auf. Der Verlust dieser 38 Aminosäuren bei den plazentabildenden Säugetieren war entscheidend für die Veränderung der Enzymeigenschaften und die damit einhergehende vermehrte Milchsäurebildung in Anwesenheit von Sauerstoff. Genau diese Milchsäure, die trotz der Anwesenheit von Sauerstoff gebildet wird, wurde dann genutzt, um wichtige Prozesse zu ermöglichen, wie zum Beispiel die Einnistung des Embryos in die Plazenta. Milchsäure löst die Verbindungen zwischen den Zellen, sodass andere Zellen in diesen Zellverband hineinwachsen können. Dieses invasive Wachstum ermöglicht die Einnistung des Embryos in die Plazenta. Gleichzeitig führt die gebildete Milchsäure zu einer Blockade des Immunsystems der Mutter, sodass verhindert wird, dass das mütterliche Immunsystem den Embryo, der ja auch die fremde DNA des Vaters aufweist, abtötet.

Der Verlust der 38 Aminosäuren im TKTL1-Enzym erlaubte damit die Bildung der Plazenta-Säugetiere, die eine ganz neue Strategie nutzen, um Kinder für die nächste Generation zu ermöglichen. Es ist ein großes Glück, dass heutzutage noch eierlegende Säugetiere wie das Schnabeltier existieren, da hiermit noch Tiere leben, die das Bindeglied zwischen eierlegenden Tieren und Säugetieren darstellen. Das Schnabeltier weist noch viele Eigenschaften von eierlegenden Reptilien, Dinosauriern und Vögel auf. Es bildet ein Ei mit den dafür notwendigen Prozessen und Eibestandteilen, es hat auch noch keine Trennung zwischen Blase und Darm, aber es hat ein Fell und bildet Milch, das die aus den Eiern geschlüpften Schnabeltiere von der Bauchhaut ablecken. Die Milch wird dabei über viele Drüsen in der Haut nach außen abgegeben und sammelt sich in Hauttaschen, aus der die Milch abgeleckt wird.

Bei Beuteltieren wird der Embryo schon in frühem Stadium geboren, wandert außen an die Brustzitze und saugt dann von dort an der Brustdrüse. Bei plazentabildenden Säugetieren bleibt der Embryo in der Mutter und nistet sich in die Plazenta ein. Dort löst der die Anlockung von Blutgefäßen aus, sodass er über das mütterliche Blut mit Sauerstoff und Nährstoffen versorgt wird.

Da der Embryo im Mutterleib heranwächst, wird er viel besser gegenüber äußeren Gefahren geschützt. Bei einem eierlegenden Säugetier dagegen besteht immer die Gefahr, dass in Abwesenheit der Mutter ein Ei von Fressfeinden wie Mardern oder Füchsen gefressen wird. Der Vorteil, dass der Embryo sich lange und geschützt im Mutterleib entwickeln kann, wurde aber nur möglich, weil gleichzeitig ein Mechanismus entwickelt wurde, der das Einwachsen der Embryos in die Plazenta und den Schutz des Embryos vor dem Angriff des mütterlichen Immunsystems möglich machte – das TKTL1-Enzym mit der Bildung von Milchsäure in Anwesenheit von Sauerstoff. Wird dieses Programm in gutartigen Tumorzellen aktiviert, entsteht darauf eine bösartige Tumorzelle, die in der Lage ist, invasiv zu wachsen und Metastasen zu bilden. Gleichzeitig schützt sich diese bösartige Krebszelle mit Milchsäure vor dem Angriff des Immunsystem. Diese beiden Eigenschaften einer Krebszelle machen diese so gefährlich, weil ein Tumor sich damit im Körper ausbreiten und gleichzeitig das Immunsystem nicht mehr diese Tumorzellen eliminieren kann. Die Entwicklung eines Embryos und das Verhalten bösartiger Tumorzellen haben damit sehr viel gemeinsam – TKTL1 als Enzym, das beides möglich macht.

Im Laufe der Entwicklung des Menschen spielte TKTL1 wie gesagt noch einmal eine entscheidende Rolle. Die Mutation eines einzelnen DNA-Buchstabens führte zum Austausch einer Aminosäure im TKTL1-Enzym, sodass die Aktivität des TKTL1-Enzyms im Gehirn deutlich zunahm: Während der Neandertaler die Aminosäure Lysin aufwies, wurde diese beim modernen Menschen mit Arginin ersetzt. Die Folgen waren großartig. Im Neokortex wurden dadurch viel mehr Nervenzellen gebildet und gleichzeitig wurde die Gehirnrinde stärker gefaltet, sodass auch ausreichend Platz für die erhöhte Anzahl an Nerven geschaffen wurde.

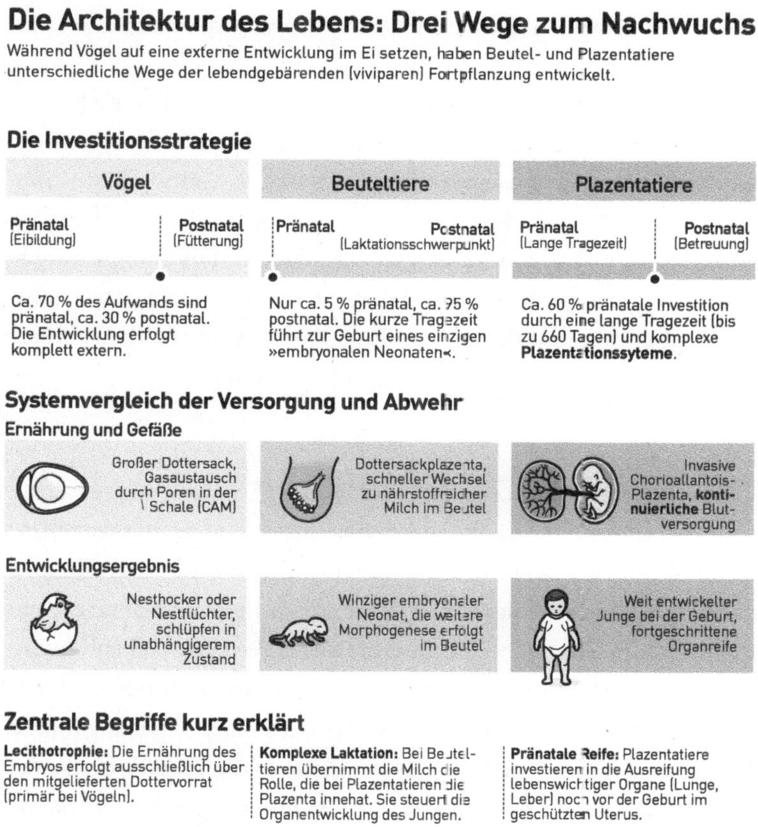

Die Erfindung der Säugetiere, Milch als Nahrung für Neugeborene zu produzieren, verbesserte die Überlebenschancen, da die Nachkommen auch ernährt wurden, wenn kein Futter für diese gefunden werden konnte.

Der Austausch dieser einzelnen Aminosäure – von Lysin zu Arginin – im TKTL1-Gen moderner Menschen aktivierte die enzymatische Umwandlung von Glukose in Fett im Gehirn. Dies wiederum führte zu den verbesserten kognitiven Fähigkeiten des Homo sapiens.

Und das ist die Verbindung zum Zucker: TKTL1 braucht Zucker, um anzuspringen und bestimmte enzymatische Funktionen zu vollziehen, die uns einsatzfähig machen. Es ermöglicht unserem Körper, den optimalen Stoffwechselweg für die Verarbeitung von Glukose zu wählen: Entweder wird diese nur in Energie umgewandelt oder es findet eine Energieumwandlung ohne gefährliche Radikalbildung und die gleichzeitige Bildung von Zellbausteinen statt, um den Körper zu reparieren und zu heilen.

Warum unser Gehirn Zucker braucht

Das TKTL1-Gen liefert die Erklärung, warum Zucker für unsere Gesundheit so wichtig ist. Wenn TKTL1 aktiviert wird, wird Glukose in Energie ohne schädigende Radikale sowie die wichtigen Zellbausteine Ribose und Acetyl-CoA umgewandelt. Acetyl-CoA spielt eine Schlüsselrolle beim Aufbau von Fetten und Aminosäuren aus Kohlenhydraten. Die Produktion von Acetyl-CoA war sehr wichtig für die Evolution des Homo sapiens. Es beeinflusste die Funktion unseres Gehirns, weil es die Produktion von Neuronen im sich entwickelnden Neokortex förderte. Außerdem trug es wie gesagt zur Einfaltung der Großhirnrinde bei, was die Oberfläche des Kortex im Vergleich zum Gehirn des Neandertalers stark vergrößerte. Die Verbindung zwischen Glukose, Acetyl-CoA-Produktion und Gehirnentwicklung erklärt, warum unser Gehirn Glukose als Treibstoff braucht.

Das TKTL1-Gen liefert aber auch noch in anderer Sicht die Erklärung, warum Zucker für unsere Gesundheit so wichtig ist und gleichzeitig so gefährlich ist. Wenn TKTL1 aktiviert wird, wird Glukose in Energie ohne schädigende Radikale umgewandelt. Das verhindert Alterungsprozesse, die durch Radikale ausgelöst werden. TKTL1 wird daher von besonders wichtigen Zellen wie Nerven, Netzhaut und Hoden benutzt, um sich vor Radikalen zu schützen. Gleichzeitig wird Milchsäure gebildet. Während man lange annahm, dass Milchsäure nur ein langweiliges Endprodukt ist, ist inzwischen wissenschaftlich bewiesen worden, dass Milchsäure eine ganz entscheidende Rolle in der Steuerung von wichtigen Prozessen einnimmt – neben der oben beschriebenen Einnistung des Embryos in die Plazenta und dessen Schutz vor dem Immunsystem der Mutter spielt Milchsäure generell eine wichtige Rolle in unserem Immunsystem. Der älteste Teil unseres Immunsystem, das angeborene Immunsystem mit den zugehörigen Fresszellen (Makrophagen), nutzt Milchsäure, um jeden Bereich des Körpers zu erreichen, der von Eindringlingen befallen wird, um dort die Eindringlinge aufzufressen.

Makrophagen sind überlebenswichtig, weil sie eine sofortige Abwehr gegen Eindringlinge wie Viren, Bakterien oder Pilzen ermöglichen. Erst später entwickelt das adaptive Immunsystem Antikörper, um Eindringlinge zu bekämpfen.

Des Weiteren sind die durch TKTL1 gebildeten Stoffwechselprodukte Milchsäure und Acetyl-CoA die Basis für wichtige epigenetische Prozesse. Acetyl-CoA und Milchsäure heften sich über chemische Prozesse an Histone und steuern so die Faltung beziehungsweise Entfaltung von DNA, die um die Histone gewickelt ist. Hierdurch wird dann die Aktivität von Genen gesteuert. Inzwischen wurde sogar gezeigt, dass die gebildete Milchsäure in Nachbarzellen die Gen-Expression steuert. Damit ist es möglich, dass eine Zelle ihre Nachbarzellen steuert. Dies ist die Voraussetzung, um komplexe Prozesse zu koordinieren, bei denen viele einzelne Zellen aufeinander abgestimmt sind. TKTL1 ist mit seinem Stoffwechsel und den gebildeten Endprodukten wie ein Dirigent, der ein Orchester leitet und die einzelnen Musiker so einsetzt, dass alles aufeinander abgestimmt ist und das ganze Orchester funktioniert.

Fatalerweise liefert die moderne Ernährung zu viel von den falschen Zuckerarten. Das wiederum aktiviert die »schlechte« Seite von TKTL1. Da das Gen die Neubildung und Reparatur von Zellen anregt, führt ein dauerhaft hoher Blutzuckerspiegel auch zum Wachstum unerwünschter Zellen – Fett-, Entzündungs- und Krebszellen. Das erklärt, warum TKTL1 bei Krebs und der Entwicklung von anderen »lebensstilbedingten« Krankheiten wie Adipositas, Diabetes, Herz-Kreislauf-Erkrankungen und Alzheimer von Bedeutung ist.

DR. COYS ERKENNTNISSE Wie alle Enzyme entstanden die einzelnen Formen der Transketolase in den verschiedenen Phasen der menschlichen Evolution. Manche entwickelten positive Funktionen, andere verloren dabei ihre Funktion vollständig. Gene, die während der Evolution ihre Funktion verloren haben, nennt man »Pseudogene«. Als ich TKTL1 entdeckte, waren seine enzymatischen Fähigkeiten nicht offensichtlich, da Genmutationen im Laufe der Entwicklung der Plazenta-Säugetiere zu einem Verlust von 38 Aminosäuren führte und damit auch Aminosäuren verloren gingen, die in allen bis dahin bekannten Transketolasen essenziell waren. Daher hielt man das TKTL1-Gen zunächst für ein Pseudogen. Trotzdem blieb ich bei meiner Theorie und postulierte, dass das TKTL1-Gen durch die Mutation ein Enzym mit veränderten Enzymeigenschaften bilden könnte. Dies hat sich viele Jahrzehnte später bewahrheitet.

GEHIRNE BRAUCHEN ZUCKER – EGAL, OB JUNG ODER ALT

Obwohl unser Gehirn erst aufhört, sich weiterzuentwickeln, wenn wir fast dreißig sind, wird der Großteil der neuronalen Verbindungen, die seine Funktionalität ausmachen, schon in der frühen Kindheit angelegt. Sein Gehirn verbraucht etwa die Hälfte der Energie, die das Kind zu sich nimmt. Daher benötigen Kinder neben einer ganzen Menge verschiedener Nährstoffe auch ausreichend Glukose, damit sich das Gehirn stabil und gesund entwickeln kann. Forschungsarbeiten haben ergeben, dass sowohl zu wenig als auch zu viel Glukose diese Entwicklung beeinträchtigt.

So haben Wissenschaftler beispielsweise gezeigt, dass der Nachwuchs von Säugetieren, die während der Schwangerschaft eine strenge ketogene Ernährung erfahren haben, Entwicklungsdefizite im Gehirn aufweist. Anders gesagt: Das Gehirn ungeborener Säugetiere entwickelt sich nicht richtig, wenn die dazu nötige Glukose nicht in der richtigen Menge vorhanden ist. Das beweist, dass das Gehirn sich nicht ausreichend aufbaut, wenn nur Fett zur Verfügung steht, um Gehirn- und Nervenzellen zu bilden.

Das Gehirn zieht Glukose nicht nur vor. Es braucht sie auch als Treibstoff für TKTL1. Wenn es um Zucker geht, ist der entscheidende Schritt, dass wir den biologischen Bedarf an Glukose fürs Gehirn nicht decken, indem wir ständig den Blutzucker in die Höhe jagen, damit er dann ebenso rasant wieder abstürzt. Das kann schwierig sein, weil Nahrungsmittelhersteller seit Jahrzehnten die Lust von Kindern auf Süßes ausnutzen, indem sie ihren

Produkten immer mehr Zucker zusetzen. Nehmen wir nur mal »Cheerios«, eine US-Marke für Frühstückscerealien. Diese wurde 1941 eingeführt und seitdem immer mal wieder verändert, um sie für Kinder attraktiver zu machen. Ein Artikel in der *New York Times* zum Beispiel zeigte auf, dass die neue Version – »Honey Nut Cheerios« – etwa neunmal so viel Zucker enthält wie das Original.

Wenn Kinder hyperaktiv werden, macht man häufig ihren Zuckerkonsum verantwortlich. Dies wird durch neue Forschungsergebnisse gestützt, die zeigen, dass es bestimmte Nervenzellen im Gehirn gibt, die TKTL1 aufweisen, besonders auf Zucker reagieren und als Folge Aktivität auslösen. Normalerweise existiert eine ausgewogene Balance zwischen den Nervenzellen, die durch TKTL1 besonders aktiv machen, und Nervenzellen, die hemmen und bremsen. Zu viel Zucker bringt diese Balance aus dem Gleichgewicht und macht das Gehirn zu aktiv, was sich in Hyperaktivität wie ADS und ADHS manifestieren kann. Viele Experten gehen zudem davon aus, dass auch Zusatzstoffe in hochverarbeiteten Nahrungsmitteln die Gehirnfunktionen negativ beeinflussen. Lebensmittelfarben und Konservierungsstoffe können im Gehirn von Kindern chemische und physiologische Veränderungen auslösen, die ihr Verhalten beeinflussen und für ihre Stimmungsschwankungen verantwortlich sind.

Wenn Sie natürliche Zucker wie Tagatose und Galaktose sowie Trehalose und Isomaltulose (siehe Kapitel 7) in die Ernährung der Kinder einbauen, lässt sich so ihr Bedarf an Süßem decken, ohne dass der Blutzuckerspiegel in die Höhe schießt. Diese Zucker haben darüber hinaus einen weiteren Vorteil: Während Isomaltulose, Tagatose und Galaktose Karies entgegenwirkt, liefern Trehalose, Isomaltulose und Galaktose die nötige Energie für eine gesunde Gehirnentwicklung und gute geistige Leistungsfähigkeit.

Dr. Jekyll and Mr. Hyde
In gewisser Weise ist TKTL1 wie Dr. Jekyll und sein Alter Ego Edward Hyde. In Robert Louis Stevensons klassischer Erzählung ist Dr. Jekyll ein gütiger und fürsorglicher Arzt, der seine bösen Impulse unterdrückt. Am Ende aber verliert er doch die Kontrolle und Mr. Hyde, die dunkle Seite seiner Persönlichkeit, übernimmt. Ein Übermaß an falschen Zuckerarten bringt die dunkle Seite von TKTL1 zum Vorschein. Da unsere moderne Ernährung zu viel Raffineriezucker und Glukose-Stärke enthält, beherrscht der Mr.-Hyde-Aspekt von TKTL1 Millionen Menschen in aller Welt.

Ribose

Dieser Einfachzucker schmeckt weder süß noch hat er eine Auswirkung auf den Blutzuckerspiegel. Dass er trotzdem ein Energielieferant ist, liegt daran, dass der menschliche Stoffwechsel ihn sowohl direkt verwendet als auch in Glukose überführen kann. Eine wesentliche Bedeutung kommt Ribose als Baustein des Energieträgers ATP zu; und damit ist sie unverzichtbar für den Ablauf zahlreicher energieaufwendiger Stoffwechselvorgänge in unserem Körper. Ohne ATP als Treibstoff funktioniert keine Zelle – vor allem keine Muskel und Nervenzelle. Anspruchsvolle Sportarten oder ein körperlich beziehungsweise geistig fordernder Job verlangen dem Körper einen hohen Energieumsatz ab, bei dem Energieträger wie

ATP verbraucht werden. Ein hoher Ribosespiegel in der Zelle trägt zu einer ausreichenden Bereitstellung des Grundbausteins für die Neubildung dieser Energieträger bei. Ribose hat auch eine große Bedeutung für die Reparatur von DNA-Schäden sowie die Neubildung von Nervenzellen und die damit möglich werdende Heilung von Nervenverletzungen.

Ribose: ein essenzieller Baustein für die Neubildung und Reparatur von Zellen

Glukose spielt die entscheidende Rolle im menschlichen Stoffwechsel, da sie als Energielieferant und Ausgangsmaterial für viele wichtige Bausteine wie zum Beispiel Ribose für die DNA dient. Erst durch Ribose kann DNA gebildet und repariert werden. Dies ist die Basis für ein langes und gesundes Leben (Longevity). Wenn das TKTL1-Gen aktiviert ist, arbeitet es mit den Transketolase-Enzymen zusammen, um die Produktion von Ribose anzukurbeln, einem Einfachzucker, der als essenzieller Baustein für unsere DNA dient. Sie ist zudem ein wesentlicher Bestandteil von Adenosintriphosphat (ATP), dem Energieträger in unseren Zellen. Ribose ist notwendig für die Neubildung von Zellen und ermöglicht, dass beschädigte Nerven heilen können. Kürzlich wurde sogar gezeigt, dass Ribose die Heilung von Rückenmarksverletzungen ermöglicht. Dies ist ein vielversprechender Ansatz, wie künftig Querschnittslähmungen verhindert werden können. In Tierexperimenten reichte schon der Konsum von ribosehaltigem Wasser, um die Heilung des Rückenmarks und die Beweglichkeit von Extremitäten zu ermöglichen. Wenn keine Ribose durch die Nahrung aufgenommen wird, muss sie über die Transketolase und das hierfür notwendige Vitamin B_1 (Thiamin) aus Glukose gebildet werden. Die

Funktion von Transketolase-Enzymen hängt damit direkt von Thiamin ab. Ist nicht genügend Thiamin vorhanden, kommt es zu einem Mangel an Transketolase-Enzymaktivität und mittel- und langfristig zu Schäden an Nerven und anderen Zellen. Die Versorgung des Körpers mit ausreichend Vitamin B_1 (Thiamin) ist damit sehr wichtig.
Die TKTL1-Transketolase kann darüber hinaus Milchsäure herstellen, was ein völlig unerwartetes Resultat war. Dies ist eine einzigartige Eigenschaft von TKTL1. Die Milchsäure hat verschiedene Funktionen. Unter anderem fördert sie die Wundheilung, den Gewebeumbau und die Einnistung des Embryos in der Plazenta. Die entscheidende Botschaft? Für neue Zellen oder die Reparatur beschädigter Zellen, aber auch komplexe Prozesse wie die Einnistung des Embryos in die Plazenta brauchen wir Glukose als Treibstoff für die Transketolase.

DR. COYS ERKENNTNISSE Einer der Vorzüge der Milchsäure, die von der von TKTL1 produzierten Transketolase ausgeht, ist, dass sie die Einnistung des Embryos in die Plazenta fördert. Reptilien legen Eier, um für Nachwuchs zu sorgen. Einer der großen Vorteile der Säugetiere ist es, dass ihre Jungen im Bauch der Mutter heranwachsen. Dort ist für ein optimales Nährstoffangebot gesorgt und der sich entwickelnde Fötus wird weitgehend vor Umwelteinflüssen geschützt. Leider hat das auch einen Nachteil. Fremde DNA – das Spermium des Vaters – lebt nun im Mutterleib.
Wie jene von Viren und Bakterien wird die väterliche DNA vom Immunsystem der Mutter erkannt und angegriffen.

Säugetiere mussten also einen Weg finden, um den Embryo zu schützen. Die Lösung war die von TKTL1 synthetisierte Milchsäure, die das Immunsystem unterdrückt und gleichzeitig das Plazentagewebe aufweicht, sodass der Embryo sich erfolgreich einnisten kann und sich zudem vor dem Angriff des mütterlichen Immunsystems schützt. Das ist der positive (Dr.-Jekyll-)Aspekt von TKTL1. Der negative (Mr.-Hyde-)Aspekt besteht darin, dass sich auch Viren, Bakterien, Parasiten und Krebszellen der Milchsäure bedienen, um sich vor dem Immunsystem zu schützen. Im Fall von Krebszellen führt dies zur Entstehung von Metastasen und dem Schutz vor dem Angriff des Immunsystems.

LAKTOSETOLERANZ: NATÜRLICHE SELEKTION

Vor etwa 10 000 Jahren fingen die Menschen an, Landwirtschaft zu betreiben. Die ersten Bauern bauten hauptsächlich Getreide an und hielten kleinere Tiere wie Schafe und Ziegen. Deren nährstoffreiche Milch zu konsumieren, war vorteilhaft, vor allem wenn kein Getreide wuchs. Aber zu jener Zeit hatten die Menschen noch eine klare Laktoseintoleranz: Das Enzym zur Spaltung der Laktose, das sogenannte Laktaseenzym, wird einige Zeit nach der Geburt nicht mehr gebildet, sodass Kleinkinder die Muttermilch nicht mehr vertragen und damit aufhören, Muttermilch zu trinken. Dies führt automatisch zum Abstillen.

Unsere Fähigkeit, Laktose auch als Erwachsene zu verdauen, den wichtigsten Zucker der Milch, ist eine genetische Anpassungsleistung, die große Vorteile für das Überleben unserer Vorfahren gebracht hat. Sie erfolgte zuerst bei den Menschen, die

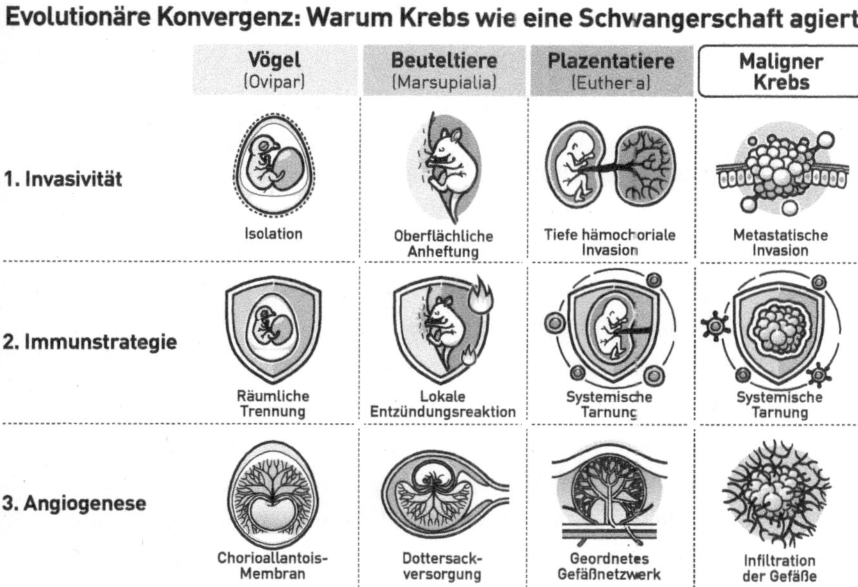

Die Einnistung eines Embryos in die Plazenta wird durch Milchsäure ermöglicht. Krebs nutzt diesen Mechanismus aus, um so invasiv in gesundes Gewebe hineinzuwachsen und damit auch Metastasen zu bilden. Der Embryo mit der für die Mutter fremden väterlichen DNA schützt sich mit Milchsäure vor dem Angriff des Immunsystems der Mutter. Krebszellen schützen sich mit Milchsäure vor dem Angriff des mütterlichen Immunsystems. Der Embryo wie auch Krebs lockt Blutgefäße an, damit eine Versorgung mit Energie und Bausteinen ermöglicht wird (Angiogenese). Krebs nutzt damit die drei Mechanismen invasives Wachstum, Immunschutz und Anlockung von Blutgefäßen aus, die in uns Menschen die Embryoeinnistung in die Plazenta und die lange, neun Monate andauernde Wachstumsphase des Embryos zum Fetus innerhalb der Mutter ermöglicht. Krebs verhält sich damit sehr ähnlich wie ein Embryo.

milchproduzierende Tiere hielten. Sie verzehrten anfangs häufig natürlich fermentierte Produkte wie Joghurt, die wenig Laktose enthielten. Die Wissenschaft sagt uns, dass die genetischen Varianten, die uns erlaubten, Laktose ohne Schwierigkeiten zu konsumieren, sich in Zeiten von Hunger und Infektionskrankheiten beschleunigt herausbildeten. Unter diesen Umständen war Milch eine wertvolle Quelle nötiger Nährstoffe. Sie versorgte den Körper zugleich auch mit Wasser, sodass man keine möglicherweise verseuchten Quellen benutzen musste.

Diese Gruppen gaben ihre laktosetoleranten Gene an die Nachkommen weiter. Die Fähigkeit, Milch zu verdauen, verbreitete sich schnell, was wiederum für bestimmte Bevölkerungsgruppen wie zum Beispiel in nördlichen Regionen, in denen kein Getreide angebaut werden konnte, einen Vorteil brachte – auch dies ein gutes Beispiel für den Mechanismus der natürlichen Selektion.

Genetiker sagen uns, dass unsere Gene sich im Lauf der Geschichte ständig veränderten. Die, die wir brauchen, bleiben intakt. Die, die wir nicht brauchen, neigen zu Mutationen oder verschwinden manchmal ganz. Wissenschaftler nennen das die »›Use it or lose it‹-Theorie der evolutionären Genetik«.

DR. COYS ERKENNTNISSE Malaria ist eine Tropenkrankheit, die von Parasiten ausgelöst wird, welche durch den Stich infizierter Moskitos übertragen werden. Manche Menschen – zum Beispiel die Ethnie der Fulbe (Fulani) in Afrika – sind gegen Malaria resistenter als andere. Im Gegensatz zu den meisten afrikanischen Gruppen vertragen die Fulbe Laktose und trinken Milch. Wissenschaftler entdeckten bereits 1952, dass Tiere, die mit Milch gefüttert werden, vor Malaria geschützt werden. Dies untermauert die Tatsache, dass auch die Fulbe den Schutz vor Malaria ihrem Milchkonsum zu verdanken haben. Seit mehr als siebzig Jahren konnte aber bisher nicht entdeckt werden, wieso Milch vor Malaria schützt.

Aufgrund meiner Forschungen zum TKTL1-Milchsäurevergärungs-Stoffwechsel ist mir klar geworden, dass Galaktose bei der Resistenz gegenüber Malaria eine entscheidende Rolle spielt. Die Laktose in der Milch besteht letztlich aus zwei Zuckerarten: Glukose und Galaktose. Plasmodien, die Parasiten, die Malaria hervorrufen, brauchen viel Glukose, um die schnelle Vermehrung der Plasmodien in den Erythrozyten zu ermöglichen. An diesem komplexen Prozess ist ein Enzym beteiligt, das dem TKTL1 sehr ähnlich ist. Galaktose hemmt den Vergärungsstoffwechsel zu Milchsäure – bei Krebszellen, aber auch bei Zellen, die mit dem SARS-CoV-Virus infiziert sind.

Unterstützt wird meine Theorie auch von Studien anderer Forscher: Neben Galaktose hemmt auch Mannose den TKTL1-Stoffwechsel und die damit verbundene Bildung von Milchsäure. So konnte man zeigen, dass die Fütterung von Mäusen mit dem Zucker Mannose zur Hemmung der Milchsäurebildung führt und damit der Schutz vor dem Angriff des Immunsystems verloren geht. Dies versetzt dann das Immunsystem in die Lage, mit Plasmodien fertigzuwerden, indem mit Plasmodien infizierte Erythrozyten aufgefressen werden. Das erklärt, weshalb auch Mannose vor Malaria schützt.

ZUCKER PRÄGTE UNSERE WELT

Seitdem der Mensch entdeckt hat, wie er den Saft des Zuckerrohrs gewinnen konnte (etwa 4000 v. Chr.), hängen wir mit Leib und Seele an dieser erstaunlichen Pflanze. Nach den Kreuzzügen (etwa um 1100) setzte der Zuckerhandel zwischen Europa und der arabischen Welt ein. Interessanterweise dachte man damals, Zucker hätte bemerkenswerte therapeutische Eigenschaften. Der weißeste, am stärksten raffinierte Zucker war angeblich die wirksamste Medizin. In dieser Hinsicht war aber nicht klar, dass die Menge an Zucker entscheidend ist!

Jahrhundertelang war Zucker in der westlichen Welt der absolute Luxus. Das änderte sich erst im 15. Jahrhundert durch die Entdeckung neuer Kontinente und die koloniale Expansion. Der Zucker trieb die Kolonialisierung ebenso voran wie den Welthandel. Die Fähigkeit, immer mehr Zucker zu raffinieren, befeuerte auch die Industrialisierung. Unglücklicherweise spielte er ebenso in der Menschheitsgeschichte eine unrühmliche Rolle. Ein Großteil der Afrikaner, die man als Sklaven aus ihrer Heimat verschleppte, wurden zur mörderischen Arbeit auf Zuckerrohrplantagen gezwungen.

Im frühen 19. Jahrhundert entwickelte ein deutscher Chemiker ein Verfahren, durch das sich Zucker aus Zuckerrüben gewinnen ließ. Damit war die Massenproduktion vor allem in Europa und Nordamerika möglich. Im 18. Jahrhundert sorgte der Zucker (zusammen mit anderen Nahrungsmitteln) für eine massive Veränderung der Essgewohnheiten. Dies war der Vorläufer des Massenkonsums importierter Nahrung. Da Zucker immer leichter verfügbar und billiger wurde, fand er bald Eingang in jedermanns Alltag. Zuletzt enthielt fast alles Zucker, der damit auch unsere beliebteste »Nervennahrung« wurde.

Schneller Vorlauf in die heutige Zeit: Dank Marketing und

moderner Technik ist es mittlerweile längst eine Herausforderung, unserer Lust auf Süßes zu widerstehen. Raffinierter, hochkonzentrierter Zucker ist in fast jedem unserer modernen Lebensmittel enthalten: in abgepackten Frühstückscerealien, Backwaren, Bonbons und Limonaden. Es dauerte eine Weile, aber heute sind Wissenschaftler übereinstimmend der Meinung, dass der übermäßige Konsum dieser und anderer zuckerhaltiger Nahrung zahlreichen Krankheiten den Weg ebnet.

Es ist lange her, dass der Zuckerkonsum uns dabei half, zum Homo sapiens zu werden. Unser Körper braucht zwar auch heute immer noch Zucker, um funktionieren und sich heilen zu können, aber unsere industrialisierte Nahrung enthält viel zu viel davon, und das in allen möglichen Darreichungsformen. Im Grunde verzehren die meisten Menschen übermäßig viele raffinierte Kohlenhydrate und überlasten so ihren Körper mit allen Konsequenzen, die das für den Stoffwechsel hat.

Damit stehen wir aber vor einem scheinbaren Paradox: Einerseits brauchen wir weniger Zucker in unserer Ernährung. Andererseits ist die Glukose eine der wichtigsten Substanzen im Körper. Glukose spielt in unserem Stoffwechsel eine zentrale Rolle. Darum hat der Organismus seine eigenen Mechanismen zur Zuckerspeicherung. Er muss sicherstellen, dass Glukose für ihn immer verfügbar ist. Ein Absinken des Blutzuckers unter einen gewissen kritischen Wert führt zum Tod und ist damit kurzfristig sogar gefährlicher als ein hoher Blutzuckerspiegel, der langfristig krank macht.

Vor diesem Hintergrund kommt es dem Gang über ein Minenfeld gleich, wenn wir die Ernährungslandschaft von heute durchschreiten. Wie können wir unseren Bedarf an lebenswichtigem Zucker decken und den Blutzucker stabil halten, sodass unser Körper sicher mit ausreichend Zucker versorgt wird, und gleichzeitig solche Zucker vermeiden, die die Kontrolle des Blutzuckers so erschweren und damit zu Krankheiten führen?

Die Dosis macht das Gift

Paracelsus war ein Schweizer Arzt, der 1493 oder 1494 zur Welt kam. Unter anderem wird er als erster medizinischer Chemiker eingestuft. Man schreibt ihm ein Grundprinzip der Toxikologie zu: »Allein die Dosis macht, dass ein Ding kein Gift sei.« So können in der Chemotherapie giftige Substanzen in kleinen Dosen erfolgreich eingesetzt werden. In hoher Konzentration oder über längere Zeit gegeben, sind sie hingegen gefährlich. Dasselbe gilt für Zucker. Unser Körper braucht eine gewisse Menge Zucker, um gut zu funktionieren. Doch die Unmengen von weißem Haushaltszucker (und Stärke), die mit der westlichen Ernährungsweise daherkommen, die brauchen wir nicht. Die Industrialisierung auch der Nahrungsmittelherstellung überschwemmt westliche Gesellschaften mit den falschen Zuckerarten. Dieser Überschuss ist der Hintergrund für die »Epidemie« chronischer Krankheiten, die die Welt überrollt.

BABYS GEDEIHEN MIT GESUNDEM ZUCKER

Die Ernährung von Säuglingen ist ein schlagendes Beispiel für die beste Zuckerwirkung. Verschiedene Zuckerarten sind die wichtigsten Makronährstoffe in der Muttermilch. Aber obwohl sie voller Zucker steckt, sichert die Muttermilch den Babys gesundheitlich den bestmöglichen Start. Forschungsarbeiten zeigen, dass gestillte Säuglinge im Vergleich zu solchen, die nur Flaschenfütterung erhalten, zahlreiche gesundheitliche Vorzüge genießen. Gestillte Babys haben weniger Risikofaktoren für kardiovaskuläre Erkrankungen, Adipositas, einen hohen Cholesterinspiegel, Typ-2-Diabetes und Bluthochdruck. Außerdem scheint das Stillen die kognitive Leistung zu verbessern, vor Entzündungen zu schützen und dem Baby ein starkes Immunsystem mitzugeben.

Das Immunsystem ist ausgesprochen komplex und hat seinen Anteil an der Entwicklung verschiedener Krankheiten. Ein Problem, das mit dem Immunsystem zu tun hat, sind Allergien. Studien an Kleinkindern zeigen, dass der frühe Kontakt mit segensreichen präbiotischen Bakterien in Form von Oligosacchariden – Kohlenhydraten, die in der Muttermilch enthalten sind – das Auftreten von Infektionen und allergischen Erkrankungen wie Asthma und Nesselsucht verringert.

Wir wissen heute, dass Muttermilch gut für Babys ist, weil sie komplexe Kohlenhydrate enthält, die das Wachstum von Bakterien fördern, welche wiederum die Darmgesundheit stärken. Experten glauben immer häufiger, dass »jede Krankheit im Darm beginnt«. Wissenschaftler schätzen außerdem, dass hier 70 Prozent des Immunsystems angesiedelt sind. Die intestinalen Bakterien »eichen« das Immunsystem und prägen die Bakteriengemeinschaften, die in und auf unserem Körper siedeln.

Gesunde Zucker wie Tagatose zu verzehren, fördert das Wachstum gesunder Bakterien und trägt somit zu einer guten Darmgesundheit bei. Wenn Sie Tagatose zu sich nehmen, wird nur ein kleiner Teil davon im Dünndarm absorbiert. Der Rest wird im Kolon von guten Bakterien fermentiert oder mit dem Stuhl ausgeschieden. Tagatose dient den gesunden Bifidobakterien als Futter, die daraus die kurzkettige Fettsäure Butyrat bilden. Butyrat trägt unter anderem dazu bei, dass sich keine Entzündungen in unserem Körper ausbreiten.

Zucker in der Muttermilch

Laktose ist der Hauptzucker in der Muttermilch und besteht aus Glukose und Galaktose. Beide werden während der Verdauung von Laktose freigesetzt. Diese Kombination ist ideal für sich entwickelnde Säuglinge. Sie liefert ihnen die Energie, die sie brauchen, ohne den Blutzuckerspiegel in die Höhe zu treiben, denn die Galaktose reguliert die Glukoseaufnahme. Forschungsarbeiten zeigen: Wenn Sie insulinresistent sind, kann die Galaktose jene Teile Ihres Gehirns, die für das Gedächtnis verantwortlich sind, mit der benötigten Energie versorgen, ohne Blutzuckerspitzen zu provozieren. Das schützt vor Alzheimer und hat auch noch andere Vorteile.

Tagatose ist ein weiterer Zucker der Muttermilch. Er hat nur 20 Prozent der Kalorien, die gewöhnlicher Haushaltszucker aufweist. Bei Übergewichtigen kurbelt Tagatose die Fettverbrennung an und reduziert den Blutzucker bei Menschen mit Hyperglykämie.

DIE ZWEI GESICHTER DES ZUCKERS

Unser Verlangen nach Süßem ist der Boden für die technologischen und gesellschaftlichen Veränderungen, die es dem Zucker in seinen verschiedenen Formen erlaubten, die Ernährung der industrialisierten Welt zu beherrschen. Glücklicherweise kommt die Wissenschaft allmählich dahinter, dass der übermäßige Konsum der falschen Zuckerarten die Wurzel für unsere kollektiv schlechte gesundheitliche Verfassung ist. Mithilfe der Technik sind wir in der Lage, auch natürliche und zuträgliche Zucker aus Pflanzen, Honig und Milch zu gewinnen. So können wir unseren Süßhunger stillen, ohne unsere Gesundheit aufs Spiel zu setzen.

Je mehr wir über Zucker erfahren, desto klarer wird es, dass einige Zucker gut für uns sind und den Bedarf unseres Körpers an Glukose decken können. Trehalose besteht aus zwei Glukosemolekülen, die langsam gespalten werden, sodass der Blutzucker- und Insulinspiegel nicht so stark ansteigen. Auch Isomaltulose ist eine Glukosequelle, die den Blutzucker nicht so stark ansteigen lässt und zusätzlich Fruktose freisetzt. Ribose liefert auch Energie und ist ein direkter Baustein für die Bildung von DNA und Energiebausteinen (ATP). Diese drei Zuckerarten liefern auf gleichmäßige und sichere Weise Energie für den Körper.

Galaktose und Mannose sind auch Zucker, die Energie liefern, aber den TKTL1-Stoffwechselweg und die damit verbundene Milchsäurebildung hemmen. Tagatose und Allulose sind Zucker, die wenig Energie enthalten und den Blutzucker nicht ansteigen lassen. Sie verlangsamen die Aufnahme von Glukose aus der Nahrung, sodass diese beiden Zucker großartige Optionen für eine gesunde Ernährung bieten. Gibt man zum Beispiel Tagatose zu einem Orangensaft, so wird damit der Blutzuckeranstieg verringert und der Orangensaft gesünder. Aufgrund ihrer unterschiedlichen Eigenschaften können diese Zucker der Entwicklung von Stoffwechselkrankheiten wie Adipositas und Diabetes entgegenwirken. Da sie hohen Blutzucker- und Insulinwerten gegensteuern, tragen sie auch dazu bei, Krebs vorzubeugen, die Bildung von Metastasen zu hemmen und Strahlen-, Chemo- und Immuntherapien wirksamer zu machen.

Zucker ist eine Gefahr, aber auch eine Chance. Entscheidend sind die Menge und die Art des Zuckers. Mit den oben beschriebenen natürlichen Zuckern können wir unsere Nahrung gesünder machen und müssen dabei keine geschmacklichen Einbußen hinnehmen. Süßer Genuss ohne Reue, ja, das ist möglich.

2

Viel Lärm um Zucker

Unser Körper braucht Zucker. Wenn Sie Lust auf Süßes verspüren, obwohl Sie überhaupt keinen Hunger haben, dann tröstet es Sie vielleicht zu erfahren, dass Sie damit nicht allein dastehen. Unser Gehirn braucht ja einen dauerhaften Nachschub an der Energie, die vom Zucker bereitgestellt wird. Und wir sind, wie bereits gesagt, biologisch auf dieses Verlangen programmiert. Die Lust auf Süßes ist eng verknüpft mit dem Belohnungszyklus in unserem Gehirn. Nur zum Vergnügen etwas zu essen, steigert – zumindest kurzfristig – die Ausschüttung der Feel-good-Hormone, die uns glücklich machen.

Meistens essen wir jedoch, weil wir Hunger haben, und wählen dann idealerweise Lebensmittel aus, die genau die Nährstoffe bereitstellen, die der Körper braucht. Von den sogenannten Makronährstoffen (Protein, Fett und Kohlenhydrate) zieht unser Organismus die Kohlenhydrate vor. Diese Zucker befriedigen die Gelüste des Gehirns und lassen sich schnell in Glukose zerlegen, in unsere vielseitigste Energiequelle. Um Energie zu gewinnen, verarbeiten die meisten Zellen am liebsten Zucker (in Form von Glukose), weil er im Körper leicht verfügbar ist. Die Ausnahme ist der Herzmuskel, der Fett und Milchsäure bevorzugt und damit auch vor Krebszellen geschützt ist.

REDEN WIR ÜBER ZUCKER

Wie gesagt gibt es wissenschaftlich gesehen »*den* Zucker« nicht. Zucker ist ein Molekül aus drei Elementen: Kohlenstoff, Wasserstoff und Sauerstoff. Die verschiedenen Zuckerarten unterscheiden sich in der Kombination dieser Elemente. Alle Zucker werden unter dem Oberbegriff »Kohlenhydrate« zusammengefasst.

Natürlich kommen Kohlenhydrate in pflanzlicher Nahrung vor: in Früchten, Gemüsen und Getreide(samen). Diese liefern uns eine Vielzahl von Nährstoffen, die oft synergistisch zusammenwirken und viele biologische Stoffwechselwege unterstützen, um uns gesund zu halten. Ein großer Teil der Kalorien in der typisch westlichen Ernährung stammt allerdings nicht aus natürlichen und vollwertigen Quellen.

Mehr als die Hälfte liefern nämlich hochverarbeitete Kohlenhydrate, zu denen Weißbrot, Fast-Food-Snacks, Limonaden und abgepackte Backwaren gehören. Diese raffinierten Kohlenhydrate sind zwar reich an Kalorien, aber arm an Nährstoffen. Industriell hergestellte (hochverarbeitete) Nahrung ist in der Regel keine Vollwertkost, eben weil es ihr an so vielen Nährstoffen fehlt.

DR. COYS ERKENNTNISSE Eine der Herausforderungen unserer Tage ist es, dass der Großteil des Zuckers, den wir regelmäßig konsumieren, nicht als solcher erkennbar ist. Manche Menschen geben vielleicht keinen Zucker mehr in ihren Kaffee und fragen sich dann, warum sie ihren Blutzuckerspiegel trotzdem nicht unter Kontrolle bekommen. Aber sie verzehren Unmengen von Weißbrot und Nudeln. Diese Nahrungsmittel enthalten viel Stärke, aus denen im Körper schnell Glukose freigesetzt wird.

Neben dem Zucker aus dem Haushaltszucker ist der Zucker aus Stärke ein Hauptgrund für Blutzuckerspitzen. Weißmehl aus modernen Weizensorten besteht hauptsächlich aus Stärke, die wiederum ein Vielfachzucker aus Glukosemolekülen ist. Es enthält kaum gesunde Pflanzenstoffe wie Polyphenole oder Carotinoide. Daher liefert es außer Kalorien fast nichts. So etwas bezeichnen wir als »leere Kalorien«.

DER STOFFWECHSEL

Der Stoffwechsel (Metabolismus) ist der Prozess, bei dem unser Körper die aufgenommenen Lebensmittel in die Substanzen aufspaltet und umbaut, die wir fürs Überleben brauchen. Verdauliche Kohlenhydrate unserer Nahrung werden genutzt, um den Blutglukosespiegel konstant zu halten und Glukose für die Energiefreisetzung und die Bildung von Zellmaterial zur Verfügung zu stellen. Glukose kann aber auch aus einigen Aminosäuren (den glukogenen) gewonnen werden, ja sogar aus einem kleinen Anteil des Fettes, dem Glyzerin. Aber Kohlenhydrate sind die bevorzugte Quelle. Glukose zirkuliert im Blutstrom und hat für die Zellen viele Vorzüge. Zu viel Glukose wird entweder in Muskeln oder der Leber als Glykogen gespeichert oder in Fett umgewandelt.

Sie kann von fast allen Zellen verwertet werden, auch wenn einige davon mehr brauchen als andere. Unser Gehirn verbraucht bekanntlich den Löwenanteil. Es nimmt sich gut die Hälfte der Glukoseenergie, die dem Körper zur Verfügung steht. Die roten Blutkörperchen können Energie nur aus Glukose gewinnen und auch die Skelettmuskulatur (die Muskeln, die mit unseren Knochen verbunden sind) verbraucht einen recht hohen Anteil.

Verschiedene Faktoren bestimmen, wie lange unser Körper braucht, um aus Kohlenhydraten Glukose freizusetzen oder andere Kohlenhydrate in Glukose umzuwandeln. Grundsätzlich aber gilt: Langsamer ist besser. Obwohl der Blutzuckerspiegel im Tagesverlauf variiert, ist es wichtig, ihn so weit wie möglich in Balance zu halten, sodass er eben keiner Berg-und-Tal-Fahrt gleichkommt. Je ausbalancierter der Blutzuckerspiegel ist, desto stabiler wird dem Körper Glukose bereitgestellt.

In vielerlei Hinsicht ist es bei der Glukose ähnlich wie beim Haferbrei im Märchen vom Goldlöckchen: Ihr Blutzuckerspiegel sollte »genau richtig« sein. Am besten wäre nicht zu viel und nicht zu wenig. Weil ein ausgeglichener Glukosespiegel so wichtig ist, hat Ihr Körper viele Mechanismen zu seiner Regulierung – zum Beispiel wie er darauf reagiert, wenn beziehungsweise ob Sie etwas essen (Fasten wirkt sehr stark), und was er mit bestimmten Hormonen und/oder Enzymen anfängt.

ZU VIEL ZUCKER IN UNSERER NAHRUNG

In einer vollkommenen Welt würde Ihr Blutzuckerspiegel tagsüber vergleichsweise stabil bleiben und den Bedarf Ihrer Zellen an Glukose decken. Unsere Vorliebe für Glukose als Energiequelle war für unsere primitiven Vorfahren gut, weil sie ja nur selten Zucker zur Verfügung hatten. Heute ist die Situation eine andere. In unserer Nahrung findet sich so viel Glukose, dass unser Körper davon zu viel aufnimmt und überfordert ist.

Der Blutzuckerspiegel steigt nach bestimmten Mahlzeiten rapide an. Was im Rahmen der westlichen Ernährungsweise verzehrt wird, enthält meist viel Stärke und Haushaltszucker. Diese liefern zu schnell zu viel Glukose. Haushaltszucker setzt zudem noch Fruktose frei, der nicht in Muskeln als Energiequelle genutzt werden kann. In unserer modernen Ernährung kommt der Großteil des Zuckers nicht aus dem Haushaltszucker oder anderen Zuckern selbst, sondern aus der Stärke, die in Weißbrot, Nudeln, Pizza und Kartoffeln enthalten ist. Stärke wird im Körper noch schneller in Glukose umgewandelt als raffinierter Zucker. Das führt zu Blutzuckerspitzen. Viele Forschungsarbeiten bringen einen hohen oder ständig fluktuierenden Blutzuckerspiegel in Verbindung mit einer ganzen Reihe von Krankheiten.

Ihr Körper überwacht Ihren Blutzuckerspiegel ständig. Treten Spitzen auf, setzt die Bauchspeicheldrüse Insulin frei, um den Blutzucker wieder herunterzufahren. Insulin sagt dem Körper, dass er überschüssige Glukose aus dem Blut entfernen muss. Je nach Situation kann ein Teil der überschüssigen Glukose in Fett umgewandelt werden. Das ist ein Grund, warum ein vorhersagbar deregulierter Blutzuckerspiegel zu Übergewicht beiträgt.

Der Zusammenhang mit Unfruchtbarkeit

Ein dauerhaft hoher Blutzuckerspiegel hängt bei Männern und Frauen gleichermaßen mit Unfruchtbarkeit zusammen. So leiden beispielsweise gut 25 Prozent der Frauen im gebärfähigen Alter unter einem polyzystischen Ovarsyndrom (PCOS), einer hormonellen Störung, die man mit hohem Blutzucker, Insulinresistenz und Übergewicht in Verbindung bringt. Obwohl eine Gewichtsabnahme die Resultate verbessert, zeigen Forschungsarbeiten, dass es die Fruchtbarkeit schon stärkt, wenn Frauen mit PCOS ihren Blutzuckerspiegel ausbalancieren und die Insulinresistenz verringern, auch ohne abzunehmen.

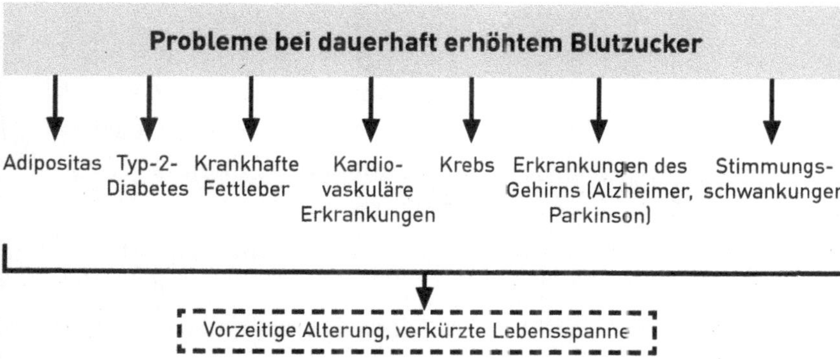

DR. COYS ERKENNTNISSE Grundsätzlich lässt Sie der Verzehr von zu viel Zucker vorzeitig altern. Er löst chemische Veränderungen aus, die die Zellen schädigen und ihre korrekte Funktion behindern. So büßt beispielsweise das Protein Elastin seine Dehnfähigkeit ein, was dazu führt, dass Ihre Haut Elastizität verliert. Auch Ihre Blutgefäße werden steifer. Andere Proteine, zum Beispiel im Auge, werden trüb, was zu Grünem Star führt und die Sehfähigkeit schwächt.

Regelmäßige Blutzuckerspitzen können feine Blutgefäße in Herz, Gehirn, Nieren, Augen und Füßen in Mitleidenschaft ziehen. Die Schäden, die sich bei Diabetes einstellen, werden vom ständigen Auf und Ab des Blutzuckerspiegels verursacht. Hoher Blutzucker wirkt sich negativ auf die Netzhaut aus, was Retinopathien auslöst, die unbehandelt zu Blindheit führen können. Aber auch die Nervenfasern werden betroffen; und das zieht Neuropathien nach sich. Diese treten häufig in den Füßen auf und verringern die Empfindung von Schmerz- oder

Druckgefühlen, sodass die Betroffenen Verletzungen oder andere Probleme im Fuß oft nicht bemerken und es in der Folge zu Verletzungen kommt.
Ein dauerhaft hoher Blutzuckerspiegel schädigt Gewebe und Blutgefäße in den Füßen. So kommt es zu Durchblutungsstörungen, die die Wahrscheinlichkeit für eine Amputation erhöhen. Allein in Deutschland werden Jahr für Jahr 40 000 Fußamputationen durchgeführt, weil die Betroffenen an Diabetes leiden und einen zu hohen Blutzuckerspiegel aufweisen.
Ein übermäßiger Zuckerkonsum bringt als weiteres Problem mit sich, dass das Hämoglobin, der rote Blutfarbstoff, so von Zucker überzogen ist, dass seine Fähigkeit nachlässt, Sauerstoff zu transportieren. Das verringert die körperliche und geistige Leistung.
Ein dauerhaft hoher Blutzucker kann auch Ihre Virenabwehr schwächen. Neue Forschungsarbeiten zeigen: Wenn ein Virus unseren Körper befällt, dann sagt ein bestimmter Typ von T-Zellen Ihrer Bauchspeicheldrüse, dass sie Insulin ausschütten soll, sodass der Blutzucker gesenkt wird. Das ist ein kluger Schachzug: Insulin zu aktivieren, heißt, dass Ihr Körper sich gegen Virusinfektionen verteidigen kann, indem er den Blutzuckerspiegel senkt. Dadurch bekommt das Virus nicht so viel Zucker, dass es sich vermehren kann. Sie wissen ja, ohne Ribose kann keine neue DNA oder RNA gebildet werden. Weder menschliche Zellen noch Viren. Wenn Sie Ihren Blutzuckerspiegel unter Kontrolle haben und so Insulinresistenz vermeiden, kann Ihr Körper sich mit der Ausschüttung von Insulin wirkungsvoll gegen Viren verteidigen.

NÄHRSTOFFE IN DER NAHRUNG

Vollwertige Nahrung aus der Natur liefert uns die Nährstoffe, die wir brauchen, um Energie zu produzieren und unsere Körpersysteme am Laufen zu halten. Gleichzeitig sichert sie unsere Darmgesundheit. Konkret heißt dies, dass vollwertige Nahrungsmittel den Blutzucker nicht in die Höhe treiben. Mit einer gesunden Ernährung werden Blutzucker und Insulinausschüttung stabilisiert.

Bis vor Kurzem konzentrierte sich die Ernährungsforschung auf das, was wir als »essenzielle Nährstoffe« bezeichnen. Dazu gehören die Makronährstoffe – Proteine, Kohlenhydrate und Fette – sowie die verschiedenen Vitamine und Mineralstoffe, die uns am Leben halten. Während Fertignahrung uns zwar Makronährstoffe liefern kann, ist sie umso ärmer an Mikronährstoffen (Vitaminen und Mineralstoffen), je stärker sie verarbeitet wurde. Einige Raffinerieprodukte wie Weißmehl werden nachträglich mit den Nährstoffen angereichert, die man ihnen zuvor im Verarbeitungsprozess entzogen hat. Manchen dieser Lebensmittel setzt man Nahrungsergänzungsmittel zu, aber der Wert solcher Maßnahmen ist fraglich. Experten sind übereinstimmend der Meinung, dass der Verzehr von vollwertigen, natürlichen Lebensmitteln die beste Möglichkeit ist, uns mit den nötigen Nährstoffen einzudecken.

DR. COYS ERKENNTNISSE Zucker in Form von Glukose ist die wichtigste Substanz im menschlichen Körper. Weil Glukose ständig verfügbar sein muss, hat Ihr Körper seine eigenen »inneren« Zuckerspeicher. Sind diese jedoch nicht ausreichend gefüllt, kann er bei Bedarf Eiweiß und einen kleinen Teil des Fettes in Glukose umwandeln. Der Anteil des Fettes, der in

Glukose umgewandelt werden kann, beträgt in etwa nur 6 Prozent, nämlich der Glyzerolanteil. Eiweiß besteht aus Aminosäuren und ein Teil dieser Aminosäuren kann für die Bildung von Glukose verwendet werden, die sogenannten glukogenen Aminosäuren. Allerdings bleibt ein Rest der Aminosäuren übrig, der nicht in Glukose oder Energie überführt werden kann, sodass Aminosäuren nur einen moderaten Anteil an der Gesamtmenge zugeführter Energie darstellen sollten. Ansonsten wird zu viel potenziell giftiger Müll in Form von Aminogruppen und Ammoniak produziert, der aus dem Körper entfernt werden muss. Zucker dagegen kann vollständig für die Energiebereitstellung verwendet werden, ohne dass es zur Bildung von Abfallprodukten kommt. Ein hoher Eiweißkonsum kann daher die Niere und andere Organe schädigen. Menschen mit besonders hohem Energiebedarf – wie Sportler – oder starker beruflicher Belastung sollten den erhöhten Energiebedarf deshalb mit Zucker decken, da dieser im Gegensatz zu Aminosäuren bei der Energiefreisetzung vollständig in Wasser und Kohlendioxid abgebaut wird.

Längst studieren Wissenschaftler eine weitere Klasse natürlicher chemischer Stoffe, die man »sekundäre Pflanzenstoffe« oder »Phytonährstoffe« nennt. Diese weisen offensichtlich einige medizinische Vorzüge auf. Pflanzen werden seit Jahrhunderten zur Behandlung von Krankheiten herangezogen, aber man hielt dies lange Zeit für Folklore – bis gegen Ende des 20. Jahrhunderts. Dann nämlich stellte die Wissenschaft fest, dass der Verzehr bestimmter

Pflanzen mit geringeren Raten von Krebs- und Herzerkrankungen einherging. Die Forschung machte weitere Fortschritte und wir erfuhren von den Tausenden natürlichen Stoffen, die sich in Pflanzen finden. Diese sekundären Pflanzenstoffe sind Substanzen, die uns allein oder in Kombination mit essenziellen Nährstoffen vor Krankheiten bewahren.

Viele Jahre lang gründete sich unser Verständnis der Beziehung zwischen Ernährung und Erkrankungen auf epidemiologischer Forschung. Studien mit großen Bevölkerungsgruppen zeigten zum Beispiel, dass ein höherer Konsum bestimmter zu den Kreuzblütlern gehörender Gemüsesorten mit einer geringeren Wahrscheinlichkeit für Krebserkrankungen einhergeht. Heute macht die Ernährungswissenschaft immer mehr Fortschritte. Die Forscher können einzelne Bestandteile der Ernährung wie zum Beispiel Phytonährstoffe genauer untersuchen und zeigen, wie sie bestimmte biologische Prozesse beeinflussen. Dabei gilt die Darmgesundheit als wesentlicher Faktor für Wohlbefinden und die Entwicklung von Krankheiten.

DR. COYS ERKENNTNISSE Der Nobelpreisträger Albert Szent-Györgyi, der die Ascorbinsäure (Vitamin C) isolierte, glaubte, dass die zu den sekundären Pflanzenstoffen zählenden Flavonoide (Polyphenole) ebenso wichtig sind wie Vitamine. In seinen frühen Forschungsarbeiten aus den 1930er-Jahren bezeichnete er diese Verbindungen als »Vitamin P« wegen ihrer Bedeutung für eine gute Kapillarfunktion, das heißt die Stärkung der Wände der Kapillaren, feinster Blut- und Lymphgefäße (Permeabilitätsverminderung). Die Einstufung als Vitamin

wurde später zurückgenommen, aber Szent-Györgyis Arbeit unterstrich die wichtigen biologischen Eigenschaften der Flavonoide. Ihre antioxidativen Fähigkeiten sind bedeutsam für den Schutz der Zellen und Gewebe vor oxidativen Schäden, was zu ihren unzähligen gesundheitlichen Vorteilen beiträgt.
Forschungsarbeiten am Deutschen Krebsforschungszentrum und anderen Laboren haben gezeigt, dass Sulforaphan, ein sekundärer Pflanzenstoff aus Kreuzblütlergewächsen wie Brokkoli, gegen aggressive Krebsstammzellen wirkt. Wichtig dabei sind seine antiinflammatorischen Eigenschaften, denn Entzündungen sind die »Achillesferse« vieler Tumorzellen.

ZEIGT MIR DIE BÖSEN JUNGS

Nahrungsmitteln mit einem hohen Anteil an Stärke oder Zucker (wie Weißmehl und Bonbons) fehlt es nicht nur an für die Gesundheit wichtigen Nährstoffen, sie haben auch einen hohen glykämischen Index (GI) oder »Glyx«. Das ist ein praktisches, allerdings nur bedingt zuverlässiges Instrument, mit dem sich messen lässt, wie stark der Blutzucker erhöht wird. Ganz allgemein gesagt setzen Nahrungsmittel mit einem niedrigen GI (üblicherweise Vollwertkost) die Glukose langsam frei, vermeiden damit Blutzuckerspitzen und liefern daher auch länger Energie. Nahrungsmittel mit hohem GI (die in der Regel zu den hochverarbeiteten gehören) setzen Glukose schnell frei und führen zu einem starken Anstieg unseres Blutzuckers. Traditionell geht man davon aus, dass Lebensmittel mit hohem GI am besten zu meiden sind, wenn man einen gut funktionierenden Stoffwechsel und langsame Alterung gewährleisten möchte.

Der glykämische Index ist ein sehr guter Indikator dafür, ob ein Nahrungsmittel Blutzuckerspitzen bewirkt. Eine Studie von 2015 vom Weizmann Institute in Israel zeigte allerdings, dass manche Menschen Blutzuckerspitzen auch erleben, wenn sie »gesunde« Lebensmittel verzehren, die einen niedrigen GI aufweisen. Andere wiederum können Nahrung mit hohem GI zu sich nehmen und trotzdem bleibt ihr Blutzuckerspiegel stabil. Die Forschenden schlossen daraus, dass hier auch die Zusammensetzung des Darmmikrobioms von Belang ist. Darüber hinaus spielt die Fähigkeit von Skelettmuskeln, Glukose aus dem Blut aufzunehmen, eine wichtige Rolle bei der Vermeidung von Blutzuckerspitzen. Blutzucker, der in die Muskeln aufgenommen wird, wirkt einem Blutzuckerspiegelanstieg entgegen. Die Zugabe von Tagatose und Allulose ist eine neue Option, den Blutzuckeranstieg von Lebensmitteln zu senken, da diese Zucker die Aufnahme von anderen Zuckern wie Glukose verlangsamen.

Auch die Reihenfolge, in der Sie Nahrungsmittel zu sich nehmen, wirkt sich auf die Blutzuckerreaktion aus. Eine Studie der medizinischen Fakultät an der Cornell University (Ithaca, NY) an Menschen mit Adipositas und Diabetes zeigte, dass die Kurve der Blutzuckerspitzen deutlich abflachte, wenn vor den Lebensmitteln mit hohem GI Proteine und Gemüse verzehrt wurden. Bestimmte Nährstoffe in Gemüse, vor allem Ballaststoffe, hemmen die Aufnahme der Zucker ins Blut. Dieser Effekt ist dem oben beschriebenen Effekt von Tagatose und Allulose sehr ähnlich. Auch wenn Sie gesunde Fette (wie Olivenöl extra vergine oder Öle von Nüssen und Samen) zusammen mit leicht verdaulichen Kohlenhydraten aufnehmen, wird die Freisetzung von Glukose und deren Aufnahme ins Blut gebremst.

Die Fähigkeit der Skelettmuskulatur, Zucker aufzunehmen und ihn als Glykogen zu speichern, spielt eine entscheidende Rolle für den Blutzuckerspiegel. Sport verringert, ja verbraucht den Zucker, der in den Muskeln als Glykogen gespeichert ist. Wenn Sie also unmittelbar nach dem Sport Lebensmittel mit hohem GI verzehren, steigt Ihr Blutzuckerspiegel weniger als mit vollen Glykogenspeichern an.

DR. COYS ERKENNTNISSE Jüngere Forschungsarbeiten zeigen, dass der Verzehr von Galaktose die Aufnahme der Glukose in die Muskeln massiv steigern kann. Zudem wird die Verbrennung des dort gespeicherten Glykogens angeheizt und der Blutzuckerspiegel bleibt niedrig. Manche natürliche Zucker haben Vorzüge, die zustande kommen, wenn wir beim Verzehr von Nahrungsmitteln eine kluge Abfolge beachten. Tagatose und Allulose zum Beispiel verzögern die Aufnahme von Glukose im Darm, was auch zur Verhinderung von Blutzuckerspitzen beiträgt.
Die Nahrungsmittelproduzenten untersuchen mittlerweile, inwiefern diese Zucker zum Süßen von Limonaden eingesetzt werden können, denn das hätte einen synergistischen Effekt. Ein mit Tagatose gesüßter Softdrink zu Pizza oder Pasta hält den Blutzuckeranstieg in gesunden Grenzen.

Wie Nahrung verarbeitet wird

Es ist nicht leicht, die Vor- und Nachteile der uns verfügbaren Nahrungsmittel zu verstehen. Daher möchten wir betonen, dass nicht alle Lebensmittel, die in Dosen, Gläsern, Flaschen oder anderweitig abgepackt daherkommen, schlecht für Sie sind. Zum Beispiel genügen die klassischen milchsauer eingelegten Produkte, die gute Bakterien enthalten und Ihrem Darm guttun, allen Anforderungen. Auch in natürlichen Stoffen eingelegte Nahrungsmittel wie zum Beispiel Thunfisch gehören dazu. Diese Produkte sind nur minimal bearbeitet. Ihre Grundbeschaffenheit wurde nicht massiv verändert.

Unter gesundheitlichen Aspekten betrachtet, sind es wie gesagt die *hochverarbeiteten* Nahrungsmittel (UPFs), die uns am meisten Sorge bereiten. Sie werden einer massiven Verarbeitung unterzogen. Auf der Liste ihrer Zutaten stehen viele Stoffe, die mit natürlicher Kost nichts mehr zu tun haben.

Es kann schwierig sein, den Unterschied zwischen minimal und massiv veränderten Lebensmitteln zu erkennen. Nehmen wir zum Beispiel Erdnussmus. Wenig verarbeitet, gehört es zu den gesunden Lebensmitteln: Es sind nur gemahlene Erdnüsse, vielleicht noch mit ein bisschen Salz. Die hochverarbeiteten Versionen hingegen enthalten Zusatzstoffe wie gehärtete Öle, verschiedene Zucker mit anderer Bezeichnung, Stabilisatoren und Konservierungsstoffe. Eine gute Faustregel ist: Je länger die Liste der Zutaten, desto stärker wurde das Nahrungsmittel verarbeitet.

HOCHVERARBEITETE NAHRUNGSMITTEL (UPFS)

Die Ernährung westlichen Stils ist arm an natürlichen pflanzlichen Lebensmitteln wie Obst und Gemüse, dafür meist reich an industriell aufbereitetem Fleisch und hochverarbeiteten Zusatzstoffen. Diese Art von Nahrung liefert in den USA fast 70 Prozent der Kalorien, die Kinder und Heranwachsende zu sich nehmen. In den europäischen Ländern ist dieser Anteil unterschiedlich. Am meisten hochverarbeitete Lebensmittel werden mit 44 Prozent in Schweden und dem Vereinigten Königreich verzehrt.

Dank ihres hohen Zucker- und Stärkeanteils lassen sie den Blutzuckerspiegel in die Höhe schießen und lösen Entzündungen aus, die vielen Krankheiten vorangehen. Sie enthalten chemische Stoffe, die das Hormonsystem und/oder das Verhältnis von guten zu schlechten Darmbakterien zu beeinflussen scheinen. Menschen, die regelmäßig diese Nahrungsmittel konsumieren, legen an Körperfett zu, vor allem weil diese Art Lebensmittel dafür designt wurde, den Appetit auf mehr zu steigern. Sie enthalten viele Kalorien, aber nur wenige Nährstoffe. Kaum überraschend, wird ihr Verzehr mit allerlei Krankheiten in Zusammenhang gebracht. Jüngere Forschungsarbeiten zeigen, dass damit auch ein kürzeres Leben einhergeht.

Wenige Nährstoffe trotz vieler Kalorien

Hochverarbeitete Nahrungsmittel enthalten gewöhnlich viele Kalorien, aber nur wenige Nährstoffe. Wer dauerhaft ein Maximum an Kalorien, aber nur ein Minimum an Nährstoffen zu sich nimmt, hat am Ende eine »hochkalorische Mangelernährung«, wie das auf Millionen Menschen in den Industrieländern zutrifft. Diese wird vor allem mit Adipositas in Verbindung gebracht, denn anders als unsere Jäger-Sammler-Vorfahren haben wir weniger Möglichkeiten, diesen Überschuss an Kalorien zu verbrennen.

Wissenschaftler sehen hier auch einen Zusammenhang mit der Entwicklung mentaler Krankheiten und neurologischer Probleme bei Kindern. Aus der Nahrung, die Sie verzehren, nicht ausreichend Nährstoffe zu bekommen, beeinflusst Ihre Gesundheit vom Mutterleib bis zum Sterbebett.

Echte Nahrung, gesunder Stoffwechsel

In natürlich vollwertiger Ernährung werden Stärke und Zucker durch andere Bestandteile wie Ballaststoffe ausbalanciert, die die Geschwindigkeit reduzieren, mit der Glukose ins Blut gelangt. Das Problem ist nur: Dem Großteil unserer Ernährung fehlt es an diesen regulierenden Inhaltsstoffen. UPFs stecken voller ungesunder Fette, Stärke und Zucker und enthalten kaum Nährstoffe, die deren Verarbeitung besser regulieren. So entstehen immer wieder die ungesunden Blutzuckerspitzen.

Stärke ist Zucker

Wenn wir über Zucker reden, nehmen die meisten Menschen an, dass nur der klassische Haushaltszucker gemeint ist oder vielleicht noch die fruktosehaltigen Sirupformen, die in der Industrie zum Süßen verwendet werden. Doch unsere Ernährung enthält noch viele andere ungesunde Zucker, die man nicht auf den ersten Blick erkennt. Am deutlichsten wird dies, wenn wir uns mit ausgemahlenem Weißmehl beschäftigen, das letztlich Zucker in Form von Stärke ist, ein Vielfachzucker aus vielen Glukosemolekülen oder eben »Glukose-Stärke«. Das ist die Hauptquelle von Zucker in der westlichen Ernährung. Diese Art der Stärke spaltet Ihr Körper sehr schnell in seine Glukosebestandteile auf, die den Blutzucker hochjagen.

Selbst wenn wir Weißbrot also nicht als Zucker wahrnehmen, handelt es sich um ein zuckerreiches Nahrungsmittel. Dasselbe gilt für traditionelle »Nervennahrung« wie zum Beispiel Nudeln aus Weißmehl (nicht aus Vollkorn) oder weißen Reis. 2012 veröffentlichte das *British Medical Journal* eine Studie, in der Blutzuckerspitzen nach dem Genuss von weißem Reis nachgewiesen wurden, was das Risiko für Typ-2-Diabetes erhöht.

DR. COYS ERKENNTNISSE Solange Zucker noch selten und teuer war, wurde er von den meisten Menschen in Maßen verzehrt, sodass er kein Gesundheitsrisiko darstellte. Heute ist Zucker in unzähligen Lebensmitteln enthalten. Er ist billig und in allerlei verlockenden Leckereien erhältlich. Wir nehmen viel zu viel Zucker und Glukose-Stärke zu uns, was für unsere Gesundheit ernstzunehmende Konsequenzen hat.

Kenne deine Stärke

Die Art von Stärke, die in Lebensmitteln wie Weißbrot, weißem Reis oder Weißmehlnudeln enthalten ist, jagt den Blutzuckerspiegel in die Höhe. Aber das gilt nicht für alle Stärkeformen. Denn letztlich besteht Stärke aus zwei Arten von Kohlenhydraten: Amylopektin und Amylose.

Für die Zwecke unserer Diskussion werde ich das Amylopektin als »Glukose-Stärke« bezeichnen. Große Mengen von Amylopektin finden sich in den häufig konsumierten ausgemahlenen Mehlen wie Weißmehl oder bestimmten Cerealien. Glukose-Stärke wird im Körper schnell gespalten, was den Blutzuckerspiegel erhöht, die Insulinproduktion anregt und die Triglyzerid- und Cholesterinwerte im Blut ansteigen lässt. Sie ist einer der Hauptverantwortlichen für das schädliche Viszeral- oder Bauchfett, das man mit diversen Krankheiten in Verbindung bringt.

Doch es gibt einen anderen Typus von Stärke, nämlich die Amylose, die länger zum Verdauen braucht als Amylopektin und daher keine Blutzuckerspitzen verursacht. Amylose ist eine Form von *resistenter Stärke,* die von natürlichen Lebensmitteln wie Vollkorn und Hülsenfrüchten geliefert wird. Resistentes Dextrin ist eine andere Form resistenter Stärke. Sie entsteht, wenn Brot mit trockener Hitze gebacken wird. Die trockene äußere Kruste von traditionell gebackenem Brot besteht aus dieser unverdaulichen Stärke.

Forschungsarbeiten zeigen, dass der Konsum von resistenter Stärke dazu beiträgt, den Blutzucker unter Kontrolle zu halten. Diese Resistenz gegenüber der Verdauung wurde schon mit zahlreichen gesundheitlichen Vorzügen in Verbindung gebracht, unter anderem einem geringeren Risiko für die Entwicklung chronischer Krankheiten wie Adipositas, Diabetes und Darmkrebs.

Zusätzlich zu ihren verschiedenen Vorteilen kann resistente Stärke auch zum Gewichtsverlust beitragen. Während Glukose-Stärke 4 Kalorien pro Gramm enthält, finden sich in der vergleichbaren Menge resistenter Stärke nur 2,5 Kalorien oder sogar noch weniger, je nach Stärketyp. Eine Studie stellte fest, dass der Verzehr von resistenter Stärke die Insulinresistenz herabsetzt, was zu Gewichtsverlust führt. Das liegt wohl an positiven Veränderungen in der Zusammensetzung der Darmbakterien.

Resistente Stärke funktioniert im Körper ähnlich wie Ballaststoffe. Sie füttert die guten Bakterien im Darm. Wenn sie dort ankommt, wird die Stärke fermentiert und von guten Bakterien verdaut. Dieser Prozess wandelt Nahrung in wertvolle Substanzen wie Vitamine, Aminosäuren und kurzkettige Fettsäuren um. Solche Stoffe bezeichnet man als »postbiotisch«. Sie werden aufgrund ihrer zahlreichen gesundheitlichen Vorteile von der Wissenschaft genauer untersucht.

DR. COYS ERKENNTNISSE Mindestens eine Studie zeigt, dass der Verzehr von zu viel Zucker in Form von hochverarbeiteter Nahrung dem Aussehen schadet. Für eine im Fachjournal *PLoS One* veröffentlichte Studie sollten die Teilnehmer die Attraktivität von Probanden einschätzen. Diese wurden je nach verzehrtem Frühstück in zwei Gruppen eingeteilt. Eine Gruppe bekam zum Frühstück hochverarbeitete Kohlenhydrate – Weißbrot und zuckerhaltige Konfitüre. Deren Mitglieder wurden als weniger attraktiv eingeschätzt. Natürlich ist diese Einschätzung subjektiv, trotzdem spiegelt sich darin ein wissenschaftlich belegtes Faktum wider: Kohlenhydrate, die zu Blutzuckerspitzen führen, erhöhen den Insulinspiegel, verändern den Blutkreislauf und damit auch das Aussehen der Haut. Das verquollene Aussehen und die Tränensäcke unter den Augen sind ein typisches Resultat einer Entzündung, die durch zu hohen Blutzucker und Insulin ausgelöst wurde. Verstärkt werden diese Effekte noch durch das Gluten, das der Weizen beisteuert. Ein hoher Blutzucker- und Insulinspiegel behindert außerdem die Fettverbrennung. Angekurbelt wird hingegen die schnelle Umwandlung von Zucker in Fett mit dem Resultat Gewichtszunahme.

Vollkorn- versus ausgemahlenes Mehl

Getreide gehört zu den Eckpfeilern unserer Ernährung. Unglücklicherweise verzehren die Menschen in den Industrieländern Getreide nicht mehr in seinem Naturzustand – als Vollkorn. Der Vergleich von vollwertigen mit ausgemahlenen Mehlsorten zeigt recht klar, wo der Unterschied zwischen natürlicher und hochverarbeiteter Nahrung liegt.

Beim Ausmahlen werden die Kleie und der Keim aus dem Getreidekorn entfernt. Übrig bleibt das Endosperm, jener Teil des Korns, der die wenigsten Nährstoffe hat. Das Endosperm ist hauptsächlich Stärke, also eine andere Form von Zucker.

Das ganze Korn hat deutlich mehr Nährstoffe als das, was nach dem Ausmahlen übrig bleibt. So liefert Weißmehl nur etwa 75 Prozent Proteine, nur 59 Prozent Folsäure und 44 Prozent des Kalziums, die im vollen Korn enthalten sind. Dafür bringt es

VERGLEICH ANTEIL AN NÄHRSTOFFEN IN WEISSMEHL

Nährstoff	Vollkorn	Weißmehl	angereichert
Vitamin E	100 %	8 %	–
Vitamin B_6	100 %	11 %	–
Magnesium	100 %	16 %	–
Thiamin (B_1)	100 %	24 %	156 %
Riboflavin (B_2)	100 %	24 %	299 %
Niacin (B_3)	100 %	25 %	119 %
Ballaststoffe	100 %	25 %	–
Kalium	100 %	29 %	–
Eisen	100 %	33 %	–
Folsäure	100 %	59 %	661 %
Protein	100 %	78 %	–

Quelle: The Whole Grains Council, Boston, MA

107 Prozent Kalorien, eben weil es sich dabei nur um das stärkehaltige Endosperm handelt. Allein dies ist schon ein Garant für Übergewicht.

Neben dem unnatürlich hohen Anteil an Zucker in Form von Glukose-Stärke enthält ausgemahlenes Mehl weniger Vitamine, Mineralstoffe, gesunde Fette, Antioxidanzien und sekundäre Pflanzenstoffe als das volle Korn. Weißmehl bietet auch weniger Ballaststoffe, weil dieser wertvolle Nahrungsbestandteil nur in den äußeren – entfernten – Schichten enthalten ist.

Weißmehl: maximale Glukosewirkung
Ausgemahlenes Weißmehl wird aus dem Teil des Korns gewonnen, der am wenigsten Nährstoffe enthält (Endosperm). Die Stärke im Weißmehl ist nicht nur eine andere Form von Zucker, sie ist auch die Hauptquelle der Glukose in der westlichen Ernährung. Weißmehl katapultiert Ihren Blutzuckerspiegel in die Höhe.

DR. COYS ERKENNTNISSE Nicht nur Vollkornweizen ist deutlich gesünder als sein allgegenwärtiger Weißmehlverwandter. Einige Weizenformen – die man als »Urgetreidesorten« bezeichnet, zu denen Dinkel, Einkorn und Emmer gehören – sind sogar noch gesünder. Darüber hinaus lassen sich Einkorn und Emmer aufgrund ihrer Nährstoffzusammensetzung besser verdauen als moderner Weizen, sodass sie auch von Menschen mit Weizenunverträglichkeit verzehrt werden können.
Diese »alten« Varianten sind gewöhnlich nahrhafter als moderner Weizen. Sie liefern mehr Mineralstoffe wie

Eisen, Zink und Magnesium, aber auch mehr Vitamin E und Carotinoide, die zu den sekundären Pflanzenstoffen zählen. Außerdem enthalten sie mehr Eiweiß und die Proteine in diesen Getreidesorten lösen seltener Allergien aus. Sie weisen andere Glutenstrukturen als moderner Weizen auf und sind für Menschen mit Glutenunverträglichkeit bekömmlicher.
Meiner Ansicht nach schmecken sie auch besser, nussiger und aromatischer als gewöhnlicher Weizen. Darüber hinaus sind die alten Sorten widerstandsfähiger als ihre modernen Verwandten. So brauchen sie beim Anbau weniger chemische Unterstützung und weniger Pestizide, was sie zu attraktiven Alternativen für Biobauern macht.

Ballaststoffe sind wichtig

Ballaststoffe sind größtenteils eine Untergruppe der Kohlenhydrate und aus verschiedenen Gründen ein bedeutender Nährstoff. Der Verzehr der empfohlenen Tagesmenge (25 bis 30 Gramm) stärkt die Gesundheit und die Langlebigkeit. Eine systematische Metastudie an mehr als drei Millionen Menschen sieht einen Zusammenhang zwischen dem Konsum dieser Menge und einer 20-prozentigen Reduktion des Risikos, an Herz-Kreislauf-Erkrankungen oder Krebs zu sterben. Das gilt im Übrigen auch für andere Krankheiten.

Es gibt zwei Arten von Ballaststoffen: lösliche und unlösliche. Erstere werden nicht verdaut. Im Darm binden sie Wasser, verlangsamen die Verdauung und damit auch die Geschwindigkeit des Blutzuckeranstiegs. Unlösliche Ballaststoffe passieren den Magen vergleichsweise unverändert. Sie werden Teil des Stuhlgangs und verhindern so Verstopfung. Lösliche Ballaststoffe nehmen ebenfalls

Wasser auf, was sie zu einer gelartigen Masse macht, die das Volumen der Nahrung steigert und so schneller sättigt. Auch sie verlangsamen die Verdauung. Lösliche Ballaststoffe tragen zur Kontrolle des Blutzuckerspiegels und des »schlechten« Cholesterins bei.

Ballaststoffe nähren auch positive Darmbakterien und unterstützen deren Vielfalt. Das ist ein wichtiges Element guter Gesundheit. Allgemein gesagt: Je mehr verschiedene Arten von Darmbakterien Sie haben, desto gesünder ist Ihr Darm. Forschungsarbeiten legen nahe, dass eine Ernährung mit vielen Ballaststoffen der beste Weg dahin ist. Eine breite Palette unterschiedlicher – meist positiver – Bakterien stärkt die Resilienz gegenüber Krankheitserregern. Die meisten Menschen in den sogenannten industrialisierten Ländern nehmen nicht genügend Ballaststoffe zu sich, weil die klassische Ernährung westlichen Stils davon zu wenig enthält.

JENSEITS VON GLUKOSE: SUCROSE, FRUKTOSE UND MEHR

Haushaltszucker ist bekanntlich ein Raffinerieprodukt, das entweder aus Zuckerrohr oder Zuckerrüben hergestellt wird. Man kennt ihn auch als Sucrose oder Saccharose und er besteht zu gleichen Teilen aus Glukose und Fruktose. Der einzige Nährwert, den dieser Stoff hat, liegt in der Energie, die er liefert – in Form von massenhaft Kalorien. Er enthält keine gesunden Vitamine, Mineralstoffe oder Phytonährstoffe.

Der Glukoseanteil des Haushaltszuckers führt zu Blutzuckerspitzen, der Fruktoseanteil wird geradewegs in die Leber transportiert, die ihn unmittelbar in Fett umwandelt. Fruktose, meist in Form von Haushaltszucker oder stark fruktosehaltigem Sirup, ist in unserer Ernährung buchstäblich überall zu finden. Studien zeigen, dass ein übermäßiger Konsum von Haushaltszucker oder anderen Fruktoselieferanten die Entwicklung mehrerer Krankheiten fördert.

Die Fruktose, die sich in natürlichen Lebensmitteln findet, kann leicht verstoffwechselt werden. Die Fruktose in speziell damit angereicherten hochverarbeiteten Nahrungsmitteln erreicht eine Konzentration, die problematisch ist: Bei fruktosehaltigem Sirup kann der Fruktoseanteil auf 65 Prozent steigen. Ein Apfel hat einen natürlichen Fruktoseanteil von maximal 8 Prozent. Aber fruktosehaltiger Sirup wird heute zum Süßen einer ganzen Reihe von Fertigprodukten verwendet, von Backwaren bis hin zu Frühstückscerealien oder sogar »gesundem« Joghurt. Und anders als Glukose kann Fruktose nicht als »Treibstoff« für die Skelettmuskulatur genutzt werden.

Vor vielen Jahren vermarktete die Nahrungsmittelindustrie Fruktose sogar als gesunden Zucker, weil er den Blutzucker nicht sofort ansteigen lässt. Das änderte sich erst in den 1980er-Jahren, als sich Übergewicht und Typ-2-Diabetes zur Volkskrankheit entwickelten. Diese ansteigende Epidemie fiel mit der Verwendung von immer mehr Zucker (meist in Form von fruktosehaltigem Sirup) in der Nahrung zusammen.

Haushaltszucker und Fruktose ähneln sich in ihrem Nährwert: Beide liefern Energie, aber keine Nährstoffe. Forschungsarbeiten belegen jedoch, dass zu viel Fruktose noch weit schädlicher ist als zu viel Glukose. Eine 2009 in der Fachzeitschrift *Journal of Clinical Investigation* veröffentlichte Studie zeigt, dass Menschen, die täglich ein Viertel ihrer Kalorien aus mit Fruktose statt mit Glukose gesüßten Limonaden bezogen, eher Insulinresistenz und deutlich mehr Bauchfett entwickelten.

Anders als Glukose wird Fruktose in der Leber verarbeitet. Jeden Überschuss wandelt sie in Fett um. Dieses gespeicherte Fett löst eine ganze Kaskade von Stoffwechselkrankheiten aus: so die nicht alkoholische Fettleber (NAFL), für die man einen zu hohen Fruktosekonsum verantwortlich macht. Andere negative Resultate wie höhere Harnsäure im Blut und zu hohe Blutfettwerte (LDL-Cholesterin und Triglyzeride), die kardiovaskuläre Erkrankungen zur Folge haben können, werden ebenfalls auf fruktosehaltigen Sirup zurückgeführt.

Studien belegen, dass Fruktose auch die Hormone beeinflusst, die das Hunger- beziehungsweise Sättigungsgefühl steuern, vermutlich indem sie eine Leptinresistenz auslöst. Leptin signalisiert uns, dass wir satt sind und mit dem Essen aufhören können. Forschungsarbeiten zeigen, dass zu viel Fruktose diesen biologischen Signalweg stört, weil sie die Produktion des Fetttyps Triglyzeride ankurbelt. Zusammen mit einer kalorien- und fettreichen Ernährung sorgt die Leptinresistenz für Gewichtszunahme. Sie wird auch mit erhöhten Entzündungswerten in Verbindung gebracht, die wiederum für chronische Krankheiten verantwortlich zeichnen.

DR. COYS ERKENNTNISSE Sowohl die Glukose als auch die Fruktose, die im Haushaltszucker enthalten sind, schüren den TKTL1-Stoffwechselweg und sorgen so für die Bereitstellung von Zellbausteinen. Dabei ist die Fruktose noch schneller als die Glukose, was sie auch problematischer macht. Mit Sicherheit fördert Fruktose eher als Glukose das Wachstum unerwünschter Zellen wie Fett- und Krebszellen. Jüngere Studien zeigen zum Beispiel, dass ein hoher Fruktosekonsum indirekt für Krebswachstum verantwortlich sein könnte, was auf Stoffwechselprodukte zurückgeht, die bei der Verarbeitung dieses Zuckers in der Leber entstehen.

Wie viel Zucker soll ich essen?

Die Weltgesundheitsorganisation WHO empfiehlt weniger als 50 Gramm zugesetzten Zucker pro Tag. In Nordamerika zum Beispiel werden aber durchschnittlich 80 Gramm täglich konsumiert. Der Zucker, der natürlicherweise in vollwertigen Lebensmitteln enthalten ist, zählt hier nicht dazu, weil er in der Regel gesundheitlich unbedenklich ist. Wie schon angesprochen, liefern vollwertige Lebensmittel eine ganze Palette von Nährstoffen, unter anderem Ballaststoffe, die den potenziell negativen Effekt der enthaltenen Zucker reduzieren.

Mit einer Einschränkung: Es ist nicht ganz einfach zu berechnen, wie viel Zucker Sie tatsächlich verzehren. Unsere Nahrung enthält viele »versteckte« Zucker. Sie verbergen sich in Produkten wie Ketchup, Cerealien und Energieriegeln unter nicht immer klar erkennbaren Namen wie »Maltodextrin« oder »Dextrose«.

Vollwertiges Obst ist gesund

Die Fruktose in unverarbeiteten Früchten ist in der Regel kein Problem, weil sie mit Wasser und vielen anderen Nährstoffen wie Ballaststoffen, Vitaminen, Mineral- und sekundären Pflanzenstoffen daherkommt. Diese anderen Bestandteile der Frucht, vor allem auch das Wasser, halten den Blutzuckerspiegel in Balance. Außerdem bietet der Verzehr von natürlicher, vollwertiger Nahrung noch weitere gesundheitliche Vorteile. Forschungsarbeiten zeigen, dass die Nährstoffe in vollwertiger Ernährung zusammenwirken, sodass sich ihre positiven Effekte verstärken.

Zucker als Droge

Die Nahrungsmittelindustrie hat ganz bewusst unsere Vorliebe für Süßes ausgenutzt, indem sie Produkte lancierte, die genau diese Vorliebe ansprechen. Dank der Arbeit des Journalisten Michael Moss zum Beispiel wissen wir, dass hochverarbeitete Nahrung gezielt so designt wird, dass sie einen »Glück[seligkeit]spunkt« *(bliss point)* schafft. Dafür werden große Mengen Zucker (und/oder Salz beziehungsweise Fett) eingesetzt. Diese Nahrungsmittel reizen durch ihre spezielle Zusammensetzung die Belohnungszentren in unserem Gehirn, sodass wir mehr davon haben wollen. Das ist einer der Gründe, weshalb viele Forscher Zucker als Droge betrachten: Unser Gehirn braucht Zucker und es belohnt uns, wenn wir ihn zu uns nehmen.

Nicht alle Zucker sind gleich

Wie passt das alles jetzt damit zusammen, dass wir Muttermilch nachgewiesenermaßen als den »Goldstandard der Babynahrung« betrachten, wenn diese doch zu einem wesentlichen Teil aus verschiedenen Zuckern besteht? Nun, wir wissen ja: Zucker ist nicht gleich Zucker. Viele natürliche Zuckerarten besitzen eine andere chemische Struktur als die, die wir üblicherweise verzehren. Manche, wie die funktionellen Zucker, die wir in Kapitel 7 besprechen, haben sogar viele gesundheitliche Vorzüge. Sie können dazu beitragen, den Blutzucker unter Kontrolle zu halten. Selbst Diabetiker profitieren von ihnen.

Zunächst einmal klingt es widersinnig, aber »gute« Zucker zu essen, kann die negativen Auswirkungen des »schlechten« Zuckers in der westlichen Ernährung verringern. In diesem Buch werden wir uns konkret mit bestimmten funktionellen Zuckern auseinandersetzen: Tagatose, Galaktose, Allulose, Isomaltulose, Trehalose und Mannose (siehe Kapitel 7). Ein Teelöffel (5 Milliliter) Tagatose im Orangensaft macht diesen zu einem Genuss ohne Reue, denn er liefert viele Nährstoffe, ohne den Blutzuckerspiegel zu erhöhen. Galaktose ist ein weiterer Zucker, der nur geringe Auswirkungen auf den Blutzuckerspiegel hat, weil der Großteil davon in der Skelettmuskulatur aufgenommen wird. Außerdem aktiviert er die Fettverbrennung.

Jüngere Forschungsarbeiten zeigen, dass der gesunde Zucker Mannose den entzündlichen Effekten eines hohen Glukose- und Fruktosekonsums entgegenwirkt. Er kann sogar das Immunsystem verbessern und Autoimmunerkrankungen verhindern helfen. Neuere Forschungsarbeiten zeigen, dass Mannose die Wirkung von Chemotherapie, Bestrahlung und Immuntherapie bei der Krebsbekämpfung erhöht.

Künstlicher Süßstoff schädigt den Darm

Langfristiger Konsum von künstlichen Süßstoffen wie Saccharin, Sucralose und Aspartam schädigt nachweislich die guten Darmbakterien und verursacht möglicherweise Schäden in der Darmwand, aber auch an Blutgefäßen. Ihr regelmäßiger Verzehr wird mit chronischen Entzündungen des Verdauungssystems wie Reizdarmsyndrom, entzündlichen Darmerkrankungen und Morbus Crohn in Verbindung gebracht. Mittlerweile untersucht die Wissenschaft den Zusammenhang zwischen Süßstoffen, Entzündungen und Insulinresistenz sowie bestimmten Infektionen.

Warum sollte man also Zucker durch Süßstoffe ersetzen, die potenziell schädlich sind, wenn doch andere natürliche Zuckerarten unseren Bedarf decken und gesundheitlichen Nutzen bringen können? Die Forschung zeigt, dass die funktionellen Zucker, wie wir sie in Kapitel 7 vorstellen, unser Wohlbefinden erhöhen und uns die gewünschte Süße schenken.

KÜNSTLICHE SÜSSE

Künstliche Süßstoffe sind seit den 1950er-Jahren auf dem Markt. Mittlerweile finden sie sich in allen möglichen Nahrungsmitteln. Sie versüßen uns nicht nur den Morgenkaffee, sondern auch verschiedenste Fertignahrungsmittel wie Diätlimonade oder zuckerreduzierten Joghurt. Diese Alternativen sind vor allem deshalb beliebt, weil sie (wenn überhaupt) nur wenige Kalorien haben und die Gewichtskontrolle erleichtern sollen. Und sie fördern nicht Karies.
Ein Problem mit diesen künstlichen Süßstoffen ist, dass sie nicht gründlich untersucht wurden. Die Erforschung fand nur punktuell statt und die Resultate sind widersprüchlich. Jüngere Studien aber geben wegen möglicher negativer Auswirkungen auf die Gesundheit Anlass zur Besorgnis.
Jahrelang galt *Aspartam*, ein Süßstoff, der für bestimmte Produkte wie Limonaden, Kaugummi und Joghurt verwendet wurde, als sicher. Mittlerweile haben allerdings mehrere internationale Organisationen ihre Einschätzung von Aspartam revidiert. So betrachtet beispielsweise die WHO den Stoff als potenziell krebserregend, wenn davon täglich mehr als 40 Milligramm pro Kilo Körpergewicht verzehrt werden. Sie bestätigt zwar, dass die Evidenz dafür noch begrenzt ist, aber die gleichzeitige Verwendung von Aspartam und Stevia (ein natürliches Süßungsmittel auf pflanzlicher Basis) scheint das Risiko für Typ-2-Diabetes, kardiovaskuläre Krankheiten und einen vorzeitigen Tod zu erhöhen.
Eine 2025 in der Fachzeitschrift *Cell Metabolism* veröffentlichte Laborstudie fand heraus, dass der Konsum von Aspartam Atherosklerose fördert, weil er den Insulinspiegel

erhöht. Das wiederum trägt zu Entzündungsreaktionen bei, wodurch sich dann jene arteriellen Plaques bilden, die zu der potenziell tödlichen Atherosklerose führen.

Ein weiterer, seit 1998 häufig verwendeter Süßstoff ist die *Sucralose*, die auch unter dem internationalen Markennamen »Splenda« verkauft wird. Sucralose wird zu 95 Prozent wieder über den Stuhlgang ausgeschieden und scheint den Darm massiv zu belasten. Der Stoff bringt das Verdauungssystem durcheinander und trägt zum Reizdarmsyndrom, zu Colitis ulcerosa und zu Morbus Crohn bei. Forschungsarbeiten zeigen, dass der regelmäßige Verzehr mit einem hohen Risiko für Diabetes oder das metabolische Syndrom einhergeht.

Die Langzeitverwendung von Sucralose führt nachgewiesenermaßen zu einer Insulinresistenz der Leber. Sucralose gleicht in seiner chemischen Struktur normalem Zucker, enthält jedoch drei hochgiftige Chloratome. Anders als Glukose kann sie nicht in Wasser und Kohlendioxid aufgespalten werden. Das wiederum heißt, dass möglicherweise giftige Substanzen entstehen, wenn sie in der Leber verstoffwechselt wird.

Sucralose wird häufig zum Backen verwendet. Doch sie reagiert negativ auf Hitze. Bei hohen Temperaturen wird sie instabil. Dabei entstehen Toxine, von denen einige krebserregend sind. Das macht die Sucralose in Fertigbackwaren potenziell schädlich. Das deutsche Bundesinstitut für Risikobewertung warnt davor, Sucralose über 120 Grad Celsius zu erhitzen, da sich dabei schädliche und potenziell krebserregende Substanzen wie Dibenzo-p-Dioxine oder Dibenzofurane bilden können. Doch beim Kochen und

Backen sind solche Temperaturen üblich.

Xylit ist ein natürlicher Zuckeralkohol, der sich in Pflanzen findet und vom Körper hergestellt werden kann. Es wird häufig als Zuckeraustauschstoff verwendet. Jüngere Forschungsarbeiten zeigen, dass es die Wahrscheinlichkeit von Blutgerinnseln erhöht und damit das Risiko für Schlaganfälle oder Herzinfarkte. (*Vorsicht:* Für Hunde ist Xylit giftig.)

DIE INSULIN-CONNECTION

Die Zucker, die in der westlichen Ernährungsweise vorherrschen – Haushaltszucker sowie Glukose-Stärke –, setzen die enthaltene Glukose schnell frei, was den Blutzuckerspiegel in die Höhe treibt und worauf der Körper unmittelbar reagiert. Die Bauchspeicheldrüse wird aktiv und versucht, den Blutzuckerspiegel wieder herunterzufahren, indem sie viel Insulin ausschüttet, das die Glukose im Blut reguliert.

DR. COYS ERKENNTNISSE Im Laufe meiner Forschungsarbeiten machte ich immer öfter die Feststellung, dass viele Krankheiten von übermäßigem Zuckerkonsum herrühren. Einer meiner ersten »Heureka«-Momente stellte sich ein, als ich sah, dass Krebs und die Alzheimer-Krankheit zwei Seiten derselben Medaille sind. Krebszellen nutzen Zucker zum Wachsen und Alzheimer entsteht, wenn das Gehirn nicht genug Zucker bekommt, um seinen Bedarf zu decken. Schließlich wurde mir klar, dass diätetische Veränderungen beide

Krankheiten verhindern können. Die Lösung ist, einen dauerhaft hohen Blutzuckerspiegel und die damit einhergehende Insulinresistenz zu vermeiden.

Eine der wichtigsten Aufgaben des Insulins ist es, die Glukose aus dem Blut in unsere Zellen zu transportieren, wo sie entweder in Energie umgewandelt oder für den späteren Bedarf in Gehirn, Leber oder Skelettmuskulatur gespeichert wird. Wird Ihr Körper mit einer großen Menge Glukose konfrontiert, können die Zellen sie nicht vollständig verwerten. Als Reaktion darauf schüttet die Bauchspeicheldrüse noch mehr Insulin aus – das die Zellen aufstemmt, damit sie sich mit Glukose vollstopfen können. Setzt sich diese Situation über eine längere Zeit fort, ist der zelluläre Tank irgendwann voll: Erreicht wird der Punkt, an dem die Zellen nicht mehr auf Insulin ansprechen können. Sie ziehen ihre Insulinrezeptoren zurück und schließen den Tank für Zucker.

Dauerhaft hohe Blutzuckerspiegel sorgen dafür, dass immer mehr Insulin ausgeschüttet wird. Das Problem ist nur: Je mehr Insulin Ihr Körper freisetzt, desto weniger wirkt es. Ihre Zellen gewöhnen sich an das Hormon. Sie brauchen für eine Reaktion immer höhere Dosen, ein Zustand, der zur Insulinresistenz und schließlich zur Hyperinsulinämie führt: Dann haben Sie zu viel Insulin im Blut (siehe unten).

Ein hoher Insulinspiegel beziehungsweise eine Insulinresistenz geht mit zahlreichen Problemen einher. Selbst bei einem hohen Blutzuckerspiegel kann die Insulinresistenz dazu führen, dass die Glukose nicht in den Organen aufgenommen wird, die sie bräuchten. Forschungsarbeiten belegen, dass Insulinresistenz zu Natriumretention in den Nieren führt, was wiederum hohen Blutdruck fördert. Das ist auch für das Gehirn problematisch. Ein dauerhaft hoher Insulinspiegel schwächt die Nervenzellen und beeinträchtigt ihr Überleben auch im Gehirn. Der Zuckerspeicher (Glykogen) ist in neuronalen Zellen im Gehirn entscheidend, um die Neuronen vor freien Radikalen und anderen Zellschäden zu schützen. Eine Insulinresistenz führt dazu, dass die Zuckerspeicher in diesen Nervenzellen geleert werden. Das wiederum fördert eine Alzheimer-Erkrankung.

Muskeln gehören zu den wichtigsten Glukoseverbrauchern im Körper. Der Muskelaufbau hilft, eine Insulinresistenz zu vermeiden. Sport regt die Muskelzellen auf eine Weise an, die positive Stoffwechselveränderungen mit sich bringen. So zeigt sich, dass Krafttraining das »gute« HDL-Cholesterin ansteigen lässt, während es den Triglyzerid- und Blutzuckerspiegel senkt. Ein hoher Triglyzerid-zu-HDL-Quotient ist ein massiver Risikofaktor für einen vorzeitigen Tod.

DR. COYS ERKENNTNISSE Insulin spielt eine entscheidende Rolle für die Gehirnareale, die mit dem Langzeitgedächtnis verbunden sind. Verständlicherweise machen Eltern sich Sorgen, weil ihre Kinder ständig Lust auf Süßes haben, aber Kinder brauchen eine stabile Versorgung mit gesunden Zuckern, damit sich ihr Gehirn gut entwickeln kann. Und dazu brauchen sie das richtige Maß an Insulin. Dieses Hormon hilft ihnen, sich zu merken, was sie in der Schule gelernt haben.

Wenn es nicht mehr an die Zellen andocken kann, bleibt das überschüssige Insulin im Blut. Das bezeichnet man wie gesagt als »Hyperinsulinämie«: einen chronisch erhöhten Insulinspiegel im Blut. Dieser führt gewöhnlich zu Übergewicht und gilt als früher Marker für Fehlfunktionen des Stoffwechsels. Sie spüren vielleicht keine Symptome, weil die Auswirkungen systemischer Natur sind. Man bringt die Hyperinsulinämie mittlerweile aber mit zahlreichen Störungen in Verbindung: Adipositas, metabolisches Syndrom, Typ-2-Diabetes, Atherosklerose, Herzkrankheiten und Krebs. Sie beeinträchtigt das Immunsystem und macht Sie so angreifbarer für Viren und andere Infektionen. Des Weiteren lässt sie den Harnsäurespiegel im Blut ansteigen, was zu Harnsäure-Nierensteinen und Gicht führt. Fatalerweise löst Fruktose ähnliche Probleme wie Insulin aus. Die Nieren leiden besonders unter einem hohen Zuckerkonsum, aber extrem gefährlich für die Nieren ist Fruktose. Anders als Glukose wird Fruktose überwiegend in den Nieren und der Leber abgebaut. Fruktose fördert entzündliche Prozesse und die Harnsäurebildung, die besonders die Niere schädigen. Die durch Fruktose ausgelösten entzündlichen Prozesse lösen die Verhärtung des Nierengewebes (Fibrose) aus. Die Verhärtung eines Organs durch übermäßige Bildung von Bindegeweben wird auch in der Leber durch Fruktose ausgelöst.

DR. COYS ERKENNTNISSE Immer mehr Menschen spüren den Zusammenhang zwischen zu viel Zucker und schlechter Gesundheit. Dabei ist nicht der Zucker an sich das Problem. Es geht vielmehr um die häufigen Blutzuckerspitzen und die damit zusammenhängenden Reaktionen wie Insulinresistenz und Hyperinsulinämie, die zu Krankheiten führen. Fast all unsere Zellen brauchen ein gewisses Quantum an Glukose, wobei das Gehirn am meisten benötigt. Schon aus diesem Grund ist es langfristig keine sinnvolle Strategie, auf sämtliche Zucker in der Nahrung zu verzichten.

Funktionelle Zucker

Funktionelle Nahrungsmittel sind solche, die medizinische Vorteile bieten. Dazu gehören auch die Nutraceuticals, natürliche Substanzen, die therapeutische Vorzüge aufweisen und häufig als Nahrungsergänzungsmittel eingenommen werden. Omega-3-Fettsäuren sind eines der bekanntesten Beispiele. Die natürlichen Zucker, die wir in diesem Buch vorstellen, sind funktionell. Sie fördern die Stoffwechselgesundheit, häufig durch die Stabilisierung des Blutzuckerspiegels oder die Förderung der Fettverbrennung.

BLUTZUCKERKONTROLLE

Es ist wichtig, die Geschwindigkeit zu kontrollieren, mit der Glukose in den Blutkreislauf übergeht. Wie schnell Ihre Zellen die Glukose aufnehmen, hängt von der Menge und der Art des Zuckers ab, die Sie zu sich nehmen, und auch von den Nahrungsmitteln, mit denen Sie ihn kombinieren. Dabei sind zwei andere Faktoren von Belang:

- wie gut Ihre Zellen auf das Insulin reagieren und
- wie viel Glukose in Fettzellen gespeichert ist, was ebenfalls vom regulierenden Insulin abhängt.

Ihre Muskeln gehören zu den wichtigsten Glukosekonsumenten. Ein Verdauungsspaziergang verbessert die Glukoseaufnahme und verhindert so Blutzuckerspitzen. Regelmäßiger Sport ist eine gute Möglichkeit, den Blutzucker zu stabilisieren. Die Forschung belegt, dass einfache, aber regelmäßige kurze Phasen der Bewegung den Blutzuckerspiegel ebenfalls in Balance halten. Eine Studie aus dem Jahr 2024 mit einer kleinen Anzahl übergewichtiger oder adipöser Männer zeigt, dass es für den Blutzuckerspiegel besser ist, wenn man lange Sitzperioden durch kurze Übungen unterbricht, die die Muskeln aktivieren. (Hier ging es um zehn Kniebeugen mit dem eigenen Körpergewicht alle 45 Minuten.) Das funktioniert sogar besser als lange Spaziergänge. Aber auch ein kurzer Walk von wenigstens fünf Minuten hilft, den Blutzucker unter Kontrolle zu bringen.

DR. COYS ERKENNTNISSE Glukose ist die Basis des Lebens: Unser ganzer Stoffwechsel beruht auf Glukose. Daher überwacht unser Körper den Blutzuckerspiegel so engmaschig. Wenn er nicht genug Glukose bekommt, muss er sie selbst herstellen, was man »Glukoneogenese« nennt. Bei diesem Stoffwechselweg entsteht Glukose in der Leber, meist aus Aminosäuren. Bleibt der Blutzuckerspiegel lange Zeit sehr niedrig, führt die übermäßige Glukoneogenese zu allgemeinen Schäden, zu Diabetes und frühzeitigem Altern. Das Gute ist, dass wir die Vorzüge der Glukose auch ohne Nachteile genießen können, indem wir unsere Nahrung auf die bereits mehrfach genannten Zuckerarten umstellen, die im Körper anders funktionieren: Allgemein gesagt stabilisieren sie den Blutzucker und helfen, Insulinresistenz und Hyperinsulinämie zu vermeiden (siehe Kapitel 7).

ENTZÜNDUNGEN

In Normalfall sind Entzündungen Teil des natürlichen Verteidigungssystems unseres Körpers, akute, kurzfristige Reaktionen eines gesunden Immunsystems. Wenn Sie beispielsweise verwundet werden, schickt Ihr Körper entzündliche Substanzen an die entsprechende Stelle und leitet das erste Stadium der Heilung ein. Andere Faktoren hingegen können zum »Eigenbeschuss« führen. Ihr Körper ist darauf eingestellt, sich gegen krank machende Keime zu wehren. Aber manchmal hält er darüber hinaus fälschlich andere Elemente für Eindringlinge und das Immunsystem geht auch auf diese los. Es verhält sich, als müsste es einen Angriff abwehren. Es läuft auf Hochtouren und setzt entzündliche Stoffe frei.

Ein ungesunder Lebensstil in Gestalt von schlechter Ernährung, chronischem Stress oder Bewegungsmangel können eine überschießende entzündliche Immunantwort auslösen. Die Folge sind chronische Entzündungen.

Chronische Entzündungen

Chronische Entzündungen gehören zu den negativen Nebenwirkungen eines dauerhaft erhöhten Blutzuckerspiegels. Viele Menschen – auch solche, die keine fortbestehenden Krankheiten haben – weisen höhere Entzündungsmarker wie das C-reaktive Protein (CRP) im Blut auf. Auch Übergewicht wird mit persistierenden Entzündungen in Verbindung gebracht, weil Fettgewebe sehr viele inflammatorische Moleküle freisetzt.

Wichtig ist hier, dass chronische Entzündungen keine spezielle Krankheit sind. Das Ganze ist eher ein interaktives Programm, das die Systeme im gesamten Körper beeinflusst. Entzündungsstoffe erhöhen die Produktion freier Radikale, was zu mitochondrialer Dysfunktion führt. Sie können auch die Produktion der bereits genannten AGEs anheizen.

Trotzdem sind sie ein ernsthaftes Problem, da sie nahezu jede chronische Erkrankung wie Typ-2-Diabetes, Herzkrankheiten, Krebs und Alzheimer verschlimmern. Auch bei Gemütskrankheiten wie Angststörungen und Depressionen spielen sie eine unrühmliche Rolle. Das Gleiche gilt für körperliche Beeinträchtigungen wie Osteoarthritis und Sarkopenie (den mit dem Altern einhergehende Verlust an Muskelgewebe). Manche Wissenschaftler gehen daher davon aus, dass anhaltende Entzündungen das entscheidende Bindeglied zwischen hohem Zuckerkonsum und der Entwicklung chronischer Erkrankungen sind. Wir wissen mittlerweile, dass Letztere zumindest verzögert werden, wenn wir diesen Entzündungen gegensteuern.

Hochverarbeitete Nahrung und Entzündungen

Eine vollwertige Ernährung kann Entzündungen ausbremsen, wohingegen andere Lebensmittel – vor allem solche, die man als hochverarbeitet bezeichnen kann – sie eher anheizen. Zu diesen proentzündlichen Lebensmitteln gehören stark ausgemahlene Mehle, zu Wurstwaren verarbeitetes Fleisch, mit Zucker gesüßte Getränke und raffinierte Öle, vor allem aus Raps, Sonnenblumenkernen und Mais. Hochverarbeitete Lebensmittel (UPFs) wie abgepackte Kekse und Kuchen, Weißbrot, Bonbons und bestimmte Frühstücksflocken sind ebenso problematisch. Ganz allgemein gesagt, fördern Lebensmittel mit einem hohen glykämischen Index Entzündungen.

Studien konnten zeigen, dass es einen Zusammenhang zwischen dem Extrazucker in Limonaden und chronischen Entzündungen gibt. Dieser hinzugefügte Zucker ist die Ursache für Adipositas und höhere Werte beim Entzündungsmarker CRP. Nur eine Dose Limonade täglich kann das Risiko für Herzkrankheiten erhöhen, eben weil sie Blutzuckerspitzen produziert und dadurch Entzündungen verursacht.

Für eine Ernährung mit entzündungsfördernden Lebensmitteln wurde ein direkter Zusammenhang mit vorzeitigen Todesfällen nachgewiesen. Als spanische Forscher bei zwei großen Personengruppen das entzündliche Potenzial der Ernährung untersuchten, fanden sie einen »positiven und signifikanten Zusammenhang« zwischen der entzündungsfördernden Ernährung und vorzeitigem Tod, unabhängig von der Todesursache.

Neben zu viel Zucker und bestimmten anderen Lebensmitteln gibt es noch andere Lifestyle-Faktoren, die Entzündungen anheizen, zum Beispiel Rauchen und ein erhöhter Alkoholkonsum.

DR. COYS ERKENNTNISSE Glukose und Fruktose gehören zu den wesentlichen Entzündungsmotoren. Wenn Sie eine Entzündung haben oder unter einer entzündlichen Erkrankung leiden, dann trägt es zur Heilung Ihrer geschädigten Zellen bei, wenn Sie Zucker mit antiinflammatorischen Eigenschaften verzehren. Die funktionellen Zucker, die in diesem Buch vorgestellt werden, haben solche antientzündliche Eigenschaften, auch wenn sie unterschiedlich wirken. Manche lindern oxidativen Stress, andere fördern die Autophagie, eine Art Zellreinigung, die Entzündungen unter Kontrolle hält. Das Eindämmen der Produktion von entzündlichen Substanzen, die Regulierung des Insulinspiegels und die Aktivierung von Enzymen, die Entzündungen vermindern, sind weitere Mechanismen, wie funktionelle Zuckerarten den Entzündungsprozess bekämpfen. Obwohl Trehalose wie auch Isomaltulose Glukose ans Blut abgeben – und im Falle der Isomaltulose auch Fruktose –, lösen sie nur eine geringe Insulinausschüttung aus und wirken damit entzündlichen Prozessen entgegen.

Makrophagen und Entzündungen

Makrophagen sind ein Typus weißer Blutkörperchen, der eine wichtige Rolle in der Immunantwort spielt. Aktuell erregen sie aufgrund ihrer Rolle bei Entzündungen erhebliches wissenschaftliches Interesse, da sie diese sowohl verstärken als auch eindämmen können. Eine Verbesserung des Stoffwechsels, zum Beispiel durch Stabilisierung des Blutzuckerspiegels, programmiert die intestinalen Makrophagen neu, sodass ihre Aktivität von Entzündungsförderung auf -eindämmung umschaltet.

IHR DARMMIKROBIOM

Mikroben sind überall in unserem Körper, aber diejenigen, die unser Verdauungssystem – Speiseröhre, Magen und Darm – besiedeln, geben gesundheitlich den Ton an. In Ihrer mikrobiellen Community tummeln sich sowohl »gute« als auch »schlechte« Akteure. Wenn die üblen Burschen das Sagen haben, bezeichnet man Ihr Mikrobiom als »dysbiotisch«. Die Dysbiose bereitet die Bühne für die Entwicklung von Krankheiten, unter anderem durch Entzündungen.

DARMGESUNDHEIT, ENTZÜNDUNGEN UND ZUCKER

Wir wissen um den Zusammenhang zwischen Ernährung und Entzündung nun schon seit vielen Jahren. In jüngster Zeit aber konzentriert sich die Forschung auf die Darmgesundheit, da ein »schlechtes« Mikrobiom – das umgangssprachlich ja auch »Darmflora« genannt wird – in Zusammenhang mit hohen Entzündungswerten und einer ganzen Reihe von Störungen steht, von Adipositas und Diabetes über Atherosklerose bis zu Herzkrankheiten.

Im Besonderen wurde nachgewiesen, dass der Konsum von zu viel Zucker die antientzündlichen Bakterien in Ihrem Darmmikrobiom verringert. So haben neuere Laboruntersuchungen gezeigt, dass Zuckerkonsum die Zahl ebenjener Bakterien verringert, die Darmentzündungen reduzieren. Diese Studie geht davon aus, dass ein gesundes Mikrobiom eine wichtige Rolle bei der Vermeidung von Übergewicht, Insulinresistenz und Stoffwechselproblemen spielt.

PFLANZLICHE NAHRUNG, DARMGESUNDHEIT UND ENTZÜNDUNGEN

Welche Bakterien sich in Ihrem Darm ansiedeln, wird durch viele Faktoren beeinflusst, zum Beispiel durch das Genom und den Lebensstil. Doch eine Ernährung auf pflanzlicher Basis gehört zu den besten Wegen, um ein ausgeglichenes Mikrobiom herzustellen. Pflanzliche Nahrung enthält viele Ballaststoffe, die die gesunden Bakterien nähren. Sie enthält zudem Polyphenole, eine Klasse von Phytonährstoffen, die so vielfachen gesundheitlichen Nutzen bringt, dass die Forschung sie genauer untersucht.

Polyphenole wirken nicht nur gegen Entzündungen, sie fördern auch die Stoffwechselgesundheit. Man findet sie hauptsächlich in farbenfrohem Obst und Gemüse: Beeren, Tomaten und dunkelgrünem Blattgemüse. Aber auch Kaffee und Schokolade enthalten viele Polyphenole. Eine an Polyphenolen reiche Ernährung senkt erwiesenermaßen das Risiko für Herz-Kreislauf-Erkrankungen und neurodegenerative Störungen, was auch den Alterungsprozess verlangsamt. Man erforscht zurzeit genau, wie diese Stoffe im Körper funktionieren.

DR. COYS ERKENNTNISSE Der Verzehr gesunder Zucker sorgt für ein gesundes Verdauungssystem. Sowohl Mannose als auch Tagatose aktivieren die Produktion guter Bakterien und fördern die Erneuerung der Dickdarmzellen. Tagatose wird im Kolon verstoffwechselt, wo sie die uns wohlgesinnten Bakterien nährt und die Produktion der kurzkettigen Fettsäure Butyrat fördert. Butyrat wirkt dem Leaky-Gut-Syndrom (löchrige Darmwand) entgegen und verhindert Entzündungen im Dickdarm und im Gehirn. Mannose wiederum wirkt gegen Entzündungen und triggert die Bildung gesunder Zellen in der Darmwand.

DAS VERDAUUNGSSYSTEM UND AMMONIAK

Wenn Ihre Zellen nicht genug Energie aus anderen Quellen bekommen, greifen sie auf Proteine zurück. Das sind komplexe Moleküle aus vielen kleineren Einheiten, die wir als Aminosäuren kennen. Anders als Zucker oder Fett, die vollständig in Wasser und Kohlendioxid aufgespalten werden können, ohne toxische Reste zurückzulassen, entsteht bei der Energiegewinnung aus Aminosäuren Ammoniak. Das ist ein hochgiftiges Gas, das in Form von Harnstoff chemisch umgewandelt und mit dem Urin durch die Nieren ausgeschieden wird. Da schon wenig Ammoniak im Körper sehr schädlich sein kann, muss der Stoff schleunigst neutralisiert und ausgeschieden werden. Daher ist es keine so gute Idee, viel Proteine zu verzehren. Vor allem dann, wenn Sie viel Energie brauchen – zum Beispiel weil Sie gestresst oder sportlich sehr aktiv sind. In solchen Situationen wird Ammoniak oft nicht schnell genug entgiftet und führt dann zu Schäden.

Ammoniak kann auch mit dem Stuhlgang ausgeschieden werden, aber hierfür muss im Darm ein saurer pH-Wert vorliegen. Ihre guten Darmbakterien spielen bei diesem Entgiftungsvorgang eine wichtige Rolle. Gute Bakterien wie Lactobacillus- oder Bifidobacterium-Arten produzieren wertvolle Stoffwechselprodukte wie die kurzkettige Fettsäure Butyrat. Diese Fettsäuren sorgen für einen Stuhlgang mit saurem pH-Wert, der für die Ausscheidung von Ammoniak in Form von gelöstem Ammoniumsalz wichtig ist. So kann sich der Körper vor den toxischen Endprodukten aus dem Abbau von Aminosäuren schützen.

Manche natürliche Zucker unterstützen den Körper bei der Entgiftung. Tagatose und Mannose fördern butyratproduzierende Bakterien im Dickdarm und die Ausscheidung der Aminosäuren-Endprodukte, indem sie den Stuhl ansäuern. Galaktose wiederum trägt zu den »Detox-Maßnahmen« bei, indem sie eine beim Abbau von Aminosäuren frei gewordene Aminogruppe bindet, wodurch aus Galaktose eine Aminosäure entsteht und so die giftige Wirkung verhindert wird.

DR. COYS ERKENNTNISSE Es ist keine gute Idee, zu viel Protein zu sich zu nehmen, zum Beispiel durch gegrilltes Fleisch oder hochverarbeitete Wurstwaren. Dies kann Ihren Körper dazu zwingen, zur Energiegewinnung Aminosäuren als Energiequelle zu verwenden. Manche natürlichen Zucker können hier helfen. So sorgt beispielsweise die Tagatose dafür, dass im Darm ein saures Umfeld entsteht. Dann können potenziell toxische Aminogruppen über den Stuhlgang ausgeschieden werden.

ADVANCED GLYCATION END PRODUCTS (AGES)

Ein dauerhaft hoher Blutzuckerspiegel trägt auch zur Bildung der gefürchteten »fortgeschrittenen Glykierungsendprodukte« (Advanced Glycation End Products oder AGEs) bei. Diese sind meist die Folge von zu viel Zucker in der Ernährung. Sie werden gebildet, wenn sich der Blutzucker an Proteine oder Fette bindet. Der Prozess wird von einem hohen Blutzuckerspiegel gefördert.

Obwohl AGEs auch im Körper gebildet werden – sie sind ein natürlicher Teil des Alterungsprozesses –, hängen sie meist mit einem ungesunden Lebensstil zusammen, zum Beispiel mit Rauchen, vielem Sitzen oder einer ungesunden Ernährung, bei der am meisten AGEs entstehen. Zu viel Raffineriezucker und Weißmehl schädigen Proteine und schaffen so AGEs. Höhere AGE-Spiegel werden mit einer Vielzahl von Krankheiten in Verbindung gebracht, etwa mit Adipositas, Atherosklerose, Herzkrankheiten, kognitivem Abbau, Nierenerkrankungen und dem polyzystischen Ovarsyndrom (PCOS). Und sie scheinen mit einer erhöhten Sterblichkeit einherzugehen.

DR. COYS ERKENNTNISSE Ein ständig erhöhter Blutzuckerspiegel wird mit AGEs assoziiert. Man spricht auch von der »Verzuckerung« des Körpers. Der Bluttest auf HbA1c, der gewöhnlich bei Diabetes eingesetzt wird, misst über einen Zeitraum von drei Monaten die Glykierung des Hämoglobins (Hb), also des roten Blutfarbstoffs. (»A1« ist eine definierte Untergruppe des normalen Hämoglobins und »c« bezeichnet die relevanteste und stabilste glykiert messbare Unterfraktion dieser Gruppe.) Mittlerweile wird er auch für den Sport und die

Leistungsmedizin genutzt. Ein niedriger HbA1c-Wert macht deutlich, dass es nur wenige glukoseüberzogene Hämoglobine im Blut gibt und der VO_2max – die maximale Sauerstoffaufnahme – erhöht ist, der ein Maß für die aerobe Fitness ist (wird in Milliliter Sauerstoff pro Minute pro Kilogramm Körpergewicht [ml O_2/min/kg] angegeben). Ein niedriger HbA1c-Wert weist auch darauf hin, dass die Haut, die Endothelialzellen an der Innenfläche der Blut- und Lymphgefäße oder andere Körperzellen nur ein geringes Maß an Proteinen enthalten, die mit Zucker überzogen sind, das heißt weniger AGEs.

3

Zucker und Stoffwechsel

Der Körper gewinnt Energie aus drei Quellen: Kohlenhydraten, Fetten und Proteinen. Wie gesagt, *Kohlenhydrate* sind dank ihrer Vielseitigkeit die bevorzugten Lieferanten. Sie können in Glukose umgewandelt werden, die sofort als Ressource zur Verfügung steht. Oder sie werden in Leber und Muskeln als Glykogen gespeichert, das ebenfalls leicht abrufbar ist.

Verglichen mit Kohlenhydraten und Proteinen, weisen *Fette* eine hohe Energiedichte auf. Sie liefern also eine große Menge an Energie (Kalorien) pro Gewichts- oder Volumeneinheit. Sie werden in Fettsäuren und in einen Glyzerinrest aufgespalten, der in Zucker umwandelbar ist. Oder sie werden als Triglyzeride gespeichert.

Proteine bestehen aus verschiedenen Aminosäuren, die auf unterschiedliche Weise verstoffwechselt werden. Einige von ihnen, die sogenannten glukogenen Aminosäuren, können teilweise in Zucker umgewandelt werden. Dabei entstehen allerdings eine oder mehrere Aminogruppen als toxisches Abfallprodukt.

GLUKOSE BEVORZUGT

Wie Sie wissen, präferieren die meisten unserer Zellen Glukose als Energiequelle. Glukose wird über den Blutkreislauf verteilt, was sie für die einzelnen Zellen leicht verfügbar macht. Doch da Ihr Körper nicht den ganzen Tag über ständig Nährstoffe zugeführt bekommt, muss er sich anpassen. Wenn keine Glukose zur Verfügung steht, können die meisten Zellen auf Fett als Energiequelle zurückgreifen. Dann wird die als Fett gespeicherte Glukose (Glyzerin) wieder zurückverwandelt. Weil aber nur ein kleiner Teil des Glyzerins zu Glukose umgebaut werden kann, nutzen die Zellen Ketonkörper (siehe unten) nur als alternative Energiequelle.

Manche Zellen, zu denen auch Gehirn- und Nervenzellen gehören, haben einen höheren Glukosebedarf als andere. Ihr Körper versorgt daher sie zuerst mit Glukose, wobei er nötigenfalls auf die Glykogenspeicher zurückgreift. Ist keine Glukose verfügbar, nutzen manche Zellen andere Wege zur Energiegewinnung.

Sobald die Glykogenspeicher geleert sind, versorgt sich Ihr Körper mit Energie, indem er Fett verbrennt. Bei diesem Prozess werden Fettsäuren frei. Die wiederum können entweder zur Energiegewinnung oxidiert oder in Ketonkörper umgewandelt werden. Die Ketonkörper dienen nicht nur dem Gehirn, sondern auch dem Herzen als Energiequelle. Nur als allerletzte Maßnahme wird Ihr Körper im Prozess der Glukoneogenese Proteine – zum Beispiel aus den Muskeln – in Glukose umwandeln.

Selbst wenn Glukose verfügbar ist, ziehen es manche Zellen (insbesondere in Ihrem Herzen) vor, ihren Energiebedarf durch Fettsäuren, Milchsäure und Ketonkörper zu decken.

GLYKOGEN

Wenn Sie eine Mahlzeit verspeist haben, ist es normal, dass im Blut mehr Glukose vorhanden ist, als Sie unmittelbar brauchen. Dieser Überschuss wird als Glykogen in Muskeln, Nieren, Leber und sogar in den Gehirnzellen gespeichert. Zwischen den Mahlzeiten, wenn Blutzucker- und Insulinspiegel natürlicherweise sinken, bezieht Ihr Körper Energie aus dem in der Leber gespeicherten Glykogen, das er in Glukose umwandelt, um Ihre Zellen zu ernähren. Was den Speicherplatz angeht, ist Ihre Leber ein wenig mit Handgepäck vergleichbar: Auf Reisen unverzichtbar, bietet es aber nur begrenzt Stauraum – und der ist schnell gefüllt. Ist in der Leber nicht mehr genug Platz, wird die Glukose in Fett umgewandelt: Diesen Prozess bezeichnet man als »De-novo-Lipogenese« (DNL), was in etwa mit »Neuentstehung von Fett« übersetzt werden könnte. Sammelt sich in der Leber aber mehr Fett an, als ihr lieb sein kann, entsteht daraus unweigerlich die *nicht alkoholische Fettleber*.

DR. COYS ERKENNTNISSE Unser Gehirn und unsere Nerven begehren Zucker, zum Teil aus dem einfachen Grund, weil der Körper daraus auf zwei völlig unterschiedlichen Wegen Energie erzeugen kann. Diese Fähigkeit konnte für unsere Jäger-Sammler-Vorfahren den Unterschied zwischen Leben und Tod bedeuten. Zucker ist ja der einzige »Treibstoff«, der keinen Sauerstoff zur Energiegewinnung braucht, ohne dass dabei Radikale freigesetzt werden und oxidativer Stress entsteht.

WIE WIR ZUCKER VERSTOFFWECHSELN

Der Vorgang des Zuckerstoffwechsels ist sehr komplex und immer noch Gegenstand von Diskussionen. Im Folgenden finden Sie die Basics.

Mit dem Begriff »Glykolyse« wird ein Stoffwechsel beschrieben, der zur Aufspaltung von Zucker abläuft. Er leitet sich ab aus zwei griechischen Wörtern: *glykýs,* was »süß« bedeutet, und *lýsis,* was für »(Auf)lösung« steht. Üblicherweise bezeichnet man als Glykolyse den Vorgang, bei dem ein Glukosemolekül in zwei Moleküle einer Substanz namens »Pyruvat« aufgespalten wird. Sobald dieses Molekül entstanden ist, kann die Weiterverarbeitung auf unterschiedliche Weise erfolgen, je nachdem, was der Körper braucht. Beim Pentosephosphatweg (PPP), so wie aktuell noch in Lehrbüchern dargestellt, wird kein Pyruvat gebildet. Tatsächlich ist der PPP mit TKTL1 ein Stoffwechselweg, der sowohl eine »Glykolyse« als auch die Bildung von Pyruvat durchführt. Das Verständnis dieses Stoffwechselweges ist wichtig, um die Mechanismen von Gesundheit, Wohlbefinden und der Entwicklung von Krankheiten zu verstehen.

DR. COYS ERKENNTNISSE TKTL1 ist das entscheidende Enzym beim Pentosephosphatweg (PPP). Er wird so genannt, weil dabei der Fünferzucker (Pentose) Ribose entsteht. TKTL1 bindet an das TKT-Enzym, wodurch die Bildung von Ribose gesteuert wird. Darüber hinaus ist das TKTL1 für eine Enzymreaktion verantwortlich, die als Phosphoketolase bei Bakterien bekannt ist und sowohl Pyruvat als auch Acetyl-CoA bildet. Die Entdeckung dieser erst im Laufe der Evolution der Säuge-

tiere entstandenen Enzymform ermöglichte das Verständnis der zwei Seiten der TKTL1-Zucker-Medaille.
Die eine Seite ist positiv: Sie schützt, repariert und bildet Zellen. Die andere ist negativ: Sie fördert das Wachstum von unerwünschten Zellen wie Fett-, entzündlichen Immun- oder Krebszellen.
Versteht man die Rolle des TKTL1-Enzyms, erklärt sich auch, wie Zucker zur Entwicklung von Krankheiten wie Krebs und Alzheimer beiträgt, während er zugleich die menschliche Intelligenz und Langlebigkeit ermöglicht.
Dieses Wissen ist zentral für den Erhalt von Gesundheit und Wohlbefinden beziehungsweise die Entwicklung von Krankheiten, denn es bietet neue Wege für Vorbeugung und Behandlung vieler Störungen.

GLUKOSE UND DIE ENERGIEGEWINNUNG

Es gibt zwei Wege, um Energie aus Glukose zu gewinnen. Der übliche ist die Verbrennung (Oxidation), zu der Sauerstoff nötig ist. Der andere ist die Fermentation (Vergärung), die keinen Sauerstoff benötigt, bei der aber ein Großteil der Energie nicht freigesetzt wird und in der Milchsäure bleibt. Diese beiden Prozesse werden je nach dem Bedarf des Körpers aktiviert.

Der Embden-Meyerhof-Parnas-Weg

Der Stoffwechselweg, der von den Wissenschaftlern Gustav Embden, Otto Meyerhof und Jakub Karol Parnas entdeckt wurde, ist der sogenannte *Embden-Meyerhof-Parnas-Weg* (*Embden-Meyerhof-Parnas pathway* [EMP]). Letztlich ist dies ein Vorgang zur

Energieproduktion, bei dem jedes Glukosemolekül zwei Pyruvatmoleküle und eine kleine Menge Energie freisetzt. Wenn kein Sauerstoff verfügbar ist, wird das Pyruvat in Milchsäure umgewandelt. Ist hingegen Sauerstoff da, dann wird das Pyruvat in die Mitochondrien der Zellen überführt und dort wird stufenweise Wasserstoff abgespalten, der mithilfe von Sauerstoff zu Wasser verbrannt wird. Dabei wird die frei werdende Energie in Form von Adenosintriphosphat (ATP) gespeichert. Das ATP ermöglicht damit die Nutzung der Energie, die in der Nahrung enthalten ist. Braucht der Körper nur Energie – zum Beispiel zum Laufen –, wird der Zucker mit dem Ziel der Energiefreisetzung abgebaut. Wenn Sauerstoff vorhanden ist, wird Glukose in Wasser, Kohlendioxid und Energie abgebaut. Diesen Vorgang nennt man »Verbrennung«. Wenn kein Sauerstoff vorhanden ist, wird Glukose zu Milchsäure und Energie abgebaut. Dies nennt man »Vergärung«.

Der EMP läuft damit entweder in Richtung Verbrennung (wenn Sauerstoff vorhanden ist) oder Vergärung (wenn Sauerstoff fehlt). In beiden Fällen ist das entscheidende Ziel die Freisetzung von Energie. Wenn genügend Sauerstoff verfügbar ist, nutzen die meisten Zellen den Prozess der Verbrennung beziehungsweise Oxidation. Ist der Sauerstoff hingegen knapp, schaltet der Körper auf Fermentation um.

KAMPF ODER FLUCHT

Die *Kampf-oder-Flucht-Reaktion*, für die der EMP die Energie bereitstellt, ist vielleicht das beste Beispiel dafür, wann der Übergang von der Verbrennung zur Vergärung stattfindet. Wenn in einem Notfall, zum Beispiel bei drohender Gefahr, nicht genug Sauerstoff vorhanden ist, um die

Muskeln mit ausreichend Energie zu versorgen, muss der Stoffwechsel von Verbrennung auf Vergärung umschalten, damit noch Energie für die Muskeln und damit die Flucht vorhanden ist. Hierdurch konnten sich unsere Vorfahren in Sicherheit bringen. Wenn die Skelettmuskulatur auf Fermentation umschaltet, kann Ihr Körper auch ohne Sauerstoff Energie produzieren und Sie können auch ohne Sauerstoff die Skelettmuskeln nutzen, um zu laufen und zu kämpfen. Ist die Bedrohung dann vorüber und es gibt wieder genug Sauerstoff, schalten die Skelettmuskeln zurück auf die Verbrennung und nutzen hierfür den EMP und die Mitochondrien.

Energieproduktion durch Verbrennung (Oxidation)

Wie der wissenschaftliche Name »Oxidation« schon sagt, brauchen Sie für die *Verbrennung* Sauerstoff (Oxygen). Um die Energie aus der aufgenommenen Nahrung freizusetzen und für unseren Körper nutzbar zu machen, nutzen wir unseren Stoffwechsel, um den Wasserstoff aus Kohlenhydraten, Eiweißen und Fetten abzuspalten und dann mithilfe von Sauerstoff zu Wasser zu verbrennen. Dieser Verbrennungsprozess läuft in den Mitochondrien ab. Das waren früher frei lebende Bakterien, die wir nun in unseren Zellen eine neue Heimat gegeben haben und die diesen Prozess für uns durchführen. Unsere Zellen sind damit eine Symbiose aus den ursprünglichen Eukaryontenzellen, also Zellen mit eigenem Zellkern, mit den Bakterien, die wir als Haustiere halten und die für uns den Verbrennungsprozess durchführen. Im Falle von Glukose wird diese in zwei Moleküle Pyruvat gespalten, die dann in die Mitochondrien, unsere »Zellkraftwerke«, transportiert werden. Dort wird über mehrere Schritte immer weiter Wasserstoff abgespalten, der dann mithilfe von Sauerstoff zu Wasser verbrannt wird. Hierdurch erzeugen wir den größten Anteil der Energie, die wir zum Überleben brauchen. Die Kehrseite dieses Prozesses ist: Unsere Mitochondrien setzen nicht nur Energie frei, sondern produzieren auch gefährliche Nebenprodukte, freie Radikale, die unsere DNA und andere Zellbestandteile schädigen.

Der EMP umfasst unterschiedliche aufeinanderfolgende Abschnitte, die danach den Verbrennungsprozess in den Mitochondrien ermöglichen. Wenn kein Sauerstoff vorhanden ist, kann keine Energie durch Verbrennung freigesetzt werden, sodass die Mitochondrien auch nicht genutzt werden können. In diesem Fall wird die Glukose zu Pyruvat abgebaut und daraus zu Milchsäure umgewandelt. Dies ist der sogenannte Vergärungsstoffwechsel, bei dem zumindest etwas Energie freigesetzt wird. Dieser wird wie gesagt genutzt, um die Phase des Sauerstoffmangels zu überstehen – zum Beispiel im Muskel, wenn kein Sauerstoff mehr vorhanden ist und wir dadurch dann noch weiter rennen und kämpfen können.

So entsteht Energie auf unterschiedlichen Wegen:

- Der EMP spaltet Glukose in zwei Hälften (zwei Moleküle Pyruvat) und setzt damit einen ersten Teil der Energie frei. Bei Sauerstoffmangel wird dann Milchsäure gebildet.
- Wenn Sauerstoff vorhanden ist, wird das Pyruvat in die Mitochondrien transportiert und dort zu Acetyl-CoA umgewandelt. Dabei werden wieder Energie und ein Molekül Kohlendioxid freigesetzt.
- Im Zitronensäurezyklus in den Mitochondrien wird das Acetyl-CoA in einem Stoffwechsel abgebaut, sodass Wasserstoff und Kohlendioxid freigesetzt werden.

- Im letzten Schritt wird der Wasserstoff mit Sauerstoff zu Wasser verbrannt und dabei wird Energie freigesetzt. Diese Energie versorgt uns mit dem Großteil der Energie, die wir benötigen.
- Die Energie wird im Adenosintriphosphat (ATP) gespeichert und kann so im Körper für die Muskelarbeit oder Stoffwechselprozesse genutzt werden.

DR. COYS ERKENNTNISSE Traditionell sieht man Glukose oftmals im Lichte eines Treibstoffes, der zur Energiefreisetzung dient – also Glukose als Treibstoff für Muskeln und Gehirn. Aber genauso dient Glukose als Ausgangsprodukt für die Bildung von DNA und RNA. Glukose wird hierfür mithilfe der Transketolase in Ribose umgebaut und dann als Baustein für den DNA-Zuckerfaden verwendet, an den die Buchstaben geheftet sind. Glukose als Ausgangsstoff für Ribose ist damit die Basis für die Neubildung und Reparatur von DNA. Verantwortlich für die Bildung von Ribose ist die Transketolase, die Glukose in Ribose umbaut. Entscheidend hierfür ist die Zusammenarbeit der TKT- und TKTL1-Transketolase, die sich zu einem Enzympaar zusammenfinden und so die Ribose bilden. Der PPP mit den Schlüsselenzymen Transketolase ist damit der Stoffwechselweg für die Bildung von Ribose, die die Neubildung und Reparatur von DNA ermöglicht. Während der Fokus des EMP die Energiefreisetzung ist, ist der Fokus des PPP die Bildung von Ribose als Baustein.

Die Fermentation

Die Vergärung von Glukose zu Milchsäure dient nur als Notfalllösung für eine Energiefreisetzung, wenn kein Sauerstoff vorhanden ist. Sobald wieder Sauerstoff vorhanden ist, wird diese Vergärung gestoppt und die Glukose dann wieder so abgebaut, dass der Wasserstoff in den Mitochondrien mithilfe von Sauerstoff zu Wasser verbrannt wird.

Es gibt allerdings auch eine Vergärung von Glukose zu Milchsäure, die trotz der Anwesenheit von Sauerstoff durchgeführt. Erstmals wurde diese besondere Vergärung von Nobelpreisträger Otto Warburg 1924 beschrieben. Da diese Vergärung in Anwesenheit von Sauerstoff durchgeführt wird, hat er sie als »aerobe Glykolyse« bezeichnet. Es gibt also die lange bekannte und in den Lehrbüchern beschriebene Vergärung von Glukose zu Milchsäure, die durch Sauerstoff unterdrückt wird. Diese wird durch den EMP als Notfallreaktion durchgeführt.

Die andere Form der Vergärung von Glukose zu Milchsäure wird auch in Anwesenheit von Sauerstoff durchgeführt. Verantwortlich hierfür ist die TKTL1-Transketolase. Zellen, die sich verdoppeln, benötigen ja nicht nur Energie, sondern auch Bausteine. Aufgrund dessen bietet die Vergärung von Glukose mithilfe von TKTL1 den Vorteil, dass sowohl Energie als auch Bausteine wie Ribose und Acetyl-CoA für neue Zellen erzeugt werden. Wenn Sauerstoff diese Vergärung unterdrücken würde, hätte dies enorme Nachteile, da dann nicht mehr die Bausteine gebildet würden. Selbst wenn Sauerstoff zur Verfügung steht, nutzen daher bestimmte Zellen die TKTL1-Vergärung, um ihren Bedarf an Bausteinen und Energie zeitgleich zu decken. Dies hat zudem den Vorteil, dass keine Radikale bei der Verbrennung entstehen, sodass die neu gebildete DNA nicht durch Radikale geschädigt werden.

Aufgrund dieser Vorteile werden zum Beispiel Spermien mithilfe von TKTL1 gebildet, ebenso DNA, ohne dass diese durch Radikale geschädigt wird. Auch die Netzhaut nutzt die TKTL1-Vergärung, um die freien Radikale bei der Energiefreisetzung zu vermeiden, da diese Radikale unsere Netzhaut schädigen und wir hierdurch erblinden würden.

Noch einmal zur Verdeutlichung: Wenn im Muskel nicht mehr ausreichend Sauerstoff vorhanden ist, schaltet dieser in das Notfallprogramm Vergärung um, um Energie freizusetzen, damit wir weiter rennen und kämpfen können. Dies wird über den EMP-Stoffwechselweg ausgeführt. Diese Notfallvergärung des EMP wird aber sofort wieder gestoppt, wenn wieder Sauerstoff verfügbar ist. Hierbei geht es ja nur um Energie.

Im Gegensatz dazu ist die Vergärung mit TKTL1 eine Kombination aus Energiefreisetzung und Bildung von Bausteinen für die Bildung und Reparatur von Zellen. Diese Vergärung ist kein Notfallprogramm, sondern eine bewusste Entscheidung, den Sauerstoff nicht für die Verbrennung zu nutzen, da dies große Nachteile nach sich ziehen würde – zellschädigen Radikale und keine Bausteine.

Die Fermentation sowohl im Rahmen des EMP als auch mithilfe von TKTL1 scheint in puncto Energiegewinnung weniger effizient zu sein als die Verbrennung, weil dabei weniger ATP pro Glukosemolekül entsteht (nur 2 ATP im Vergleich zu 36 bis 38). Bei dieser Betrachtungsweise wird allerdings völlig außer Acht gelassen, dass die Energie ja immer noch in Form von Milchsäure vorhanden ist und damit dem Körper nicht verloren geht. Milchsäure kann in Glukose umgewandelt und diese erneut wieder für die Vergärung verwendet werden.

DR. COYS ERKENNTNISSE Oberflächlich betrachtet scheint die Fermentation von Glukose zu Milchsäure wenig energieeffizient zu sein, weil sie nur zwei Moleküle ATP erzeugt. Wäre Energie alles, was die Zelle braucht, dann würde Sichtweise stimmen. Aber Zellen brauchen eben mehr als nur Energie. Sie brauchen auch das nötige Baumaterial, um sich immer weiter teilen und vermehren zu können.
Ich vergleiche diesen Prozess stets mit dem Bau eines Hauses. Nur die erforderlichen finanziellen Mittel für das Projekt zu haben, genügt ja noch nicht. Sie müssen mit dem Geld auch die nötigen Materialien kaufen.
Das Gleiche gilt für die Zellen. Sie brauchen eben mehr als nur Energie. Wichtig sind auch die Bausteine für ihr Wachstum und die Reparatur von Zellschäden.
Im Kontext der Energieproduktion müssen wir ebenso berücksichtigen, dass die dabei entstehende Milchsäure weit mehr ist als nur ein Abfallprodukt. Sie kann benachbarten Zellen Energie liefern oder in der Leber zu Glukose umgewandelt werden. Dort kann sie dann über den Verbrennungsweg verfügbar gemacht werden, wobei 36 Moleküle ATP entstehen.

DR. COYS ERKENNTNISSE Manche Leute gehen davon aus, dass das »Aufladen« mit Kohlenhydraten eine effektive Strategie für bessere sportliche Leistungen ist. Das trifft zu, wenn viel gespeichertes Glykogen zur Verfügung steht, das als Energielieferant für die Verbrennung *und* die Vergärung genutzt werden kann. Fettsäuren

dagegen können nur für die Energiefreisetzung verwendet werden, wenn Sauerstoff für die Verbrennung vorhanden ist. Glukose ist damit als Treibstoff wesentlich flexibler zu verwenden. Je nach Situation wird diese verbrannt oder eben zu Milchsäure vergoren. Werden Zellen überwiegend mit Kohlenhydraten gefüttert, ist es nie notwendig, die Verbrennung mithilfe der Mitochondrien zu nutzen, da ja immer eine Vergärung möglich ist.
Dies bedeutet, dass die Mitochondrien nicht arbeiten. Durch diese Inaktivität werden sie daran gewöhnt, »faul« zu sein. Schlecht arbeitende Mitochondrien aber kurbeln die Produktion von freien Radikalen an und erhöhen das Risiko von Zellschäden. Es ist wichtig, dass Mitochondrien trainiert werden, indem man phasenweise keine Kohlenhydrate konsumiert, die für die Vergärung genutzt werden können. Dies kann man erreichen, indem man intermittierendes Fasten oder Fasten über mehrere Tage durchführt.
Besonders einfach und elegant ist das Training der Mitochondrien mit Zuckern wie Galaktose und Mannose, die die Vergärung zu Milchsäure hemmen. So trainiert man seine Mitochondrien, um damit Energie durch Verbrennung freizusetzen, und die Vergärung wird nur dann eingesetzt, wenn dies auch sinnvoll beziehungsweise notwendig ist. Hierdurch schaltet der Körper erst spät in die Notfallvergärung um, sodass die Leistungsfähigkeit im aeroben Bereich ansteigt und durch einen höheren VO_2max messbar wird. Dies führt zu einer Erhöhung der körperlichen und geistigen Leistungsfähigkeit. Als Folge dessen werden die Zuckerspeicher in Form von gespei-

chertem Glykogen erst später genutzt, sodass man länger Leistungsreserven hat.
Dieser Zusammenhang zwischen Verbrennung in den Mitochondrien und Einschalten der Vergärung ist entscheidend für die Leistungsfähigkeit, aber auch die Gesundheit.
Ein zweiter Aspekt, der für die Leistungsfähigkeit wichtig ist, kommt durch die chemischen Eigenschaften des Zuckers zustande. Der Konsum von zu viel Zucker – in Form schnell verfügbarer Kohlenhydrate, die zu Blutzuckerspitzen führen – umhüllt Ihr Hämoglobin mit einem Zuckerguss (was der HbA1c-Test zeigt). Je niedriger Ihr HbA1c, desto mehr Sauerstoff kann Ihr Hämoglobin aufnehmen und in die Zellen transportieren. Das fördert sowohl die körperliche als auch die geistige Leistung.
An einem bestimmten Punkt müssen Sportler auf die Fermentation zurückgreifen, um genügend Energie zur Verfügung zu haben. Doch Studien zeigen, dass die Leistung umso besser ausfällt, je länger dieses Umschalten hinausgeschoben werden kann. Ist das Hämoglobin nicht von Zuckermolekülen besetzt, können Sportler länger in der aeroben Phase bleiben, was ihre Leistung steigert.

VERSCHIEDENE WEGE

Wie gesagt ist der Embden-Meyerhof-Parnas-Weg (EMP) einer von zwei Stoffwechselwegen, die unserem Körper zur Verstoffwechslung von Glukose zur Verfügung stehen. Viele Zellen nutzen dafür vor allem den EMP, doch alle Zellen brauchen mehr als nur Energie. Manche, zum Beispiel Stamm- und Netzhautzellen, können es nicht riskieren, freie Radikale zu produzieren, um an Energie zu kommen. Um diesen verschiedenen Bedürfnissen gerecht zu werden, können Zellen vom EMP auf einen anderen Weg ausweichen, um Glukose zu verstoffwechseln, nämlich den *Pentosephosphatweg* (*pentose phosphate pathway* [PPP]). Pentose ist ein Einfachzucker mit fünf Kohlenstoffatomen (vom griechischen *pénte* für »fünf«).

DER PENTOSEPHOSPHATWEG

Der PPP ist ständig aktiv, und zwar parallel zum EMP. Durch die Entdeckung des TKTL1-Vergärungsstoffwechselweges, der neben Acetyl-CoA auch Energie freisetzt, ist der PPP mit TKTL1 weit mehr, als er bisher beschrieben wird. Bislang war der PPP von entscheidender Bedeutung, weil er verantwortlich für die Bildung von Ribose ist. Dies ist prinzipiell auch so, aber tatsächlich steuert TKTL1 die Riboseproduktion. Durch die Bildung von Ribose, Acetyl-CoA und die Freisetzung von Energie ist der PPP aber weit mehr. Es ist ein Stoffwechselweg, der Energie und Bausteine liefert. Zellen benötigen nur den PPP, um wachsen und überleben zu können. Der EMP dagegen ist ein Stoffwechsel, der entbehrlich und im Wesentlichen für die Freisetzung von Energie verantwortlich ist. Gibt man zum Beispiel Zyanid (wie Zyankali), das die Mitochondrien hemmt, so stirbt der Körper. Zellen, die TKTL1 und den PPP nutzen, überleben dies aber ohne Probleme.

Der PPP mit TKTL1 als Schlüsselenzym liefert Energie und Bausteine – alles, was eine Zelle benötigt. Im oberen Teil, der als »oxidativer Teil des PPP« bezeichnet wird, wird Glukose oxidiert, sodass NADPH und H gebildet werden. Obwohl der Begriff »Oxidation« nahelegt, dass dies mithilfe von Sauerstoff geschieht, ist Sauerstoff an dieser Reaktion nicht beteiligt. »Oxidation« ist ein Begriff, der zwar auch die Oxidation mithilfe von Sauerstoff, aber im Allgemeinen den Entzug von Elektronen bezeichnet. Der oxidative Teil oxidiert Glukose, aber ohne dass Sauerstoff beteiligt ist. Bei den einzelnen Schritten sind Transketolase-Enzyme und das TKTL1-Gen nicht direkt mit im Spiel. Das gebildete NADPH + H+ wird für die Bildung von Glutathion verwendet, das wiederum Radikale neutralisiert, sodass die Zelle sich vor diesen schützen kann. Das passt sehr gut zur allgemeinen Rolle des PPP. Der oxidative Teil erlaubt die Neutralisierung von Radikalen und reguliert die Redox-Homöostase, sodass das Ausmaß der Radikale in der Zelle in einem ausbalancierten, guten Bereich bleibt. Der nicht oxidative Abschnitt des PPP mit TKTL1 als entscheidendem Enzym setzt Energie frei, ohne Radikale zu erzeugen, und liefert mit Ribose und Acetyl-CoA zwei entscheidende Bausteine für Zellaufbau und -reparatur. Da die Bildung von Acetyl-CoA durch TKTL1 50 Prozent mehr Acetyl-CoA erzeugt als der EMP mit der Pyruvatdehydrogenase, schalten alle Zellen, die Acetyl-CoA als Baustein benötigen, die Pyruvatdehydrogenase ab und TKTL1 an, sodass Zellen effizienter wachsen können:

- Oxidativer Teil des PPP: NADPH + H+ entsteht, ein Molekül, das für die Bildung von Zellbestandteilen benötigt wird und zur Reduktion des Glutathions verwendet wird, um damit freie Radikale zu neutralisieren.
- Nicht oxidativer Teil des PPP mit TKTL1 als Schlüsselenzym:
  - Ribose-5-Phospat (R5P oder Ribose) wird gebildet. Das ist der wesentliche Baustein für die DNA-Synthese und -Reparatur. Ribose ist auch ein wichtiger Baustein für ATP, das Molekül, das uns ermöglicht, Energie zu verwerten.
  - Acetyl-CoA entsteht, ein wesentlicher Baustoff für Lipide (Fette) und Aminosäuren. In diesem Rahmen wird es effizienter hergestellt als im Rahmen des EMP, wo es nur als

Lieferant für Energie dient. Beim EMP und dem Abbau in den Mitochondrien liefert es Energie, im PPP wird es vor allem zur Neubildung und Reparatur von Zellen genutzt beziehungsweise zur Produktion von Fett für künftigen Energiebedarf.

- Pyruvat entsteht bei der Freisetzung von Energie. Dies wird dann zu Milchsäure umgewandelt. Milchsäure steuert direkt, aber auch durch die Anheftung an Proteine wie Histone und Nichthistonproteine wichtige Prozesse.

MANCHE ZELLEN ZIEHEN DIE FERMENTATION VOR

Wir wissen seit Langem, dass einige gesunde Zellen wie die in der Netzhaut, in den Hoden und in den Nerven auch unter Anwesenheit von Sauerstoff die Fermentation nutzen, um Energie zu erzeugen. Die Vergärung ist hier keine Notfallreaktion. Diese Zellen sind vielmehr besonders anfällig für Schäden durch freie Radikale. Wie bereits dargestellt, entstehen freie Radikale während des Verbrennungsprozesses in den Mitochondrien. Die genannten Zellen nutzen die Fermentation nicht nur, um freie Radikale zu vermeiden, sondern auch, um weitere Erfordernisse zu erfüllen.

Rote Blutkörperchen bedienen sich immer der Fermentation, denn sie verfügen über keine Mitochondrien, die für eine Oxidation nötig wären. Auch Krebszellen ziehen die Fermentation vor, weil sie damit effizienter Bausteine produzieren und schneller wachsen, die dabei entstehende Milchsäure ein invasives Wachstum ermöglicht und vor dem Angriff des Immunsystems schützt. Dieser Prozess, der auf dem TKTL1-Enzym beruht, ist die biochemische Erklärung des sogenannten Warburg-Effekts (aerobe Glykolyse), der in Kapitel 6 ausführlich erklärt wird.

DR. COYS ERKENNTNISSE Der PPP ist ein Stoffwechselweg, der, ausgehend von Glukose, effizient den Baustein Acetyl-CoA bildet. Darüber hinaus wird auch Ribose als Baustein für die Bildung und Reparatur von DNA erzeugt und Energie auf ungefährliche Weise durch die Vergärung zu Milchsäure gebildet, die dann komplexe Prozesse wie Wundheilung oder die Einnistung des Embryos steuert. Je nach aktuellem Bedarf an Stoffwechselprodukten laufen Reaktionen auch kreisförmig ab, indem zum Beispiel Ribose oder Milchsäure wieder in Glukose umgebaut werden, sodass Glukose erneut verstoffwechselt werden kann. Damit kann die Zelle entscheiden, ob viel oder weniger Ribose beziehungsweise Milchsäure gebildet wird. Damit ist der PPP mit TKTL1 extrem flexibel und kann so je nach körperlichen Bedürfnissen gesteuert werden. Seine Rolle könnte man daher als »flexibel-dynamisch« beschreiben.

Der PPP mit TKTL1 ist im Gegensatz zum bisher bekannten PPP ein Fermentationsvorgang, der wichtige Bausteine für die Neubildung und Reparatur von Zellen zur Verfügung stellt und Energie freisetzt, ohne freie Radikale zu produzieren. Er dient nicht primär der Energiefreisetzung wie der EMP mit den anschließenden Mitochondrien, sondern liefert zeitgleich eine Kombination aus Energie und Bausteinen. Dabei entsteht Milchsäure, die eine Steuerungsfunktion für komplexe Prozesse wie Gewebeumbau und Immunsystem spielt.

Letztlich braucht der menschliche Körper mehr als Energie. Wir brauchen auch Baumaterial, ein weiteres Produkt des Glukosestoffwechsels. Der Zucker Ribose ist ein ausgesprochen wichtiger Baustein. Er bildet das Rückgrat der DNA, die all unsere genetischen Informationen enthält. Alles Leben auf der Erde gründet auf diesem Zucker.

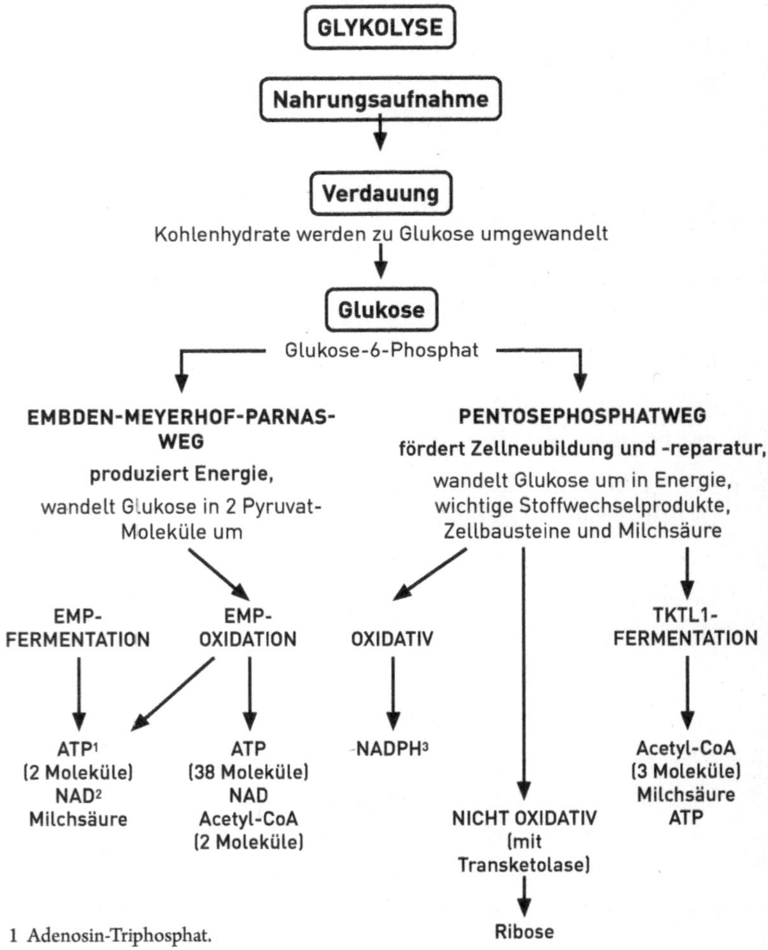

1 Adenosin-Triphosphat.

2 Nicotinamid-Adenin-Dinukleotid.

3 Nicotinamid-Adenin-Dinukleotid-Phosphat-Wasserstoff.

Ein evolutionärer Vorteil

Die Fähigkeit, mithilfe von TKTL1 über den PPP Glukose zu verarbeiten, spielte eine entscheidende Rolle beim Überleben der Säugetiere und insbesondere des Menschen. Dieser Mechanismus, bei dem Acetyl-CoA entsteht, machte die die Umwandlung von Zucker in Fett effizienter. Das erlaubte uns, 50 Prozent mehr Baumaterial und damit entsprechend mehr Zellen herzustellen. Auch die Bildung von Fettreserven für Zeiten der Nahrungsmittelknappheit wurde erhöht, sodass effizienter Fett für Fettpolster gebildet werden konnten. Die effiziente Umwandlung von Zucker in Acetyl-CoA unterstützte auch unsere Entwicklung zum Homo sapiens, weil dies großartige Veränderungen im Gehirn bewirkte, die uns klüger machten als die Neandertaler.

Ein umfassenderes Konzept der Glykolyse

In der klassischen Biochemie steht Glykolyse für den EMP, bei dem Glukose in Pyruvat umgewandelt wird. Die neuen Erkenntnisse über die Rolle von TKTL1 als Enzym der Glykolyse und Acetyl-CoA-Bildung machen deutlich, dass wir das in Lehrbüchern der Medizin und Biochemie präsentierte Konzept der Glykolyse an die Realität des tatsächlichen Stoffwechsels der Säugetiere und insbesondere des Menschen anpassen müssen. Dieses Buch erläutert die Rolle der TKTL1-Fermentation im PPP, die erstmals wichtige, bisher ungeklärte biochemische und medizinische Resultate erklärt und neue therapeutische und präventive Optionen in der Medizin ermöglicht.

Wie wir bereits wissen, ist die Fermentation im EMP ein gut erforschter Prozess zur Energiegewinnung bei Abwesenheit von Sauerstoff. Die Fermentation über den PPP hingegen ist weniger bekannt; und dass TKTL1 daran beteiligt ist, hat noch nicht Eingang in die Lehrbücher gefunden.

Die wissenschaftliche Seite dahinter ist komplex, aber die Transketolasen sind bei diesem Stoffwechselweg die Schlüsselenzyme – die TKTL1- und die TKT-Transketolase. Das TKTL1-Protein bildet mit TKT-Protein eine Einheit, die Ribose herstellt. Darüber hinaus erlaubt TKTL1 auch die Bildung von Milchsäure, Acetyl-CoA und ATP. Die Eigenschaften des TKTL1-Enzyms verändern das bisherige Bild des PPP sehr stark, da der PPP mit TKTL1 auch den Baustein Acetyl-CoA sowie Energie zur Verfügung stellt und mit Milchsäure komplexe Prozesse steuert.

In der Vergangenheit galt die Ribose als das wichtigste Stoffwechselprodukt des PPP. Aber die Beteiligung von TKTL1 bietet einen vielfachen Zusatznutzen, unter anderem die extrem effiziente Umwandlung von Glukose in Acetyl-CoA. Zusammen mit dem TKT-Protein kontrolliert die TKTL1-Transketolase die Produktion der Ribose, die ein wesentlicher Baustein bei der DNA-Synthese und -Reparatur ist. TKTL1 bringt auch Milchsäure hervor, die zahlreiche biologische Funktionen hat, sowie ATP, das Energiemolekül. Der oxidative Teil des PPP hilft, freie Radikale zu bekämpfen, was den oxidativen Stress unter Kontrolle hält.

Aber selbst wenn genügend Sauerstoff verfügbar ist, nutzen gesunde Zellen häufig die Fermentation über den PPP, weil sie die dabei entstehenden Stoffe benötigen. Wenn eine Zelle schnell wachsen muss, greift sie mithilfe von TKTL1 auf den PPP zurück. TKTL1 steuert TKT und die gemeinsame Bildung von Ribose. Darüber hinaus bildet TKTL1 Acetyl-CoA, einen wichtigen Baustein für die Herstellung von Lipiden für neue Zellen. TKTL1 ist »aktiv«, um Zellen zu schützen, die anfällig für freie Radikale sind und sich vermehren oder repariert werden müssen.

Der Prozess der Milchsäurebildung, der abläuft, obwohl Sauerstoff präsent ist, wird in den Lehrbüchern ebenfalls nicht erwähnt. Er spielt aber eine zentrale Rolle, wenn Menschen krank werden und sterben. Diese Milchsäure sorgt dafür, dass sich Kontakte von Zelle zu Zelle auflösen, unterdrückt das Immunsystem und unterstützt invasives Zellwachstum und die Wanderung von Zellen durch den Körper.

DR. COYS ERKENNTNISSE Alles Leben auf Erden setzt Ribose voraus, einen bestimmten Typ Zucker. Ohne Ribose gäbe es keine DNA, ohne DNA keine neuen Zellen. Das ist ein ununterbrochener Prozess, der das Leben aufrechterhält. Und ohne das Enzym Transketolase kann keine Ribose hergestellt werden. Die Transketolase ist eines der wichtigsten und ältesten Enzyme auf der Erde. Die Transketolase, die von TKTL1 produziert wird, ist in unserer Entwicklungsgeschichte relativ neu. Sie ähnelt der sogenannten Phosphoketolase in Milchsäurebakterien, die die Fermentation von Milch ermöglicht.

Auf der anderen Seite ist TKTL1 das Bindeglied zwischen hohem Zuckerkonsum und Krankheiten. Ein ständig erhöhter Blutzucker stimuliert das TKTL1 zu stark und begünstigt so die Bildung unerwünschter Zellen wie Fettzellen, entzündlich wirkenden Zellen des Immunsystems und Krebszellen. Defizite im TKTL1-Stoffwechselweg werden mit verschiedenen Stoffwechselproblemen wie Typ-2-Diabetes und Herzkrankheiten, Alzheimer und Krebs in Verbindung gebracht.

DR. COYS ERKENNTNISSE Wir wissen nun, dass TKTL1 eine entscheidende Rolle bei der Entwicklung des Gehirns und der verbesserten kognitiven Leistung des modernen Menschen spielt. Aber es hat auch mit der Bildung von Spermien zu tun. Mutationen im TKTL1-Gen sind der Hauptgrund für männliche Unfruchtbarkeit. Doch der Großteil der Forschung konzentriert sich im Moment darauf, wie dieses Gen die Entstehung von Krebs fördert. Dass es eine Rolle bei der Herstellung von Ribose und Acetyl-CoA spielt, wurde erst vor Kurzem entdeckt. Daher hat diese Erkenntnis noch keinen Eingang in die Lehrbücher gefunden.

Eine entscheidende Entdeckung jüngerer Forschung ist: Wann immer Sie Material für neue Zellen benötigen, brauchen Sie TKTL1. Ist aber zu viel Zucker im Körper präsent, können bei der von TKTL1 angekurbelten Zellneubildung auch unerwünschte Zellen wie Fett- und Krebszellen entstehen. Außerdem dienen TKTL1 und die über seinen Stoffwechselweg produzierte Milchsäure Krankheitserregern wie Viren, Bakterien, Pilzen und Parasitzen als Schutz vor einer Zerstörung durch das Immunsystem.

Es ist wichtig, beim dualen TKTL1-Stoffwechsel die richtige Balance zu halten. Einerseits entstehen durch das Gen alle nötigen Bausteine, die Ihr Körper braucht, um neue Zellen zu schaffen oder alte zu reparieren. Andererseits wird das Gen von Zucker angeheizt.

Das heißt: Wenn Sie zu viel von den in der westlichen Ernährungsweise üblichen Zuckern Glukose und Fruktose verzehren, wird die Aktivität von TKTL1 zu stark stimuliert, was zu einem schädlichen Überschuss an Bausteinen und Milchsäure als Steuerungssignal führt. Eine übermäßige TKTL1-Aktivität mit der damit gebildeten Milchsäure, die durch Krankheitserreger wie Viren, Bakterien, Pilze und Parasiten ausgelöst wird, ermöglicht diesen Krankheitserregern den Schutz vor dem Immunsystem.

TKTL1 und Zucker

Zucker in Form von Kohlenhydraten ist der einzige Treibstoff, der ohne Sauerstoff zur Energiegewinnung genutzt werden kann. TKTL1 und Zucker sind eng verbunden. TKTL1 benötigt zum Funktionieren Zucker und reagiert auf ein Übermaß an Zucker. Zu viel Zucker bahnt den Weg für alle möglichen Krankheiten, weil er eben TKTL1 dazu bringt, Ribose, Acetyl-CoA und Milchsäure zu produzieren. Acetyl-CoA und Milchsäure sind epigenetisch aktiv, indem sie sich zum Beispiel an die Histone heften und dort die Aktivierung von Genen auslösen. Das aktiviert die Zellteilung und führt zur Überproduktion von unerwünschten Zellen wie Fett- und/oder Krebszellen. Es aktiviert aber auch Enzyme, die unsere Blutgefäße verdauen und löchrig machen, sodass es zu Blutgefäßschäden und Organversagen kommt. Infektionen mit Viren wie dem SARS-CoV-2-Virus können diese tödlichen Prozesse auslösen. Aber auch Bakterieninfekte können zu diesem Prozess führen, der als »Sepsis« bezeichnet wird. Dies erklärt, dass sowohl bei einer SARS-CoV-2-Infektion als auch bei einer Sepsis hohe Mengen an Milchsäure im Blut feststellbar sind. Die Höhe der Milchsäure korreliert mit der Wahrscheinlichkeit zu sterben.

IHR HERZ UND DIE GLUKOSE

Interessanterweise zeigt das wichtigste Organ Ihres Körpers, das Herz, der Glukose die kalte Schulter. Denn dieser Muskel leistet sich keinen Stillstand: Wenn er aufhört, sich zusammenzuziehen, sterben Sie. Da Ihr Herz eine Energiequelle braucht, die 24 Stunden am Tag und sieben Tage die Woche zur Verfügung steht, kann es sich nicht auf das Auf und Ab der Glukose verlassen. Es konzentriert sich darauf, Glukose-Alternativen zu nutzen wie die leicht speicherbaren und verfügbaren Fettsäuren. Erleichtert wird dies, da das Herz direkt mit sauerstoffreichem Blut aus der Lunge versorgt wird, sodass es nicht wie beim Muskel zu Sauerstoffmangel kommt. Der Herzmuskel ist auf Verbrennung fixiert und stellt ATP durch Oxidation her. Der Herzmuskel nutzt ausschließlich Energie aus Verbrennung. Mit dem Resultat, dass keine Milchsäure entsteht, was das Herz vor Krebs schützt.

MILCHSÄURE: MEIST FREUND, NICHT FEIND

Milchsäure kann sich negativ auf den Organismus auswirken, beispielsweise durch Beeinträchtigung des Immunsystems. Aber sie trägt auch zum Funktionieren unseres Körpers bei. Die Milchsäure ist Abfallprodukt in den Skelettmuskeln, wenn Sauerstoff fehlt. Im Gegensatz dazu ist Milchsäure Treibstoff für den Herzmuskel. Dies hilft zudem den Skelettmuskeln, weil die von ihnen gebildete Milchsäure im Herzmuskel verbrannt wird. Damit wird der Übersäuerung des Blutes durch Milchsäure entgegengewirkt und Skelettmuskeln können länger Milchsäure bilden. Damit konnten unsere Vorfahren wie gesagt länger rennen und kämpfen.

Die Milchsäure, die unter Einwirkung von Transketolase-Enzymen auf dem Pentosephosphatweg hergestellt wird, kann hingegen gesundheitsschädlich sein – weil sie zum Beispiel die Metastasierung von Krebs unterstützt oder, wie oben beschrieben, bei Infektionen mit Viren (SARS-CoV-2, Dengue-Viren) oder Bakterien zur Schädigung der Blutgefäße und Organversagen führt. Aber sie kann auch positive Wirkung entfalten, weil sie komplexe körperlicher Vorgänge wie die Wundheilung oder die Einnistung des Embryos unterstützt oder bestimmte Gene aktiviert.

DR. COYS ERKENNTNISSE Wird die TKTL1-Fermentation zu stark angekurbelt, entsteht Milchsäure, die das Immunsystem über das Ziel »hinausschießen« lässt. Milchsäure beschleunigt beispielsweise den tödlichen Verlauf einer Sepsis. Das gilt auch für Menschen, die an SARS-CoV-2 oder Denguefieber erkranken. Viruserkrankungen, Sepsis und Krebs ist ein entscheidender Mechanismus gemein: der Effekt der Milchsäure. Je mehr Milchsäure diese Patienten im Blut haben, desto wahrscheinlicher ist ihr Tod. Künftige Therapien, die sich auf die Hemmung der Milchsäureproduktion konzentrieren, werden für all diese Krankheiten neue Behandlungsmöglichkeiten schaffen. Die Hemmung der Transketolasen bietet hierfür eine vielversprechende Option.

Die Sepsis (früher »Blutvergiftung«) zum Beispiel ist eine überschießende Immunreaktion auf Infektionen, die oft zum Tod führt. Eine der häufigsten Komplikationen bei einer Sepsis ist akute Atemnot. Als chinesische

Forscher den Zusammenhang zwischen der Glykolyse (dem Abbau von Glukose) und dieser Komplikation untersuchten, stellten sie fest, dass die Art der Glukoseverarbeitung eine entscheidende Rolle dabei spielt, ob eine Sepsis Atemnot verursacht.
Im Grunde entstehen bei einer Sepsis hohe Mengen von Milchsäure, die durch TKTL1 in Immunzellen wie den Makrophagen gebildet wird. Die wissenschaftliche Seite ist komplex, aber die auf diese Weise entstehende Milchsäure setzt eine Kettenreaktion in Gang, die die Blutgefäßwände und Gewebe wie zum Beispiel in der Lunge schädigt. Werden die Fermentation und die Milchsäurebildung gehemmt, lässt sich die Sepsis kontrollieren und die Gefahr eines tödlichen Verlaufs wird verringert. Die funktionellen Zucker Mannose und Galaktose sind erwiesenermaßen in der Lage, die Fermentation zu hemmen (siehe Kapitel 7).

Die Funktionen der Milchsäure hängen nicht zuletzt davon ab, wie gesund die Zelle ist. Unter normalen Umständen unterstützt die Milchsäure das Immunsystem, fördert die Wundheilung und hilft, beschädigtes Gewebe zu reparieren. Wird sie aber im Übermaß hergestellt, fördert sie Entzündungen und bietet ein förderliches Umfeld für Krebsmetastasen und Virenvermehrung.

Milchsäure und Schwangerschaft

Gesunde Schwangerschaften setzen Milchsäure voraus, denn sie ermöglicht das Einnisten des Embryos in der Plazenta. Milchsäure trägt bei Säugetieren auch dazu bei, dass der Embryo nicht

vom Immunsystem angegriffen wird, denn die fremde DNA des Vaters wird als Eindringling wahrgenommen. Doch die Milchsäure ermöglicht eine sichere Einnistung. Anders gesagt: Ohne Milchsäure wären Sie gar nicht geboren worden.

Wissenschaftler haben erst kürzlich einen weiteren Milchsäuremechanismus entdeckt. Bei diesem Prozess, der als *Laktylierung* bekannt ist, heftet sich Laktat an die Proteine in Zellen. Das beeinflusst zahlreiche biologische Funktionen wie Entzündungen, die Reparatur stark geschädigter DNA, die embryonale Entwicklung und selbst die Alzheimer-Erkrankung. Studien konnten zeigen, dass Krankheitserreger wie Bakterien und Viren sich den Laktylierungsvorgang zunutze machen, um sich vor Angriffen des Immunsystems zu schützen.

DR. COYS ERKENNTNISSE Traditionelle Erklärungen der Fermentation haben sich stets darauf konzentriert, welche Rolle diese beim EMP spielt, bei dem Milchsäure gebildet wird, wenn kein Sauerstoff zur Verfügung steht. Damit galt die Milchsäure praktisch als Abfallprodukt.

Heute wissen wir, dass unser Körper noch von einem anderen Mechanismus zur Milchsäureproduktion Gebrauch macht, und zwar auch dann, wenn genügend Sauerstoff vorhanden ist. Und es ist klar, dass Milchsäure sehr viel mehr als ein Abfallprodukt ist. Gerade die unter Anwesenheit von Sauerstoff produzierte Milchsäure spielt eine entscheidende Rolle im Körper, positive ebenso wie negative.

DR. COYS ERKENNTNISSE Es ist ein Fehler zu glauben, dass beim Fermentationsprozess keine Energie entsteht. Denn der Körper kann zum Beispiel die produzierte Milchsäure wiederverwenden. Sie kann von benachbarten Zellen aufgenommen und verbrannt werden, was Energie freisetzt. Einiges davon wird in die Leber transportiert, wo sie in Glukose umgewandelt wird. Letztlich kann jede Zelle, die Glukose zu Milchsäure vergärt, ebenso viel Energie freisetzen, wie im Verbrennungsprozess entstanden wäre, weil sie wieder Glukose verwenden kann, die in der Leber aus Milchsäure gebildet wird.
Außerdem sollten wir nicht vergessen, dass die Kombination aus Energiegewinnung und Bereitstellung der entsprechenden Bausteine per Fermentation im PPP die Zellen mit allem versorgt, was sie für ihre Vermehrung (Replikation) brauchen. Eine schnelle Replikation ist vor allem für das angeborene Immunsystem wichtig. Makrophagen – »Fresszellen«, die im Immunsystem Polizei- und Reinigungsaufgaben übernehmen – müssen sich schnell vervielfältigen können und alle Bereiche des Körpers erreichen, damit sie unerwünschte Zellen identifizieren und deren Abtransport sicherstellen können. Dies wird durch die Milchsäure ermöglicht, die sich während des Fermentationsvorgangs bildet.

IHR EPIGENOM

Ihr Epigenom ist das Netzwerk der Elemente, die Ihre Gene umgeben. Ihre Gene verändern sich nicht, aber äußere Einflüsse wie Ihre Ernährung beeinflussen, wie sie abgelesen (exprimiert) werden.

Der Prozess der Gen-Expression wirkt sich massiv auf Ihre Gesundheit aus. Ein dauerhaft hoher Blutzuckerspiegel verändert erwiesenermaßen die Expression verschiedener Gene. Er konfiguriert die zugehörigen körperlichen Prozesse auf eine Weise neu, die das Risiko für eine Reihe chronischer Krankheiten erhöht, von Diabetes über die Herzkrankheiten und manche Krebsarten.

DR. COYS ERKENNTNISSE Sie wissen, dass Milch sauer wird, wenn sie nicht im Kühlschrank aufbewahrt wird. Mit einigen Abwandlungen können so Nahrungsmittel mit reichhaltigem mikrobiellem Leben entstehen wie Joghurt oder Kefir. Aber vielleicht wissen Sie nicht, dass dieses Leben durch den sauerstofflosen Prozess der Fermentation entsteht. Die Bifidobakterien, die in der Milch wachsen, fermentieren deren Milchzucker zu Milchsäure.

Die Epigenetik ist nicht gerade eine leicht zugängliche Materie. Es vereinfacht das Verständnis, wenn Sie sich Ihre Gene als Bauplan vorstellen und die Umwelt als Bauunternehmer, der bestimmt, wie der Plan umgesetzt wird.

Ein hoher Zuckerkonsum erhöht die Expression mehrerer Gene, vor allem von solchen, die mit dem Stoffwechsel zu tun haben. Mit der Zeit programmiert der Zuckerüberschuss so Ihre Gene um. Er verringert Ihre Fähigkeit, Süßes zu schmecken, weshalb Sie davon immer mehr konsumieren.

Besorgniserregend ist vor allem eine Erkenntnis: dass der Blutzucker für diesen Effekt nicht einmal dauerhaft hoch sein muss.

Auch wer immer wieder für kurze Zeit einen hohen Blutzuckerspiegel hat, muss sich auf bleibende epigenetische Veränderungen in jenen Genen gefasst machen, die mit Diabeteskomplikationen zu tun haben.

Jüngere Forschungsarbeiten haben außerdem festgestellt, dass sich durch Laktylierung auch die Milchsäure auf die Gen-Expression auswirkt. Anders als epigenetische Prozesse wie die DNA-Methylierung ermöglicht Milchsäure darüber hinaus die Kontrolle der Gene in benachbarten Zellen.

DR. COYS ERKENNTNISSE Der Pentosephosphatweg (PPP) erlaubt die effiziente Umwandlung von Glukose in Acetyl-CoA. Anders als im EMP mit dem Enzym Pyruvatdehydrogenase entsteht bei der Bildung von Acetyl-CoA kein Kohlendioxid und wird damit kein Zucker verschwendet. Glukose kann mit TKTL1 in drei Moleküle Acetyl-CoA umgewandelt werden statt zwei beim EMP. Das sind 50 Prozent mehr als beim Embden-Meyerhof-Parnas-Weg (EMP). Das spart Energie und ist wichtig für unsere Fähigkeit, mit wenig Nahrung zu überleben. Im Gegensatz dazu sind Dinosaurier auf große Mengen Nahrung angewiesen gewesen und es war deutlich schwerer, Nahrungsmittelknappheit zu überleben. Die effizientere Bildung von Acetyl-CoA erleichtert außerdem Zellwachstum und -reparatur.
Davon profitiert unter anderem unsere Körperabwehr. Nehmen wir nur mal die Makrophagen. Diese weißen Blutkörperchen sind die Stars unseres angeborenen Immunsystems. Wenn Krankheitserreger ihr hässliches

Haupt erheben, gehören die Makrophagen zu den Ersten, die darauf reagieren. Daher ist es wichtig, dass sie schnell gebildet werden können, um eine effektive Verteidigung aufzubauen. Steht viel Acetyl-CoA zur Verfügung, kann unser Körper diese nötige Reaktion schneller ablaufen lassen.
Makrophagen erkennen Bakterien und Pilze sowie Zellen, die von Viren befallen sind, und verschlingen sie. Die Milchsäure hilft ihnen dabei, indem sie die Verbindungen zwischen den Zellen lockert, sodass die Makrophagen besser ins Gewebe eindringen können. Dies ist ein weiterer Vorteil der TKTL1-Vergärung beziehungsweise des Warburg-Effekts (siehe Kapitel 6), der uns vor Eindringlingen von außen schützt. Wenn wir eine Infektion mit Erregern wie Bakterien oder Viren haben, muss unser Immunsystem neue Zellen produzieren, um die Erreger zu bekämpfen. In diesem Fall ist die effizientere und schneller Bildung von Immunzellen, die durch den TKTL1-Stoffwechsel ermöglicht wird, von großem Vorteil.

THIAMIN

Thiamin (Vitamin B_1) spielt eine Schlüsselrolle sowohl beim oxidativen als auch beim nicht oxidativen Zuckervergärungsstoffwechsel zum Ab- und Umbau von Zucker. Fehlt es an Thiamin, können Kohlenhydrate (und andere Nahrungsbestandteile) nicht verdaut und somit auch nicht deren Energie verwertet und Bausteine für die Reparatur gebildet werden. Thiamin ist auch deshalb besonders wichtig für ein gut funktionierendes Nervensystem.

Der Thiaminstoffwechsel hat daher Auswirkungen auf den EMP, die Mitochondrien und den PPP. Wie viele andere Enzyme braucht auch die von TKTL1-Transketolase Thiamin zur Funktionsfähigkeit. Ohne Thiamin kann Glukose nicht über den TKTL1-Stoffwechselweg zu Acetyl-CoA und Ribose verstoffwechselt und zur Neubildung und Reparatur von Zellen verwendet werden.

Solange die Zellen gesund sind, ist auch die Aktivität von TKTL1 gut für uns. Die Fermentation fördert eine schnelle Zellteilung und die Reparatur der DNA. Bei Krebs allerdings sieht die Sache anders aus. Krebszellen nutzen die Fermentation und deren Produkt, die Milchsäure, um die Metastasierung zu ermöglichen und sich dem Immunsystem zu entziehen. In diesem Fall kann es günstig sein, weniger Thiamin aufzunehmen, damit der TKTL1-Stoffwechsel nicht zu stark gefördert wird (mehr über Thiamin, Krebs und Milchsäure in Kapitel 6).

GLUKOSE HÄLT UNS JUNG

Neuere Forschungsergebnisse, die belegen, dass die Transketolase-Enzyme die Bildung neuer Zellen auslöst, lassen es unklug erscheinen, Glukose ganz aus der Ernährung zu verbannen. Denn die Glukose ist eine wichtige Quelle für die essenziellen Bausteine Ribose und Acetyl-CoA, die für die Zellneubildung und -reparatur benötigt werden.
Außerdem ist die Transketolase, die zum Funktionieren Glukose braucht, ein ganz entscheidendes Enzym, das unser Immunsystem steuert.
Eine ketogene Ernährung (mit hohem Fett-, aber niedrigem Eiweiß- und Kohlenhydratanteil) ist bei bestimmten Krebsarten, bei Infektionen (auch der Sepsis) und für die

Aktivierung der Fettverbrennung für einen Gewichtsverlust hilfreich. Langfristig aber ist die strenge ketogene Ernährung nicht förderlich. Ohne Glukose erhalten die Zellen nicht ausreichend Ribose. Diese aber ist für den ständig fortlaufenden Prozess der Zellteilung und -reparatur nötig. Einfach ausgedrückt: Wenn Sie Ihrem Körper Glukose vorenthalten, werden Sie vorzeitig altern.

HALTEN SIE IHRE MITOCHONDRIEN GESUND

Wie Sie wissen, sind Mitochondrien die »Kraftwerke« der Zellen. Sie setzen die Energie aus der Nahrung über Verbrennung von Wasserstoff frei und produzieren damit ATP, das die Energie für den Körper bereitstellt. Auch wenn die Mitochondrien ihre Arbeit normal verrichten, fallen dabei freie Radikale an, ein potenziell schädliches Nebenprodukt. Ein Glukoseüberschuss besonders in Kombination mit defekten Mitochondrien kann die Produktion dieser Moleküle ankurbeln. Dies verursacht oxidativen Stress, der viele Zellfunktionen schwächt.

Mitochondrien helfen, den Stoffwechsel und das Immunsystem zu regulieren, aber sie sind besonders anfällig für schädliche Umweltfaktoren wie schlechte Ernährung oder Giftstoffe. Ein übermäßiger Verzehr von Haushaltszucker (Glukose und Fruktose) hemmt die Funktion der Mitochondrien und öffnet der Insulinresistenz Tür und Tor. Kein Wunder also, dass mitochondriale Dysfunktionen mit vielen Krankheiten wie Alzheimer, Diabetes und Herz-Kreislauf-Erkrankungen in Verbindung gebracht werden.

Meiden Sie Antibiotika
Die Mitochondrien haben sich aus Bakterien entwickelt, die wir nun in unseren Zellen beheimaten, mit dem Resultat, dass sie deren Eigenschaften beibehalten haben. Sie sind besonders anfällig für Antibiotika. Antibiotika verlangsamen die Aktivität der Mitochondrien oder töten diese sogar ab. Dies führt dazu, dass Zellen dann auf den Stoffwechselweg der Fermentation zurückgreifen müssen, um den Energiebedarf zu decken. Damit aber erhöht sich das Risiko für Stoffwechselerkrankungen und Krebs.

Gesunde Mitochondrien produzieren bei der Energieerzeugung auch freie Radikale. Diese Moleküle sind ein normales Nebenprodukt der Arbeit in den Zellen. Sie entstehen während der Verbrennung und sind an vielen Prozessen im Körper beteiligt. Auf niedrigem Niveau unterstützen freie Radikale die Zellteilung und ein gesundes Immunsystem. Eine übermäßige Radikalbildung durch defekte Mitochondrien führt zu einer hohen Menge freier Radikale. Das erzeugt einen Dominoeffekt, der den Weg für allerlei degenerative Erkrankungen ebnet. Zu viel Glukose wiederum verhindert das »Training« der gesunden und den Abbau von beschädigten Mitochondrien.

Freie Radikale sind instabil und reagieren daher oft mit Zellbestandteilen wie DNA und Membranen. So schädigen Sie unsere Zellen. Reaktive Sauerstoffspezies (*reactive oxygen species* [ROS]) sind ein solcher Typus freier Radikale. Eine hohe Konzentration davon kann eine Kettenreaktion in Gang setzen, die wir als »oxidativen Stress« bezeichnen. Dieser ist für vorzeitiges Altern und viele chronische Krankheiten verantwortlich. Um die Entstehung freier Radikale zu verhindern, bedienen sich wichtige Zellen wie Stamm- oder Keimzellen für ihre Zwecke der TKTL1-Fermentation.

DR. COYS ERKENNTNISSE Für das Werner-Syndrom (nach dem Mediziner Carl Wilhelm Otto Werner), eine seltene genetische Erkrankung, die durch schnelles Altern und eine kurze Lebensspanne charakterisiert ist, wird die Verringerung der möglichen Zahl an Zellteilungen verantwortlich gemacht. Eine Studie, die 2013 in der Fachzeitschrift *Aging Cell* veröffentlicht wurde, konnte zeigen, dass der Ausfall des Werner-Proteins zur Inaktivierung von TKTL1 führt. Als Folge der Hemmung der TKTL1-Fermentation kommt es zu einem Anstieg von freien Radikalen und damit einhergehend zu vermehrten DNA-Schäden. Anders ausgedrückt: Das Fehlen der TKTL1-Fermentation führt zu einer schnellen Alterung und vorzeitigem Tod.

DNA-SCHÄDEN

Wir wissen seit Jahren, dass degenerative Erkrankungen (und der Alterungsprozess) mit Schäden an der DNA verbunden sind. Mit der Zeit werden die Zellschäden immer mehr, sodass die Zellen weniger effektiv arbeiten als in jungen Jahren. Diese Schäden haben viele Umweltursachen, zum Beispiel schädliche Chemikalien, Zigarettenrauch, UV-Strahlen vom Sonnenlicht, Bestrahlung (beispielsweise durch Röntgen) und Nebenprodukte des Stoffwechsels. Den Großteil dieser Schäden können die Zellen reparieren. Bei jungen Leuten ist dies ein sehr effizienter Prozess. Mit zunehmendem Alter aber werden die DNA-Schäden immer mehr. Und das kann zu ernsthaften Problemen führen, auch zu unkontrolliertem Zellwachstum und damit zu

Tumoren sowie anderen Erkrankungen. Da der TKTL1-Stoffwechselweg ohne Sauerstoff funktioniert und daher keine potenziell schädlichen freien Radikale entstehen, fördert er sowohl die Bildung neuer als auch die Reparatur beschädigter Zellen.

DNA-Schäden aufgrund freier Radikale können auch Ihre reproduktive Gesundheit betreffen: Sie wirken sich besonders auf die Bildung von Spermien aus und erhöhen die Wahrscheinlichkeit für mutierte Spermienzellen und damit auch das Risiko von Mutationen beim Nachwuchs. Um die Energie zu gewinnen, die sie brauchen, nutzen Spermien die Fermentation und nicht die Verbrennung. So können sie DNA-Schäden durch freie Radikale vermeiden. Der TKTL1-Stoffwechselweg ist auch für den Schutz der Nervenzellen wichtig, die eine Rolle bei der erektilen Dysfunktion spielen.

DAS REPARATURSYSTEM DES KÖRPERS

Ihr Körper hat verschiedene Mechanismen entwickelt, um freie Radikale unschädlich zu machen. Einer davon ist Nrf2. Dieses Kürzel bezeichnet ein Signalsystem in Ihren Zellen, das die Vorläufer chronischer Krankheiten wie zum Beispiel oxidativen Stress beeinflusst. Zu diesem Signalsystem gehören Prozesse, die unter anderem mit Entgiftung, Entzündungen und Stoffwechsel zu tun haben. Außerdem reguliert Nrf2 die Expression von mehr als tausend Genen.

Nrf2 hilft Ihren Zellen, sich gegen oxidativen Stress zu schützen. Es wird aktiv, wenn Toxine und freie Radikale präsent sind. Bekannte Onkogene und Tumorsuppressor-Gene wie P53 aktivieren diesen Pfad. Wenn Nrf2 aktiviert ist, wird Glukose vorzugsweise durch den Pentosephosphatweg (PPP) verstoffwechselt, was die Produktion von NADPH und in der Folge die des Antioxidans Glutathion fördert.

Zu wenig Glukose hingegen hemmt die Nrf2-Aktivität und damit auch die Fähigkeit des Körpers, freie Radikale unschädlich zu machen.

Einige Zellen Ihres Körpers teilen sich ständig, zum Beispiel Darmepithelzellen, andere nur selten, etwa Nervenzellen. Sie fertigen so Kopien von sich selbst. Dieser Prozess, der als »Mitose« bekannt ist, ermöglicht die Bildung neuer Zellen und damit die Gesundheit, weil alte oder beschädigte Zellen ersetzt werden. Ihr Körper kümmert sich aber noch auf andere Weise um seine Zellen: mit einer Art Zellreinigung namens »Autophagie«. Im Grunde wird dabei zellulärer Müll entsorgt. Manchmal aber sind Zellen zu beschädigt, um noch repariert zu werden. In diesem Fall werden sie durch einen Prozess namens »Apoptose« abgetötet. Das ist der sogenannte programmierte Zelltod. Die Apoptose trägt unter anderem dazu bei, dass Ihr Körper beschädigte Zellen eliminiert, was ansonsten zur Präkanzerose führt, einer Vorstufe der Tumorzellbildung. Anders als gesunde Zellen können sich Krebszellen unendlich oft teilen. Und all diese Prozesse werden vom Blutzuckerspiegel auf vielfache Weise beeinflusst.

Bei der Autophagie sucht der Körper wie bei der Apoptose nach unerwünschten Zellen. Doch es gibt hier einen entscheidenden Unterschied. Die Autophagie entfernt in der Zelle defekte Zellbestandteile. Sie macht in der Zelle quasi sauber – mit dem Ziel, sie am Leben zu halten. Die Apoptose tötet sie ab. Autophagie und Apoptose arbeiten gewissermaßen Hand in Hand, damit der Körper mit problematischen Zellen fertigwird. Die Wissenschaft untersucht die Interaktion zwischen den beiden Vorgängen, die in ihrer Komplexität immer noch nicht ganz verstanden sind.

Während wir älter werden, verlangsamt sich der Mitoseprozess. Die Zellen hören auf, sich zu teilen. Dann sterben sie entweder ab oder werden »seneszent«. Diese lästigen »Zombiezellen« werden mitunter als biologisches Äquivalent zu radioaktivem Abfall bezeichnet. Sie bleiben aktiv und setzen dabei schädliche, zum Beispiel Entzündungen auslösende, Stoffe frei. Wenn sich große Mengen dieser Zombiezellen ansammeln, werden die negativen Auswirkungen im ganzen Körper spürbar.

Zu viele Zombiezellen sind ein klares Kennzeichen des Alters. Natürlich werden sie von Wissenschaftlern untersucht, um herauszufinden, wie man den Körper bei deren Beseitigung unterstützen und/oder die Freisetzung der potenziell schädlichen Stoffe unterbinden kann.

Apoptose

Die Apoptose (Zelltod) ist ein natürlicher Prozess, der in allen Lebensphasen abläuft. Sie ist Teil der Entwicklung von Gewebe und Organen im Mutterleib. Da die Apoptose an diversen chronischen Erkrankungen beteiligt ist, richtet die Wissenschaft nun ihr Augenmerk verstärkt auf sie. Wenn beschädigte Zellen nicht abgetötet werden, können sie sich nämlich zu Krebs entwickeln oder den Weg für Autoimmunerkrankungen ebnen.

DR. COYS ERKENNTNISSE Die Zerschneidung der DNA in Bruchstücke von 300 Basenpaaren ist der letzte und unwiderrufliche Schritt der Apoptose, des programmierten Zelltods. Ich habe in den 1990er-Jahren ein Enzym namens DNaseX entdeckt, das die DNA so abbaut. Sobald die DNA so in Stücke geschnitten ist, kann die Zelle sich nicht mehr teilen. Ich habe herausgefunden, dass die DNaseX-Aktivität bei Krebszellen blockiert ist. Das versetzt die Tumorzelle in die Lage, der Apoptose zu entgehen. Dies ist der erste und entscheidende Schritt auf dem Weg zu einem Tumor. Basierend auf dieser Erkenntnis, habe ich einen Bluttest entwickelt, der mithilfe von Makrophagen die Früherkennung von Tumoren ermöglicht. Makrophagen greifen Tumorzellen an, indem sie sie auffressen. Wenn in Makrophagen das DNaseX gefunden wird, sagt uns dies, dass das Immunsystem die Tumorzellen aufgefressen hat. Das DNaseX-Protein lässt sich dann in den Makrophagen nachweisen, also sozusagen im Mageninhalt der Makrophagen. Diese »flüssige Biopsie« ermöglicht es dank der Fähigkeit von Makrophagen, Tumorzellen nachzuweisen und Tumoren sehr früh zu erkennen, noch bevor sie sich zu einem Krebsgeschwür, das Metastasen bildet, weiterentwickelt haben. Das ist ein Durchbruch in der Früherkennung von Tumoren, weil diese Methode unser Immunsystem und seine Fähigkeit nutzt entartete Zellen mittels einer Blutprobe nachzuweisen.

TEIL 2

Zivilisationskrankheiten

Krankheiten des Lebensstils

Wenn es einen Faktor gibt, der die gesundheitlichen Trends der letzten Hälfte des 20. Jahrhunderts und der ersten Jahre des 21. Jahrhunderts charakterisiert, dann ist es der dramatische Anstieg sogenannter »Lebensstilkrankheiten« wie Adipositas, Typ-2-Diabetes, Herzkrankheiten und Alzheimer, die es nach entwicklungsgeschichtlichen Maßstäben bis vor Kurzem noch gar nicht gab. Parallel dazu erhöhte sich auch die Krebsrate deutlich. All diese Zivilisationskrankheiten sind in den letzten beiden Jahrzehnten weiter angestiegen. Natürlich liegt dies auch an unserer höheren Lebenserwartung – in früheren Zeiten hatten die meisten Menschen gar keine Gelegenheit, an altersbedingten Störungen zu erkranken, weil sie schon vorher starben. Im Laufe der Zeit wurde allerdings klar, dass auch andere Faktoren bei diesen chronischen Krankheiten eine Rolle spielen. Die Krebsrate bei Kindern ist im Vergleich zu alten Menschen gering. Interessant ist allerdings, dass die Krebsrate der verschiedenen Organe generell mit dem Alter ansteigt, aber die Herzkrebsrate diesen altersbedingten Anstieg nicht aufweist. Das Auftreten von Herzkrebs ist so selten, dass es in der Umgangssprache Herzkrebs im Gegensatz zu Darm-, Brust- und Prostatakrebs gar nicht gibt. Wieso es so selten Herzkrebs gibt, lässt sich sehr gut mit dem Fehlen von TKTL1 im Herzen und der Festlegung auf den Verbrennungsstoffwechsel erklären. Die aktuelle Forschung zeigt, dass unser heutiger Lebensstil – die ungesunde Ernährung, das viele Sitzen und die Umweltgifte – für die hohen Raten chronischer Erkrankungen, aber auch für Diabetes und Krebs verantwortlich ist.

Der Begriff »Zivilisationskrankheiten« wurde erstmals in einem 1964 in der Fachzeitschrift *The Lancet* veröffentlichten Artikel verwendet. Er wurde von John Yudkin geprägt, einem britischen

Biochemiker mit einem starken Interesse an Ernährung. Dr. Yudkin kannte die Ernährungswissenschaft seiner Zeit. Seine Schlussfolgerungen spiegelten den damaligen Stand der Forschung wider, die in puncto moderner Ernährung Alarm schlug. Über die Jahrtausende hat sich unser Körper Schritt für Schritt der verfügbaren Nahrung angepasst, damit unser Stoffwechsel das Nahrungsangebot verwerten konnte. Mit der Industrialisierung und weiteren technischen Fortschritten musste diese Anpassung immer schneller erfolgen. Unser Körper konnte mit diesen Veränderungen nicht Schritt halten – und das bahnte den Krankheiten den Weg.

Dr. Yudkin nannte als Gründe für diesen Wandel den wachsenden Wohlstand und den damit verbundenen Anstieg des Zuckerkonsums, vor allem in Form von verarbeiteten Nahrungsmitteln. Denn Zivilisationskrankheiten gab es nicht, solange die Menschen sich vollwertig ernährten. Während sich die westliche Ernährungsweise über die ganze Welt verbreitete, taten dies auch die entsprechenden Krankheiten. Dr. Yudkin identifizierte schon vor mehr als fünfzig Jahren die Kohlenhydrate – vor allem den Raffineriezucker – als gemeinsamen Nenner von Adipositas, Diabetes und Herz-Kreislauf-Erkrankungen.

Im Laufe der Zeit bestätigten immer mehr Studien Dr. Yudkins Resultate. Übermäßig Zucker zu verzehren, ist der Nährboden einer ganzen Reihe von Krankheiten. Wenn Ihr Körper mit zu viel Zucker konfrontiert ist, bringt dies Ihren Stoffwechsel, Ihr Hormonsystem und selbst Ihr Gehirn durcheinander. Ein dauerhaft hoher Blutzuckerspiegel führt zu Glukoseintoleranz, Insulinresistenz und Hyperinsulinämie. Das wiederum erhöht das Risiko für zahlreiche Krankheiten wie Adipositas, Diabetes, nicht alkoholische Fettleber, Alzheimer, Herz-Kreislauf-Erkrankungen und verschiedene Formen von Nierenkrankheiten und nicht zuletzt auch Krebs. Ein übermäßiger Zuckerkonsum zieht einen hohen Harnsäurespiegel nach sich, der ebenfalls Krankheiten verursacht, zum Beispiel Gicht und Nierensteine. Als Folge des erhöhten Blutzuckers kommt es zu erhöhten Insulinspiegeln, die wiederum erhöhten Blutdruck auslösen.

Älter, aber nicht besser

Heute leben wir zwar länger, aber nicht unbedingt besser. Die Gefahr einer chronischen Erkrankung steigt mit jedem Jahr. Praktisch bedeutet das für viele Menschen, dass sie im Alter mit Krankheit und Behinderung leben müssen. Aktuell kann der Durchschnittsbürger in Nordamerika und der Europäischen Union erwarten, achtzig Jahre zu leben. Und er muss damit rechnen, während der letzten zehn Jahre wenigstens unter einer chronischen Erkrankung zu leiden. Globale Statistiken zeigen, dass Menschen außerhalb der USA im Durchschnitt neun Jahre lang mit Krankheit oder Behinderung zu kämpfen haben. In den USA ist die Situation noch schlimmer. Ein typischer Amerikaner muss sich auf zwölf Jahre mit schlechter Gesundheit einstellen.

In den Vereinigten Staaten haben 80 Prozent der Menschen über 65 zumindest eine chronische Erkrankung und die Anzahl jener, die wegen mehrerer Störungen behandelt werden müssen, steigt ständig an. Eine Studie von 2019 geht davon aus, dass mindestens 90 Prozent der amerikanischen Bevölkerung Stoffwechselstörungen haben. Die Wissenschaftler gründeten ihre Schätzung auf verschiedene Marker, zu denen beispielsweise der Blutdruck, der Blutzuckerspiegel, die Anzahl der Triglyzeride und der Taillenumfang zählen. Ähnliche, wenn auch nicht ganz so dramatische Zahlen gibt es aus der EU und dem Vereinigten Königreich.

Eine 2026 veröffentlichte Studie an Patienten in deutschen Hausarztpraxen zeigt, dass chronische Erkrankungen bei Menschen über 65 oft auftreten. Als häufigste Störung stellte sich Bluthochdruck heraus (65,7 Prozent der Männer, 66,1 Prozent der Frauen). Mehr als 25 Prozent der Patienten litten unter vier oder mehr chronischen Störungen.

Eine Studie, erschienen 2017 im Journal *Lancet*, zeichnet nach, wie gut die Menschen in den verschiedenen Ländern der Welt altern. Es gab enorme Unterschiede, auch zwischen Ländern mit hohem Einkommen. Die Forscher betrachteten hierfür in 195 Ländern 92 altersbedingte Krankheiten wie kardiovaskuläre Störungen und Krebsarten. Vor allem interessierten sie sich für Störungen, an denen üblicherweise Menschen über 65 leiden. Und sie stellten fest, dass manche Menschen schon mit 35 davon betroffen waren. Aufgrund dieser Daten lässt sich sagen, dass die gesündesten Menschen in Japan und der Schweiz leben. In diesen Ländern muss der Großteil der Bürger mit solchen Problemen erst rechnen, wenn sie 76 Jahre und älter sind. Die US-Amerikaner hingegen trifft es bereits mit 68,5 Jahren, was die USA auf Platz 54 im globalen Ranking verweist. Und das, obwohl sie als das reichste Land der Welt gelten.

Weltweite Ernährungsumstellung

In aller Welt ändern sich mittlerweile die Ernährungsgewohnheiten. Die Menschen verzehren weniger natürliche, vollwertige Lebensmittel und immer mehr verarbeitete Nahrung mit einem hohen Anteil an Salz, Zucker und ungesunden Fetten. Das trifft vor allem auf besagte ultrahochverarbeitete Nahrungsmittel (UPFs) zu. Und es gibt eine Menge Belege dafür, dass diese Nahrungsmittel mit unserer sich verschlechternden Gesundheit zu tun haben, weil sie Übergewicht und Adipositas fördern. Ihr Konsum wird auch mit einer verkürzten Lebensdauer in Verbindung gebracht.

Doch der Verzehr von UPFs variiert von Land zu Land. Menschen in Nordamerika verzehren am meisten, wobei es keinen großen Unterschied zwischen den Vereinigten Staaten und Kanada gibt. Etwa 58 Prozent der in den USA konsumierten Kalorien stammen aus Hochverarbeitetem, in Kanada sind es durchschnittlich 46 Prozent. In beiden Ländern lässt die Tatsache, dass immer mehr Kinder darauf zurückgreifen, die Alarmglocken schrillen. Bei Kindern in Nordamerika stammt fast die Hälfte der täglich aufgenommenen Kalorien aus UPFs. Damit steigt auch ihr Risiko, fettleibig und krank zu werden.

Eine Studie von 2022, die im *European Journal of Nutrition* publiziert wurde, zeigte, dass der Konsum solcher industriell gefertigten Nahrungsmittel in den 27 Ländern der Europäischen Union und Großbritannien ganz unterschiedlich verbreitet ist. In Italien und Rumänien stehen sie für 14 Prozent des täglichen Verzehrs, wohingegen in Schweden und im Vereinigten Königreich 44 Prozent der Nahrungsmittel und Getränke hochverarbeitet sind. Es gibt dazu nur wenige Daten aus nicht industrialisierten Ländern, aber die Forschung zeigt, dass UPFs auch dort immer häufiger verfügbar sind und konsumiert werden, was zum Teil an der forcierten Vermarktung durch multinationale Konzerne liegt.

Wir können viel über die Stoffwechseleffekte ungesunder Ernährung lernen, wenn wir uns mit indigenen Völkern beschäftigen. Bei den Native Americans, den Inuit und den Völkern aus dem südlichen Pazifik war Diabetes bis in die späten 1960er-Jahre hinein unbekannt. Dann aber trat auch bei ihnen ein deutlich erhöhter Blutzuckerspiegel auf. Heute sind Glukoseintoleranz und

Diabetes bei indigenen Gruppen ein enormes gesundheitliches Problem. Dieser rasante Anstieg passt zu der zunehmenden Ernährung westlichen Stils mit hohem Zuckergehalt und einer sitzenden Lebensweise. Die Konsequenzen sind erschreckend: ein krasses Missverhältnis zwischen traditioneller Lebensweise und aktuellen Umwelteinflüssen, das zu Krankheiten führt.

In der nicht industrialisierten Welt ist eine Mangelernährung gewöhnlich durch Nahrungsmittelknappheit begründet. In den industrialisierten Ländern sind die Gründe andere. UPFs enthalten viele Kalorien, jedoch wenig Nährstoffe. Das heißt, dass viele Menschen mehr Kalorien als nötig zu sich nehmen, aber nicht die Nährstoffe bekommen, die sie für ihre Gesundheit brauchen. Diese Form von Unterernährung nennt man »hochkalorische Mangelernährung«.

Schlechte Gesundheit wird weitergegeben

Dank eines relativ neuen Wissenschaftszweigs namens »Entwicklungsursprünge von Gesundheit und Krankheit« (*Developmental Origins of Health and Disease* [DOHaD]) wissen wir heute, dass die Auswirkungen von schlechter Ernährung an die nachfolgenden Generationen weitergegeben werden. Ein Fötus ist besonders anfällig für Umwelteinflüsse, da seine Organe und körperlichen Systeme eben noch in der Entstehung begriffen sind. In dieser Zeit ist seine Entwicklung das, was man »plastisch« nennt, also beeinflussbar.

Aufgrund dieser Plastizität hat eine Mangelernährung Folgen für den Fötus. Bekommt er nicht die nötigen Nährstoffe, wird die Entwicklung seiner Organe negativ beeinflusst. Mittlerweile belegen viele Studien, dass einige der häufigsten chronischen Krankheiten auf diese »Entwicklungsprogrammierung« zurückgehen. Die dabei auftretenden Veränderungen schlagen sich schon beim

Ungeborenen nieder und beeinflussen seinen Stoffwechsel ein Leben lang. Darüber hinaus können diese Effekte durch *epigenetische* Anpassungen an künftige Nachkommen weitergegeben werden.

Als die Forschung Aufzeichnungen über den holländischen Hungerwinter 1944/45 auswertete, stellte man fest, dass die Mangelernährung der damaligen Schwangeren epigenetische Veränderungen verursacht hatte, die bei den erwachsenen Kindern zu Übergewicht und Insulinresistenz führten. Auch die Ergebnisse von Forschungsarbeiten zu den Auswirkungen des Zuckermangels in Großbritannien nach dem Zweiten Weltkrieg zeigen eine Verbindung zwischen dem Zuckerkonsum der Schwangeren und epigenetischen Veränderungen. Die Forscher fanden heraus, dass der Zuckerkonsum der Mutter während der ersten tausend Lebenstage des Kindes (beginnend mit der Empfängnis) eine entscheidende Rolle dabei spielte, ob das Kind später im Leben einen gestörten Stoffwechsel haben würde.

Die britische Studie, die 2024 in der Fachzeitschrift *Science* veröffentlicht wurde, verglich die Gesundheit von etwa 60 000 Menschen, darunter solche, bei denen Empfängnis und Geburt in die Zeit der Zuckerrationierung fielen. Nach Aufhebung der Rationierung stieg der Zuckerkonsum dramatisch an. Eine im Anschluss durchgeführte Untersuchung an Personen zwischen 50 und 60 Jahren ergab, dass jene, die zur Zeit der Rationierung noch nicht geboren oder Säuglinge gewesen waren, im Vergleich mit den später Geborenen eine um 35 Prozent geringere Wahrscheinlichkeit hatten, an Typ-2-Diabetes zu erkranken. Zudem wiesen sie eine um 20 Prozent geringere Wahrscheinlichkeit auf, Bluthochdruck zu entwickeln.

In den USA haben mittlerweile drei Generationen hohe Mengen von zucker- und stärkehaltigen ultrahochverarbeiteten, aber nährstoffarmen Nahrungsmitteln konsumiert. Während Väter die Anfälligkeit für Zivilisationskrankheiten über epigenetisch veränderte oder geschädigte Spermien weitergeben, übt der Gesundheitszustand der Mutter den größten Einfluss während der ersten tausend Tage des Kindes aus. Ein Fötus ist davon abhängig, dass seine Mutter ihren Nährstoffbedarf stillt. Wenn aber die Mutter bereits mangelernährt ist, kann sie den Fötus nicht mit dem versorgen, was er braucht. Forschungsarbeiten zeigen, dass ein mangelernährter Fötus bei der Geburt durchaus gesund wirken kann, letztlich aber fehlt es ihm an Substanz, was ihn für künftige Krankheiten anfälliger macht. Nährstoffdefizite der Mutter während der Schwangerschaft werden daher mit Stoffwechselstörungen bei den Nachkommen in Verbindung gebracht.

Obwohl die Forschungsarbeiten hier noch in den Kinderschuhen stecken, gibt es erste Belege dafür, dass sich die gesundheitlichen Bruchstellen im beginnenden Erwachsenenalter zeigen. Die Adoleszenz ist eine Zeit des Wachstumsschubs. In dieser Situation brauchen junge Menschen mehr als je zuvor eine gesunde Ernährung, nur um diese turbulente Zeit zu bewältigen. Gleichzeitig haben sie vermehrt Zugang zu ungesundem Essen und werden von der Werbung oder von Gleichaltrigen massiv beeinflusst. Diese und andere Faktoren führen zu einem erhöhten Konsum von hochverarbeiteter Nahrung, vor allem von Limonaden und Energydrinks. So zeigen Statistiken der Centers of Disease Control and Prevention (CDC), dass zwei Drittel der Jugendlichen in den USA mindestens ein zuckerhaltiges Getränk (wie Limonade) am Tag zu sich nehmen und einige sogar deutlich mehr. Forschungsarbeiten aus dem Vereinigten Königreich weisen darauf hin, dass junge Menschen im Alter zwischen elf und achtzehn Jahren im Jahr durchschnittlich 234 Dosen Softdrinks leeren.

Eine 2022 veröffentlichte Studie an Heranwachsenden in Brasilien belegt, dass diese über 25 Prozent ihrer täglichen Kalorienzufuhr mit hochverarbeiteten Lebensmitteln bestreiten. (Und die Forscher geben außerdem an, dass dieser Wert unter dem Durchschnitt liegt.) Die Studie sieht hier einen Zusammenhang zwischen der Ernährung und erhöhten Entzündungswerten, oxidativem Stress und Stoffwechselstörungen. In dieser Gruppe waren die Entzündungsmarker wie Leptin und C-reaktives Protein deutlich erhöht. Die Forscher schrieben dies dem hohen Maß an einfachen Kohlenhydraten (Zucker) und gesättigten Fetten in hochverarbeiteten Nahrungsmitteln zu. Die Studie verweist besonders darauf, dass solche hohen Werte bei den Entzündungsmarkern üblicherweise zu Krankheiten führen, unter anderem zu Herz-Kreislauf-Erkrankungen, Adipositas, Diabetes mellitus und bestimmten Krebsformen. Andere Studien bringen die Ernährungsgewohnheiten der Heranwachsenden – zu viel Zucker und leere Kalorien – in Verbindung mit hohen Entzündungswerten.

Wissenschaftler sagen voraus, dass die heutige Jugend die erste Generation sein wird, die kürzer lebt als ihre Eltern. Zwei große Studien, die im *British Medical Journal* veröffentlicht wurden, sehen einen Zusammenhang zwischen hochverarbeiteter Nahrung und einem erhöhten Risiko für einen vorzeitigen Tod.

Es geht jedoch um mehr als nur um zu viel Zucker. Denn der übermäßige Zuckeranteil in hochverarbeiteten Nahrungsmitteln ist nicht das einzige Element, das zu schlechter Gesundheit führt. UPFs enthalten darüber hinaus viele ungesunde Fette und zu viel Salz. Ein weiteres Problem ist das, was sie *nicht* enthalten: unzählige Mikronährstoffe. Denn eine gesunde Ernährung liefert eine ganze Bandbreite an Vitaminen, Mineral-, sekundären Pflanzen- und natürlich Ballaststoffen.

Erinnern Sie sich noch an den Skorbut? Vermutlich haben Sie im Geschichtsunterricht davon gehört. Während der großen Entdeckungen, die im 16. Jahrhundert begann, waren Seefahrer häufig lange Zeit auf großer Fahrt. Sie entwickelten dabei unerwartete Symptome wie Zahnfleischbluten, gelblich blasse Haut und Wunden, die nicht heilten. Im 18. Jahrhundert fand man durch Experimentieren heraus, dass diese Symptome nicht auftraten, wenn die Betroffenen regelmäßig Zitrusfrüchte verzehrten. Und so begannen die Briten, ihre Schiffe mit Zitronen und Limetten zu verproviantieren, weshalb man die britischen Seeleute *limeys* nannte, »Limettenjungs«. Der Skorbut ging in der Folge deutlich zurück.

Heute wissen wir, dass Skorbut durch einen Mangel an Vitamin C verursacht wird. Die Krankheit wirkt sich auf zahlreiche körperliche Systeme aus und kann unbehandelt zum Tod führen. Dank der breiten Verfügbarkeit von Vitamin C in den Industrieländern ist der Skorbut dort Geschichte. Doch einige krasse Fälle auch in solchen Ländern – wie Australien, den USA, dem Vereinigten Königreich und Kanada – zeigen, dass der Skorbut zurückkehrt. In den nördlichen Gemeinden Kanadas, wo frisches Obst und Gemüse knapp sind, treten vermehrt Fälle der Erkrankung auf. In einer dieser Gemeinden behandelten die Ärzte 27 Fälle in nur sechs Monaten.

Doch der Skorbut tritt auch im urbanen Umfeld wieder auf, wo die soziale Isolation und die hohen Kosten frischer Lebensmittel offensichtlich eine Rolle spielen. Die Menschen verzehren häufig industriell gefertigte Nahrung, weil diese besser verfügbar und billiger ist als vollwertige. Forschungsarbeiten aus dem Vereinigten Königreich gehen davon aus, dass gut 25 Prozent der Menschen mit einem geringen sozioökonomischen Status einen Vitamin-C-Mangel aufweisen. Anders gesagt: Faktoren wie Preis und Verfügbarkeit (man spricht hier von *food deserts* oder »Lebensmittelwüsten«) führen dazu, dass Menschen nährstoffarme Lebensmittel essen. Fallstudien zu einzelnen Skorbuterkrankungen führen diese auf einen hohen Konsum an hochverarbeiteter Nahrung zurück.

Killing us softly

In vielerlei Hinsicht gibt das Leben in den Industrieländern des 21. Jahrhunderts Rätsel auf. Für gut zwei Jahrhunderte haben Entwicklungen im Gesundheitssystem wie bessere Hygiene, Impfungen, Programme zur Nahrungsmittel- und Wassersicherheit sowie medizinische Fortschritte dazu geführt, dass übertragbare Krankheiten zurückgingen und unsere Lebenserwartung stieg. Gleichzeitig aber versetzte uns die Technik in die Lage, unsere weniger gewinnenden Seiten zu pflegen – dank eines Angebots an Dauerunterhaltung, für die wir uns nicht mehr vom Sofa erheben müssen, und der Möglichkeit der Instant-Befriedigung durch Fast Food.

In anderen Worten: Dank unserer überragenden Intelligenz leben wir heute länger. Das Problem dabei ist, dass wir nicht unbedingt ***besser*** leben. Die meisten Bürger der industrialisierten Welt werden ihre »goldenen Jahre« mit zahlreichen Krankheiten verbringen. Aber das muss nicht so sein. Heute haben wir einen guten Überblick darüber, was chronische Erkrankungen auslöst. Und wir haben eine Blaupause für praktikable Strategien, die uns ein längeres, gesünderes, produktiveres und glücklicheres Leben ermöglichen.

4

Die üblichen Verdächtigen

Weiß man, wie unser Körper Zucker verstoffwechselt, versteht man auch, warum es unsinnig wäre, Zucker aus unserer Ernährung zu verbannen. Zucker ist der Treibstoff des Gehirns. Und er stellt sicher, dass unser Körper alles hat, was er braucht, um neue Zellen zu bilden und beschädigte zu reparieren. Doch eine Überdosis an jenen Zuckern, die in unserer modernen Ernährung so reichlich vorhanden sind, läuft unserem »urzeitlichen Stoffwechsel« zuwider. Dieses Missverhältnis führt zu einer Vielzahl an Stoffwechselstörungen, von Übergewicht und Typ-2-Diabetes bis hin zu Herzerkrankungen, Schlaganfällen und Krebs.

ÜBERGEWICHT

Übergewicht ist vermutlich das überzeugendste Beispiel für die Folgen unseres modernen Lebensstils. In den letzten Jahrzehnten stiegen die Fälle von Übergewicht dramatisch an. Mittlerweile verwenden viele Experten den Begriff »Epidemie«, wenn sie von Fettleibigkeit oder Adipositas sprechen. Der Weltgesundheitsorganisation WHO zufolge hat sich die Fettleibigkeit bei Erwachsenen seit 1990 mehr als verdoppelt. Fast die Hälfte der Erwachsenen (43 Prozent der Männer, 44 Prozent der Frauen) sind übergewichtig, in den Ländern mit westlichem Lebensstil noch mehr. WHO-Daten zeigen, dass in Südostasien und Afrika 31 Prozent der Bewohner zu schwer sind, auf dem amerikanischen Kontinent hingegen 67 Prozent.

Obwohl Übergewicht früher auf Länder mit hohem Einkommen beschränkt schien, steigen die Zahlen nun auch in solchen mit niedrigem und mittlerem Einkommen an, in denen der Wohlstand allmählich ansteigt. Zur Fettleibigkeit tragen verschiedene Faktoren bei, aber die Experten sind sich einig, dass der Hauptfaktor unsere *adipogene* Umwelt ist.

Die wachsende Prosperität hat weltweit zu dieser Situation geführt. So steigt die Zahl der Betroffenen in Afrika, Indien und China erschreckend schnell. Gründe sind unter anderem der Zuzug in die urbanen Zentren und das gestiegene frei verfügbare Einkommen. Schon greifen die Menschen zu hochverarbeiteten Nahrungsmitteln, während die Technik gleichzeitig zu einem sitzenden Lebensstil verführt.

In den 36 Ländern, die zur OECD (Organization for Economic Cooperation and Development) gehören, mit Mitgliedern in Europa, Nord- und Südamerika sowie Asien, ist einer von zwei Erwachsenen und eines von drei Kindern übergewichtig. Und dieser Trend setzt sich fort. 1970 waren in den USA etwa 15 Prozent der Bewohner adipös. Heute ist es fast ein Drittel.

Besonders besorgniserregend ist der dramatische Anstieg des Übergewichts bei Kindern und Jugendlichen. Weltweit hat sich die Zahl der übergewichtigen Heranwachsenden zwischen fünf und achtzehn Jahren von nur 8 Prozent im Jahr 1990 auf 20 Prozent im Jahr 2022 vervielfacht. In China sind mittlerweile 8,3 Prozent der Kinder unter fünf Jahren übergewichtig oder fettleibig, in den Vereinigten Staaten liegt diese Zahl bei 8,8 Prozent.

Eine 2024 veröffentlichte Studie an 1500 spanischen Kindern im Alter von drei bis sechs Jahren sieht einen Zusammenhang zwischen einer Ernährung mit hochverarbeiteten Lebensmitteln und Übergewicht beziehungsweise dem Risiko für Stoffwechselkrankheiten wie Diabetes. Neben verschiedenen anderen kardiometabolischen Risikofaktoren wogen die Kinder, die am meisten UPFs verzehrten, mehr und hatten mehr Bauchfett als ihre Altersgenossen, die sich gesünder ernährten. Sie hatten auch einen höheren Nüchternblutzucker. Was den Forschern besondere Sorgen bereitete, war der Zusammenhang zwischen hohem Blutzuckerspiegel, Fettsucht und niedrigem HDL-Wert (das »gute« Cholesterin) bei so jungen Menschen. Sie sahen darin die Vorläufer ernsthafter Erkrankungen im späteren Leben.

Die adipogene Umwelt

Experten haben zahlreiche Umweltfaktoren ausgemacht, die zu Übergewicht führen. Man bezeichnet dies im Allgemeinen als »adipogene Umwelt«. Damit sind Faktoren wie die ständige Verfügbarkeit von hochverarbeiteter Nahrung sowie die intensiven, speziell auf Kinder und Jugendliche zugeschnittenen Werbekampagnen gemeint, die die Hersteller fahren, um ihre Produkte zu vermarkten. Außerdem zählen noch die technischen »Errungenschaften« dazu, die einen sitzenden Lebensstil fördern.

DR. COYS ERKENNTNISSE Unsere Jäger-Sammler-Vorfahren konnten wie gesagt nicht mit einer ständigen Verfügbarkeit von Nahrung rechnen und mussten oft hungern. Diese Fastenzeiten erlaubten ihnen aber, das gespeicherte Fett zu verbrennen. Heute steht den meisten Menschen in den industrialisierten Ländern zu viel Nahrung zur Verfügung. Und wir neigen dazu, unser

Leben im Sitzen zu verbringen. Unsere Vorfahren kostete es Mühe und Anstrengung, um genug Energie zum Überleben herbeizuschaffen. Wir hingegen konsumieren weit mehr Kalorien, als wir verbrauchen können – eine potenziell tödliche Situation.

EINE TICKENDE ZEITBOMBE

Bei Fettleibigkeit geht es um mehr als nur um Übergewicht. Sie gilt auch als »tickende Zeitbombe«, die irgendwann zu chronischen Erkrankungen führt. Adipöse Menschen haben ein erhöhtes Risiko für viele chronische Krankheiten: Bluthochdruck, Diabetes, Herz-Kreislauf-Erkrankungen und verschiedene Krebsarten. Übergewicht kann Ihr Risiko, an Krebs zu erkranken, um sage und schreibe 30 Prozent erhöhen. Außerdem verkürzt es wahrscheinlich Ihre Lebenserwartung. Ein wesentlicher Risikofaktor ist hierbei ein erhöhter Blutzuckerspiegel und die damit verbundene Insulinresistenz und Hyperinsulinämie, die der aktuellen Epidemie chronischer Krankheiten zugrunde liegt.

Männer mit hohem Risiko für Insulinresistenz

In Nordamerika liegt die durchschnittliche Taillenweite bei Männern über 25 bei 100 Zentimetern. Eine Taillenweite von mehr als 100 Zentimetern spricht für eine Insulinresistenz.

Zu viel Zucker macht fett

Forschungsarbeiten zeigen einen klaren Zusammenhang zwischen der Menge an Zucker, die wir verzehren, und unserem Gewicht. Haushaltszucker sowie der stark fruktosehaltige Sirup sind kalorienreich und nährstoffarm. Große Mengen Zucker zu sich zu nehmen, führt unweigerlich zu einem Zuviel an Kalorien. Wenn Ihr Körper diese überschüssige Energie nicht verbrauchen kann, wird sie als Fett gespeichert. Zu viel Raffineriezucker (und Stärke) in der Nahrung führt zu einem hohen Blutzuckerspiegel, zu starker Insulinausschüttung und schließlich zu Insulinresistenz.

Manche Zuckerarten stabilisieren den Blutzucker
Raffinierte Zuckerarten (zu denen auch Stärke zählt) jagen den Blutzucker in die Höhe. Bei einigen anderen Zuckerarten hingegen wie Tagatose, Galaktose, Allulose, Isomaltulose, Ribose, Trehalose und Mannose tritt dieser Effekt nicht auf. Diese funktionellen Zucker (siehe Kapitel 7) werden entweder gar nicht oder kaum von unserem Stoffwechsel genutzt und ausgeschieden oder nur langsam in Glukose umgewandelt, was Blutzuckerspitzen verhindert und den Blutzuckerspiegel stabilisiert. Trehalose und Isomaltulose liefern Glukose auf konstante Weise und versorgen das Gehirn gleichmäßig mit Glukose, das es braucht, um funktionieren und sich schützen zu können. Wenn Sie also Ihren Glukosespiegel stabil halten, dürfen Sie gleichzeitig mehr Kalorien für Ihre Ernährung einplanen – vorausgesetzt, diese enthalten Ballaststoffe, Fette, Proteine oder funktionelle Zucker.

Hoher Blutzucker zieht eine Insulinausschüttung nach sich, um den Blutzucker wieder zu senken. Insulin signalisiert dem Körper, dass er genug Energie für Entwicklung und Reparatur zu seiner Verfügung hat. Bleibt die Insulinausschüttung aber dauerhaft hoch, dann wird dieses Signalsystem aus dem Gleichgewicht gebracht. Insulin ist ein Wachstumshormon. Zu viel davon fördert die Umwandlung von Zucker in Fett und dessen Speicherung als Fett.

DR. COYS ERKENNTNISSE Wenn Sie viel Zucker essen, wird der Überschuss als Glykogen in der Leber oder in den Muskeln gespeichert. Dieses wird dann freigesetzt, wenn der Körper Energie braucht. Überschüssigen Zucker als Glykogen zu speichern, ist ein effizienter Weg, den Blutzucker stabil zu halten. Aber wenn Ihre Glykogenspeicher voll sind – was immer der Fall ist, wenn viel Zucker verzehrt wird –, steht diese Möglichkeit nicht mehr zur Verfügung. Dann wandelt der Körper den überschüssigen Zucker in Fett um.

Zucker, die beim Gewichtsverlust helfen

Galaktose und Tagatose sind natürliche Zucker, die den Gewichtsverlust unterstützen. Eine Studie an übergewichtigen Frauen, von denen einige sogar stillten, belegte, dass Galaktose den Gewichtsverlust unterstützt und gleichzeitig Blutzucker und Insulin in Balance hält. Eine andere Studie zeigte, dass der Verzehr von täglich 15 Gramm (4 Teelöffel oder 20 Milliliter) Tagatose über zwölf Monate für einen durchschnittlichen Gewichtsverlust von 5,1 Kilogramm sorgte. Tagatose ist schon deshalb ungewöhnlich, weil dieser Zucker einen löslichen Ballaststoff darstellt und sehr wenig Kalorien hat. Herkömmliche Ballaststoffe wie in der Nahrung, zum Beispiel im Vollkornbrot, begrenzen auf natürliche Weise die Kalorien, die Ihr Körper aufnimmt, weil Sie davon schneller satt werden, deswegen weniger essen und damit weniger Kalorien aufnehmen.

Bauchfett und Entzündungen

Die Risiken, die mit Übergewicht verbunden sind, erhöhen sich, wenn sich der Großteil um Ihre Taille herum anlagert. Wir kennen dies als »Viszeral-« oder »Bauchfett«, das zu allem Überfluss auch biologisch aktiv ist. Es produziert verschiedene Substanzen, die zur Krankheitsentwicklung beitragen. Viele von ihnen, unter anderem die Zytokine, bestimmte Enzyme und Hormone, führen zu Entzündungen.

Diese entzündlichen Substanzen ebnen chronischen Entzündungen den Weg. Ein ständiger Entzündungszustand wiederum ist eng verknüpft mit der Entstehung einer Insulinresistenz. Die Körperchemie dahinter ist komplex, aber letztlich entsteht so ein Teufelskreis: Der Überschuss an Glukose, die Insulinresistenz und die freien Radikale werden zur Norm und sorgen für Dominoeffekte im ganzen Körper.

Je übergewichtiger Sie sind, desto problematischer sind die Entzündungen. Bauchfett wird mit Typ-2-Diabetes und Herz-Kreislauf-Erkrankungen in Verbindung gebracht. Von Übergewicht verursachte Entzündungen scheinen auch für verschiedene Lebererkrankungen verantwortlich zu sein. Dazu gehört zum Beispiel die nicht alkoholische Fettleber (NAFL), die zu einer nicht alkoholischen Steatohepatitis führen kann, einer fortgeschrittenen Form der NAFL-Krankheit, aber auch zur Leberzirrhose.

Ein ständig erhöhter Blutzucker setzt eine Kettenreaktion in Gang. Sobald die TKTL1-Fermentation aktiviert wird, entsteht Milchsäure. Diese wiederum facht die Entzündungen weiter an, bis es zu Veränderungen in der Expression mehrerer Gene kommt, die unter anderem mit Insulinresistenz zu tun haben.

Anders als Glukose heizt Fruktose die Insulinausschüttung nicht an. Doch überschüssige Fruktose, vor allem in Form von stark fruktosehaltigem Sirup, ist mindestens genauso problematisch für Ihre Gesundheit. Fruktose kann nicht von Skelettmuskeln als Treibstoff verwendet werden, sodass die sie nicht so einfach durch sportliche Aktivitäten verbraucht wird. Stattdessen muss Fruktose zunächst in der Leber in Glukose umgewandelt werden, um diese dann im Skelettmuskel verwenden zu können. Wenn kein Energiebedarf besteht, wird Fruktose in der Leber sehr leicht als Fett gespeichert, was dazu beiträgt, dass Fettlebererkrankungen begünstigt werden. Wie bereits gesagt ist die Fruktose ein Zucker, der direkt als Ausgangsmaterial für den TKTL1-Stoffwechselweg benutzt wird, was erklärt, warum sie hierüber für die Fettbildung als auch Entzündungsprozesse verantwortlich ist.

Wenn Fruktose in verarbeiteten Nahrungsmitteln wie zuckrigen Softdrinks vorhanden ist, fördert sie damit direkt die Fettbildung in der Leber, was die nicht alkoholische Fettleber und Übergewicht erleichtert. Außerdem sollten wir uns merken, dass fruktosehaltiger Sirup (das Süßmittel der Wahl bei Softdrinks) erwiesenermaßen appetitanregend wirkt, sodass Sie mehr essen, um satt zu werden. So verzehren Sie immer mehr Kalorien.

Eine gesunde Ernährung und regelmäßiger Sport wirken Entzündungen entgegen. Die mediterrane Ernährung, bei der viele vollwertige Nahrungsmittel wie Gemüse, Vollkorn, Obst und gesunde Fette verzehrt werden, ist gründlich untersucht worden. Sie ist wirksam, was die Linderung entzündlicher Erscheinungen angeht. Umgekehrt hat die Wissenschaft auch festgestellt, dass eine Ernährung auf Basis hochverarbeiteter Lebensmittel Entzündungen eher anheizt. Und noch etwas: Zigarettenrauch wird ebenfalls mit hohen Entzündungswerten in Verbindung gebracht.

Es geht um mehr als nur um Übergewicht

Obwohl Übergewicht mit zahlreichen Leiden einhergeht, zeigt die Forschung, dass schon der Zuckerkonsum an sich die Entwicklung von Krankheiten fördert, unabhängig davon, ob Sie nun übergewichtig sind oder wie viele Kalorien Sie zu sich nehmen. 2015 wertete eine Studie globale Daten aus und stellte einen Zusammenhang zwischen dem Konsum von mit den üblichen Zuckern gesüßten Softdrinks und Typ-2-Diabetes fest, der vom Gewicht der Probanden unabhängig war. Des Weiteren brachte die Studie diese Getränke in Verbindung mit Krebs und Herz-Kreislauf-Erkrankungen.

Kardiometabolisches Syndrom

Mediziner sprechen häufig vom kardiorenal-metabolischen oder kürzer kardiometabolischen Syndrom. Das ist der Fachbegriff für eine Reihe von Stoffwechselstörungen, die durch Phänomene wie Insulinresistenz, hohes »schlechtes« LDL-Cholesterin und hohem Blutdruck gekennzeichnet sind. Diese Probleme haben einen gemeinsamen Nenner: Fettleibigkeit und die entzündlichen Erscheinungen, die durch zu viel Bauchfett entstehen. Das Zusammenwirken dieser Fehlfunktionen legt den Grundstein für die Entwicklung potenziell tödlicher Erkrankungen wie die des Herz-Kreislauf-Systems.

LEPTIN: DAS »ÜBERGEWICHTSHORMON«

Leptin ist ein Hormon, das von den Fettzellen des Körpers produziert wird. Es beeinflusst, wie viel Sie essen und wie stark Sie zunehmen. Es ebnet der Fettleibigkeit den Weg. Je übergewichtiger Sie sind, desto höher ist vermutlich Ihr Leptinspiegel.

Leptin wird häufig als Sättigungshormon bezeichnet. Im Grunde stimuliert es das Gehirn, Hormone auszuschütten, die Ihnen das Gefühl geben, satt zu sein. Gleichzeitig unterdrückt es Heißhungerhormone. Leptin ist ein chemischer Botenstoff, der sich in erster Linie auf Ihr Gehirn auswirkt. Es teilt ihm mit, ob Sie genug gegessen haben. Idealerweise sind seine Mitteilungen sehr genau. Manchmal aber empfängt Ihr Körper das Signal, noch weiter zu essen, obwohl der Leptinspiegel hoch ist. Das kommt häufig vor, wenn Sie abnehmen. Der Leptinspiegel fällt mit dem Körpergewicht. Dann signalisiert das Leptin Ihrem Gehirn, dass Sie noch Hunger haben.

Ist der Leptinspiegel aber allgemein zu hoch, gerät das System durcheinander. Die Botschaft, dass ausreichend Nahrung aufgenommen wurde, erreicht Ihr Gehirn nicht und es bleibt ein gewisses Appetitgefühl bestehen, das Sie weiteressen lässt. So entwickelt sich Übergewicht. Diesen Zustand kennt man als Leptinresistenz und er gilt mittlerweile als einer der auslösenden Faktoren für Fettleibigkeit.

Forschungsarbeiten sehen Leptinresistenz in Verbindung mit dem übermäßigen Konsum von Zucker (und ungesunden Fetten). Je schwerer Sie sind, desto mehr Fettgewebe haben Sie und desto höher ist Ihr Leptinspiegel. Je länger das Leptin auf hohem Niveau bleibt, desto weniger empfänglich sind Sie für das Hormon. Am Ende werden die Leptinrezeptoren in Ihrem Gehirn resistent gegen den Stoff – was bei Menschen mit Adipositas häufig vorkommt.

Die Leptinresistenz ähnelt in mehrfacher Hinsicht der Insulinresistenz. Kein Wunder also, dass man die beiden Störungen in Verbindung bringt. Zuletzt schüttet der Körper so viel Leptin aus, dass der Prozess kontraproduktiv wird. Der Körper ist im Hungermodus und versucht verzweifelt, Energie zu sparen. Gleichzeitig ist er auf übermäßige Nahrungsaufnahme programmiert. Der Stoffwechsel verlangsamt sich, die überschüssigen Kalorien werden immer mehr, sodass mehr Fettzellen entstehen und damit mehr Leptin. Das ist ein Teufelskreis.

Die Leptinresistenz führt zu Übergewicht und einem langsamen Stoffwechsel. Dieser träge Stoffwechsel untergräbt die Fähigkeit des Körpers, Glukose und Fett zu verbrennen. Je mehr sich davon ansammelt, desto höher wird das Risiko einer Insulinresistenz. Außerdem gehen mit der Leptinresistenz noch andere Probleme einher, vor allem Entzündungen. Leptin erhöht die Ausschüttung von entzündungsfördernden Stoffen, wodurch die für die Adipositas typischen Entzündungen entstehen.

Entzündungen sind einerseits Treibstoff, andererseits Produkt der Leptinresistenz. Eine 2022 veröffentlichte Studie an brasilianischen Heranwachsenden, die sich zu einem hohen Prozentsatz von hochverarbeiteten Lebensmitteln ernährten, zeigte, dass dies zu einem hohen Spiegel an Entzündungsmarkern, auch Leptin, führte. Getränke mit einem hohen Fruktoseanteil wie Softdrinks lassen auch das C-reaktive Protein (CRP) ansteigen, das auf chronische Entzündungen hinweist. Jede Ernährung, bei der viel Fruktose konsumiert wird (zu viel Fruchtsäfte oder zuckrige Limonaden), hat eine Leptinresistenz zur Folge, aber das gilt auch für ungesunde Fette. Und die Leptinresistenz zeigt einen klaren Zusammenhang mit neurodegenerativen Erkrankungen, Depressionen, nicht alkoholischer Fettleber und Darmproblemen.

Zu viel Zucker macht hungrig

Hohe Mengen überschüssigen Zuckers erhöhen auch Ihre Triglyzeridwerte, bei denen es sich um ein Blutfett handelt. Auch hier ist die dahinterstehende Wissenschaft komplex, aber Forschungsarbeiten zeigen, dass ein hoher Triglyzeridspiegel zur Leptinresistenz beiträgt und die Wahrscheinlichkeit erhöht, dass Sie sich hungrig fühlen und deshalb zu viel essen. Hohe Triglyzeridwerte sind ein massives Gesundheitsrisiko. Sie tragen nicht nur zu Übergewicht bei, sondern auch zum metabolischen Syndrom, zu Typ-2-Diabetes, Fettleber, Schlaganfällen (vor allem ischämischen, das heißt im Gehirn) und der Alzheimer-Erkrankung.

DR. COYS ERKENNTNISSE Die Zucker, die zur westlichen Ernährung gehören, lassen den Blutzucker schnell ansteigen, was über längere Zeit zu mehr Fettansammlung und Übergewicht führt. Trotzdem weiß die Wissenschaft schon seit Langem, dass man Zucker nicht vollkommen verwerfen kann. Es gibt mehrere »gesunde« Zucker, die die Fettverbrennung anregen und beim Gewichtsverlust helfen – zum Beispiel Galaktose und Tagatose, zwei Zuckerarten, die auch in Muttermilch vorkommen. Bei regelmäßigem Verzehr können sie übergewichtigen Menschen helfen, überflüssige Pfunde purzeln zu lassen. Tagatose fördert darüber hinaus das gesunde HDL-Cholesterin.

ZUCKERAUSTAUSCHSTOFFE UND GEWICHTSKONTROLLE

Eine wesentliche Zielgruppe für die Hersteller künstlicher Süßstoffe sind Menschen mit Übergewicht und Diabetes. Diese haben auch ein erhöhtes Risiko für Herz-Kreislauf-Krankheiten. Nun zeigen Studien, dass künstliche Süßstoffe paradoxerweise eher zu einer Gewichtszunahme führen. Sie erhöhen auch das Risiko, Typ-2-Diabetes, Bluthochdruck und das metabolische Syndrom zu entwickeln. Neuere Forschungsarbeiten belegen, dass ihr Verzehr zudem mit Entzündungen in den Arterien einhergeht, was das Risiko für Herzinfarkte und Schlaganfälle erhöht.

Zuckeralarm

Den gesunden Zucker Trehalose zu verzehren, kann für adipöse Menschen wirklich hilfreich sein. Wenn man fettleibigen Mäusen eine stark fruktosehaltige Ernährung anbot, nahmen jene, die auch Trehalose bekamen, weniger zu und speicherten weniger Triglyzeride in der Leber. Das verringerte die Gefahr, eine Fettleber zu bekommen.

Der Verzehr von zu viel Fruktose ist mit der Entstehung einer Fettleber eng verknüpft. Die Forschung zeigt, dass Trehalose dem entgegenwirken kann, weil sie verhindert, dass die Fruktose in die Leber gelangt. Dieser Zucker besteht ausschließlich aus Glukosemolekülen, treibt aber den Blutzuckerspiegel nicht in die Höhe, sodass er auch nicht zur Insulinresistenz beiträgt.

FETTLEIBIGKEIT UND GENE

Viele Genvarianten stehen mit der Neigung zu Übergewicht in Verbindung. Mit der Zeit stellte sich allerdings heraus, dass dafür nicht allein die Gene verantwortlich gemacht werden können. Der Grund sind letztlich Veränderungen in der Expression vieler verschiedener Gene. Einige davon gehen auf den Konsum von zu viel Zucker zurück. Diese Veränderungen beeinflussen unterschiedliche körperliche Prozesse, zum Beispiel auch die Verwendung von Kalorien.

Warum haben die biologischen Nachkommen von korpulenten Frauen und/oder Männern ein hohes Risiko, selbst übergewichtig zu werden? Heute wissen wir, dass dies zum Teil mit solchen epigenetischen Veränderungen zu tun hat, die mit den Keimzellen weitergegeben werden. Sie legen den Grundstein für die verschiedenen Stoffwechselstörungen, die später im Leben auftreten und zu denen Entzündungen ebenso gehören wie Insulinresistenz, Bluthochdruck und Fettleibigkeit. Epigenetische Veränderungen entstehen ursprünglich durch Umwelteinflüsse wie zum Beispiel Mangelernährung oder – bei Männern – Alkoholmissbrauch. Sie zeigen sich dann auch in der weiblichen Ei- und der männlichen Samenzelle.

FETTLEIBIGKEIT UND DARMBAKTERIEN

Die Bakteriengemeinschaft im Darm von adipösen und normalgewichtigen Personen unterscheidet sich deutlich. Die Forschung zeigt, dass ein »adipöses Mikrobiom« die Wahrscheinlichkeit erhöht, zuzunehmen und Fettspeicher anzulegen. Bei manchen fettleibigen Menschen finden sich Bakterienarten, die mit Insulinresistenz in Verbindung gebracht wurden.

Viele Studien belegen, dass die Zusammensetzung des Darmmikrobioms und die Interaktion zwischen den verschiedenen Stämmen beeinflusst, wie der Körper Nahrung in Energie umwandelt. So hat eine kleine Studie an 68 Jugendlichen mit Adipositas gezeigt, dass deren schlechte Darmgesundheit zu Insulinresistenz, Entzündungen und dem metabolischen Syndrom beiträgt.

Das Bakterium Akkermansia muciniphila ist bei Personen mit gesundem Körpergewicht häufiger als bei den »Schwergewichten«. Eine hohe Anzahl dieser Bakterien scheint vor Adipositas zu schützen. Außerdem tragen sie wohl dazu bei, das Risiko für Diabetes, Entzündungen und anderen Stoffwechselstörungen zu reduzieren. Bei Menschen mit Stoffwechselproblemen findet sich eher wenig Akkermansia muciniphila im Mikrobiom. Das kann eine Kettenreaktion auslösen, die zur Insulinresistenz führt. Aber Sie können dieses Bakterium fördern, indem Sie eine ballaststoffreiche Pflanzenkost bevorzugen. Auch die Zucker Mannose und Tagatose tragen zu einem gesunden Mikrobiom bei.

Darmbakterien haben stoffwechseltechnisch viele Möglichkeiten, die Fähigkeit zur Gewichtsreduktion zu beeinflussen. Wenn übergewichtige Menschen Pfunde verlieren, kommt auch ihr Mikrobiom wieder ins Gleichgewicht: Die Anzahl gesunder Bakterien steigt. Das Gleiche geschieht, wenn Menschen sich einen Magenbypass legen lassen – ein drastisches, aber effektives Mittel gegen Fettleibigkeit.

Anfangs gingen die Wissenschaftler davon aus, dass allein das Verhältnis zwischen zwei bestimmten Bakterienstämmen darüber entscheidet, ob Sie zur Gewichtszunahme neigen oder nicht. Mittlerweile aber zeigt sich, dass auch andere Faktoren eine Rolle spielen. Die Wissenschaft kennt immer noch nicht alle Mechanismen, aber Studien zeigen, dass die Bakterien in Ihrem Darm den Glukosestoffwechsel und die Hormonregulierung durch verschiedene Stoffwechselprodukte wie kurzkettige Fettsäuren oder Gallensäuren beeinflussen.

Obwohl dieser Zweig der Forschung noch in den Kinderschuhen steckt und sich aus den vorhandenen Kenntnissen noch keine praktischen Empfehlungen ableiten lassen, weiß man heute, dass die Darmbakterien den IGF-1-Weg regulieren, der beim Glukosestoffwechsel eine wichtige Rolle spielt (»IGF« steht für »Insulin-like Growth Factor«). In einer Laborstudie konnte die Zufuhr eines speziellen Bakteriums den IGF-1-Weg beeinflussen und die Auswirkungen eines hohen Glukosespiegels verringern.

Zuckeralarm

Der Verzehr von gesunden Zuckern kann dem Stoffwechsel helfen, weil sie die Darmgesundheit verbessern. So wird Tagatose beispielsweise im Dickdarm verstoffwechselt und regt dort das Wachstum von Bakterien an, die die kurzkettige Fettsäure Butyrat produzieren. Mannose wiederum fördert das Wachstum guter Bakterien auf andere Weise.

Die übliche westliche Ernährung liefert etwa 15 Gramm Ballaststoffe täglich. Das ist weit weniger als die empfohlene Menge, die zwischen 25 und 38 Gramm liegt. Das Gute ist, dass es nicht schwierig ist, mehr von diesen Ballaststoffen, die letztlich als wichtige Nährstoffe wirken, zu verzehren. Eine gute Faustregel wäre, entweder Fast Food grundsätzlich wegzulassen oder lösliche Ballaststoffe wie Tagatose parallel dazu aufzunehmen, zum Beispiel in Form einer Tagatose-haltigen Limonade. Sinnvoll ist es auf jeden Fall zu Vollwertkost zu greifen. Pflanzliche Lebensmittel wie Gemüse, Nüsse, Samen, Obst, Vollkorn und Hülsenfrüchte sind reich an Ballaststoffen. Und sie enthalten ein ganzes Kaleidoskop weiterer Nährstoffe, die synergistisch zusammenwirken, was ihre individuellen Qualitäten noch steigert. Außerdem sind sie die Leibspeise Ihrer freundlichen Darmbakterien. Sie verhelfen Ihnen zu einem gesunden Mikrobiom, das zu Ihrem Wohlbefinden und Ihrer Gesundheit beiträgt.

Neuere Forschungsarbeiten zeigen, dass der Verzehr von Ballaststoffen mehr bewirken kann als nur eine verbesserte Zusammensetzung der Darmbakterien. Eine Studie belegt, dass die Kombination von ballaststoffreicher resistenter Stärke mit probiotischen Nahrungsergänzungsmitteln bei den Probanden zu erstaunlich guten Stoffwechselleistungen führte. 37 übergewichtige oder fettleibige Versuchspersonen nahmen täglich resistente Stärke und das Probiotikum Bifidobacterium adolescentis zu sich. Dies führte innerhalb von acht Wochen zu einem Gewichtsverlust von durchschnittlich 2,8 Kilogramm. Gleichzeitig reduzierte sich die Insulinresistenz der Probanden. Die Forscher schlossen daraus, dass die Kombination aus resistenter Stärke und positiven Bakterien den Gewichtsverlust förderte. Ballaststoffe allein hatten nicht diesen Effekt.

Studien zeigen, dass eine Ernährung mit vorzugsweise hochverarbeiteten Lebensmitteln dem Darm gleich mehrfach schadet. Übermäßiger Konsum von herkömmlichem Zucker und künstlichen Süßstoffen fördert das Wachstum ungesunder Bakterien. Dies verringert die wünschenswerte Bakteriendiversität und kann zu Entzündungen führen. Gerade der stark fruktosehaltige Sirup schadet der Darmgesundheit, aber das gilt auch für Raffinerieöle aus Sonnenblumen- und Maissaat. Erhitzt man diese Öle, so entstehen speziell bei hohen Temperaturen toxische Nebenprodukte, die ein ungesundes Mikrobiom schaffen, weil sie der Ausbreitung entzündungsfördernder Mikroben Vorschub leisten.

DR. COYS ERKENNTNISSE Da der natürliche Zucker Tagatose so viele positive Eigenschaften aufzuweisen hat, gilt sie Experten als Nahrungsmittel, das unsere Ernährung in der Zukunft sehr viel gesünder machen kann. Tagatose verhindert Blutzuckerspitzen, senkt den erhöhten Blutzuckerspiegel, verbessert die Blutfettwerte und fördert das Wachstum positiver Darmbakterien. Bei der Verstoffwechslung von Kohlenhydraten unterstützt sie zudem den Verbrennungsprozess und vereinfacht die Fettverbrennung.

DIABETES – DIE ZUCKERKRANKHEIT

Keine Krankheit ist enger mit dem Zuckerkonsum verbunden als die Zuckerkrankheit. Sie ist in der ayurvedischen Tradition schon seit der Antike bekannt. Die *Sushruta-Samhita* beschrieb bereits im 2. Jahrhundert v. Chr. oder noch früher, dass der Urin von Menschen, die diese Krankheit hatten, unnatürlich süß schmeckte und Ameisen anzog. Auch der Zusammenhang mit der Fettleibigkeit war erkannt worden, da übergewichtige Menschen mit höherer Wahrscheinlichkeit von dieser Krankheit betroffen sind. Doch erst seit dem 20. Jahrhundert versteht die Wissenschaft die Beziehung zwischen Diabetes und übermäßigem Zuckerkonsum.

Im Grunde entwickelt sich Diabetes aus einem extrem hohen Blutzuckerspiegel. 1921 identifizierten die beiden kanadischen Ärzte Frederick G. Banting und Charles H. Best mit ihrem Team das Insulin als entscheidenden Faktor bei dieser Krankheit, eine Entdeckung, die viele Leben rettete und 1923 mit dem Nobelpreis für Physiologie oder Medizin gewürdigt wurde. Diabetes hat seinen Ursprung in der Bauchspeicheldrüse, wo eine kleine Gruppe von Zellen das Hormon Insulin herstellt. Produziert Ihre Bauchspeicheldrüse nicht genug Insulin oder reagiert Ihr Körper nicht richtig darauf, entsteht Diabetes.

DR. COYS ERKENNTNISSE Es mag sich simpel anhören, aber die Grundursache der Diabetes-Epidemie ist der übermäßige Konsum von raffiniertem Zucker und Glukose-Stärke. Vereinfacht gesagt sorgt eine sehr zuckerhaltige Ernährung (zu der nicht nur Zucker zählen, sondern auch Kohlenhydrate aus Weißmehl, Kartoffeln und Reis) dafür, dass der Blutzucker stark ansteigt. Das wiederum veranlasst die Bauchspeicheldrüse zur Ausschüttung von Insulin. Ein einfacher Fall von Aktion und Reaktion. Ist der Blutzucker zu oft und zu lange zu hoch, kann Ihr Körper seine Glykogenspeicher nicht mehr leeren. Es muss immer mehr Insulin ausgeschüttet werden, um den Blutzucker zu normalisieren. Mit der Zeit entwickelt sich so eine Insulinresistenz. Schließlich erschöpft sich die Bauchspeicheldrüse aufgrund der dauernden Überlastung und versagt, wodurch die Insulinproduktion zum Erliegen kommt.

UNTERSCHIEDLICHE DIABETESTYPEN

Im Grunde ist Diabetes eine Erkrankung, bei der der Körper nicht mehr ausreichend mit dem Überangebot an Zucker (Glukose) umgehen kann. Die Bauchspeicheldrüse produziert Insulin, das den Blutzuckerspiegel reguliert, indem es die Zellen anregt, Glukose aufzunehmen und zur Energiegewinnung zu verbrennen – oder eben als Fett zu speichern. Diabetes entsteht, wenn die Bauchspeicheldrüse nicht genug Insulin produziert – Typ 1, häufig als »Jugenddiabetes« bezeichnet. Oder wenn die Bauchspeicheldrüse zu stark stimuliert wird und zu viel Insulin herstellt – Typ 2, der erst im Erwachsenenalter auftritt. Ein dritter Typ, der sogenannte Schwangerschaftsdiabetes, ist eine Komplikation infolge eines hohen Blutzuckerspiegels während der Schwangerschaft.

Aber auch die Zahlen beim Typ-1-Diabetes steigen seit den 1950er-Jahren an. Auch hier gibt es starke Indizien, dass Typ-1-Diabetes durch Autoimmunreaktionen entstehen kann und Nahrungsbestandteile wie Gluten eine wichtige Rolle spielen. Da erhöhte Blutzucker- und Insulinspiegel generell zu entzündlichen Reaktionen führen, fördert dies auch Entzündungen der Bauchspeicheldrüse und Immunreaktionen, die die Bauchspeicheldrüse angreifen. Typ-2-Diabetes wird auch als fortgeschrittene Form der Insulinresistenz beschrieben. Übermäßiger Zuckerkonsum regt die Produktion von Insulin an, weil der Körper den hohen Blutzuckerspiegel herunterregulieren möchte. Ist der Insulinspiegel aber dauerhaft erhöht, führt das zu Insulinresistenz und zuletzt zu Hyperinsulinämie.

Der häufige Typ-2-Diabetes erreicht weltweit nahezu »epidemische« Ausmaße. Man schreibt diesen Anstieg der Verbreitung des westlichen Lebensstils zu. Auch der Schwangerschaftsdiabetes wird immer häufiger, was möglicherweise auf zunehmende Fettleibigkeit und die ständigen, aufgrund stark zuckerhaltiger Nahrung auftretenden Blutzuckerspitzen der Mutter zurückgeht. Während der Schwangerschaft steht der Stoffwechsel der Mutter in gewisser Weise im Wettbewerb mit dem des Fötus. Wenn die Mutter Insulin ausschüttet, kann dies auch den Blutzuckerspiegel des Embryos herabsetzen, was einen Zuckermangel im Embryo und damit eine lebensbedrohende Situation für ihn auslöst. Blutzuckeranstiege bei der Mutter und die dadurch ausgelöste Ausschüttung von Insulin ist damit eine große Gefahr für den Embryo. Dauerhaft hohe Insulinspiegel der Mutter fördern zudem das Wachstum des Embryos sehr stark, sodass das Geburtsgewicht der Babys bei der Geburt erhöht wird und die Kopfgröße zunimmt – und damit die Geburt erschwert wird.

Honigurin

Schon im 6. Jahrhundert findet sich in der medizinischen Literatur der Hinweis, dass der Urin bestimmter Patienten süß riecht. Süßlich riechender Urin ist ein Symptom eines hohen Blutzuckerspiegels, denn viel von dem Zucker, den wir verzehren, wird über die Nieren mit dem Urin ausgeschieden.

DR. COYS ERKENNTNISSE Typ-2-Diabetes lässt sich mit Insulin behandeln, das einen normalen Blutzuckerspiegel wiederherstellt. Einige Studien allerdings belegen, dass sich durch die Gabe von Insulin auch Risiken ergeben. Das Insulin reduziert zwar den Blutzucker, aber die überschüssige Glukose verschwindet ja nicht so einfach. Sie wandert nur in andere Zellen, wo sie Gesundheitsrisiken wie die Produktion von AGEs (Advanced Glycation Endproducts) heraufbeschwört. Dies erklärt, dass die Normalisierung des Blutzuckerspiegels nicht alle Probleme löst, sondern die Probleme in andere Zellen verlagert. Des Weiteren ist die Verwendung von Insulin zur Normalisierung immer mit der Gefahr verknüpft, dass zu hohe Mengen an verabreichtem Insulin zu einer Unterzuckerung und damit einer lebensbedrohenden Situation führt. Sicherer für den Körper ist es daher, den Blutzuckerspiegel gar nicht erst so stark ansteigen zu lassen, denn dann muss man auch nicht so viel Insulin verabreichen, um den Blutzucker wieder zu normalisieren. Damit vermeidet man auch die Gefahr der Unterzuckerung und lebensbedrohender Situationen. Dauert die Insulintherapie lange an, erhöht sich die Wahrscheinlichkeit einer Insulinresistenz in den umgebenden Geweben, was wiederum Gewebeschäden verursacht. Außerdem erhöht eine Insulintherapie das Risiko für bestimmte Krebsarten, zum Beispiel Bauchspeicheldrüsenkrebs, der in den letzten Jahren deutlich zugenommen hat. Forschungsarbeiten haben einen kausalen Zusammenhang zwischen einem hohen Insulinspiegel und der Auslösung von Bauchspeicheldrüsenkrebs aufgezeigt. Sollte sich der aktuelle Trend fortsetzen, wird der Bauchspeicheldrüsenkrebs, der zu den tödlichsten Krebsarten zählt, bald eine der häufigsten Krebserkrankungen sein. Diese Entwicklung ist besorgniserregend und weist auf Risiken hin, die mit dem Einsatz von Insulin zur bequemen Behandlung von Typ-2-Diabetes einhergehen.

Schwangerschaftsdiabetes

Diese Form des Diabetes betrifft etwa 8 Prozent der schwangeren Frauen. Letztlich handelt es sich dabei um eine Schwangerschaftskomplikation. Risikofaktoren sind Übergewicht und eine familiäre Vorbelastung mit Diabetes. Besondere Bedeutung erlangt die Stoffwechselkonkurrenz zwischen Mutter und Embryo, da Insulin auch direkte Auswirkung auf die Versorgung des Embryos mit Zucker hat.

Übergewichtig oder adipös zu sein, wirkt sich in diesem Fall besonders stark aus. Betroffene haben eine um das Dreifache erhöhte Wahrscheinlichkeit, diesen Typ Diabetes zu entwickeln. Jüngere Forschungsarbeiten legen nahe, dass die mit Adipositas verbundenen Stoffwechselveränderungen hieran beteiligt sind. Auch wenn einige mit Fettleibigkeit verbundene Risikofaktoren wie Bluthochdruck, ein hoher Triglyzeridspiegel und Insulinresistenz in der frühen Schwangerschaft bestehen, macht dies einen Diabetes wahrscheinlicher.

Die Krankheit ist gewöhnlich von kurzer Dauer und steht mit den starken hormonellen Veränderungen in Verbindung, die die Mutter durchläuft, damit der Fötus sich entwickeln kann. Im Grunde hat die Schwangerschaft einen direkten Einfluss auf den Insulinspiegel der Mutter. Gleichzeitig hat das Essverhalten und der damit einhergehende Blutzuckerspiegel einen direkten Einfluss auf die Versorgung des Embryos mit Zucker. Daher ist es von größter Wichtigkeit, dass Schwangere auf ihren Blutzuckerspiegel achten.

Obwohl sich der Blutzuckerspiegel nach der Geburt gewöhnlich wieder normalisiert, zieht der Schwangerschaftsdiabetes mehrere Probleme nach sich. Betroffene haben ein um das Dreißigfache erhöhtes Risiko, später an Typ-2-Diabetes zu leiden. Zudem ist ihr Risiko einer Herzkrankheit 2,8-mal, das Risiko, Bluthochdruck zu bekommen, doppelt so hoch. Außerdem werden ihre Kinder mit hoher Wahrscheinlichkeit adipös. Forschungsdaten belegen, dass mehr als 30 Prozent der Kinder, deren Mütter einen Schwangerschaftsdiabetes hatten, im Alter von elf Jahren übergewichtig waren.

Essen Sie vollwertige Nahrung

Obwohl nicht eindeutig belegt ist, dass eine ungesunde Ernährung einen Risikofaktor für einen Schwangerschaftsdiabetes darstellt, trägt sie doch mit hoher Wahrscheinlichkeit dazu bei. Daher ist es klug, durch gesunde Nahrung die Risiken von vornherein zu vermindern. Konsumieren Sie nach Möglichkeit Raffineriezucker und Glukose-Stärke in sinnvollen Mengen und in Kombination mit ballaststoffreicher Ernährung. Hochverarbeitete Lebensmittel mit einem hohen Gehalt an Zucker und Stärke verursachen Blutzuckerspitzen, die sich während der Schwangerschaft besonders negativ auswirken.

Typ-3-Diabetes

Vor relativ kurzer Zeit haben Wissenschaftler begonnen, die Alzheimer-Erkrankung als Typ-3-Diabetes zu beschreiben. Der Grund dafür ist eine Insulinresistenz im Gehirn. Hohe Blutzuckerwerte, hohe Spiegel des Diabetes-Markers HbA1c stehen direkt mit einer verminderten kognitiven Leistungsfähigkeit, früh einsetzenden Gedächtnisproblemen, Demenz und Alzheimer in Verbindung.

ADIPOSITAS FÖRDERT DIABETES

Fettleibigkeit ist ein Hochrisikofaktor für Typ-2-Diabetes. Fast 90 Prozent der Betroffenen sind übergewichtig oder adipös. Übergewicht verringert die Fähigkeit des Körpers, Insulin einzusetzen. Fettleibige Menschen haben ein größeres Risiko, eine ganze Reihe von Krankheitserscheinungen zu entwickeln: starke Belastung von Stoffwechsel und Immunsystem, weniger diverses Darmmikrobiom und erhöhte Entzündungswerte. Keiner dieser Faktoren ist allein verantwortlich für Diabetes, aber sie hängen zusammen und führen in der Summe zur Insulinresistenz. Die Forschung nimmt an, dass die Hauptrisikofaktoren für die Entwicklung von Diabetes erhöhter Zucker- und Stärkekonsum und die Kombination aus sitzender Lebensweise und Übergewicht ist.

Zu viel Zucker ist das Problem

Zuckerkonsum, Adipositas und Typ-2-Diabetes sind eng verknüpft. Zucker im Übermaß zu konsumieren, führt zu Übergewicht, was wiederum das Risiko für einen Typ-2-Diabetes erhöht. Übergewichtige Menschen haben eine dreimal so hohe Wahrscheinlichkeit, Diabetes zu entwickeln, als normalgewichtige. Bei adipösen Menschen ist das Risiko um das Siebenfache erhöht.

VERBUNDEN MIT VIELEN KRANKHEITEN

Typ-2-Diabetes ist an sich schon eine schwerwiegende Erkrankung, darüber hinaus bereitet sie aber einer Reihe anderer Beschwerden den Weg. Wenn Sie unter Diabetes leiden, sterben Sie mit höherer Wahrscheinlichkeit an Herzkrankheiten, Schlaganfällen oder Nierenerkrankungen. Bei Diabetikern lässt außerdem die Sehkraft nach, sie leiden an Nervenschäden, Zahnproblemen und zuletzt wird vielleicht sogar eine Fußamputation notwendig. Außerdem bekommen Diabetiker öfter bestimmte Krebsformen.

Diabetes und Nierenkrankheiten

Diabetes ist die Hauptursache von *Nierenerkrankungen* – und das ist eine sehr ernste Angelegenheit. Nieren sind ein effizientes Organ zum Abfallmanagement und zwei der wichtigsten

Entgiftungsorgane des Körpers. Sie filtern unerwünschte Stoffwechselprodukte und Gifte aus dem Blut und scheiden sie mit dem Urin aus. Um ihre Arbeit erledigen zu können, haben die Nieren sogenannte »Nierenkörperchen«. Ein dauerhaft hoher Blutzuckerspiegel schädigt diese zarte Struktureinheit. Die geschädigten Nierenkörperchen können nicht mehr effektiv filtern, was schließlich zu Nierenkrankheiten führt.

Wenn Ihre Nierenfunktion eingeschränkt ist, steigt das Risiko für gesundheitliche Probleme steil an. Schlecht funktionierende Nieren erhöhen das Risiko für Bluthochdruck, was die Nierenkörperchen weiter schädigt. Kann die Niere ihre Aufgabe nicht erledigen, wie sie soll, muss Ihr Herz mehr arbeiten, um Blut durch die Adern zu pumpen, was wiederum die Gefahr für Herzerkrankungen erhöht.

Auf den Nieren sitzen die Nebennieren. Beide sind eng miteinander verbunden und regulieren sich gegenseitig in ihrer Funktion. Die Nebennieren schütten zahlreiche Hormone aus, die den Glukosestoffwechsel beeinflussen, unter anderem das Cortisol. Schlecht funktionierende Nieren können den Cortisolspiegel erhöhen und gesundheitliche Risiken nach sich ziehen, zum Beispiel Angststörungen und Depressionen.

Fruchtbarkeit

Männer mit Diabetes (Typ 1 oder Typ 2) sind *weniger fruchtbar.* 35 Prozent der Männer mit Typ-2-Diabetes haben Spermien schlechter Qualität, deren Bewegungsumfang eingeschränkt oder deren DNA geschädigt ist. Darüber hinaus wirkt sich ein dauerhaft hoher Blutzuckerspiegel auch nachteilig auf Nerven und Blutgefäße aus, was zu einer erektilen Dysfunktion führen kann. Schon der regelmäßige Konsum von 0,2 Liter zuckerhaltigem Softdrink täglich führt zu einer verringerten Spermienanzahl.

Ein engmaschiges Netz

Ihr Herz, Ihre Nieren und Ihr Stoffwechsel sind eng miteinander verknüpft. Wenn Sie an Diabetes leiden, haben Sie auch ein erhöhtes Risiko, eine Nierenkrankheit zu entwickeln. Außerdem haben Sie eine um das Zweifache erhöhte Wahrscheinlichkeit, einen Herzinfarkt oder einen Schlaganfall zu erleiden.

Zucker und Ihre Augen

Ihren Blutzucker unter Kontrolle zu halten, ist die beste Maßnahme für die Gesunderhaltung Ihrer *Augen*. Denn ein dauerhaft hoher Blutzuckerspiegel kann Ihrer Netzhaut schaden – dem lichtempfindlichen Gewebe in Ihrem Auge, das Signale an Ihr Gehirn schickt. Dieser Zustand ist als »diabetische Retinopathie« bekannt und kann zur Erblindung führen. Auch Grauer Star ist, vor allem, wenn er früh auftritt, mit einem Blutzuckerspiegel verbunden. Dasselbe gilt für das Glaukom (Grüner Star).

WAS IST HBA1C?

Mit HbA1c lässt sich Ihr Blutzuckerspiegel über eine Zeit von drei Monaten messen, der Lebensdauer Ihrer roten Blutkörperchen. HbA1c ist glykiertes, das heißt an den Zucker gebundenes Hämoglobin (roter Blutfarbstoff). Das Ausmaß der Zuckeranheftung an das Hämoglobin nimmt mit ansteigender Blutzuckermenge stetig zu. Je höher Ihr Blutzuckerniveau ist, desto mehr zuckergebundenes Hämoglobin findet sich. Je weniger das passiert, umso besser. Mit Zucker verklebtes Hämoglobin ist weniger geeignet, Sauerstoff im Blut zu transportieren und so den Sauerstoff in die Zellen zu bringen. Je höher die Zuckerverklebung des Hämoglobins ist (HbA1C-Wert), desto weniger Sauerstoff wird transportiert und als Folge hat man leichter Atemnot und muss zum Beispiel beim Treppensteigen Pausen einlegen. Der Sauerstoffmangel hat aber auch noch weitere negative Konsequenzen wie Sauerstoffmangel im Gehirn und verminderte geistige Leistungsfähigkeit.

FRUKTOSE UND DIABETES

In der Vergangenheit galt Fruktose als guter Zucker für Diabetiker, weil sie den Blutzuckerspiegel nicht unmittelbar ansteigen lässt. Doch Fruktose aktiviert auf direktem Weg TKTL1. Anders als Glukose ist die Fruktose kein Treibstoff für die Skelettmuskulatur. Dazu muss sie zuerst in der Leber zu Glukose umgewandelt werden. Die Fruktose, die in stark fruktosehaltigem Sirup steckt, stellt ein gesundheitliches Problem dar, weil in der Leber davon viel zu Fett umgewandelt wird.

AGEs

Die westliche Ernährungsweise liefert wie gesagt hohe Mengen an AGEs (Advanced Glycation End Products). AGEs spielen eine wichtige Rolle bei der Entstehung von Adipositas und Diabetes. Wenn sich diese Verbindungen in bestimmten Organen anreichern, tragen sie zu Insulinresistenz, Entzündungen und oxidativem Stress bei. Das wiederum unterstützt die Bildung von

AGEs. Es ist eine beständige Rückkopplungsschleife mit negativen Folgen. AGEs fördern vorzeitiges Altern.

Zuckeralarm

Tagatose ist ein großartiger natürlicher Zucker mit hoher Süßkraft, sodass auch Menschen mit Diabetes sehr gut süß essen können, ohne dass der Blutzucker steigt. Dies liegt vor allem daran, dass Tagatose, anders als Glukose, im Dickdarm verbleibt und dort gute Bakterien nährt. Tagatose lässt den Blutzuckerspiegel nicht ansteigen und die Bauchspeicheldrüse schüttet in der Folge kein Insulin aus. Süßstoffe wie Aspartam erhöhen den Blutzuckerspiegel zwar auch nicht, aber sie lösen eine Ausschüttung von Insulin aus, was wiederum Entzündungsprozesse in den Blutgefäßen initiiert. Bei Tagatose ist dies nicht der Fall. Tagatose ist daher ein kalorienarmen Zucker, der weder den Blutzucker- noch den Insulinspiegel steigen lässt und somit sehr gesund ist. Tagatose senkt erwiesenermaßen das HbA1c-Niveau, weil sie die Aufnahme von Glukose im Darm verlangsamt. Wenn Sie ein mit Tagatose gesüßtes Getränk zusammen mit einer Mahlzeit zu sich nehmen, die Glukose-Stärke enthält, wie Pasta, Chips oder Pizza, erhöht sich Ihr Blutzuckerspiegel nur wenig.

Glukose und die Menopause

Selbst wenn Ihr Blutzuckerspiegel in der Vergangenheit in einem gesunden Bereich lag, kann der Übergang zur Menopause Probleme mit der Glukoseregulierung mit sich bringen. Hormonelle Veränderungen, Gewichtszunahme (meist in Form von Bauchfett) und Schlafstörungen (die die Cortisolausschüttung ansteigen lassen und damit den Blutzuckerspiegel) sind biologische Störfaktoren, die den Blutzuckerspiegel in die Höhe treiben. Für Frauen mit Diabetes ist die Menopause daher eine äußerst schwierige Zeit, da diese Zustände zusammenwirken und somit noch schwieriger zu kontrollieren sind.

NICHT NUR FÜR ERWACHSENE

In der Vergangenheit erwartete niemand, in jungen Jahren Typ-2-Diabetes zu bekommen, der bislang als »Erwachsenen-« oder »Altersdiabetes« bezeichnet wird. Heute aber erhalten immer mehr junge Leute diese Diagnose. Zwischen 1990 und 2019 stiegen die Fälle von Typ-2-Diabetes bei Menschen zwischen 15 und 39 Jahren um 56 Prozent an. Und Experten erwarten, dass sich diese Entwicklung in den nächsten Jahrzehnten weiter fortsetzt. Andere Forschungsarbeiten zeigen, dass sich bei jungen Menschen mit Diabetes auch das HbA1c-Niveau massiv erhöht, was wiederum das Risiko anwachsen lässt, von Diabetes abhängige Folgeerkrankungen wie Herzinfarkte zu erleiden.

DR. COYS ERKENNTNISSE Typ-2-Diabetes ist ein Hauptrisikofaktor für viele Krebsarten. Bei Typ-2-Diabetes sammeln sich in den Proteinen und Molekülen, die die Zellstruktur stützen, viele AGEs an. Dies fördert die Entstehung von Krebs und darüber hinaus vorzeitiges Altern.

Eine 2024 im *European Journal of Nutrition* veröffentlichte Studie belegt, dass Heranwachsende im Vereinigten Königreich zwei Drittel ihrer täglichen Kalorienaufnahme mit hochverarbeiteten Lebensmitteln (UPFs) decken. UPFs enthalten viel raffinierten Zucker und Glukose-Stärke, die Hauptfaktoren bei der Entwicklung von Adipositas und Typ-2-Diabetes. Heutzutage verbringen viele Kinder und Jugendliche mehr und mehr Zeit im Sitzen, weil sie fernsehen, Computerspiele zocken oder in den sozialen Medien unterwegs sind. Dieses »Couchpotato«-Verhalten ist einer der Hauptfaktoren für Insulinresistenz und Typ-2-Diabetes.

DR. COYS ERKENNTNISSE Ein dauerhaft erhöhter Blutzuckerspiegel kann Blutgefäße schädigen, sodass sie ihre Elastizität verlieren. Wenn Ihre Blutgefäße sich eigentlich dehnen müssten – weil Sie beispielsweise körperlich aktiv sind –, können sie das nicht mehr. Sie bleiben steif und fest, was zu winzigen Rissen führt. Diese Risse setzen eine Kettenreaktion in Gang, bei der Entzündungen entstehen. Das Immunsystem reagiert und versucht, das Gewebe zu reparieren, indem es an diesen Stellen die Blutgerinnung fördert. Diese Blutgerinnsel können am Ende aber einen Herzinfarkt oder Schlaganfall nach sich ziehen.
Zuckerabhängige Schäden an Blutgefäßen erklären auch, warum Menschen mit einem dauerhaft erhöhten Blutzuckerspiegel wie bei Diabetikern ein so hohes Risiko haben, einen Herzinfarkt zu erleiden. Mehr als 50 Prozent der Menschen mit Diabetes sterben an einem Herzinfarkt.

Gesündere Hormonwerte

Das Hormon Glukagon-ähnliches Peptid 1 (GLP-1) wird zur Behandlung von Diabetes eingesetzt, weil es ein gesundes Blutzuckerniveau ermöglicht. Eine Studie an zwanzig gesunden und fastenden Freiwilligen zeigte, dass der Verzehr von 25 Gramm (etwa 6 Teelöffel) des natürlichen Zuckers Trehalose 45 bis 180 Minuten nach Konsum den Spiegel des aktiven GLP-1 erhöhte. Die Forscher schlossen daraus, dass sich die Glukosetoleranz verbessern und die Entwicklung einer Insulinresistenz verlangsamen lässt, wenn man Trehalose regelmäßig den Mahlzeiten zusetzt, was noch weitere gesundheitliche Vorteile bringt. Die Zucker Trehalose, Isomaltulose und Allulose verbessern erwiesenermaßen das GLP-1-Niveau. Auch die inzwischen recht bekannten Abnehmspritzen zielen auf GLP-1 ab und lösen so einen Gewichtsverlust aus.

Zuckeralarm

Eine Studie von 2022 vergleicht drei funktionelle Zucker – Isomaltulose, Tagatose und Trehalose – mit den üblichen Süßmitteln zur Verwendung bei Diabetes. Die beteiligten Wissenschaftler kommen darin zu dem Schluss, dass alle drei Zuckerarten das Risiko für häufige Stoffwechselkrankheiten wie Adipositas, Insulinresistenz und Typ-2-Diabetes senken.

KÜNSTLICHE SÜSSSTOFFE UND DIABETES PASSEN NICHT ZUSAMMEN

Neuere Forschungsarbeiten lassen vermuten, dass es keine gute Idee ist, auf künstliche Süßstoffe zurückzugreifen, wenn Sie ein Diabetesrisiko haben. Studien zeigen, dass

der regelmäßige Konsum von solchen Süßstoffen zumindest der Darmgesundheit schaden und die Wahrscheinlichkeit für eine Glukoseintoleranz erhöhen kann.
Eine Studie aus dem Jahr 2017 belegt, dass der häufige Gebrauch von künstlichen Süßstoffen über längere Zeit das Risiko, einen Typ-2-Diabetes zu entwickeln, ansteigen lässt. Der langfristige Konsum des beliebten kalorienfreien Süßstoffes Sucralose hat das Risiko, Insulinresistenz und daher Diabetes zu entwickeln, erhöht. Eine weitere Studie zeigt, dass insulinsensitive und adipöse Menschen, die Sucralose verwenden, einen höheren Blutzuckerspiegel haben. Ihre Fähigkeit, auf das Insulin zu reagieren, fiel hingegen um 23 Prozent ab.
Xylit, ein weiterer Zuckeraustauschstoff für Menschen mit Diabetes, erhöht das Risiko für Blutgerinnsel und Herz-Kreislauf-Erkrankungen.

Meiden Sie Diätlimonade

Diät-Softdrinks, bei denen Zucker durch künstliche Süßstoffe ersetzt wurde, steigern das Risiko für Diabetes, weil sie den Blutzuckerspiegel in die Höhe jagen und Bauchfett vermehren. Eine Studie von 2009, die in der Fachzeitschrift *Diabetes Care* veröffentlicht wurde, brachte den täglichen Konsum von Diätlimonaden mit einer drastischen (um alarmierende 67 Prozent) Steigerung des Risikos, an Diabetes zu erkranken, in Verbindung.

Hyperinsulinämie: der gemeinsame Nenner

Die Forschung sieht schon seit Langem einen Zusammenhang zwischen Krebs und Diabetes. Neuere Forschungsarbeiten lassen vermuten, dass Adipositas, Diabetes und Krebs einen gemeinsamen Nenner haben: die Hyperinsulinämie. Das heißt, es ist zu viel Insulin im Blut.

LEBEN MIT DIABETES

Heutzutage lässt sich Typ-2-Diabetes erfolgreich managen, bei manchen Menschen sogar so weit zurückdrängen, dass sie nur noch wenig oder gar keine Medikamente mehr brauchen. Überflüssige Pfunde zu verlieren, ist dabei ein enormer Vorteil. Forschungsarbeiten zeigen, dass sich die Krankheit vollständig zurückbilden kann, wenn Sie 15 Kilogramm abnehmen und Ihr neues Gewicht halten.

Das *National Diabetes Prevention Program* in den USA ist eine Initiative, die Personen mit einem Diabetesrisiko langfristig begleitet. Die Konzentration auf gesunde Ernährung und körperliche Aktivität hat überzeugende Resultate erbracht. Einige Teilnehmende befolgten einen speziellen Diätplan mit entsprechenden Empfehlungen zu einem körperlich aktiven Lebensstil, das Ganze begleitet von Coachingsitzungen. Andere erhielten Metformin (ein Diabetesmedikament) oder ein Placebo. Nach drei Jahren war bei der Diätgruppe das Risiko, Diabetes zu entwickeln, gegenüber der Placebogruppe um 58 Prozent reduziert. Bei Teilnehmern, die über sechzig und älter waren, stieg diese Zahl auf 71 Prozent. Wer Medikamente einnahm, hatte ein um 31 Prozent verringertes Risiko. Und die Schlussfolgerung? Eine gesunde Ernährung, angemessene körperliche Aktivität und Gewichtsverlust helfen, den Blutzucker unter Kontrolle zu haben und Diabetes zu vermeiden – dies sogar besser als Medikamente.

DR. COYS ERKENNTNISSE Diabetiker sollten trotzdem eine bestimmte Menge Zucker zu sich nehmen. Wenn Sie die üblichen raffinierten Zucker durch solche ersetzen, die keine Blutzuckerspitzen hervorrufen (wie die hier vorgestellten funktionellen Zuckerarten), kann Ihnen das helfen, Ihren Körper mit der benötigten Glukose zu versorgen.

Galaktose ist der ideale Zucker für Menschen mit Diabetes, da der Körper ihn in mehreren enzymgesteuerten Schritten zu Glukose umwandelt. Das erfordert Zeit und Energie und lässt den Blutzuckerspiegel langsamer ansteigen. Galaktose versorgt die Zellen mit einem stetigen Energiefluss und verlangsamt den Blutzuckeranstieg sowie die Insulinausschüttung. Außerdem erhöht Galaktose die Anzahl der Mitochondrien und aktiviert die Glukoseverbrennung in den Skelettmuskelzellen. Skelettmuskeln können so mehr Glukose aus dem Blut aufnehmen und damit zu einem stabilen Blutzuckerspiegel beitragen. Skelettmuskeln spielen daher eine wichtige Rolle für die Vermeidung von Blutzuckeranstiegen.

Trehalose ist ebenso eine gute Quelle notwendiger Glukose, weil sie weder Blutzucker noch Insulinspiegel stark ansteigen lässt. Trehalose besteht aus zwei aneinandergeknüpften Glukosemolekülen. Da die Verbindung nur langsam gespalten wird, wird der Glukose langsam freigesetzt, sodass der Blutzucker nur behutsam ansteigt. Dadurch wird der Körper gleichmäßig und sicher mit Glukose versorgt. Zudem hat Trehalose weniger Kalorien als Haushaltszucker.

MIRIAMS GESCHICHTE: DIABETES MIT FUNKTIONELLEN ZUCKERN HANDHABEN

»Ich bin aus mehreren Gründen ein ungewöhnlicher Fall. Typ-1-Diabetes stellt sich gewöhnlich schon in der Kindheit ein, ich aber erhielt die Diagnose erst mit 21. Etwa fünf Jahre später revidierte man die Diagnose, weil meine Ärzte erkannten, dass ich Symptome sowohl von Typ 1 als auch von Typ 2 hatte. Ich bin vermutlich eine 1,5.

Ich musste mit dieser Erkrankung zwölf Jahre lang leben, in denen ich Insulin oder Medikamente wie Metformin bekam. Doch die Tatsache, dass ich Diabetes hatte, weckte mein Interesse an einer ganzheitlicheren Herangehensweise an Gesundheit. Ich fing an, eigene Nachforschungen anzustellen und bestimmte Lebens- und Ernährungsgewohnheiten zu ändern, wobei mich eine Ernährungsberaterin unterstützte.

Vor etwa vier Jahren lernte ich dann die sogenannten ›seltenen Zucker‹ kennen: Tagatose, Galaktose, Isomaltulose und Trehalose. Ich bin ganz ehrlich: Ich liebe Süßes, daher fand ich die Idee, dass Zucker mir guttun könnten, ausgesprochen attraktiv. Mittlerweile habe ich den Haushaltszucker durch diese Zuckerarten ersetzt und ich kann regelmäßig etwas Süßes verzehren, ohne dass mich der Blutzuckeranstieg hinterher dafür büßen lässt.

Meinen Kaffee süße ich mit einer Mischung aus Tagatose, Galaktose, Isomaltulose und Ribose (1 bis 1⅓ Teelöffel oder 7 Milliliter). Danach kontrolliere ich meinen Blutzucker. Das zeigt, dass ich kein Insulin brauche, um Blutzuckerspitzen zu vermeiden. Wenn mein Blutzucker zu niedrig wird (was bei Diabetes ebenfalls ein Problem ist),

heben diese Zucker den Spiegel sanft, bis er wieder in Ordnung ist. Das Beste: Mein Blutzucker bleibt stundenlang konstant, wenn ich diese Zuckerarten zu mir genommen habe.
Mich nicht ständig um meinen Blutzucker sorgen zu müssen, ist eine echte Erleichterung. Außerdem bin ich sehr glücklich, dass ich meine Abhängigkeit von Insulin reduzieren konnte. Denn je mehr Insulin man verwendet, desto größer ist das Risiko, eine Insulinresistenz zu entwickeln.
Ich nehme auch eine spezielle Mischung dieser Zuckerarten zum Backen von Kuchen und um süße Desserts zuzubereiten. Vor Kurzem habe ich einen wunderbar saftigen Schokokuchen gebacken und jeden Bissen genossen, ohne zusätzliches Insulin zu benötigen. Als ich am nächsten Morgen meinen Blutzucker maß, war er in Ordnung.
Mit diesen Zuckern kann man ohne Reue Kuchen und Desserts genießen.
Ich weiß, dass das Auf und Ab des Blutzuckerspiegels bei mir auch mit Stress zusammenhängt. Hoher Blutzucker hat außerdem mit einem hohen Cortisolspiegel zu tun. Wenn also ein intensives Work-out bevorsteht, greife ich zu einer speziell für den Sport entwickelten Zuckermischung aus Isomaltulose, Trehalose, Ribose, Galaktose und Tagatose. Ohne diese Zucker ist mein Blutzuckerspiegel von 10,1 mmol pro Liter zu hoch. Mit den Zuckern bleibt er aber im gesunden Bereich von nur 8,3 mmol/l. Diese Zuckerarten zu entdecken und zu nutzen, hat mich zu einem glücklicheren Menschen gemacht. Ich kann mich entspannen und Süßes ebenso genießen wie gesunde Workouts im Wissen, dass mein Blutzuckerspiegel stabil bleibt.«

DAS METABOLISCHE SYNDROM

Zum metabolischen Syndrom zählen eine Reihe von Problemen, die gleichzeitig auftreten. Dazu gehören: hoher Blutdruck, ein hoher Triglyzeridspiegel, niedriges HDL-Cholesterin, hoher Blutzucker und dauerhaft erhöhte Insulinspiegel. Das metabolische Syndrom ist eine ernsthafte Störung und ein Hauptrisikofaktor für die Entwicklung von Diabetes und Herzkrankheiten.

DER GEMEINSAME NENNER

Traditionell ging man davon aus, dass Übergewicht oder Adipositas Auslöser des metabolischen Syndroms sind. Die Forschung allerdings weiß, dass das nicht immer der Grund ist. Die Wissenschaft untersucht das Syndrom seit mehr als dreißig Jahren. Mittlerweile gilt die Insulinresistenz als gemeinsamer Nenner.

Der Begriff »metabolisches« Syndrom fand gegen Ende des 20. Jahrhunderts Eingang ins medizinische Wörterbuch. Den Ausschlag dafür gaben die Forschungsarbeiten von Gerald Reaven, Wissenschaftler an der Stanford University. Er hatte nachgewiesen, dass Ratten, denen man große Mengen Fruktose verabreichte, schnell eine Insulinresistenz entwickelten. Abschließend fasste er seine Erkenntnisse in folgender Theorie zusammen: Überschüssiger Zucker verursacht hohe Triglyzeridwerte, niedriges HDL-Cholesterin und all die anderen Symptome, die mit dem metabolischen Syndrom verknüpft sind.

Triglyzeride sind Blutfette. Wenn Sie zu viel Nahrungsmittel mit hohem Zuckergehalt (vor allem Fruktose) verzehren, dann steigen sie an. Ein hoher Triglyzeridspiegel steht mit Herzkrankheiten und dem metabolischen Syndrom in Verbindung.

DR. COYS ERKENNTNISSE Das metabolische Syndrom wird manchmal auch als »Wohlstandssyndrom« bezeichnet, weil es mit den negativen Seiten unseres mehr als auskömmlichen Lebens einhergeht: zu viel ungesundes Essen und ständiger Stress, dazu nur mäßige körperliche Bewegung.
Viele Krankheiten scheinen auf den ersten Blick nichts miteinander zu tun zu haben. Letztlich aber haben sie alle denselben Auslöser: zu viel Zucker. Ständig erhöhte Blutzuckerspiegel führen zu einem hohen Insulinspiegel und schließlich zur Insulinresistenz. Das wiederum fördert Probleme, die mit dem metabolischen Syndrom einhergehen wie Bluthochdruck und hohe Triglyzeride.

BLUTHOCHDRUCK

Normalerweise denkt man, dass Bluthochdruck (Hypertonie) in erster Linie von zu hohem Salzgehalt kommt. Aktuelle Forschungsarbeiten zeigen jedoch, dass zu viel *Zucker* der Auslöser ist. Mehr Zucker zu verzehren, als der Körper problemlos verarbeiten kann, führt zu Insulinspitzen, was die Nieren Salz zurückhalten lässt. Diese Salzretention belastet die Blutgefäße und führt zu Bluthochdruck. Die problematische Rolle von Salz ist also ein Nebeneffekt des zu hohen Zuckerkonsums.

Die Wissenschaft weiß schon lange, dass ein hoher Insulinspiegel und Insulinresistenz zu Hypertonie führen. Die meisten Menschen mit Insulinresistenz leiden unter Bluthochdruck (und anderen Stoffwechselanomalien, die mit dem metabolischen Syndrom einhergehen). Wenn sich eine Insulinresistenz entwickelt, versucht der Körper, sie auszugleichen, indem er mehr Insulin produziert.

Ein hoher Insulinspiegel aber sabotiert die Arbeit unserer Nieren. Zu viel Insulin führt dazu, dass der Körper Salz und Wasser zurückhält. Das beeinträchtigt die Nierenfunktion und erhöht den Druck in den Blutgefäßen. Mit der Zeit bewirkt ein dauerhaft hoher Blutzucker, dass die Gefäße an Elastizität verlieren. Auch dies trägt zu einem hohen Blutdruck bei.

DR. COYS ERKENNTNISSE Ein dauerhaft hoher Blutzuckerspiegel lässt die Blutgefäße im Lauf der Zeit weniger elastisch werden, was den Bluthochdruck fördert. Ein ständig erhöhter Blutdruck ist auch deswegen problematisch, weil er einen Prozess in Gang setzt, der die Triglyzeride und das LDL-Cholesterin erhöht. Er trägt darüber hinaus zum Aufbau von Plaques an den Arterienwänden bei, die sich loslösen und einen Herzinfarkt oder Schlaganfall auslösen können.

Hochverarbeitete Nahrungsmittel enthalten meist zu viel Salz *und* zu viel Zucker. Nur 10 bis 15 Prozent des von uns konsumierten Natriums, so die Forschung, kommen aus dem Salzstreuer. Der Großteil (mehr als 70 Prozent) stammt von hochverarbeiteten Lebensmitteln.

Aber es gibt auch Menschen, die auf Salz empfindlicher reagieren als der Durchschnitt. Eine 2011 im *American Journal of Clinical Nutrition* veröffentlichte Studie an älteren Menschen in Finnland sieht einen Zusammenhang zwischen Salzkonsum, niedrigem Geburtsgewicht bei voller Schwangerschaftsdauer und Bluthochdruck. Ein niedriges Geburtsgewicht (häufig ein Symptom schlechter mütterlicher Ernährung während der Schwangerschaft) steht in enger Verbindung mit Stoffwechselproblemen im späteren Leben. Die Studienteilnehmer zeigten eine höhere Wahrscheinlichkeit für Salzsensitivität (die zu Bluthochdruck führt), wenn ihr Geburtsgewicht unter 3,03 Kilogramm lag. Die Forscher stellten daher die These auf, der Grund hierfür könnte eine Unterernährung des Fötus im Mutterleib sein, welche die Entwicklung seiner Nieren beeinträchtigte. Eine Mangelernährung der Mütter während der Schwangerschaft erhöhte die Wahrscheinlichkeit, dass sich die Nieren schlechter entwickelten, damit andere, wichtigere Organe wie das Herz nicht früh geschädigt wurden – mit dem Effekt, dass diese Babys als Erwachsene mit Bluthochdruck zu kämpfen haben.

Man bringt Bluthochdruck immer wieder in Verbindung mit Übergewicht. (Über 70 Prozent der Bluthochdruckpatienten sind zu schwer.) Allerdings belegt die Forschung, dass dies nicht unbedingt der Fall sein muss. Studien zeigen, dass selbst Bluthochdruckpatienten mit Normalgewicht unter Insulinresistenz leiden. In einer Studie wurden fast 5000 brasilianische Erwachsene untersucht, die unter einer Insulinresistenz litten, obwohl sie weder Übergewicht noch Bluthochdruck oder Diabetes hatten. Wie sich zeigte, wiesen die Probanden im Vergleich zu Menschen ohne Insulinresistenz eine um 51 Prozent erhöhte Wahrscheinlichkeit auf, eine Prähypertonie zu entwickeln, und eine um 150 Prozent erhöhte Wahrscheinlichkeit für Bluthochdruck. Die entscheidende Erkenntnis: Insulinresistenz ist ein Risikofaktor für Bluthochdruck, auch ohne Übergewicht.

Außerdem trägt auch Stress zur Hypertonie bei. Eine Stresssituation kann einen schnellen Blutdruckanstieg bewirken, doch diese Akutreaktion bildet sich schnell zurück, wenn der Stressfaktor abgestellt wird. Ein langfristiger Bluthochdruck allerdings kann die Arterien schädigen und eine ganze Reihe weiterer negativer Effekte nach sich ziehen. So sind schwierige soziale und wirtschaftliche Lebensbedingungen mit hohem Blutdruck verbunden. US-amerikanische Forscher wissen seit Langem, dass Schwarze Menschen häufig schon früh Bluthochdruck entwickeln, der zudem einen höheren Schweregrad zeigt. Wenig überraschend, erleiden auch viele von ihnen einen Schlaganfall (Apoplexie, engl. *stroke*).

In den USA haben häufig Schwarze oder indigene Menschen (auch Hawaiianer) Schlaganfälle. Forschungsarbeiten zum sogenannten Stroke Belt, einer Region im Südosten der USA, in der das Schlaganfallrisiko besonders hoch liegt – um 50 Prozent über dem nationalen Durchschnitt –, gehen davon aus, dass dauerhafte Armut, schlechte Ernährung und Stress die Verantwortlichen dafür sind. Neben dem hohen Prozentsatz von Bluthochdruckpatienten weist diese Region auch höhere Raten an Nierenkrankheiten und Typ-2-Diabetes-Fällen auf.

Die DASH-Diät

Die DASH-Diät *(Dietary Approaches to Stop Hypertension)* zur Senkung des Bluthochdrucks ähnelt der Mittelmeerdiät. Nur wird mehr Wert darauf gelegt, den Salzkonsum zu verringern und mehr Mineralstoffe wie Kalium, Kalzium und Magnesium aufzunehmen, die einen gesunden Blutdruck fördern. Wer die DASH-Diät befolgt, darf sich in weniger als zwei Wochen über einen niedrigeren Blutdruck freuen.

DIE NICHT ALKOHOLISCHE FETTLEBER

Die nicht alkoholische Fettleber (NAFL, auch: nicht alkoholische Steatohepatitis [NASD]) entsteht, weil sich Fett in der Leber einlagert. Sie ist eng mit dem metabolischen Syndrom verbunden, da man sie sowohl als Symptom wie auch als Ursache desselben sieht. Zu den weiteren Risikofaktoren gehören Adipositas, Typ-2-Diabetes und ein sitzender Lebensstil. 70 bis 90 Prozent der Menschen mit NAFL sind adipös oder haben Diabetes.

Etwa einer von drei Nordamerikanern leidet unter einer NAFL. Vor 1980 war diese Erkrankung praktisch nicht existent. Heute steigt die Zahl der Betroffenen wie bei so vielen »Zivilisationskrankheiten« ständig an. Noch besorgniserregender ist, dass die NAFL sich immer häufiger bei Kindern und Jugendlichen zeigt. Man schätzt, dass 10 Prozent der US-amerikanischen Kinder darunter leiden. Schon als Kind daran zu erkranken, erhöht die Wahrscheinlichkeit, im Erwachsenenalter schwerwiegendere Lebererkrankungen oder andere Komplikationen zu bekommen.

Anders als die »traditionelle« Hepatitis, die eine Folge von übermäßigem Alkoholkonsum war, scheint die treibende Kraft hinter dem Anstieg der NAFL der moderne Lebensstil zu sein, vor allem der hohe Fruktosegehalt der westlichen Ernährung. Wie eine Studie an vierzig übergewichtigen männlichen Jugendlichen mit NAFL zeigte, verbesserte sich deren Zustand, wenn sie Softdrinks, Fruchtsäfte und andere Nahrungsmittel mit Zuckerzusatz acht Wochen lang mieden.

Die NAFL beginnt vermutlich mit einer vergleichsweise leichten Entzündung. Mit der Zeit aber verschlimmert sich diese, was zu chronischen Leberschäden führt. Aus einer anfänglichen »steatotischen Leber« wird die nicht alkoholische Steatohepatitis, die schwerwiegendste Form dieser Erkrankung, die zur Leberzirrhose und zum Leberkrebs führen kann.

Jüngere Forschungsarbeiten bringen diese Zunahme von NAFL-Fällen in Verbindung mit der Ansammlung von AGEs (Advanced Glycation End Products). Zu den Nahrungsmitteln, die hier vermieden werden sollten, gehört alles, was viel Zucker enthält, wie Kekse, Kuchen, Süßigkeiten und mit Zucker gesüßte Softdrinks, aber auch bei hohen Temperaturen (wie zum Beispiel beim Grillen) gegartes Fleisch.

WAS FRUKTOSE DAMIT ZU TUN HAT

Bekanntlich kommt die Fruktose im Naturzustand hauptsächlich in Früchten vor. Das ist eine gesunde Form von Zucker, weil Früchte auch andere Nährstoffe, vor allem Ballaststoffe, enthalten. Zu Beginn des 20. Jahrhunderts, so schätzt man, verzehrte der Durchschnittsamerikaner täglich etwa 15 Gramm Fruktose. Der Großteil kam von nahrhaften Früchten und Gemüse. Heute nimmt der Durchschnittsamerikaner vier- bis fünfmal so viel zu sich, mindestens 55 Gramm täglich. Und das liegt in erster Linie daran, dass unsere Nahrung so häufig stark fruktosehaltigen Sirup enthält.

Was ist Lipogenese?

Lipogenese ist der Prozess, bei dem die Leber aus Fruktose Fett herstellt. Dies ist eine normale Funktion zur Energiespeicherung, die aber, wenn sie übermäßig aktiviert wird, zur krankhaften Fettleber führt.

Diese massive Ausbreitung von Glukose-Fruktose-Sirup begann in der zweiten Hälfte des 20. Jahrhunderts. Dem US-Landwirtschaftsministerium zufolge übertraf der Konsum an fruktosehaltigem Maissirup zwischen 1970 und 1990 den jedes anderen

Nahrungsmittels beziehungsweise jeder anderen Nahrungsmittelgruppe. Die Zunahme lag bei gut 1000 Prozent. Die meisten Sachverständigen glauben, dass die NAFL-Epidemie darauf zurückgeht, dass unseren Nahrungsmitteln ständig mehr Zucker, vor allem Glukose-Fruktose-Sirup, zugesetzt wird. Dieser ist ein billiges und effektives Süßmittel und wird in einer Vielzahl von Nahrungsmitteln vom Ketchup bis zum Softdrink verwendet. In den USA werden fast alle Nicht-Diätlimonaden mit fruktosehaltigem Maissirup gesüßt, der auch für den Großteil der enthaltenen Kalorien verantwortlich ist.

Obwohl fruktosehaltiger Sirup nicht direkt Blutzuckerspitzen verursacht – Fruktose wird ja in der Leber verstoffwechselt –, verarbeitet das Gehirn Fruktose anders als Glukose. Die Körperchemie dahinter ist komplex, aber letztlich reagiert Ihr Körper stärker auf zu viel Fruktose als auf zu viel Glukose. Das liegt teilweise daran, dass die Fruktose die Aktivitätsmuster im Hypothalamus beeinflusst. Zu viel Fruktose regt den Appetit an, weil sie den Leptinspiegel (Sättigungshormon) herab- und den Ghrelinspiegel (Hungerhormon) hinaufsetzt. Studien legen nahe, dass der Konsum von zu viel Fruktose unter anderem dazu führt, dass wir uns überessen. Außerdem wird die überschüssige Fruktose in der Leber als Fett gespeichert.

DR. COYS ERKENNTNISSE Das natürlich vorkommende Hormon GIP (glukoseabhängiges insulinotropes Peptid) hilft, den Blutzuckerspiegel zu regulieren. Es spielt eine entscheidende Rolle bei der Entwicklung der zuckerinduzierten NAFL, weil es den Insulinspiegel in der Leber erhöht. Sein Verwandter, das GLP-1 (glukago-

nähnliches Peptid-1), schwächt diesen Prozess ab und hält die Insulinausschüttung damit unter Kontrolle. Diabetesmedikamente wie Ozempic ahmen die Wirkung von GLP-1 nach und stabilisieren unter anderem den Blutzuckerspiegel.
Vereinfacht ausgedrückt kann überschüssiges Insulin die Fettbildung in der Leber ankurbeln. Forschungsarbeiten zeigen, dass der alternative Zucker Isomaltulose die Insulin-Clearance der Leber verbessert (also die Reinigung des Blutes von Insulin durch die Leber), indem er die GIP-Reaktion dämpft, die von GLP-1 jedoch erhöht. Das verhindert die Entwicklung einer NAFL.

Eine Schweizer Studie von 2021 an 94 gesunden jungen Männern verglich die Effekte von mit Fruktose, Glukose oder Sucrose (die zu gleichen Teilen aus Glukose und Fruktose besteht) gesüßten Getränken mit denen, die eine Kontrollgruppe zeigte, welche keine mit Zucker gesüßten Getränke zu sich nahm. Die Fettproduktion in der Leber war bei der Fruktose- und Sucrosegruppe fast zweimal so hoch wie bei der Gruppe, deren Getränke nur mit Glukose gesüßt waren.

Obwohl zu viel Fruktose als besonders schädlich gilt, ist zu viel Zucker der gemeinsame Nenner, der den Risikofaktoren der NAFL unterliegt. Den Konsum von Raffineriezucker in jeder Form zu reduzieren, scheint der Leber gutzutun. Eine Studie, die im *Journal of the American Medical Association* veröffentlicht wurde, konnte zeigen, dass es die Lebergesundheit massiv verstärkte, wenn man acht Wochen lang Nahrungsmittel so wählte, dass der Zuckeranteil höchstens 3 Prozent des täglichen Kalorienbedarfs ausmachte. Im Vergleich mit der Kontrollgruppe war bei den Versuchspersonen, die acht Wochen lang eine zuckerreduzierte Ernährung zu sich nahmen, das Leberfett um 31 Prozent reduziert. Gleichzeitig fiel das Niveau von Alanin-Aminotransferase (ALT) um 40 Prozent. Der Spiegel dieses Enzyms steigt an, wenn Leberzellen beschädigt oder entzündet sind.

Zwischen dem Fruktosestoffwechsel und der Verstoffwechslung von Alkohol gibt es folgenschwere Ähnlichkeiten. Beide Stoffe sind hochkalorisch und alles, was zu viel ist, wird als Fett gespeichert. So baut sich das Fett in der Leber auf und es droht eine NAFL. Wenn Ihre Leber zu viel Fett abgespeichert hat, steigen auch die Triglyzeride und das (schlechte) LDL-Cholesterin. Das wiederum führt zu mehr Bauchfett und zu Bluthochdruck. Übermäßig viel Fruktose kann auch eine Insulinresistenz verursachen, was Bluthochdruck und Typ-2-Diabetes nach sich ziehen kann.

Zu viel Fruktose regt außerdem die Produktion von Harnsäure an, die weitere Probleme nach sich zieht. Sobald sich eine NAFL gebildet hat, steigt auch die Wahrscheinlichkeit anderer Stoffwechselkrankheiten wie metabolisches Syndrom, Atherosklerose, Herz-Kreislauf-Erkrankungen und selbst Krebs.

DR. COYS ERKENNTNISSE Die schnelle Umwandlung von Fruktose in Fett war für unsere Vorfahren kein Problem, weil das angesammelte Fett während des Winters wieder abgebaut und in Energie umgewandelt wurde. Doch für die meisten Menschen in der industrialisierten Welt fällt dies heute weg. Unser Stoffwechsel sehnt sich eher nach Nahrungs*abstinenz*, nach Zeiten, in denen wir weniger Energie aufnehmen als verbrauchen, was die Fettspeicher leeren würde.

Glukose-Fruktose-Sirup: zu viele Kalorien
Die meisten Patienten, die wegen einer nicht alkoholischen Fettleber behandelt werden, beziehen doppelt so viele Kalorien aus mit stark fruktosehaltigem Sirup gesüßten Getränken als gesunde Menschen.

ÜBERSCHÜSSIGE FRUKTOSE SCHADET DEM DARM

Eine Studie aus dem Jahr 2025 sah einen Zusammenhang zwischen der Fettleber und einer ungesunden Zusammensetzung der Darmbakterien, ein Zustand, der von Fruktose gefördert wird. Anders als eine Ernährung mit hohem natürlichem Fruchtanteil verringert der Konsum von fruktosehaltigem Sirup die Anzahl guter Darmbakterien. Der Sirup untergräbt aber nicht nur die mikrobielle Diversität, er reduziert auch den Anteil butyratproduzierender Bakterien. Zu viel Fruktose macht außerdem die Darmbarriere durchlässig (die auf die Darmbakterien reagiert). So gelangen entzündungsfördernde, im Körper entstandene Toxine in Ihren Blutkreislauf.

Da die Zusammensetzung der Darmbakterien so einzigartig ist wie ein Fingerabdruck, ist es für Wissenschaftler schwierig, die Ergebnisse mehrerer Versuchspersonen zu vergleichen. Aus diesem Grund befolgten 2020 im Rahmen einer Studie dieselben Frauen nacheinander unterschiedliche Diäten. Zuerst erhielten sie eine Kost mit niedrigem Fruktosegehalt, dann eine mit hohem Fruchtanteil und schließlich eine mit hohem Gehalt an Glukose-Fruktose-Sirup. Es stellte sich heraus, dass der Sirup die Anzahl positiver Bakterien reduzierte. Die Ernährung mit hohem Fruchtanteil hatte den entgegengesetzten Effekt. Sie förderte das Wachstum guter butyratproduzierender Bakterien, vermutlich weil mit den Früchten auch andere Nährstoffe und entsprechend viele Ballaststoffe konsumiert wurden.

Galaktose und Ihr Darm

Eine Laborstudie belegte, dass die Anreicherung der Ernährung mit Galaktose die Zusammensetzung des Mikrobioms von Ratten in einer Form veränderte, wie sie gewöhnlich mit einer verstärkten Insulinsensitivität der Leber einhergeht.

DR. COYS ERKENNTNISSE In jüngerer Zeit haben mehrere Studien gezeigt, dass Zellen, die an Lebererkrankungen beteiligt sind, den Glukosestoffwechsel nutzen – vor allem die TKTL1-Fermentation –, um ihr eigenes Wachstum zu fördern. Eine ähnliche Dynamik zeigte sich bei anderen fibrotischen Krankheiten (bei denen Bindegewebswucherungen entstehen) in den Nieren, der Haut und den Lungen. Diese Forschungsarbeiten legen nahe, dass die Neuprogrammierung des Glukosestoffwechsels, um die Fermentation zurückzudrängen, eine sinnvolle Strategie für Vorbeugung und Behandlung bestimmter Fibrosen sein könnte.
Fruktose aktiviert erwiesenermaßen den Transketolase- und Pentosephosphatweg, was die Fermentation fördert. Der funktionelle Zucker Mannose kann die Aktivierung der TKTL1-Fermentation hemmen, was nahelegt, dass dieser Prozess auch geeignet sein könnte, eine NAFL zu behandeln oder ihr vorzubeugen.

FUNKTIONELLE ZUCKER FÖRDERN DIE LEBERGESUNDHEIT

Forschungsarbeiten zu den funktionellen Zuckern Tagatose, Galaktose, Allulose, Isomaltulose, Trehalose und Mannose (mehr dazu in Kapitel 7) lassen annehmen, dass sie auf verschiedene Weise zur Lebergesundheit beitragen. Manche tun das indirekt, indem sie die Insulinproduktion regulieren und die Wahrscheinlichkeit einer Insulinresistenz, mit der die Fettleber zusammenhängt, herabsetzen. Andere lindern Entzündungen in der Leber und unterstützen die Fettausscheidung oder eine vermehrte Produktion gesunder Leberenzyme.

Einige dieser Zucker können schädliche Blutfette wie Triglyzeride und Cholesterin reduzieren, denn auch sie stehen mit der Fettleber in Verbindung. Jüngere Forschungsarbeiten zeigen, dass die Zucker sich positiv auf die Regulierung von Hormonen wie GIP und GLP-1 auswirken, was ebenfalls die Ausbildung einer Fettleber verhindert.

HERZKRANKHEITEN

Die Weltgesundheitsorganisation WHO hält Herzkrankheiten global für die Todesursache Nummer eins. Die Zahl der Todesfälle durch Herz-Kreislauf-Erkrankungen stieg weltweit von 12,1 Millionen im Jahr 1990 auf 20,5 Millionen im Jahr 2021. In den USA zeigen Daten der Gesundheitsbehörde CDC, dass Herzkrankheiten bei Männern, Frauen und verschiedenen ethnischen Gruppen die hauptsächliche Todesursache sind. Gewöhnlich versteht man unter »Herzkrankheit« die Art von Herz-Kreislauf-Erkrankung (kardiovaskuläre Krankheit), die manchmal auch als »koronare

Herzkrankheit« oder »Erkrankung der Herzkranzgefäße« bezeichnet wird. Bei diesem Problem, das vor allem die Blutgefäße betrifft, lagern sich Fette an den Wänden der Arterien ab, was den Blutfluss zum Herzen behindert und schließlich zu einem Herzinfarkt oder Schlaganfall führt. Zu den Risikofaktoren gehört vor allem ein ungesunder Lebensstil mit schlechter Ernährung, sitzender Lebensweise, zu viel Alkohol, Rauchen und andere Probleme wie Übergewicht, Fettleibigkeit, Bluthochdruck, Diabetes und Nierenkrankheiten.

Mehr als siebzig Jahre lang hat die Wissenschaft Zeit, Mühe und Geld darauf verwendet, die Ursachen von Herz-Kreislauf-Erkrankungen zu finden. Ein Großteil dieser Bemühungen hat sich auf den Fettkonsum konzentriert. Das ist weiter nicht erstaunlich, denn Fettablagerungen in den Arterien sind eine der Grundursachen dieser Erkrankung. Traditionell geht man davon aus, dass die treibende Kraft hinter den Herzkrankheiten der übermäßige Konsum gesättigter Fette ist, der als Ursache von zu hohen Cholesterinwerten vermutet wird.

Doch die epidemiologischen Daten stützen diese Ansicht nicht. So haben viele Menschen, die mit einem Herzinfarkt in die Notaufnahme kommen, niedrige Cholesterinwerte. Eine Studie, die 2009 im *American Heart Journal* veröffentlicht wurde, fand, dass von beinahe 139 000 Infarktpatienten 75 Prozent einen gesunden LDL-Cholesterinwert aufwiesen.

Trotz der Beliebtheit fettarmer Diäten, die in den 1980er-Jahren in Mode kamen, nahmen Herzkrankheiten immer mehr zu. Tatsächlich entspricht der Anstieg der Herz-Kreislauf-Erkrankungen dem von Stoffwechselproblemen wie Adipositas und Typ-2-Diabetes, die noch weniger auf gesättigte Fette zurückgeführt werden können. Nehmen wir nur eine Studie, die 2025 in *Nature Medicine* veröffentlicht wurde. Sie sieht einen Zusammenhang zwischen dem weltweit verstärkten Konsum von zuckergesüßten Getränken und dem erhöhten Risiko für Typ-2-Diabetes und Herzkrankheiten.

Diese Getränke waren 2020 für 2,2 Millionen Neuerkrankungen an Typ-2-Diabetes und 1,2 Millionen Herzkrankheiten verantwortlich. Am meisten konsumiert werden diese zuckerhaltigen Softdrinks in der Karibik und in Lateinamerika. 2010 führte man 184000 Todesfälle darauf zurück, 2020 waren es schon 340000. Allein auf dieser Basis fragt man sich, ob es nicht der Zucker ist, der diese Krankheiten verursacht, und nicht das Fett in unserer Nahrung. Mit dem Wissen um den TKTL1-Zuckerstoffwechsel, der eine effiziente Umwandlung von Glukose und Fruktose in Fette ermöglicht, wird klar, dass die erhöhten Fettwerte durch die Umwandlung von Zucker in Fette ermöglicht werden und nicht so sehr die mit der Nahrung aufgenommenen Fette für erhöhte Blutfettwerte verantwortlich sind.

Die American Heart Association hat 2025 in einer Veröffentlichung darauf hingewiesen, dass hochverarbeitete Nahrungsmittel mit Herzkrankheiten in Zusammenhang stehen. Im gleichen Jahr gelangte die kanadische Heart and Stroke Foundation zu dem Schluss, dass 37 Prozent der Herzinfarkte und Schlaganfälle auf den Konsum hochverarbeiteter Lebensmittel zurückgehen. In Deutschland hat die umfassende DONALD-Studie (Dortmund Nutritional and Anthropometric Longitudinally Designed Study) ergeben, dass bei jungen Menschen der Verzehr von hochverarbeiteter Nahrung mit Stoffwechselproblemen wie Adipositas, Typ-2-Diabetes und Krebs einhergeht.

ÜBERGEWICHT UND HERZKRANKHEITEN

Übergewichtig oder fettleibig zu sein, ist ein starker Prädiktor für Herzerkrankungen. Übergewicht, vor allem um die Taille herum, erhöht das Risiko verschiedener Vorstufen von Herzerkrankungen wie Bluthochdruck und Typ-2-Diabetes. Man bringt es auch in Verbindung mit Entzündungen und ungesunden Blutfettwerten. Eine Studie von 2021 an etwa 5000 Personen ergab, dass Frauen, deren Pfunde sich um die Taille ansammelten, ein um 10 bis 20 Prozent höheres Herzinfarktrisiko hatten als Frauen, deren Übergewicht über den ganzen Körper verteilt war.

Der Genetiker Michael Snyder fand heraus, dass eine Gewichtszunahme von 6 Pfund über dreißig Tage Marker ansteigen ließ, die mit Herzerkrankungen zusammenhängen. Außerdem wurde die Expression von 318 Genen gestört, die ebenfalls mit Herzerkrankungen in Verbindung stehen.

Das französische Paradox

Es gibt viele Theorien rund um das sogenannte »französische Paradox«. Gelöst wurde die Frage bislang nicht. Wer als Wissenschaftler davon ausging, dass hohe Cholesterinwerte die Hauptursache für Herzkrankheiten sind, musste sich fragen, warum die Franzosen trotz einer traditionellen Ernährung mit viel Fleisch und Sahnesaucen (mit viel gesättigten Fetten) wesentlich seltener Herzkrankheiten haben als ihre englischsprachigen Nachbarn. Könnte das vielleicht damit zusammenhängen, dass man in Frankreich wesentlich weniger Zucker konsumiert als in den USA und Großbritannien?

ALLES IN ALLEM

Im Laufe der Zeit hat die Wissenschaft eine Verbindung zwischen Adipositas, Typ-2-Diabetes, metabolischem Syndrom, chronischen Nierenerkrankungen und Herzkrankheiten hergestellt. All diese Probleme treten immer häufiger auf und sind eng verknüpft. So bereitet das zusätzliche Körperfett bei der Adipositas den Boden für Entzündungen, Bluthochdruck und Insulinresistenz, was das Risiko für Typ-2-Diabetes erhöht. Diabetes wiederum steigert das Risiko für Herzinfarkte oder Schlaganfälle. Darüber hinaus erhöht sich so die Wahrscheinlichkeit, dass Sie eine Nierenerkrankung bekommen. Schlecht funktionierende Nieren belasten das Herz und erhöhen die Gefahr eines Herzinfarkts.

Die American Heart Association erkannte 2023 diese Zusammenhänge an und spricht seitdem von einem neuen Krankheitsbild: dem kardiovaskulären-renalen-metabolischen Syndrom (*cardiovascular-kidney-metabolic* [CKM] *syndrome*). Es umfasst kardiovaskuläre Erkrankungen, Nierenkrankheiten, Übergewicht und Typ-2-Diabetes, weil Forschungsarbeiten zeigen, dass diese Probleme auf denselben Risikofaktoren beruhen und häufig ineinander übergehen. Die AHA schreibt dazu: »Vom CKM-Syndrom ist fast jedes wichtige Organsystem betroffen.«

Einer 2024 vom JAMA Network veröffentlichten Studie zufolge waren zwischen 2011 und 2020 nahezu 90 Prozent der erwachsenen US-Amerikaner vom CKM-Syndrom Stadium 1 oder höher betroffen. Auf 15 Prozent trafen die Kriterien für ein fortgeschrittenes CKM-Syndrom zu. Zu den Risikofaktoren zählen Übergewicht (vor allem Bauchfett), hohe Blutzuckerspiegel, hoher Blutdruck und hohe Triglyzerid- oder LDL-Werte.

Die genannten Resultate zeigen, dass Herzkrankheiten am Ende einer ganzen Reihe verschiedener Störungen eintreten. Ihnen voraus geht eine lange, von Stoffwechselproblemen geprägte Zeit, die einen gemeinsamen Nenner haben: erhöhter Zucker-Fettstoffwechsel, ausgelöst durch zu viel Zucker, Glukose und Fruktose. Die Risikofaktoren verstärken einander und ziehen viele Körpersysteme in Mitleidenschaft.

BLUTFETTE UND ZUCKER

Mehr und mehr Forschungsarbeiten sehen im Zucker, nicht im Fett, den wichtigsten Treiber von Herzkrankheiten. Aber es ist schwierig, nur einen isolierten Faktor verantwortlich zu machen, da die Effekte hoher Blutfettwerte und Blutzuckerspitzen das ganze System betreffen. Beides überlappt ja besonders durch den TKTL1-Zucker-Fettstoffwechsel, der bekanntlich eine verstärkte Umwandlung von Zucker in Fett auslöst.

Insulinresistenz ist ein klarer Risikofaktor für Herzkrankheiten. Und sie kann verbessert werden, indem man die Triglyzeridwerte senkt. Eine 2016 mit Diabetikern durchgeführte Studie ergab, dass die Senkung der Triglyzeridwerte den Blutzucker und die Insulinresistenz regulieren half, was zu niedrigeren HbA1c-Werten führte.

Blutfette wie Triglyzeride und Cholesterin sind Fettpartikel in Ihrem Blut. Ihr Körper braucht diese, um funktionieren zu können, aber zu viel von der falschen Art (eine Hyperlipidämie) führt zu Herzkrankheiten. Zu viel (vor allem zugesetzter) Zucker führt ebenfalls zu Hyperlipidämie.

Die Diabetesforschung zeigt, dass ein erhöhter Blutzucker eine diabetische Dyslipidämie nach sich ziehen kann: hohe Triglyzeride, hohes LDL- und niedriges HDL-Cholesterin. Das ist eine komplizierte Gemengelage. Hyperlipidämie erhöht das Diabetesrisiko, hoher Blutzucker wiederum ebnet Lipidstörungen den Weg.

Nehmen wir nur mal die Triglyzeride. Hohe Triglyzeridspiegel stehen in Zusammenhang mit Übergewicht und metabolischem Syndrom, aber auch mit einem erhöhten Risiko für Herzinfarkte und Schlaganfälle. Ihr Verhältnis zum Zucker ist komplex. Zu viel Zucker ist mit hohen Triglyzeriden verbunden, hohe Triglyzeride wiederum zeigen, dass Ihr Körper insulinresistent ist. Doch die Wissenschaft ist nicht sicher, wo die Effekte des einen aufhören und die des anderen anfangen. Jagt die Insulinresistenz (aufgrund dauerhaft hoher Blutzuckerwerte) die Triglyzeride in die Höhe oder umgekehrt? Letztlich stimmt wohl beides, da der TKTL1-Zucker-Fettstoffwechsel eben beides kausal verbindet.

Der Triglyzerid-Glukose-Index (TyG) ist ein einfacher Bluttest, bei dem Nüchternblutzucker und Triglyzeride gemessen werden. Er gilt als Frühindikator für Insulinresistenz. Forschungsarbeiten zeigen, dass ein hoher TyG mit Insulinresistenz in Zusammenhang steht. Als man 2024 die Blutwerte von mehr als 13 000 US-Amerikanern untersuchte, stellte sich heraus, dass man mithilfe des TyG-Index Risiko und Schwere einer kardiovaskulären Erkrankung und damit die Wahrscheinlichkeit einer möglichen Herzkrankheit einschätzen kann.

Eine Studie, die 2023 im *New England Journal of Medicine* veröffentlicht wurde, fand heraus, dass Diabetes und nicht ein hoher Cholesterinwert der stärkste Risikofaktor für Herzkrankheiten (und für die Gesamtsterblichkeit) ist. Dem Diabetes von Anfang an zu begegnen, indem man beispielsweise den HbA1c-Spiegel reguliert, ist eine gute Strategie, um Herzkrankheiten zu verhindern. Hohe HbA1c-Werte sind ein Vorbote für Herzkrankheiten und Schlaganfälle.

Zucker und deregulierte Blutfette

»Dyslipidämie« ist der medizinische Begriff für ungesunde Blutfettwerte wie hohe Triglyzeride, hohes LDL-Cholesterin und niedriges HDL-Cholesterin. Man weiß seit Langem, dass Herzkrankheiten auf eine Dyslipidämie zurückgehen. Jüngere Forschungsarbeiten aber zeigen, dass hohe Blutzuckerwerte wiederum zu einer Dyslipidämie führen, weil sie Triglyzeride und (schlechtes) LDL-Cholesterin fördern, gutes HDL-Cholesterin aber senken.

DR. COYS ERKENNTNISSE Der alternative Zucker Allulose wirkt sich günstig auf die Herzgesundheit aus, weil er für gesunde Blutfettwerte sorgt und aufgrund seines geringen Kaloriengehalts den Gewichtsverlust fördert. Forschungsarbeiten zeigen, dass der Verzehr von Allulose Triglyzeride ebenso senkt wie das Gesamtcholesterin und das LDL-Cholesterin. Das (gute) HDL-Cholesterin hingegen wird gefördert.

KILLING ME SWEETLY

Eine Strategie, Herzerkrankungen vorzubeugen, ist es, den Konsum von Getränken mit Zuckerzusatz zu vermeiden, vor allem wenn es sich um den stark fruktosehaltigen Sirup handelt. Eine 2025 in *Nature Medicine* veröffentlichte Studie wertete Daten aus 184 Ländern aus, die über einen Zeitraum von dreißig Jahren gesammelt worden waren. Sie bestätigten die tödlichen Auswirkungen von Zucker. Im Jahr 2020 gab es 2,2 Millionen neue Fälle von

Typ-2-Diabetes und 1,2 Millionen neue Fälle von kardiovaskulären Krankheiten, die man mit zuckerhaltigen Getränken in Verbindung brachte. Die Forscher merken an, dass diese Getränke besonders tödlich sind, weil sie schnell getrunken und sofort verstoffwechselt werden, was die Insulinausschüttung und andere Stoffwechselwege aktiviert. Aufgrund ihres Kalorienreichtums tragen sie außerdem zur Gewichtszunahme bei. Wie allgemein bekannt, ist Adipositas schon an sich ein Gesundheitsrisiko.

Schwedische Forscher haben untersucht, wie sich der Zuckerverzehr auf Herzkrankheiten auswirkt, und festgestellt, dass der Konsum solcher Getränke gravierendere Folgen hatte als der jeder anderen Zuckerform. Zuckerhaltige Getränke steigerten das Risiko für ischämische Schlaganfälle, Herzversagen, Vorhofflimmern und Aneurysmen der Bauchaorta. Zu viel Zucker in Getränken steigert die Produktion von Triglyzeriden und (schlechtem) LDL-Cholesterin. Gleichzeitig senkt er das HDL-Cholesterin. Alle drei Faktoren führen zu Herzkrankheiten.

Eine Laborstudie, die 2021 in der Zeitschrift *Frontiers in Molecular Bioscience* veröffentlicht wurde, brachte vor allem den Fruktosekonsum in Verbindung mit Markern für Herzkrankheiten: Gewichtszunahme, hoher Blutzucker, hoher Insulinspiegel, hohe Werte für Triglyzeride und LDL-Cholesterin sowie erhöhte Entzündungswerte. Forschungsarbeiten zeigten auch, dass der Fruktosekonsum das Risiko einer Herzschädigung erhöht, nachdem die Blutzirkulation unterbrochen wurde. Das kann zum Herzinfarkt führen.

Die gleiche Studie zeigte, dass es die Herzkrankheiten-Marker verringerte, wenn man Fruktose durch den Zucker Tagatose ersetzte: Der Blutzuckerspiegel sank, während die HDL-Werte anstiegen. Auch die Anfälligkeit des Herzens für Schäden durch eine blockierte Blutzufuhr sank. Mäuse, an die man im Rahmen dieser Studie Tagatose verfüttert hatte, wiesen auch weniger AGEs (Advanced Glycation End Products) auf als Artgenossen, die Fruktose erhalten hatten. AGEs gelten als treibende Kraft sowohl für Diabetes als auch für Herzkrankheiten.
Andere Forschungsarbeiten sehen einen Zusammenhang zwischen dem Konsum von circa 10 Teelöffeln (40 Gramm) zugesetztem Zucker – die Menge, die bereits in einer einzigen Dose eines Softdrinks enthalten ist – und einem erhöhten Risiko für Herzkrankheiten. Eine Studie, die im *British Medical Journal* veröffentlicht wurde, zeigte darüber hinaus, dass jene Personen, die am meisten hochverarbeitete Nahrung verzehrten, ein um 23 Prozent erhöhtes Risiko hatten, an kardiovaskulären Problemen zu leiden.

DR. COYS ERKENNTNISSE Herzkrankheiten werden nicht durch einen hohen Cholesterinspiegel verursacht. Sie sind vielmehr das Endergebnis einer vermehrten Umwandlung von Zucker in Fett und Cholesterin. Beide gehören zur Klasse der Lipide und werden durch den Baustein Acetyl-CoA hergestellt, das von TKTL1 aus Zucker gebildet wird. Parallel dazu startet auch eine Entzündungskaskade, die durch hohe Blutzuckerwerte und Insulinresistenz ausgelöst wird. Übermäßiger Zuckerkonsum erhöht den Spiegel von Blutzucker und Entzündungsmarkern wie C-reaktivem Protein sowie bestimmten Zytokinen. Damit steigt das Risiko für Adipositas, Dyslipidämie, Diabetes und Bluthochdruck – durchweg Risikofaktoren für Erkrankungen des Herzens und anderer Organe. Zu viel Zucker schadet auch den empfindlichen Zellstrukturen in Ihrem Körper, vor allem im Gehirn und den Nervenzellen, wo am meisten Glukose gebraucht wird. Darüber hinaus kann er Blutgefäße schädigen, sodass sie weniger elastisch werden – steife Blutgefäße und Atherosklerose sind die Folge. So steigt auch das Risiko für einen Herzinfarkt oder Schlaganfall.

KÜNSTLICHE SÜSSSTOFFE UND HERZGESUNDHEIT

Raffinierten Zucker durch künstliche Süßstoffe zu ersetzen, ist kein sinnvoller Schritt zur Vermeidung von Herzkrankheiten. Eine groß angelegte französische Studie ergab, dass der regelmäßige Konsum von künstlichen Süßstoffen (60 Milliliter Diätlimonade täglich) das Risiko für kardiovaskuläre Erkrankungen erhöhte. In der Gruppe, die diese Menge zu sich nahm, hatten die Versuchspersonen im Vergleich zur Kontrollgruppe ein um 9 Prozent erhöhtes Risiko für ein kardiovaskuläres Problem (unter anderem Herzinfarkt) und ein um 18 Prozent erhöhtes Schlaganfallrisiko.

Eine 2025 im Journal *Cell Metabolism* veröffentlichte Studie stellte fest, dass Aspartam (in Diätgetränken enthalten) die Insulinausschüttung bei Mäusen und Affen anregte. Für die Forscher war dies ein überraschendes Resultat, da man ja immer davon ausging, dass die Insulinausschüttung nur von Glukose getriggert wird. Und erhöhte Insulinwerte tragen dazu bei, dass sich in den Arterien Plaques bilden, ein wesentlicher Risikofaktor für Herzkrankheiten und Schlaganfälle. Da Tagatose weder den Blutzucker- noch den Insulinspiegel erhöht, eröffnet sie neue, gesunde Möglichkeiten für Erfrischungsgetränke.

Ein Teufelskreis

Erhöhte Glukosewerte lassen das LDL-Cholesterin und die Triglyzeride ansteigen. Hohe Triglyzeridwerte verstärken die Insulinproduktion, was wiederum zu höheren HbA1c-Werten und »dickflüssigem« Blut führt. Damit erhöht sich das Risiko für Blutgerinnsel, den Verursachern von Herzinfarkten und Schlaganfällen.

SCHLAGANFALL

Schlaganfälle sind die dritthäufigste Todesursache weltweit. Und wie bei so vielen gesundheitlichen Problemen steigen die Zahlen. Das Alter galt lange als hauptsächlicher Risikofaktor, aber heutzutage erleiden immer mehr Menschen schon ab 45 einen Schlaganfall (Apoplexia cerebri).

Die am meisten verbreitete Form ist der ischämische Schlaganfall, bei dem die Blutzufuhr des Gehirns unterbrochen wird, sodass weder Sauerstoff noch Nährstoffe wie Glukose in die Gehirnzellen gelangen. Diese Blockade wird entweder durch Plaques in den Blutgefäßen oder durch Blutgerinnsel verursacht. Ohne Sauerstoff sterben die Zellen schnell ab und das Gehirn wird geschädigt.

RISIKOFAKTOREN FÜR EINEN SCHLAGANFALL

Im Wesentlichen lassen sich die Risikofaktoren für den Schlaganfall in zwei Kategorien einteilen: Umwelt und Lebensstil. Zu den Umweltfaktoren zählt die Luftverschmutzung, die die Blutzirkulation beeinträchtigen kann. Was den Lebensstil angeht, so sind es hauptsächlich das Rauchen und die sitzende Lebensweise, die einen Schlaganfall wahrscheinlicher machen. Der Hauptrisikofaktor ist aber nach wie vor Bluthochdruck. Übergewicht und/oder Typ-2-Diabetes steigern das Schlaganfallrisiko ebenfalls, da sie mit Bluthochdruck verbunden sind. Und Stress, der zu Bluthochdruck führt, ist ein weiterer Faktor.

Vorhofflimmern, eine immer häufigere Arrhythmie des Herzens, erhöht gleichfalls das Risiko für einen Schlaganfall. Alkohol, vielleicht auch noch im Übermaß genossen, gehört zu den bekannten Ursachen des Vorhofflimmerns. Dieses ist gefährlich, denn wenn Ihr Herz nicht regelmäßig schlägt, können sich leichter Blutgerinnsel bilden.

Kein Wunder, dass Diabetes ebenfalls ein Hochrisikofaktor für Schlaganfälle ist, da beide Krankheiten über viele Pfade verbunden sind. Überlegen Sie nur, dass Diabetes als führende Ursache für Nierenleiden gilt. Wenn die Nierenfunktion beeinträchtigt ist, kann das die Blutgefäße schädigen. Darüber hinaus werden Salz und Wasser zurückgehalten, was das Risiko für Bluthochdruck erhöht.

Andere mit Diabetes verbundene Risikofaktoren sind Insulinresistenz, chronische Entzündungen und ein hoher Blutzuckerspiegel. Dauerhaft hoher Blutzucker kann Blutgefäßen schaden und trägt zu Plaques an den Gefäßwänden bei, an denen sich leicht ein Gerinnsel bilden kann, das einen Schlaganfall auslöst.

Wie im Falle von Herzkrankheiten belegen Studien auch beim Schlaganfall, dass hoher Zuckerkonsum – vor allem in Getränken – das Risiko für ischämische Schlaganfälle erhöht. Eine 2024 in *Neurology* veröffentlichte Studie untersuchte das Schlaganfallrisiko im Zusammenhang mit hochverarbeiteter Ernährung. Es zeigte sich, dass der Konsum solcher Lebensmittel das Schlaganfallrisiko um 9 Prozent steigerte. Bei Schwarzen Versuchspersonen stieg diese Zahl auf 15 Prozent. Vermutlich liegt das an der in dieser Gruppe häufigen Diagnose »Bluthochdruck«.

Forschungsarbeiten belegen einen Zusammenhang zwischen Vorhofflimmern und übermäßigem Zuckerkonsum, vor allem wenn dieser in Form von mit Zucker oder künstlichen Süßstoffen versetzten Softdrinks erfolgt. Eine Studie von 2024 wertete dazu Daten aus dem Vereinigten Königreich aus. Ergebnis: Mehr als 2 Liter zuckergesüßter Getränke pro Woche erhöhten das Risiko für Vorhofflimmern um 10 Prozent. Wer seine Softdrinks lieber mit Süßstoffen trank, bei dem erhöhte sich das Risiko sogar um 20 Prozent. Interessanterweise durften sich Menschen, die in der Woche 1 Liter reine, ungesüßte Fruchtsäfte zu sich nahmen, über ein um 8 Prozent reduziertes Risiko für Vorhofflimmern freuen. Das zeigt einmal mehr, dass die Kombination von Zucker und Ballaststoffen gesünder ist als reiner Zucker in Erfrischungsgetränken ohne Ballaststoffe.

DER STROKE BELT UND DIE ERNÄHRUNG VON EMBRYOS

Der sogenannte Stroke Belt ist eine Region im Südosten der USA, wo das Schlaganfallrisiko besonders hoch ist. Die Arbeiten von Dr. David Barker, einem Pionier des Wissenschaftszweigs »Entwicklungsursprünge von Gesundheit und Krankheit«, weisen darauf hin, dass manche Menschen schon mit einem höheren Schlaganfallrisiko zur Welt kommen, das durch ihre soziale und wirtschaftliche Realität vorgezeichnet ist. Dr. Barkers Forschung stellte einen Zusammenhang zwischen unangemessenen Lebensbedingungen des Ungeborenen – vor allem eine etwaige nährstoffarme Kost der Mutter – und dessen geringem Geburtsgewicht fest, das als Marker für ein Schlaganfallrisiko gelten konnte.

Ein schlecht ernährter Fötus bekommt nicht die Nährstoffe, die er für eine optimale Entwicklung braucht. Als Resultat hat er als Erwachsener ein höheres Schlaganfallrisiko. Eine Studie von 2007 stellte fest, dass Menschen, die im Stroke Belt zur Welt gekommen waren, auch im Alter von fünfzig Jahren und mehr ein höheres Schlaganfallrisiko hatten als Menschen, die in Regionen mit niedrigeren Schlaganfallzahlen aufgewachsen waren. Anders gesagt: Das Schlaganfallrisiko war ihr Erbe, und sie nahmen es mit, wohin immer es sie auch ziehen mochte.

5

Das Gehirn und unsere emotionale Gesundheit

Dank einem neuen Forschungsgebiet namens »Ernährungspsychiatrie« wissen wir mittlerweile, dass unsere Ernährung nicht nur unseren Stoffwechsel beeinflusst, sondern auch unsere emotionale Verfassung und die Art, wie unser Gehirn funktioniert. Forscher stellen immer öfter fest, dass Störungen im Gehirn mit schlechter Stoffwechselgesundheit verbunden sind.

Die Wissenschaft, die sich diesen Fragen widmet, hat sich langsam entwickelt. Doch die dramatisch gestiegenen Fallzahlen von Alzheimer, Depressionen und Angststörungen gehen einher mit den epidemischen Ausmaßen, die Krankheiten wie Adipositas und Typ-2-Diabetes angenommen haben. Heute sieht man den Glukosestoffwechsel in enger Verbindung mit einer Reihe von Störungen im Gehirn, vom erhöhten Demenzrisiko bis zur Parkinson-Erkrankung.

Forschungsarbeiten stellen einen Zusammenhang her zwischen nährstoffarmen Essgewohnheiten und angeschlagener Gehirngesundheit. Umgekehrt unterstützt eine gesunde Ernährung wie die Mittelmeerdiät auch die Gehirnfunktionen und das emotionale Wohlbefinden. Die verstärkte Erforschung der Darm-Gehirn-Achse, des biologischen Pfades, der das Verdauungssystem mit unserem Denkorgan verbindet, hat das Interesse an diesen Beziehungen verstärkt. Dieser Zwei-Wege-Korridor verbindet das Gehirn mit dem, was Sie essen. Heute wissen wir, dass diese Interaktion massive Auswirkungen auf den ganzen Körper hat. Sie beeinflusst unter anderem das Drüsen- und das Immunsystem.

Die wachsende Beliebtheit einer Wirkstoffklasse namens »Semaglutide« – ihr bekanntester Vertreter wird vermutlich das Medikament »Ozempic« sein – ist ein deutlicher Hinweis darauf, dass zwischen mentaler und metabolischer Gesundheit ein Zusammenhang besteht. Auch wenn diese Medikamente ursprünglich eingesetzt wurden, um das Abnehmen zu erleichtern oder bei Diabetikern den Blutzucker unter Kontrolle zu halten, zeigt sich, dass sie vor allem wegen ihrer Effekte auf das Gehirn so gut wirken. Sie tragen unter anderem deswegen zum Gewichtsverlust bei, weil sie keinen Heißhunger entstehen lassen und das Sättigungsgefühl verstärken. Interessanterweise hat die Verwendung von Semaglutiden auch Folgen für die Lebensmittelindustrie, weil sich der Konsum von stark salz- und zuckerhaltigen Snacks durch sie verringert. Man führt diesen Effekt darauf zurück, dass diese Medikamente den Heißhunger dämpfen.

Raucher, die Semaglutid-Medikamente nehmen, schaffen es eher, auf Zigaretten zu verzichten. Die Wissenschaft hat den Mechanismus noch nicht vollständig verstanden, aber man glaubt, dass die Semaglutide bestimmte Rezeptoren im Gehirn beeinflussen und so das Verlangen nach der Zigarette reduzieren. Möglicherweise werden so auch negative körperliche Reaktionen auf das Rauchen ausgelöst wie zum Beispiel Übelkeit.

Semaglutid-Medikamente ahmen die Wirkung des Hormons GLP-1 nach, eines von mehreren Hormonen, die während des Verdauungsvorgangs im Darm produziert werden. Wenn wir etwas essen, wird GLP-1 ausgeschüttet, was wiederum die Insulinproduktion ankurbelt. Ein Teil des GLP-1 bindet an Neuronen im Gehirn. Dort werden bestimmte Rezeptoren aktiviert, sodass das Hungergefühl sinkt und das Sättigungsgefühl steigt.

Der langfristige Gebrauch von Semaglutid-Medikamenten wird kritisch gesehen. Trotzdem untersucht die Forschung mittlerweile, ob sie zur Kontrolle von Suchtverhalten eingesetzt werden können. Menschen, die Ozempic zum Gewichtsverlust einnehmen, berichten, dass sie weniger Heißhunger verspüren und nicht dauernd ans Essen denken. Neuere Forschungsarbeiten lassen vermuten, dass Ozempic auch beim episodischen Überessen (Binge-Eating) eingesetzt werden kann, das mit Angstgefühlen zusammenhängt.

Semaglutid-Medikamente helfen Ihrem Körper darüber hinaus, Insulin zu produzieren, was den Blutzucker stabilisiert. Forschungsarbeiten belegen, dass Patienten mit Typ-2-Diabetes, die diese Medikamente nehmen, ein deutlich geringeres Risiko haben, später an Alzheimer zu erkranken. Das lässt vermuten, dass Semaglutide dazu beitragen, das Gehirn vor den Auswirkungen eines dysfunktionalen Glukosestoffwechsels zu schützen.

Neben der Alzheimer-Erkrankung bringt man noch andere mit dem Gehirn verknüpfte Krankheiten wie Parkinson und Epilepsie in Verbindung damit, wie unser Körper Zucker verarbeitet. Je mehr wir herausfinden, desto klarer das Bild, das sich abzeichnet: Stoffwechselstörungen wie Adipositas, dysreguliertes Cholesterin und hoher Blutzucker sabotieren die Gehirngesundheit. Ein gesunder Blutzuckerspiegel hingegen fördert geistige Klarheit und emotionales Wohlbefinden.

Zuckeralarm

Die funktionellen Zucker Allulose, Isomaltulose und Trehalose fördern die Produktion von GLP-1.

DEMENZ

Demenz ist eigentlich keine Krankheit. Es handelt sich vielmehr um eine Reihe von Symptomen, die sich gewöhnlich im Alter zeigen: nachlassendes Gedächtnis, Abnahme der sprachlichen Fähigkeiten sowie der Fähigkeit zur Problemlösung. Demenz ist kein unvermeidlicher Teil des Alterns, aber sobald Sie über 65 sind, mehren sich die Risikofaktoren.

Ihr Gehirn ist anpassungsfähig

Dank der Neuroplastizität ist das Gehirn in der Lage, sich schnell anzupassen und zu verändern. Forschungsarbeiten zeigen, dass die diätetische Reduktion von raffinierten Zuckern und Stärke dazu beitragen kann, Demenz im Frühstadium zurückzubilden. Das hilft unter Umständen auch, die Entwicklung einer Demenz zu behindern.

Die Statistik zeigt, dass es mittlerweile immer öfter zu früh einsetzender Demenz kommt (bei Menschen unter 65). Bestimmte Genvarianten und Gehirnschäden (wie nach einem Schlaganfall) können das Risiko verstärken. Voruntersuchungen machen dafür Faktoren wie übermäßigen Alkoholkonsum, Depressionen, soziale Isolation und Vitamin-D-Mangel verantwortlich.

Jüngere Forschungsarbeiten aber zeigen, dass die früh einsetzende Demenz auch auf Stoffwechselstörungen zurückgehen könnte. Eine 2025 in *Neurology* veröffentlichte Studie ergab, dass

Personen mit metabolischem Syndrom eine um 24 Prozent erhöhte Wahrscheinlichkeit hatten, in jungen Jahren Demenz zu entwickeln. Das metabolische Syndrom wurde definiert als Zusammentreffen von drei oder mehr der folgenden Risikofaktoren: Adipositas (zu viel Bauchfett), hoher Blutzucker, hohe Triglyzeride, hohes LDL-Cholesterin und niedriges HDL-Cholesterin.

Eine Studie an fast zwei Millionen Koreanern zeigte, dass jede Komponente des metabolischen Syndroms das Demenzrisiko erhöhte. Man fand auch heraus, dass die Effekte sich gegenseitig verstärken. Wer alle fünf Komponenten des metabolischen Syndroms aufweist, hat eine um 70 Prozent erhöhte Wahrscheinlichkeit, eine früh einsetzende Demenz zu entwickeln.

ALZHEIMER

Alzheimer ist eine Unterkategorie der Demenz und auch die am häufigsten auftretende Form. Sie steht für 60 bis 80 Prozent der Demenzerkrankungen. Mehr als fünfzig Millionen Menschen weltweit leiden an Alzheimer und man geht davon aus, dass die Zahlen sich alle dreißig Jahre verdoppeln werden. Tatsächlich ist diese Projektion vergleichbar mit der, die für Diabetes gilt. Diabetes gehört zu den Alzheimer-Risikofaktoren.

RISIKOFAKTOREN FÜR ALZHEIMER

Zahlreiche Faktoren erhöhen die Gefahr, an Alzheimer zu erkranken. Einer davon sind die Gene. Eine Variation im Apolipoprotein-E-Gen namens ApoE4 lässt die Wahrscheinlichkeit für Alzheimer deutlich ansteigen. Das ApoE-Gen steht in Zusammenhang mit dem Cholesterinstoffwechsel und der Art und Weise, wie Fette im Blut zirkulieren. Forschungsarbeiten belegen, dass die ApoE4-Variante beeinflusst, wie Cholesterin im Gehirn verarbeitet wird. Ein höherer LDL-Cholesterinwert könnte die Blutzirkulation beeinträchtigen. Eine mögliche Folge sind Gefäßschäden. Der Körper kann die Plaques nicht mehr auflösen, sodass sie sich im Gehirn ansammeln können. Das zählt zu den Markern für Alzheimer.

Lebensstil höheres Risiko als Genetik

Eine 2025 in *Nature Medicine* veröffentlichte Studie, für die beinahe 6000 Personen 34 Jahre lang überwacht wurden, zeigt, dass eine mediterrane Ernährung und ein geringer Alkoholkonsum das Risiko für Alzheimer entscheidend verringern. Diese positiven Effekte zeigen sich vor allem bei Menschen, die das ApoE4-Gen haben: Ihr Risiko sank um 35 Prozent.

Studien zeigen, dass bestimmte Gene, die mit dem Immunsystem zusammenhängen, auch eine Rolle bei Alzheimer spielen, weil sie das Risiko entweder erhöhen oder reduzieren. Das Gehirn und das Immunsystem sind eng miteinander verknüpft und das ApoE-Gen hat zu beiden einen Bezug. Dieses Gen spielt vor allem bei der Immunreaktion im Gehirn eine Rolle, teilweise in Gestalt von Entzündungen, die ja häufig ein aktiver Part bei der Demenzentwicklung sind. Systemische Entzündungen, wie sie bei einer Stoffwechselfehlfunktion auftreten, können auch in die Interaktion zwischen Immunsystem und Gehirn eingreifen.

Homocystein ist eine Aminosäure, die vom Körper produziert wird. Auch sie bringt man mit dem Abbau kognitiver Fähigkeiten und Alzheimer in Verbindung. Man geht davon aus, dass sie bei älteren Menschen verstärkt gebildet wird, möglicherweise aufgrund einer abnehmenden Nierenfunktion oder weil ältere Menschen

Schwierigkeiten bei der Aufnahme von Vitamin B_{12} haben. Doch gegen einen hohen Homocysteinspiegel lässt sich etwas tun: Die Einnahme von B-Vitaminen (plus Folat) reduziert das Homocystein und verlangsamt den kognitiven Abbau. (Dabei sind aktive Folatformen wie Methylfolat und sein Vorläufer Tetrahydrofolat der synthetischen Folsäure vorzuziehen.)

Studien belegen außerdem, dass ein hoher Blutzucker- und HbA1c-Spiegel mit Gedächtnisverlust und Alzheimer in Zusammenhang stehen. Zu viel Zucker führt außerdem zu kognitivem Abbau, weil er auch die Neuroplastizität verringert, also die Fähigkeit des Gehirns, sich schnell neu zu modellieren. Die Beweislage ist klar: Zu viel Zucker ist ebenso schlecht für unser Gehirn wie für andere Körperteile.

DR. COYS ERKENNTNISSE Interessanterweise tritt die ApoE4-Variante bei indigenen Völkern, die als Jäger und Sammler leben, verstärkt auf. Trotzdem kommt es bei ihnen nur selten zu Alzheimer, was vermuten lässt, dass die Krankheit auch mit dem Lebensstil zusammenhängt. Was wir momentan über die negativen Auswirkungen hohen Blutzuckers auf das Gehirn wissen, legt die Vermutung nahe, dass Menschen mit dieser Genvariante besonders darauf achten sollten, keine ungesunden Kohlenhydrate zu verzehren.

INSULINRESISTENZ

Alzheimer steht im Zusammenhang mit Störungen der Glukoseverwertung im Gehirn. Die Krankheit wird darüber hinaus auch mit Insulinresistenz in Verbindung gebracht, weil diese zum Aufbau von Amyloiden führt, Proteinen, die Plaques im Gehirn bilden. Diese Plaques werden für die Entstehung von Alzheimer verantwortlich gemacht. Eine 2015 in *Alzheimer & Dementia* veröffentlichte Studie an 186 Versuchspersonen vom mittleren bis zum höheren Alter ergab, dass eine Insulinresistenz die Ansammlung von Amyloiden im von Alzheimer betroffenen Teilen des Gehirns förderte.

DR. COYS ERKENNTNISSE Insulinresistenz ist für Nervenzellen im Gehirn hochproblematisch. Sie verhindert, dass Glukose ins Gehirn gelangt. So erhält der TKTL1-Stoffwechselweg keinen Treibstoff mehr und kann sein schützendes Programm nicht entfalten. Fehlt TKTL1, können freie Radikale die Gehirnzellen angreifen und der DNA-Schaden kann nicht repariert werden. Jüngere Forschungsarbeiten zeigen, dass Glukosespeicher in Gehirnzellen (Glykogen) diese vor freien Radikalen schützen. Sind zu viele Radikale in Nervenzellen vorhanden, wird Glukose aus den Glykogenspeichern freigesetzt und mittels des Pentosephosphatwegs (PPP) wird Glukose genutzt, um Glutathion zu bilden und damit freie Radikale unschädlich zu machen. Dies ist wieder ein Beispiel, wie Zucker unsere Zellen vor Radikalen und davon ausgelösten Zellschäden bewahrt.

Eine Laborstudie aus dem Jahr 2025 hat einen ursächlichen Zusammenhang zwischen den Glykogenspeichern in Nervenzellen und der Ansammlung von Tau-Proteinen entdeckt, die eine Rolle bei neurodegenerativen Erkrankungen wie Alzheimer spielen. Diese Studie belegt, dass diätetische Einschränkungen die Fermentation im PPP-Stoffwechsel anregen, die Produktion freier Radikale eingeschränkt und damit oxidativer Stress in Neuronen verhindert wird. Das Endresultat war eine verringerte Tau-bedingte Neurodegeneration.

Mittlerweile zeigen immer mehr Forschungsarbeiten, dass Alzheimer auf einer Stoffwechselstörung des Gehirns beruht, die mit Insulinresistenz einhergeht. Auch wenn diese Aussage auf den ersten Blick kontraintuitiv wirkt, hat die Krankheit mit einem Glukosemangel im Gehirn zu tun. Während wir altern, steigt gewöhnlich unser Blutzuckerspiegel, was die Insulinproduktion erhöht. Zu viel Insulin im Blut führt zur Insulinresistenz. So gelangt nicht mehr ausreichend Glukose ins Gehirn. Ist zu wenig Glukose im Gehirn vorhanden, kann es nicht mehr richtig arbeiten, sich nicht mehr ausreichend schützen – und dies trägt wesentlich zur Entstehung von Alzheimer bei.

DR. COYS ERKENNTNISSE Ein dauerhaft hoher Blutzuckerspiegel führt zu Insulinresistenz. Dies wiederum hat zur Folge, dass weniger Glukose jenen Teil des Gehirns erreicht, der das Gedächtnis steuert. Dieses als »Hippocampus« bezeichnete Gehirnareal ist entscheidend für die Speicherung und Abrufung von Erlebnissen und Erinnerungen. Durch Störungen im Hippocampus kann man Erlebnisse nicht mehr ausreichend abspeichern, sodass man sie vergisst. Dann findet man nicht mehr den Platz, wo man die Autoschlüssel am Vortag abgelegt hat. Aber auch die Erinnerung an lange vergangene Erlebnisse wird immer schwerer, weil der Zugang des Hippocampus zu Bereichen in anderen Gehirnarealen gestört wird und man keinen Zugang mehr zu wichtigen alten Erinnerungen hat, sodass man dann seine Familienmitglieder nicht mehr erkennt. Wird der Hippocampus ausreichend mit Glukose versorgt, bleibt er gesund. Er kann sich sogar in gewissem Umfang regenerieren, sodass sich im Hippocampus neue Neuronen bilden können. Etwa 3 bis 4 Prozent der Neuronen können so jährlich neu gebildet werden. Das verhindert Gedächtnisschwund und verbessert die kognitiven Funktionen.

Bestimmte funktionelle Zucker zu verzehren, kann das Gehirn mit der nötigen Glukose versorgen. Das verhindert Insulinresistenz und Demenz. Insbesondere Tagatose, Trehalose und Galaktose stehen mit der Gehirngesundheit in Zusammenhang, da sie das Demenzrisiko reduzieren können, weil einer Insulinresistenz und einer Unterversorgung des Gehirns mit Zucker vorgebeugt wird. Aber auch bei bereits entstandener Insulinresistenz helfen diese Zucker. Galaktose hat zudem den großen Vorteil, dass dieser Zucker vom Gehirn aufgenommen werden kann, auch wenn bereits eine Insuliresistenz vorhanden ist, die die Glukoseaufnahme vermindert. Galaktose wird daher auch als »Zucker gegen das Vergessen oder Gehirnzucker« bezeichnet. Diese Zuckerart wird mit einem gesunden Gehirn in Verbindung gebracht, denn sie gleicht das Energiedefizit des Gehirns aus, wenn eine Insulinresistenz seine Glukoseaufnahme verhindert. Im Gehirn selbst kann dann Galaktose in Glukose umgewandelt werden und so für die Energieversorgung des Gehirns wie auch die Neutralisierung von Radikalen verwendet werden.

DIABETES UND ALZHEIMER

Diabetes ist ein entscheidender Risikofaktor für die Alzheimer-Erkrankung. Forschungsarbeiten zeigen, dass Diabetiker im Vergleich zu Nichtdiabetikern ein um das Vierfache erhöhtes Risiko haben, an Alzheimer zu erkranken. Tatsächlich sind beide Krankheiten so eng verbunden, dass Alzheimer von einigen Forschern bereits als »Typ-3-Diabetes« bezeichnet wird. Typ-1- oder Typ-2-Diabetes zu haben, lässt das Alzheimer-Risiko ansteigen, ob die Betroffenen nun über 65 oder jünger sind.

GLP-1 und Gehirngesundheit

GLP1-Agonisten sind Medikamente, die immer häufiger eingesetzt werden, um Diabetes und Übergewicht zu behandeln. Zu diesen Medikamenten gehören auch Ozempic und Wegovy. Sie ahmen das Verhalten des Hormons GLP-1 nach, verbessern den Blutzuckerspiegel und fördern Gewichtsverlust. Teilweise regen sie die Insulinausschüttung an. Erste Forschungsarbeiten legen nahe, dass sie auch bei neurodegenerativen Erkrankungen wie Parkinson und Alzheimer Erfolge zeitigen können.

Man weiß schon lange, dass Typ-2-Diabetes die Wahrscheinlichkeit für Alzheimer erhöht. Eine Studie, die 2024 in *Endocrines* publiziert wurde, zeigt, dass Heranwachsende unter zwanzig Jahren mit Typ-1-Diabetes auch deutlich höhere Alzheimer-Marker aufwiesen. Diese Resultate lassen vermuten, dass Menschen, die in der Kindheit oder Jugend die Diagnose Diabetes erhalten, mit höherer Wahrscheinlichkeit schon jung (zwischen 30 und 65) an Alzheimer erkranken können, auch wenn dies im Allgemeinen seltener vorkommt als die späte Alzheimer-Erkrankung, die sich erst nach 65 entwickelt.

Eine 2024 in *Alzheimer & Dementia* veröffentlichte Studie belegt, dass Semaglutid-Medikamente, die Typ-2-Diabetikern verschrieben werden, deren Alzheimer-Risiko deutlich verringerten. Patienten, die diese Medikamente einnahmen, um ihren Diabetes unter Kontrolle zu bekommen, hatten eine um 40 bis 70 Prozent verringerte Wahrscheinlichkeit, eine Alzheimer-Erstdiagnose zu erhalten. Diese Resultate waren unabhängig von Fettleibigkeit, Geschlecht und Alter. Außerdem erwiesen sich die Semaglutide als hilfreich bei der Kontrolle anderer Probleme, die mit Alzheimer einhergehen (wie Herz-Kreislauf-Erkrankungen bei stark Übergewichtigen), aber auch, um den Alkoholkonsum einzuschränken oder das Rauchen aufzugeben.

Obwohl ein klarer Zusammenhang zwischen Diabetes und Demenz besteht, können auch Nichtdiabetiker Demenz entwickeln. Forschungsarbeiten aber zeigen, dass diese Menschen vielleicht noch keinen Diabetes, dennoch chronisch erhöhte Blutzuckerwerte haben. Eine 2013 im *New England Journal of Medicine* publizierte Studie belegt, dass ältere Menschen mit über die Norm hinausgehenden Blutzuckerwerten (aber ohne Diabetes) eine um 10 bis 20 Prozent erhöhte Wahrscheinlichkeit aufwiesen, Demenz zu entwickeln. Diese Studie zeigt auch, dass Diabetiker ein erhöhtes Risiko haben – je höher der Blutzuckerspiegel, desto wahrscheinlicher trat eine Demenz ein.

Wie bereits angemerkt lässt sich mit HbA1c der Blutzuckerspiegel über einen Zeitraum von drei Monaten messen. Mit der Zeit bindet der Zucker nämlich an das Hämoglobin, jenen Teil der roten Blutkörperchen, der für den Sauerstofftransport im Körper zuständig ist. Studien zeigen nun, dass ein höherer Spiegel dieses glykierten Hämoglobins mit niedriger kognitiver Leistung einhergeht, aber auch mit schlechterem Gedächtnis und weniger Gehirnzellenvolumen im Hippocampus, dem Gehirnareal, das so wichtig für die Vermeidung von Alzheimer ist. Diese Forschungsarbeiten belegen, dass sich das Demenzrisiko verringern lässt, wenn man – auch bei gesunden Menschen – den Blutzuckerspiegel niedrig hält. Nutzen sie den HbA1c-Blutwert, um ihr Alzheimerrisiko einschätzen zu können. Der Test ist einfach und kostengünstig durchzuführen. Sie müssen nur Ihren Arzt darauf hinweisen, dass der Wert bei einer normalen Blutuntersuchung mitbestimmt werden soll.

Alzheimer und Herzkrankheiten

Viele der Risikofaktoren für Demenz beziehungsweise Alzheimer überschneiden sich mit jenen für Herzerkrankungen. Dazu gehören Bluthochdruck, hohes Cholesterin, zu wenig Bewegung, Übergewicht, Nikotingenuss und eine nährstoffarme Ernährung.

DR. COYS ERKENNTNISSE Obwohl der Großteil meiner Forschungen zu TKTL1 zunächst krebsbezogen war, erkannte ich schon früh, dass Krebs und Alzheimer die zwei verschiedenen Seiten derselben Medaille sind. Krebszellen nutzen Zucker, um die Schäden zu reparieren, die Chemo- und Strahlentherapien auslösen. Gehirnzellen können Schäden nicht mehr reparieren, weil sie nicht mehr genügend Zucker aus dem Blut erhalten und der Zucker nicht mehr ausreichend über Enzyme wie Transketolasen verstoffwechselt werden kann. Insulinresistenz hemmt die Versorgung des Gehirns mit Zucker und Thiaminmangel verhindert den Umbau von Zucker. Inzwischen haben viele Studien eindeutig diese Zusammenhänge untermauert. Klinisch wird dies mittlerweile bereits umgesetzt: Hemmt man Transketolasen durch Thiamine, die zwar an die Transketolasen binden, aber die Umbaureaktion verhindern, so werden Krebszellen empfindlich für Chemo- und Strahlentherapien, weil diese dann nicht mehr die Schäden reparieren können, die durch diese Therapien ausgelöst werden. Aktiviert man Transketolasen im Gehirn von Alzheimerpatienten mit einem besonders gut ins Gehirn aufgenommenen Thiamin (dem sogenannten Benfotiamin), so werden die Alzheimersymptome deutlich reduziert.

Thiamin und Alzheimer

Eine an Kohlenhydraten reiche Ernährung führt nicht nur zu hohem Blutzucker. Sie verbraucht auch viel Thiamin, was das Risiko verstärkt, an Alzheimer zu erkranken. Neuere Forschungsarbeiten lassen vermuten, dass es das Fortschreiten von Alzheimer verlangsamt, wenn man den Patienten im Frühstadium Thiamin und insbesondere das besonders wirksame Benfotiamin verabreicht.

Wissenschaftler untersuchen nun in klinischen Studien mit Alzheimerpatienten diese spezielle natürliche Form von Thiamin: Benfotiamin, das entsteht, wenn thiaminhaltige Nahrungsmittel mit Knoblauch gekocht werden. Diese Version von Vitamin B_1 hat sich bei der Behandlung von Alzheimer als vielversprechend erwiesen.

Vermeiden Sie daher Thiaminmangel, da dadurch das Gehirn besonders empfindlich für die Entwicklung von Alzheimer wird. Zu einem Thiaminmangel beitragen können Rauchen und ein übermäßiger Konsum von Alkohol, Kaffee oder Tee. Zahlreiche Pharmaprodukte, ob nun verschreibungspflichtig oder nicht, begünstigen den Thiaminmangel, zum Beispiel das Diabetesmedikament Metformin, bestimmte Antibiotika, Protonenpumpenhemmer und Aspirin.

DAS ALZHEIMER-RISIKO VERRINGERN

Wer – durch eine FDG-PET-Aufnahme – darüber im Voraus Bescheid weiß, kann Alzheimer vorbeugen, indem er auf Strategien zur Stabilisierung des Blutzuckers setzt. Stabile Blutzuckerwerte verhindern Insulinresistenz und sorgen dafür, dass das Gehirn immer genug Zucker zur Verfügung hat, um die TKTL1-Fermentation durchführen und sich schützen zu können. Diese Stoffwechselveränderung begrenzt die Produktion freier Radikale, ermöglicht mit der Bildung von Ribose die DNA-Reparatur und die Bildung neuer Zellen. Des Weiteren werden schädliche Radikale neutralisiert. Kann das Gehirn nicht genug Zucker aufnehmen, um den TKTL1-Stoffwechsel durchzuführen, sterben Nervenzellen leichter ab, weil die DNA-Schäden nicht ausreichend repariert und neue Schäden durch Radikale nicht verhindert werden.

Studien zeigen auch, dass sich das Alzheimer-Risiko senken lässt, indem man bestimmte Faktoren angeht. Entscheidend ist die Vermeidung von hohen Blutzuckerspitzen und einer Insulinresistenz. Darüber hinaus und damit verknüpft ist es wichtig, überschüssiges Bauchfett zu vermeiden. Eine 2020 in den *Annals of Neurology* publizierte Studie geht davon aus, dass Ihr Gehirn in späteren Jahren eher schrumpft, wenn Sie viel Bauchfett haben. Fettleibige Menschen leiden auch schneller an mit Alzheimer verbundenen Risikofaktoren wie chronischen Entzündungen und Diabetes.

DR. COYS ERKENNTNISSE Die Schutzfunktion von TKTL1 – seine Fähigkeit, Zellen zu schützen, indem es DNA-Schäden reparieren hilft und den Zellen erlaubt, ohne Sauerstoff zu überleben und die Bildung von Radikalen zu vermeiden beziehungsweise diese zu neutralisieren – ist für das Gehirn besonders wichtig. Das Verständnis dafür, wie unser Körper Zucker verstoffwechselt, kann uns damit helfen, Alzheimer im Frühstadium zu erkennen und seine Weiterentwicklung zu verhindern. Radioaktiv markierte Fluorodeoxyglukose wird bei der sogenannten Positronen-Emissions-Tomografie

(FDG-PET) verwendet, um die Zuckeraufnahme in Zellen sichtbar zu machen. Dieses bildgebende Verfahren wird häufig zur Erkennung von Krebs eingesetzt. Wenn ein radioaktiver Zucker in den Körper injiziert wird, sammelt er sich in Krebszellen und liefert so ein Bild von Tumoren und Metastasen. Wenn derselbe Zucker gesunden Menschen gespritzt wird, sammelt er sich schnell im Gehirn, weil das Gehirn extrem viel Zucker aufnimmt und verbraucht.
Bei Menschen mit Alzheimer ist das anders. Ihr Gehirn nimmt sehr viel weniger Zucker auf als ein gesundes Gehirn. Dies nutzt man zur Früherkennung von Alzheimer und dessen symptomlosen Vorstufen aus, da ein PET-Scan bereits sechs bis zehn Jahre vor dem Ausbruch von Alzheimer anzeigt, wenn der Zuckergehalt im Gehirn im Vergleich zu gesunden Menschen rapide abfällt. Das ist sozusagen ein Früherkennungsmerkmal für eine viele Jahre später auftretende Alzheimer-Erkrankung. Man hat damit fünf bis sieben Jahre Zeit, die Ernährung und den Lebensstil zu ändern, damit Alzheimer möglichst nicht ausbricht.

Forschungsarbeiten belegen immer wieder, dass niedrige Entzündungswerte mit einem reduzierten Demenzrisiko einhergehen. Eine Studie an mehr als 80 000 älteren Erwachsenen zeigte, dass selbst Menschen, die bereits an einer kardiometabolischen Erkrankung (wie Typ-2-Diabetes, Herzkrankheiten oder Schlaganfall) leiden, ihr Demenzrisiko mit einer antientzündlichen Ernährung um 31 Prozent senken konnten. Die Versuchspersonen hatten danach deutlich niedrigere Marker für neurodegenerative und vaskuläre Gehirnschäden.

Wie gesagt braucht TKTL1 Thiamin und Zucker, um enzymatisch aktiv werden zu können. Das heißt, dass die Einnahme von Thiamin oder Benfotiamin den schützenden Effekt von TKTL1 unterstützen kann und somit vor kognitivem Abbau und schließlich Alzheimer bewahrt. Man kann Alzheimer im Frühstadium erkennen und mit der Ernährung erfolgreich behandeln. Besonders wichtig ist die Vermeidung von hohen Blutzuckerwerten und einer damit einhergehenden Insulinresistenz. Mit diesem Wissen lässt sich mit Ernährung und Lebensstill das Auftreten einer irreversiblen Alzheimer-Erkrankung frühzeitig verhindern. Bei Krebserkrankungen aber sollte Thiamin nur mit Vorsicht eingenommen oder besser ganz gemieden werden, da sich Krebszellen hiermit besser vor Chemo- und Strahlentherapien schützen können.

GLP1-Medikamente und Entzündungen

Hier steckt die Wissenschaft noch in den Kinderschuhen, aber Studien deuten darauf hin, dass die GLP-1-Agonisten (siehe oben) Entzündungen im Gehirn verringern und die Ablagerung von Tau-Proteinen (Alzheimer-Marker) verhindern können. Diese Medikamente können die Insulinresistenz reduzieren. Funktionelle Zucker wie Allulose, Isomaltulose und Trehalose kurbeln die GLP-1-Produktion an und helfen so eine Alzheimererkrankung zu verhindern.

DR. COYS ERKENNTNISSE Heute wissen wir, dass die diversen Aspekte eines dysfunktionalen Stoffwechsels das Bindeglied zwischen vielen Krankheiten sind. Allgemein gesprochen steht ein gesundes Gehirn für einen gesunden Stoffwechsel. Stoffwechselkrankheiten wie Adipositas und Diabetes zu vermeiden, ein gesundes Gewicht und einen gesunden Blutdruck zu halten, verringert die Wahrscheinlichkeit für eine Demenz. Ein gesunder Lebensstil, bei dem wir unseren Blutzucker unter Kontrolle halten, hilft, Demenz und viele andere Krankheiten zu verhindern.

DARM UND GEHIRN

Die Bakterien in Ihrem Darm stehen in ständigem Austausch mit Ihrem Gehirn, und das so rege, dass man den Darm mitunter als »zweites Gehirn« bezeichnet. Immer mehr Forschungsarbeiten sehen die Darmgesundheit in engem Zusammenhang mit geistigem Wohlbefinden. Die »Mikrobiom-Darm-Gehirn-Achse« ist ein Begriff für das Netzwerk, das diese Elemente verbindet.

Menschen mit Alzheimer haben nachweislich ein weniger diversifiziertes Mikrobiom. Ein ungesundes Darmmikrobiom schwächt jedoch das Immunsystem und begünstigt Entzündungen. Gestörte Immunzellen setzen entzündliche Substanzen frei, die Entzündungen im Gehirn fördern und damit dem kognitiven Abbau Tür und Tor öffnen.

Andererseits weiß man, dass bestimmte Bakterienstämme mit einem guten Gedächtnis in Verbindung stehen. Eine jüngere Studie nahm die gesundheitlichen Effekte verschiedener Stämme von Lactobacillus unter die Lupe. Man fand heraus, dass Mäuse, die diese im Mikrobiom hatten, bei Gedächtnistests besser abschnitten. Sie hatten auch ein höheres Niveau an Gamma-Aminobuttersäure (GABA) und Milchsäure im Gehirn.

GABA bringt man schon seit Längerem mit einem verbesserten Gedächtnis in Verbindung, die Milchsäure hingegen ist eine neuere Entdeckung. Die Wissenschaftler, die die oben genannte Studie durchführten, sind sich einig, dass sie nicht alle Antworten parat haben. Aber sie gehen davon aus, dass unser Gedächtnis Energie braucht, und verweisen auf andere Forschungsarbeiten, die den Glukosestoffwechsel und die Milchsäureproduktion mit verschiedenen gedächtnisrelevanten Prozessen verknüpft sehen. Ihre Schlussfolgerung? Die Gehirngesundheit mit probiotischen Nahrungsergänzungsmitteln mit bestimmten Stämmen von Lactobacillus zu unterstützen, ist eine nähere Untersuchung wert.

Alter, Ernährung und Alzheimer

Allgemein nimmt die Vielfalt der Darmbakterien mit dem Alter ab, was auch mit der Ernährung zusammenhängt. Forschungsarbeiten der irischen University of Cork zeigen, dass die häufigen »Tee und Toast«-Mahlzeiten älterer Menschen die Diversität der Darmbakterien reduzieren, was eine Reihe negativer Auswirkungen wie höhere Entzündungswerte oder kognitiven Abbau nach sich zieht.

Eine Studie, die 2025 in der Zeitschrift *Nutrients* veröffentlicht wurde, lässt vermuten, dass Ballaststoffe helfen könnten, Demenz zu verhindern, weil sie das Wachstum positiver Bakterien fördern. Andere Studien konnten zeigen, dass frischer, nicht gezuckerter Fruchtsaft das Risiko für Alzheimer senkt. Eine Studie, die 2006 im *American Journal of Medicine* erschien, zeigte, dass Menschen, die pro Woche mindestens drei Portionen Frucht- und/oder Gemüsesaft ohne Zucker zu sich nahmen, ein um 76 Prozent verringertes Alzheimer-Risiko hatten als solche, die höchstens einmal pro Woche solche Säfte tranken. Die Forscher nehmen an, dass dies an den vielen in diesen Säften enthaltenen sekundären Pflanzenstoffen liegt.

Obwohl reiner Saft, der zusammen mit Vollwertkost getrunken wird, das Mikrobiom nicht negativ zu beeinflussen scheint, kann ein sogenanntes »Saftfasten« potenziell negative Auswirkungen haben. Die Wissenschaftler teilten eine Reihe gesunder Erwachsener in drei Gruppen ein. Die erste nahm drei Tage lang nur Saft zu sich, die beiden Kontrollgruppen hingegen ernährten sich von Vollwertkost allein oder Vollwertkost plus naturbelassene Säfte. Veränderungen im Mikrobiom des Darms und des Mundes aber wurden nur bei der mit Saft fastenden Gruppe festgestellt. Obwohl die Veränderungen minimal waren, ließen sie bei den Wissenschaftlern die Alarmglocken schrillen, denn es zeigten sich deutlich erhöhte Zahlen bestimmter Bakterienarten, die man mit Entzündung und kognitivem Abbau in Verbindung bringt. Die Forscher schlossen daraus, dass Säfte zwar die Aufnahme von Nährstoffen aus Früchten und Gemüse steigerten, Säfte allein jedoch nicht gesund waren. Ihnen fehlt es an den Ballaststoffen, die in der Vollwertkost stecken. Anders gesagt: Wenn frischer, naturbelassener Saft ein regelmäßiger Bestandteil Ihrer Ernährung ist, dann sollten Sie darauf achten, dass Sie ihn mit vollwertigen Lebensmitteln und löslichen Ballaststoffen zu sich nehmen, wie sie beispielsweise der Zucker Tagatose liefert.

Jüngere Forschungsarbeiten legen nahe, dass es zwischen der Ernährung und Alzheimer eine enge Verknüpfung gibt, die vermutlich durch die Mikrobiom-Darm-Gehirn-Achse gebildet wird.

Die Ernährungsweise westlichen Stils stört das Darmmikrobiom und verringert seine Vielfalt. Dieser Verlust positiver Bakterien reduziert die Produktion von gesundheitsfördernden Komponenten wie kurzkettigen Fettsäuren. Man sieht hier auch einen Zusammenhang mit dem Abbau kognitiver Funktionen und Alzheimer.

Wenn Sie schon älter sind, können auch verschreibungspflichtige Medikamente zur Demenz beitragen, weil sie eben die Mikrobiom-Darm-Gehirn-Achse unterbrechen. Ältere Menschen haben ein erhöhtes Risiko, eine medikamentenabhängige Dysbiose zu entwickeln. Routinemäßig verschriebene Medikamente wie Statine, Metformin, Protonen-Pumpen-Hemmer und nicht steroidale Antirheumatika (NSAR) haben eine nachweislich negative Wirkung auf die Zusammensetzung der Darmbakterien, was sich auf die Gehirngesundheit auswirken kann.

Der Darm von Kindern

Säuglinge kommen auf die Welt mit Bakterien, die die Mutter ihnen mitgegeben hat. Dieses Erbe wird bereichert durch die mikrobielle Vielfalt ihrer Ernährung (Muttermilch ist am besten) und ihrer Umgebung. Neuere Forschungsarbeiten belegen, dass die Darmbakterien beeinflussen, wie sich das Gehirn des Kindes entwickelt. Wie viele Bakterienstämme sein Mikrobiom enthält, wenn es ein Jahr alt ist, ist ein guter Prädikator für die Gesundheit des zweijährigen Kindes. Je gesünder das Darmmikrobiom, desto besser schneiden die Kinder bei kognitiven Tests ab.

ERNÄHRUNG UND GEHIRNGESUNDHEIT

Etwa 15 bis 20 Prozent der Menschen sind von dem genetischen Risiko betroffen, früh an Alzheimer zu erkranken, weil sie die ApoE4-Genvariante haben. Die Träger dieses Gens entwickeln auch mit höherer Wahrscheinlichkeit eine Insulinresistenz. Jüngere Forschungsarbeiten gehen davon aus, dass die Ernährung diesen Prozess beeinflusst.

Eine Studie aus dem Jahr 2020, an der beinah 3000 Französinnen und Franzosen über 65 mit der ApoE4-Variante teilnahmen, sah das erhöhte Alzheimer-Risiko in Zusammenhang mit dem Verzehr von raffinierten Kohlenhydraten. In dieser Studie ging es hauptsächlich um nachmittägliche Snacks. Wer raffinierte Kohlenhydrate zu sich nahm, hatte (unabhängig von der Gesamtkalorienzahl) ein höheres Alzheimer-Risiko. Jede zusätzliche Portion (die etwa 30 Gramm Baguette entsprach) steigerte das Risiko um das Zwei- bis Dreifache.

Der leitende Forscher meinte in einem Kommentar zur Studie, dass zuckerhaltige Snacks meist allein, ohne den abmildernden Effekt von nahrhafteren Dingen wie Ballaststoffen und Fetten, verzehrt werden. Isoliert verzehrte Einfachzucker lösen Blutzuckerspitzen aus sowie eine starke Insulinausschüttung. Ist dies häufig der Fall, stellt sich wahrscheinlich eine Insulinresistenz ein, auch im Gehirn, was der Demenz den Weg ebnet.

Tipp: Essen Sie das Weißbrot im Restaurant mit Öl oder Butter. Damit wird der Blutzuckeranstieg reduziert. Trinken Sie beim Essen ein Getränk mit Tagatose. Auch dies verringert den Blutzuckeranstieg des Weißbrots.

HOCHVERARBEITETE NAHRUNGSMITTEL UND IHR GEHIRN

Epidemiologische Studien an großen Bevölkerungsgruppen zeigen, dass eine Ernährung, die viele raffinierte Kohlenhydrate enthält, mit mehr Amyloidablagerungen im Gehirn und einer schlechteren kognitiven Leistung einhergeht. In neuerer Zeit konzentriert sich die Forschung auf die negativen Auswirkungen hochverarbeiteter Nahrung. Macht diese einen großen Anteil an der Ernährung aus, untergräbt sie die Darmgesundheit, erhöht die Entzündungswerte und beeinflusst die Funktion der Mikrobiom-Darm-Gehirn-Achse.

Eine im Jahr 2020 an fast 11 000 Personen durchgeführte Studie versuchte, den Zusammenhang zwischen hochverarbeiteten Nahrungsmitteln und kognitivem Abbau genauer zu erfassen. Bei Teilnehmern, die circa 20 Prozent ihres täglichen Kalorienbedarfs mit solchen Nahrungsmitteln deckten, trat eine kognitive Leistungsschwäche um 28 Prozent schneller ein als bei Menschen mit gesünderer Ernährung. Sobald der Anteil an hochverarbeiteten Lebensmitteln stieg, erhöhte sich auch der Abbau der geistigen Leistungsfähigkeit.

Eine Studie von 2024 spricht davon, dass eine 10-prozentige Zunahme des Anteils hochverarbeiteter Lebensmittel zu einer 16-prozentigen Steigerung der geistigen Leistungsschwäche führte. Dieses Phänomen trat bei allen älteren Erwachsenen auf, unabhängig von bekannten Risikofaktoren oder ansonsten gesunden Ernährungsmustern, wie sie die Mittelmeerdiät, die DASH- und MIND-Diät empfehlen.

Zuckeralarm

Galaktose ist ein Zucker, der Ihr Gehirn nähren kann, ohne Ihre Stimmung ins Schwanken zu bringen. Letztlich kann Ihr Hippocampus Galaktose ohne Insulinunterstützung aufnehmen und dann verwerten. Das reduziert die Wahrscheinlichkeit einer Insulinresistenz im Gehirn – die unter anderem zu Alzheimer führen kann. Der Zucker Trehalose ist ebenfalls gut für Ihr Gehirn. Zahlreiche Studien belegen, dass der Verzehr von Trehalose förderlich für das Lernen, das Gedächtnis und die kognitive Leistung ist. Trehalose ermöglicht einen stabilen Blutzuckerspiegel und eine sichere und konstante Versorgung des Gehirns mit Glukose – die beste Basis für kognitive Leistungsfähigkeit und Schutz vor Alzheimer.

ANTIINFLAMMATORISCHE ERNÄHRUNG

Studien sehen antientzündliche Kost wie die Mittelmeer- und die DASH-Diät (zwei gut untersuchte Ernährungsweisen) mit einem niedrigeren Demenzrisiko einhergehen. Eine Studie an mehr als 80 000 älteren Erwachsenen zeigt, dass selbst Personen, die bereits an kardiometabolischen Erkrankungen (wie Typ-2-Diabetes, Herzkrankheiten und Schlaganfall) litten, ihr Demenzrisiko massiv (um 31 Prozent) verringern konnten. Die Probanden zeigten darüber hinaus deutlich geringere Werte bei Markern für neurodegenerative und gefäßbedingte Gehirnschäden.

Das Akronym MIND im Namen »MIND-Diät« steht für »Mediterranean-DASH Intervention for Neurodegenerative Delay«. Diese Ernährungsweise wurde 2025 vom *US News & World Report* zu den wichtigsten diätetischen Kuren der Welt gezählt. Eigentlich handelt es sich aber um eine »Nichtdiät«, die Elemente der Mittelmeer- und der DASH-Diät in Einklang bringt. Letztlich geht es dabei um eine Ernährungsform, die die Gehirngesundheit fördert. Dazu gehören grüne Blattgemüse, Nüsse, Vollkorn und Beeren. Eingeschränkt wird der Konsum von rotem Fleisch, zuckerhaltigen

Nahrungsmitteln und Junkfood. Die Ernährungsweise ähnelt ihren Vorläufern, insofern sie davon ausgeht, dass das, was für Ihren Stoffwechsel gut ist, auch Ihrem Gehirn guttut.

Flavonoide gehören zu den sekundären Pflanzenstoffen. Sie sind ein Element, das eine an Obst und Gemüse reiche Ernährung mit der Gehirngesundheit verbindet. Flavonoide sind in pflanzlichen Lebensmitteln enthalten und wirken antioxidativ und -entzündlich. Eine Studie aus dem Vereinigten Königreich wertete Daten von mehr als 120 000 Personen aus. Sie ergab, dass der Verzehr von sechs zusätzlichen Portionen flavonoidreicher Nahrungsmittel täglich zu einer deutlich reduzierten (um 28 Prozent) Wahrscheinlichkeit führt, eine Demenz zu entwickeln. Zu diesen Nahrungsmitteln zählen Weintrauben, Kirschen, Beeren, Zitrusfrüchte, Paprika, Schokolade und Rotwein. Reichlich Flavonoide sind gut für alle, die unter Bluthochdruck oder Depressionen leiden oder ein hohes genetisches Alzheimer-Risiko aufweisen.

Trehalose schützt das Gehirn

Wissenschaftler untersuchen mittlerweile, wie der Zucker Trehalose eingesetzt werden kann, um Alzheimer (und andere neurodegenerative Erkrankungen) zu behandeln oder ihnen gar vorzubeugen. Trehalose bekämpft nachweislich Entzündungen und schützt das Gehirn, vermutlich weil dieser Zucker die Autophagie fördert. Bei diesem Vorgang werden abgestorbene und beschädigte Zellen beseitigt, was toxischen Abfall verhindert. Funktioniert sie nicht korrekt, kann das Alzheimer fördern.

SPORT: STARK IM KAMPF GEGEN ALZHEIMER

Zahlreiche Untersuchungen bringen das körperliche Wohlbefinden mit der Gehirngesundheit in Zusammenhang, auch wenn die Mechanismen dahinter noch nicht völlig verstanden sind. Eine 2025 in *Brain Research* veröffentlichte Studie belegt, dass regelmäßiger Sport entscheidende Alzheimer-Marker wie Amyloidplaques und Tau-Fibrillen reduziert. Er lindert auch Entzündungen im Gehirn und verbessert die Gehirngesundheit, indem er die Kommunikation zwischen den Neuronen verstärkt.

Eine andere Arbeit, die 2025 im wissenschaftlichen Fachjournal *Lancet Healthy Longevity* publiziert wurde, nahm die Ansammlung von Tau-Proteinen im Gehirn in den Blick, die ebenfalls zu den Alzheimer-Markern zählen. Die Forscher untersuchten nahezu 1700 demenzfreie Französinnen und Franzosen über siebzig. Sie stellten fest, dass die Ansammlung der Tau-Proteine im Gehirn nach drei Jahren moderater bis intensiver körperlicher Aktivität umso langsamer voranschritt, je aktiver die Versuchspersonen waren. Interessanterweise spielte der ApoE4-Zustand hier keine Rolle.

Ein aufregendes neues Forschungsgebiet widmet sich der Neurogenese, also der Fähigkeit des Gehirns, im Verlauf des Alterungsprozesses neue Neuronen zu bilden. Einige Studien zeigen, dass Sport diese Prozesse günstig beeinflusst, indem er die Bildung von BDNF (Brain-Derived Neurotrophic Factor) unterstützt. Dieses Protein hat einen positiven Einfluss auf unsere Gehirngesundheit, weil es eine der Neubildung von Neuronen förderliche Umgebung schafft. Das Alter und chronischer Stress können die BDNF-Produktion verlangsamen. Sport aber sorgt für ein gesundes Niveau. Offensichtlich stärkt regelmäßiger Sport Ihr Gehirn ebenso wie Ihre Muskeln.

EPILEPSIE

KRAMPFANFÄLLE UND DEREGULIERTER BLUTZUCKER

Epilepsie ist eine Funktionsstörung des Gehirns, die Krampfanfälle verursacht und ebenfalls mit dereguliertem Blutzucker zusammenhängt. Ein hoher Blutzuckerspiegel lässt die Wahrscheinlichkeit für epileptische Anfälle steigen, unter anderem weil er das Signalsystem des Gehirns durcheinanderbringt. Dessen Nervenzellen werden übermäßig stimuliert, was die Gefahr von Anfällen erhöht.

Statistiken zeigen einen klaren Zusammenhang zwischen Problemen mit dem Blutzuckerspiegel und Epilepsie. So haben Diabetiker eine doppelt so hohe Wahrscheinlichkeit, Epilepsie zu entwickeln, wie Nichtdiabetiker. Auch andere Folgen eines deregulierten Glukosestoffwechsels wie Adipositas, Insulinresistenz und chronische Entzündungen werden mit Epilepsie in Verbindung gebracht, ebenso ein sitzender Lebensstil.

Die Beziehung zwischen epileptischen Anfällen und Glukosestoffwechsel ist komplex. Der deregulierte Blutzucker ist keineswegs die Ursache aller Anfälle. Zu den Auslösern gehören auch bestimmte genetische Varianten, Gehirnverletzungen oder Umwelt- und Ernährungsreize wie Stroboskoplichter, Koffein, bestimmte Gewürze und Schokolade. Einen klaren Zusammenhang gibt es zwischen Epilepsie und einer stark zuckerhaltigen Ernährung. Ein epileptischer Anfall kann sowohl durch zu hohen wie durch zu niedrigen Blutzucker ausgelöst werden. Dieses Auf und Ab ist besonders für Diabetiker von Belang, denn deren Blutzuckerspiegel schwankt im Tagesverlauf erheblich.

Des Weiteren sind solche Anfälle für den Körper purer Stress, weswegen Cortisol und Adrenalin freigesetzt werden. Beide Hormone tragen zu Blutzuckerspitzen und schließlich zur Insulinresistenz bei, was den Körper daran hindert, Glukose zu verarbeiten.

Man weiß seit Langem, dass Epilepsie sich manchmal nach einem ischämischen Schlaganfall (Gehirnschlag) einstellt. Fast 90 Prozent aller Schlaganfälle sind ischämisch, das heißt das Resultat eines Blutgerinnsels, das die Blut- und damit die Sauerstoffzufuhr zum Gehirn blockiert. Es gibt aber auch eine interessante Verbindung zwischen Epilepsie und Ernährung: Epilepsie lässt sich mit einer Diät mit hohem Fettanteil (90 Prozent) und einem niedrigen Protein- und Kohlenhydratanteil behandeln.

KETOGENE ERNÄHRUNG GEGEN EPILEPSIE

Eine ketogene oder Keto-Ernährung, die viel Fett, aber wenig Kohlenhydrate und wenig Eiweiß enthält, gilt schon lange als sinnvolle Behandlung für Epilepsie. Die wissenschaftlichen Belege dafür sind relativ neu, die Idee dahinter hingegen ist gut ein Jahrhundert alt. Um 1911 experimentierten französische Forscher mit Fasten als Epilepsiebehandlung und berichteten, dass dies die Intensität der Anfälle lindere. In den 1920er-Jahren behandelten Ärzte in Nordamerika epileptische Kinder mit einer Art ketogener Diät. Diese Kost lässt sich länger beibehalten als reines Fasten. Die Ärzte stellten schnell fest, dass dies eine effektive Behandlungsform war und sogar wirksam war, wenn Medikamente versagten. (Ein Arzt schätzte, dass 52 Prozent seiner Patienten ihre Anfälle damit unter Kontrolle hatten, während sie sich bei weiteren 27 Prozent verbesserten.)

DR. COYS ERKENNTNISSE Mehr und mehr Forschungsarbeiten zeigen, dass eine ketogene Ernährung der Gehirngesundheit förderlich ist, weil sie den TKTL1-Stoffwechsel hemmt. Zum einen ist dies eine Möglichkeit, den Körper zu einem oxidativen Stoffwechsel zu zwingen. Es ist sozusagen ein »Trainingsprogramm« für Ihre Mitochondrien, das sie in Bestform hält. Neu ist die Erkenntnis, dass auch bestimmte Zucker wie Galaktose und Mannose, die den TKTL1-Stoffwechsel hemmen und die Mitochondrienaktivität fördern, sehr gut mit einer klassischen ketogenen Diät zu kombinieren sind. Dadurch ist es viel einfacher, diese neue Form der ketogenen Ernährung durchzuführen, da auch der Konsum von Lebensmitteln wie Schokolade und Erfrischungsgetränke möglich ist und damit die klassische ketogene Ernährung sogar wirksamer und verträglicher wird. Insbesondere für Kinder und ältere Menschen ist diese neue Form der ketogenen Ernährung dann leicht im Alltag umzusetzen.

Epilepsie ist eine besonders ausgeprägte Form einer Überaktivität des Gehirns. ADS und ADHS stellen mildere Formen einer Überaktivität des Gehirns dar. Auch hier spielt der TKTL1-Zuckerstoffwechsel eine wichtige Rolle. Es wurden nun spezielle Nervenschichten im Gehirn identifiziert, die sich durch besonders viel TKTL1-Stoffwechsel auszeichnen und verantwortlich für die Aktivität des Gehirns und das Treffen von Entscheidungen sind. Gegenspieler dieser TKTL1-geprägten Nervenzellschichten sind benachbarte Zellschichten, die durch zuckerarme ketogene Ernährung aktiviert werden und die Gehirnaktivität beruhigen. Dies erklärt nun, wie Zucker das Gehirn so beeinflusst, dass es hyperaktiv wird. Galaktose wirkt hier stabilisierend auf die Gehirnfunktion, da das Gehirn mit Energie versorgt wird, aber einer Hyperaktivität entgegengewirkt wird, sodass insbesondere Kinder mit ADS und ADHS sehr stark profitieren. Funktionelle, natürliche Zucker wie Galaktose und Mannose, die den TKTL1-Stoffwechsel hemmen, bieten neue Ernährungsoptionen, um die Gehirnfunktion gezielt positiv zu beeinflussen.

Im Jahr 1938 wurde das erste Medikament für Epilepsie entwickelt, woraufhin sich die Behandlung in Richtung Pharmakologie verschob. Doch fast 30 Prozent der Epileptiker sprechen auf Medikamente nicht an – mit dem Resultat, dass sich die Aufmerksamkeit erneut der ketogenen Diät zuwendet.

Wie gesagt kommt es dann zu einem ischämischen Schlaganfall, wenn die Sauerstoffzufuhr zum Gehirn abgeschnitten ist. Infolge dieses Sauerstoffmangels muss das Gehirn zur Energiegewinnung auf Fermentation umschalten. Dabei entsteht Milchsäure. Dies sind wissenschaftlich sehr komplexe Vorgänge, aber Forscher beschäftigen sich im Zusammenhang mit der Epilepsie mittlerweile mit dem Warburg-Effekt (Fermentation im Pentosephosphatweg [PPP]) und der Ansammlung von Milchsäure im zentralen Nervensystem. Für die Ansammlung von Milchsäure im Gehirngewebe scheint im Wesentlichen der ischämische Schlaganfall verantwortlich zu sein. Was vermuten lässt, dass die Hemmung der Milchsäureproduktion nach einem ischämischen Schlaganfall die Entwicklung von Epilepsie beeinflussen könnte. Mit anderen

Worten: Eine Diät, die vor der TKTL1-Fermentation und der damit einhergehenden Milchsäure schützt, kann bei der Behandlung von Epilepsie nützlich sein.

Verständlich, dass jetzt das Interesse an einer ketogenen Ernährungsweise als Behandlung für Epilepsie wächst. Den TKTL1-Stoffwechsel zu kontrollieren, schränkt die Milchsäureproduktion ein und reduziert die Wahrscheinlichkeit von Anfällen. Das ist ein weiteres Beispiel dafür, dass sowohl die Aktivität des TKTL1-Stoffwechselwegs als auch die damit verknüpfte Bildung von Milchsäure außer bei Krebs auch noch bei anderen Krankheiten eine Rolle spielt.

Zuckerstoffwechsel und Gehirngesundheit

Wissenschaftler interessieren sich schon lange für die Rolle von Milchsäure in der schützenden Flüssigkeit, die unser Gehirn und unser Rückenmark umgibt und das zentrale Nervensystem gesund erhält. Ein höherer Milchsäurespiegel wurde schon mehrfach mit verschiedenen, für die Neurodegeneration verantwortlichen Biomarkern in Verbindung gebracht. Nun, wo sich auch ein Zusammenhang mit dem TKTL1-Zuckerstoffwechsel beziehungsweise Warburg-Effekt abzuzeichnen scheint, kann der Verzehr funktioneller Zucker wie Galaktose und Mannose, die die TKTL1-Fermentation hemmen, als vielversprechende Strategie für die Behandlung von Gehirnstörungen wie der Epilepsie gelten.

PARKINSON

Die Parkinson-Krankheit ist nach Alzheimer die zweithäufigste neurologische Störung. Leider steigt die Zahl der Erkrankten noch schneller als die der von Alzheimer Betroffenen, was möglicherweise heißt, dass sie einander irgendwann die Waage halten. In den letzten 25 Jahren hat sich die Anzahl der Fälle weltweit verdoppelt. Eine von der Parkinson's Foundation 2022 veröffentlichte Studie zeigt, dass in den USA jährlich etwa 90 000 Menschen diese Diagnose erhalten. Das ist ein deutlicher Anstieg im Vergleich zu früheren Schätzungen, die zwischen jährlich 40 000 bis 60 000 Betroffenen lagen. Männer haben eine um das Anderthalbfache erhöhte Parkinson-Anfälligkeit als Frauen.

Mittlerweile wissen wir, dass Parkinson sich langsam über einen längeren Zeitraum entwickelt. Forschungsarbeiten belegen, dass zahlreiche Symptome sich schon Jahrzehnte vor dem Ausbruch zeigen. Zu diesen »prämotorischen« Symptomen gehören ein abnehmender Geruchssinn, Schwindelanfälle, Konzentrationsmängel, Stimmungs- und Schlafstörungen, niedriger Blutdruck und eine erhöhte Anfälligkeit für Ohnmachten. Das Parkinson-Risiko zu erkennen, bevor sich die eigentliche Krankheit entwickelt, ist wichtig. Die Forschung zeigt nämlich, dass die Krankheit schon erheblich fortgeschritten ist, wenn die Diagnose gestellt wird.

Parkinson geht einher mit einer ganzen Bandbreite körperlicher Symptome wie Zittern, verlangsamte Bewegungen, Gleichgewichtsstörungen und Schwierigkeiten bei der Fortbewegung. Dazu kommen noch kognitive Beeinträchtigungen wie Probleme beim Planen und Ausführen von Aufgaben, emotionale Dysbalancen wie Apathie, Depression und Angststörungen. In anderen Worten: Parkinson ist weit mehr als nur eine neurodegenerative Erkrankung. Die Auswirkungen der Krankheit betreffen das gesamte System.

Triglyzeride, Cholesterin und Parkinson

Der Triglyzerid-HDL-Quotient ist für mehrere gesundheitliche Probleme maßgeblich. Ein erhöhter TGL-HDL-Quotient geht mit vermehrtem Auftreten des metabolischen Syndroms einher, aber auch mit Schäden an den Koronar- und den peripheren Arterien. Und er wurde mit erhöhter Sterblichkeit bei der koronaren Herzkrankheit in Verbindung gebracht. Interessanterweise ist der Zusammenhang mit Typ-2-Diabetes weniger klar, obwohl auch Typ-2-Diabetes als Risikofaktor für Parkinson gilt.

Forschungsarbeiten belegen, dass Entwicklung und Fortschreiten der Krankheit mit einem deregulierten Glukosestoffwechsel einhergehen. Verschiedene Faktoren wie ein hoher Blutzuckerspiegel, ein hoher Nüchternblutzucker und ein hoher HbA1c-Spiegel (Diabetesvorläufer) erhöhen nachweislich das Risiko, Parkinson zu bekommen.

Obwohl Forscher schon immer vermuteten, dass es zwischen Fettleibigkeit und Parkinson eine Verbindung gibt, wurde dies wissenschaftlich erst vor relativ kurzer Zeit nachgewiesen. Doch sobald sich die Wissenschaft mit der Art der Fettleibigkeit auseinandersetzte – und sich nicht nur auf den Body-Mass-Index (BMI) konzentrierte, sondern auf den Taillenumfang –, änderte sich das Bild. Hier verweist die Forschung auf einen klaren Zusammenhang zwischen Bauchfett und dem Parkinson-Risiko.

Zwei Studien bringen Adipositas mit Parkinson in Verbindung. Eine, die 2022 im Journal *npj Parkinson's Disease* erschien, untersuchte beinah sieben Millionen Koreanerinnen und Koreaner über vierzig. Hier zeigte sich ein erhöhtes Parkinson-Risiko bei viel Bauchfett, auch wenn die Person an sich nicht übergewichtig war. 2025 erschien dann in der Zeitschrift *Heliyon* eine Studie, die sich auf Daten von fast 32 000 Personen stützte, welche an der National Health and Nutrition Examination Survey teilgenommen hatten. Auch hier ergab sich eine »positive Verbindung« zwischen hohem Taillenumfang und einem erhöhten Parkinson-Risiko. Wie bereits erwähnt produziert das adipöse Bauchfett entzündliche Substanzen, die zu chronischen Entzündungen und Insulinresistenz führen. Beides heizt Parkinson weiter an.

Andere Forschungsarbeiten stellen einen Zusammenhang zwischen Parkinson und dem Glukosestoffwechsel her. So haben Menschen mit Typ-2-Diabetes ein deutlich (um 40 Prozent) erhöhtes Risiko, Parkinson zu entwickeln. Außerdem ist Diabetes mit einer Reihe schwerwiegender Symptome vergesellschaftet, die die Parkinson-Krankheit beschleunigen können. Beiden Krankheiten sind einige Stoffwechselprobleme wie Insulinresistenz und Entzündungen im Gehirn gemein. Auch diese sind ein Risikofaktor für Glukose-Intoleranz.

PARKINSON UND INSULINRESISTENZ

Insulinresistenz trifft Menschen mit gesundem Gewicht ebenso wie Nichtdiabetiker. Und die Forschung interessiert sich immer mehr auch für den Zusammenhang mit Parkinson. Eine 2018 im *Journal of Parkinson's Disease* veröffentlichte Studie legte offen, dass fast zwei Drittel der Parkinson-Betroffenen ohne Diabetes eine Insulinresistenz aufweisen.

Parkinson-Indikatoren

Die Insulinresistenz geht gewöhnlich mit einem Typ-2-Diabetes einher. Sie kann bis zu fünfzehn Jahre vor dem Diabetes auftreten. Die gute Nachricht lautet, dass die Insulinresistenz reversibel ist. Sie zu identifizieren und dagegen vorzugehen, kann also auch der Parkinson-Prophylaxe dienen.

Unglücklicherweise verläuft eine Insulinresistenz normalerweise ohne Symptome. Die Forschung untersucht den Zusammenhang von Parkinson mit dem Triglyzeridspiegel bei Nichtdiabetikern. Ein hoher Triglyzerid-Glukose-Index ist ein Marker für die Insulinresistenz. Eine 2025 in *Scientific Reports* erschienene Studie stützte sich auf ein anderes Instrument, um eine Insulinresistenz zu entdecken: den Triglyzerid-HDL-Quotienten (TG/HDL). Die Forscher gelangten zu der Schlussfolgerung, dass Insulinresistenz bei Nichtdiabetikern häufig mit Parkinson einhergeht.

Bekanntlich brauchen Gehirnzellen viel Glukose. Wenn Ihr Körper zu viel Insulin produzieren muss und es dann zu einer Insulinresistenz kommt, erhält das Gehirn nicht genug Glukose. Und das steigert das Parkinson-Risiko.

Parkinson wird seit Langem auf einen Mangel des Neurotransmitters Dopamin zurückgeführt, der mit unserer Bewegungsfähigkeit zu tun hat. Jüngere Forschungsarbeiten zeigen, dass Insulinresistenz die Dopaminfunktion im Gehirn negativ beeinflusst. Die Parkinson-Symptome – vor allem Zittern, Steifheit und Verlangsamung der Bewegungen – werden von einem Dopaminmangel ausgelöst, der auch für verschiedene Depressionen ursächlich zu sein scheint.

Schlafstörungen und Parkinson

Die REM-Schlaf-Verhaltensstörung (RBD) ist ein Frühindikator für die Parkinson-Krankheit. Dabei verlieren die Menschen während der REM-Schlafphasen (REM steht für *rapid eye movement*) die Kontrolle über ihre Muskeln. Menschen mit RBD haben eine hohe Wahrscheinlichkeit, Parkinson zu entwickeln. Eine in *Brain* veröffentlichte Studie aus dem Jahr 2019 untersuchte zwölf Jahre lang Menschen mit RBD. Beinah 74 Prozent bekamen Parkinson, Lewy-Körperchen-Demenz oder eine andere degenerative Erkrankung.

PARKINSON UND ERNÄHRUNG

Forscher haben den Zusammenhang zwischen einer stark zuckerhaltigen Ernährung und Parkinson schon öfter untersucht. An Parkinson Erkrankte haben gewöhnlich intensives Verlangen nach Zucker. Eine Theorie ist, dass Zucker über die Nahrung zu konsumieren, eine Form von Selbstmedikation darstellt: Den Insulinspiegel anzuheben, kann die Dopaminproduktion im Gehirn steigern.

Eine 2025 in der Zeitschrift *Neurology* erschienene Studie analysierte Daten aus Ernährungsumfragen unter nahezu 43 000 US-Bürgern im Hinblick auf den Konsum von hochverarbeiteten Lebensmitteln. Die Forscher entdeckten, dass diejenigen, die die meisten Industrieprodukte verzehrten (etwa elf Portionen pro Tag), auch mit einer um das Zweieinhalbfache erhöhten Wahrscheinlichkeit Frühindikatoren von Parkinson aufwiesen, verglichen mit jenen Probanden, die den geringsten Anteil (drei Portionen pro Tag) an hochverarbeiteter Nahrung konsumierten. Zu den Indikatoren gehörten das verringerte Geruchsempfinden und ein gestörter REM-Schlaf. Die Forscher machten jedoch deutlich, dass dies noch kein bahnbrechendes Ergebnis war – sie konnten keine direkte Beziehung zwischen Parkinson und solchen Lebensmitteln nachweisen. Doch der Zusammenhang mit den Frühindikatoren deutet auch auf ein erhöhtes Parkinson-Risiko hin.

Auch Magen-Darm-Störungen wie Verstopfung können ein Frühindikator für Parkinson sein, daher ist es wenig überraschend, dass immer mehr Forschungsarbeiten eine schlechte Darmgesundheit mit Parkinson in Verbindung bringen. Bei Parkinson-Erkrankten besteht gleichfalls ein Mangel an positiven Darmbakterien. Auch der Zonulinspiegel, ein Marker für das Leaky-Gut-Syndrom, ist bei Parkinson-Betroffenen häufig besonders hoch. Wissenschaftler gehen davon aus, dass diese Marker für eine Dysbiose des Darms (gestörtes Gleichgewicht der Darmbakterien) auch die Herstellung bestimmter Stoffwechselprodukte behindern, was systemische Auswirkungen auf den Körper hat.

GLP-1-Medikamente und Parkinson

Die Wirkung der GLP-1-Agonisten verdankt sich teilweise der Tatsache, dass sie die Insulinausschüttung anregen. Immer mehr Forschungsarbeiten zeigen, dass sie auch bei neurodegenerativen Erkrankungen wie Parkinson hilfreich sein könnten. Die Wissenschaft hat noch nicht vollständig geklärt, wie diese Medikamente die Gehirngesundheit stärken, aber man weiß, dass es im Gehirn eine große Zahl von GLP-1-Rezeptoren gibt. Wenn die Medikamente an diese Rezeptoren binden, verringern sie Entzündungen. Daher untersuchen Forscher im Moment ihren möglichen Wert bei der Vorbeugung der Parkinson-Krankheit. Wie bereits erklärt können die funktionellen Zucker Allulose, Isomaltulose und Trehalose die GLP-1-Produktion erhöhen.

DR. COYS ERKENNTNISSE Neuere Forschungsarbeiten bringen einen höheren Milchsäurespiegel im Zentralnervensystem mit Parkinson in Verbindung. Diese Arbeiten legen nahe, dass die Einschränkung der Milchsäureproduktion durch die Hemmung der TKTL1-Fermentation dazu beitragen kann, die Krankheit zu verhindern und/oder sie zu behandeln.
Giftstoffe, die die Mitochondrien beschädigen, aktivieren TKTL1, indem sie die Verbrennung (Oxidation) behindern. Wenn dieser Zustand länger besteht, führt die überschüssige Milchsäure zur Laktylierung (wobei sich Milchsäure an die Proteine in den Zellen heftet) und folglich zur Neurodegeneration. Die TKTL1-Fermentation zu begrenzen, zum Beispiel mit den Zuckern Galaktose und Mannose, kann daher bei der Behandlung von Parkinson hilfreich sein.
Verschiedene Milchsäurebakterien können nachweislich Neuroentzündungen reduzieren, die mit Parkinson einhergehen. Es gibt zwar noch keine Forschungsarbeiten, die den Nutzen funktioneller Zucker bei der Parkinson-Behandlung belegen, aber Tagatose verstärkt das Wachstum des Milchsäurebakteriums Lactobacillus. Sie könnte also therapeutischen Nutzen haben.

EMOTIONALE GESUNDHEIT

MOOD AND FOOD – STIMMUNG UND ERNÄHRUNG

In den letzten Jahren hat die Forschung immer wieder bestätigt, dass unser Essen Einfluss auf unsere Emotionen ausübt. Wie bereits gesagt gibt es einen starken Zusammenhang zwischen zuckerhaltigen Lebensmitteln und der Gehirngesundheit. Zu Letzterer gehören auch Stimmungsprobleme wie Angststörungen und Depressionen.

Gute Ernährung hilft gegen Stress

Eine Strategie, mit Stress umzugehen, ist es, bei jeder Mahlzeit eine ausgewogene Mischung aus Proteinen, Fetten und Ballaststoffen zu sich zu nehmen. Diese Nährstoffe werden langsam umgesetzt, sodass Ihr Blutzuckerspiegel ausgeglichen bleibt. Außerdem bekommen Sie so alle Nährstoffe, die eine gesunde Stimmung ausmachen.

Qualitativ hochwertige Proteine – von Tieren, die auf einer Weide stehen oder im Gras picken durften, von Fischen aus Wildfang, gesunden Eiern, Hülsenfrüchten und Milchprodukten – sind gute Quellen für die Aminosäure Tyrosin, welche die Basis für die Produktion des stimmungsfreundlichen Dopamins ist. Gesunde Fette, vor allem Omega-3-Fettsäuren, stützen ebenfalls die emotionale Stabilität.

Es gibt immer mehr Belege für die Wechselwirkung zwischen dem Auf und Ab des glykämischen Index und unserer Stimmung. Eine schlechte glykämische Regulierung spiegelt erwiesenermaßen die Symptome unseres emotionalen Ungleichgewichts wider: Reizbarkeit, Ängste und Sorgen. Das ist weiter nicht überraschend, da der Treibstoff des Gehirns ja hauptsächlich in Glukose besteht.

Ein deregulierter Blutzucker steckt auch hinter einem ungesunden Darmmikrobiom. Darmbakterien haben einen enormen Einfluss auf unsere emotionale Gesundheit, so stark, dass man mittlerweile schon von einem »Psychobiom« spricht. Forscher untersuchen nun den Zusammenhang von Darmbakterien, zentralem Nervensystem und Gehirnfunktion. Wir sind noch nicht so weit, aber einige Wissenschaftler schlagen schon vor, Stimmungsstörungen mittels »psychobiotischer Diäten« zu behandeln.

ZUCKER BEEINFLUSST EMOTIONEN

Stimmungsstörungen haben viele Ursachen, aber der Zucker ist ein bisschen wie der Zauberer von Oz, der sich hinter dem Vorhang versteckt und die verschiedenen Körperreaktionen orchestriert. Viele Studien bringen eine stark zuckerhaltige Ernährung in Verbindung mit einem erhöhten Risiko für Stimmungsschwankungen. Ein im Laufe des Tages ausgeglichener Blutzucker stützt ein gesundes endokrines System, das unter anderem unsere Hormone steuert. Wenn der Blutzucker immer wieder abfällt oder in die Höhe schießt, schüttet Ihr Körper Hormone aus, um wieder ein Gleichgewicht herzustellen.

DR. COYS ERKENNTNISSE Eine Überblicksstudie zu 300 Forschungsarbeiten kam zu dem Schluss, dass zwischen einer stark zuckerhaltigen Ernährung und emotionalen Störungen wie Angstanfällen und Depressionen ein Zusammenhang besteht. Wie Forschungsarbeiten belegen, beeinflusst ein übermäßiger Zuckerkonsum zahlreiche biologische Pfade. Hierdurch werden bestimmte, für das Gehirn wichtige chemische Stoffe verändert, was wiederum die Fähigkeit des Gehirns beeinträchtigt, auf das Auf und Ab des Lebens angemessen zu reagieren. Andere Studien zeigen zudem, dass zu viel Zucker den Binge-Eating-Impuls verstärkt.

Das Stresshormon Cortisol ist eng mit dem Zuckerstoffwechsel verbunden. Da Zucker unserem Körper hilft, mit Stress fertigzuwerden, versucht das Cortisol, den Blutzuckerspiegel hochzuhalten. Es bekämpft Stress, indem es Glukose liefert, wobei, wenn nötig, Glykogen herangezogen wird. Cortisol macht also das genaue Gegenteil von Insulin, das den Blutzucker unter Kontrolle halten will und so zur Insulinresistenz beiträgt.

Wenn Sie chronisch unter Stress stehen, dann sind Ihr Cortisol-, Blutzucker- und Insulinspiegel permanent erhöht, was schließlich zur Insulinresistenz führen kann. Wir wissen, dass die Insulinresistenz Vorläufer mancher Erkrankungen des Gehirns ist. Dazu gehören auch Angststörungen und Depressionen.

ANGSTSTÖRUNGEN UND DEPRESSIONEN

Zwischen Ängsten und Depressionen besteht eine komplexe Beziehung. Beide treten oft gleichzeitig auf: Angst kann Depressionen auslösen und umgekehrt. Beide können unter Umständen auch gemeinsam behandelt werden. Manchmal genügen schon einfache Veränderungen des Lebensstils wie mehr Sport, mehr soziale Kontakte und besserer Schlaf.

DR. COYS ERKENNTNISSE Bestimmte Zucker können Ihren Körper im effektiven Umgang mit Stress unterstützen. Anders als konventionelle Zucker in unserer Nahrung jagen bestimmte Zuckerarten (Tagatose, Galaktose, Allulose, Isomaltulose und Trehalose) den Blutzuckerspiegel nicht in die Höhe. Diese Zucker können zusammen mit einem gezielten Stressmanagement (wie Meditation oder regelmäßigem Sport) eine gute langfristige Anti-Stress-Strategie sein. Sie liefern Ihrem Körper so viel Zucker wie nötig, um Ihr Cortisolniveau niedrig zu halten.

DAS BELOHNUNGSSYSTEM DES GEHIRNS

Zucker aktiviert das Belohnungssystem des Gehirns. Stark zuckerhaltige Nahrung stimuliert seine »Lustzentren«. Das ist in stressigen Zeiten eine jederzeit verfügbare Form der Selbstmedikation. Langfristig aber unterbricht der Zuckerüberschuss die Kommunikation zwischen Gehirn und Hormonen. Das kann die Produktion von Stimmungsstabilisatoren wie Dopamin verändern. Unter anderem wirkt Dopamin auf die Lustzentren im Gehirn ein. Ein niedriger Dopaminspiegel kann zur Ursache von Ängsten und Depressionen werden.

DR. COYS ERKENNTNISSE Zucker ist »Nervennahrung«. Wir brauchen ihn, um mit Stress gut zurechtzukommen. Bei gesunden Menschen reicht hierfür bereits eine kleine Menge. Wenn wir gestresst sind, setzt unser Körper Cortisol frei, was unseren Appetit auf

Zucker anheizt. Der sprichwörtliche Löffel Zucker beruhigt die Cortisolausschüttung. Ein ständig erhöhter Cortisolspiegel kann zu Insulinresistenz führen.

Wir mögen die Gefühle, die Hormone wie Dopamin uns ermöglichen. Gerade wenn wir im Stress sind, sehnen wir uns förmlich danach. Aber Zucker wirkt nicht nur auf die Dopamin-, sondern auch auf die Insulinausschüttung. Dies wiederum kann zur Insulinresistenz führen, die die Dopaminproduktion einschränkt. Wir wissen noch nicht genau, wie das funktioniert, aber die Wissenschaft untersucht nun den Zusammenhang zwischen Dopamin, Insulinresistenz und Depressionen.

ENTZÜNDUNGEN UND STRESS

Stress aktiviert das Immunsystem. In Stresssituationen schüttet der Körper Hormone wie Adrenalin und Cortisol aus, was das Immunsystem durcheinanderbringt. Unter Dauerstress gewöhnt sich der Körper an ein hohes Niveau dieser Hormone. Das regt Entzündungen an und schwächt das Immunsystem.

Chronische Entzündungen spielen eine Rolle bei Angststörungen und Depressionen, aber auch bei chronischen Schmerzen und dem Erschöpfungssyndrom. Forschungsarbeiten zeigen, dass Menschen mit Depressionen erhöhte Entzündungswerte wie das C-reaktive Protein aufweisen. Außerdem hat man festgestellt, dass sich oft auch die Entzündungswerte bessern, wenn man Depressionen mit Antidepressiva behandelt.

Ein Bindeglied zwischen chronischen Entzündungen und Stimmungsschwankungen ist ein deregulierter Blutzucker. Wie Sie wissen, setzt der Körper Glukose frei, damit Sie besser mit Stress fertigwerden. Das aber bringt einen Teufelskreis in Gang, der von Stresshormonen wie Cortisol befeuert wird. Wenn diese Situation länger bestehen bleibt, wird das Immunsystem dauerbelastet, sodass der Körper Entzündungen schlechter bewältigt. Die Wissenschaft ist sich darüber noch nicht im Klaren, aber momentan wird erforscht, ob sich Depressionen über die Einwirkung auf das Immunsystem behandeln lassen.

Nur ein bisschen Schokolade ...

Forschungsarbeiten zeigen, dass der tägliche Verzehr von etwa 30 Gramm dunkler Schokolade (mit 70 Prozent Kakaoanteil) Depressionen auf Abstand hält. Schokolade enthält viele Antioxidanzien, die Entzündungen bekämpfen, auch solche, die als Vorläufer von Depressionen gelten können. Dunkle Schokolade ist (in Maßen genossen) eine der besten Quellen für Polyphenole. Sie fördern das Wachstum von Darmbakterien, die Ihrer emotionalen Gesundheit guttun. Sobald sie die Oberhand über die »schlechten« Bakterien haben, können sie beim Aufbau eines gesunden Mikrobioms helfen.

Seit Kurzem bieten innovative Chocolatiers Schokolade an, die nicht mit konventionellem Zucker, sondern mit Tagatose und Galaktose gesüßt ist. Diese Schokolade ist also nicht nur frei von schädlichem Zucker. Sie ersetzt ihn mit Zuckerarten, die gesundheitliche Vorteile bringen, auch für das Gehirn.

DR. COYS ERKENNTNISSE Den Blutzucker zu stabilisieren, trägt zur mentalen Gesundheit bei, weil die Einschränkung des Glukoseverzehrs bestimmte angstauslösende Rezeptoren blockiert (hochspezialisierte Zellen, die innere und äußere Reize für das Nervensystem übersetzen). Wenn Ihr Gehirn keinen Zucker mehr bekommt, geht es dazu über, Fett zu verstoffwechseln und seinen Energiebedarf mit Ketonkörpern zu decken. Einige dieser Ketonkörper besetzen die oben genannten Rezeptoren, was angstauslösende Stoffe blockiert.

INSULINRESISTENZ UND STIMMUNGSSCHWANKUNGEN

Die Erkenntnis, dass der Glukosestoffwechsel eine Rolle bei Gefühlslagen im Wandel spielen kann, zeichnete sich schon jahrelang ab. Die Forschung brachte sowohl Typ-1- als auch Typ-2-Diabetes in Verbindung mit einem erhöhten Risiko für Stimmungsstörungen, vor allem mit Depressionen. Fast 25 Prozent der Diabetiker leiden unter Depressionen, da diese Gruppe besonders anfällig für die Auswirkungen eines schwankenden Blutzuckerspiegels ist.

Im Gehirn finden sich zahlreiche Insulinrezeptoren, von denen einige die Aufgabe haben, unsere Affekte zu regulieren. Stimmungsschwankungen scheinen gerade mit einer Störung dieser Prozesse zusammenzuhängen. Es kann daher nicht überraschen, dass Insulinresistenz als potenzieller Risikofaktor für Depressionen, Angststörungen und die bipolare Störung gilt. Forschungsarbeiten legen nahe, dass 40 Prozent der Menschen, die unter unbeständigen Stimmungslagen leiden, eine Insulinresistenz aufweisen.

Eine 2021 im *American Journal of Psychiatry* erschienene Studie zeigt, dass Insulinresistenz bei Erwachsenen ohne eine Geschichte von Angststörungen oder Depressionen als Prädiktor für eine schwere depressive Störung betrachtet werden kann. Bei der über neun Jahre laufenden Nachverfolgung entdeckten die Forscher, dass eine Zunahme des Taillenumfangs um 5 Prozent zu einem um 11 Prozent gestiegenen Risiko für eine schwere depressive Störung führte. Selbst ein mäßiger Anstieg des Nüchternblutzuckers (um 18 Milligramm pro Deziliter) korrelierte mit einem deutlich erhöhten Risiko (um 37 Prozent) für Depressionen.

DR. COYS ERKENNTNISSE Galaktose ist in Stresssituationen gut fürs Gehirn. Die können sich schon bei körperlicher Anstrengung ergeben, zum Beispiel beim Sport. Wenn Ihr Körper einen Energieschub braucht, aber nicht genug Kohlenhydrate gespeichert hat, deckt das Gehirn seinen Bedarf mithilfe von Proteinen. So werden Aminogruppen frei, die Bestandteil der Aminosäuren sind. Hierbei kann auch Ammoniak entstehen. Galaktose kann diese Aminogruppen binden, sodass sich im Gehirn kein toxisches Ammoniak bildet.

DIE DARM-GEHIRN-ACHSE

Unser geistiger Zustand ist so eng mit unserer Ernährung verknüpft, dass der Darm wie gesagt schon mal als »zweites Gehirn« bezeichnet wird: Das Darmmikrobiom ist mit dem zentralen Nervensystem durch einen Zwei-Wege-Kommunikationspfad verbunden, den man die »Darm-Gehirn-Achse« nennt.

Entlang dieser Verbindungsachse sind es die Bakterien, die den Verkehr regeln. Sie sind für die Produktion und den steten Fluss chemischer Botenstoffe verantwortlich, zum Beispiel der stimmungsregulierenden Neurotransmitter Dopamin und Serotonin. Positive Darmbakterien produzieren in unserem Körper eine erhebliche Menge dieser Hormone: etwa 90 Prozent des Serotonins und circa 50 Prozent des Dopamins.

Wenn Ihr mikrobielles Ökosystem funktioniert (und die guten Bakterien die Kontrolle haben), produziert es die Neurotransmitter, die Sie brauchen, um im Gleichgewicht zu bleiben. Und es hilft Ihnen, Stresshormone wie das Cortisol in Schach zu halten. Lassen jedoch »schlechte« Bakterien dieses System entgleisen, dann sind Sie anfälliger für Ängste und Depressionen.

In einer Laborstudie wurde ein Zusammenhang zwischen dem Einsetzen von Stress, dem Verlust positiver Lactobacillus-Bakterien und dem Auftreten einer Depression festgestellt. Die fehlenden Bakterien zu ersetzen, hat den Zustand deutlich verbessert. Andere Arten von probiotischen Bakterien haben unter unterschiedlichsten Umständen zu mehr mentalem Wohlbefinden beigetragen. Die Betroffenen wurden besser mit Alltagsstress fertig oder blieben von Wochenbettdepressionen verschont.

Eine 2024 in *Nature Mental Health* veröffentlichte Studie brachte bestimmte Bakterienstämme mit emotionaler Resilienz in Verbindung. Menschen mit einem höheren Anteil dieser Darmbakterien litten weniger unter Entzündungen und hatten eine starke Darmbarriere (die einerseits die Aufnahme von Nährstoffen verbessert und andererseits verhindert, dass Toxine aus dem Darm ins Blut gelangen). Außerdem konnten die Betreffenden besser mit Stress umgehen. Erwartungsgemäß berichteten sie auch, dass sie weniger unter Depressionen oder Angststörungen litten.

Die Wissenschaft entschlüsselt allmählich die dahinterstehenden Mechanismen. Wir wissen jedoch, dass eine Ernährung westlicher Art den Anteil »schlechter« Bakterien im Darm fördert, was schließlich zur Dysbiose führt. Dieses Ungleichgewicht trägt zu einem deregulierten Blutzuckerspiegel bei, der die mentale Gesundheit seinerseits beeinträchtigt, unter anderem weil die Produktion kurzkettiger Fettsäuren eingeschränkt wird. Diese können neben vielen anderen Vorzügen auch die depressive Symptomatik lindern, indem sie Entzündungen im Gehirn hemmen und die Serotoninproduktion ankurbeln.

Des Weiteren nimmt die Forschung das Hormon GLP-1 in den Fokus, das nach einer Mahlzeit den Blutzuckerspiegel wieder herunterfährt. Studien konnten zeigen, dass eine Nahrungsergänzung mit Probiotika den GLP-1-Spiegel so erhöht, dass mit Stoffwechselproblemen verbundene Depressionen und Angststörungen gelindert werden. Auch die funktionellen Zucker Allulose, Isomaltulose und Trehalose erhöhen die GLP-1-Ausschüttung.

ERNÄHRUNG UND STIMMUNGSSCHWANKUNGEN

Immer mehr Forschungsarbeiten sehen eine Verbindung zwischen hochverarbeiteten Lebensmitteln und den gestiegenen Fallzahlen bei Angststörungen und Depressionen. Eine Überblicksanalyse bereits existierender Metastudien, die 2024 im *British Medical Journal* veröffentlicht wurde, stellte eine direkte Verbindung zwischen dem Verzehr hochverarbeiteter Lebensmittel und mehr als dreißig gesundheitlichen Problemen wie Schlafstörungen, Ängsten und Depressionen fest. Andere Forschungsarbeiten sehen einen Zusammenhang zwischen einer Ernährung westlichen Stils – charakterisiert durch einen hohen Verzehr einfacher Kohlenhydrate wie Haushaltszucker – und mentalen Problemen und Stimmungsstörungen.

Speziell die hohen Fallzahlen bei Depressionen scheinen mit hochverarbeiteten Lebensmitteln in Verbindung zu stehen. Eine Studie aus dem Jahr 2023 untersuchte mehr als 21 000 Frauen mittleren Alters. Es zeigte sich, dass die Frauen mit dem höchsten Anteil an hochverarbeiteten Lebensmitteln in der Ernährung (neun Portionen täglich) eine um 50 Prozent höhere Wahrscheinlichkeit hatten, eine Depression zu entwickeln, als Frauen, die nur vier oder weniger Portionen aßen.

Die Wissenschaft ist sich noch nicht ganz im Klaren darüber, wie hochverarbeitete Lebensmittel die Stimmung beeinträchtigen. Neben der Beeinflussung des Darmmikrobioms zeigen Daten, dass auch deren schädliche Wirkung nicht allein ihrem Kalorienreichtum beziehungsweise ihrer Nährstoffarmut zuzuschreiben ist. Hochverarbeitete Lebensmittel enthalten außerdem zahlreiche Zusatzstoffe, die sich zu einem schädlichen »Cocktail« verbinden. Sie bringen verschiedene Mechanismen aus dem Gleichgewicht, die sich negativ auf die Gesundheit auswirken. Sie beeinträchtigen unter anderem die Nährstoffaufnahme und das Sättigungsgefühl, befördern aber auch Entzündungen und unterminieren die Darmgesundheit. Auch die Verunreinigung durch Stoffe in den Verpackungen, wie zum Beispiel Bisphenole und Mikroplastik, macht uns Sorgen.

NEUE WEGE

Wir wissen schon lange, dass bestimmte Nährstoffe wie Vitamin C, Folate und andere B-Vitamine beeinflussen, wie wir mit Stress umgehen. Neuere Forschungsarbeiten zum Darmmikrobiom haben gezeigt, dass ein ausgeglichenes Mikrobiom emotionale Resilienz unterstützt und somit vor Angstzuständen und Depressionen schützt. Sobald positive Bakterien gesunde Bestandteile vollwertiger Nahrung wie Ballaststoffe verarbeiten, stellen sie wertvolle Substanzen wie zum Beispiel den Neurotransmitter Serotonin her, die unsere Stimmung regulieren.

Glücklicherweise müssen Sie keine Medikamente schlucken, um Serotonin zu produzieren. Wie gesagt erzeugen positive Darmbakterien etwa 90 Prozent des körpereigenen Serotonins. Wenn Ihr mikrobielles Ökosystem funktioniert und freundliche Bakterien die Kontrolle übernehmen, reicht das aus, damit Sie guter Dinge bleiben. Außerdem werden so Stresshormone wie Cortisol im Zaum gehalten. Geht dieses Gleichgewicht jedoch verloren und die »schlechten« Bakterien gewinnen die Oberhand, dann verlieren Sie wahrscheinlich den Kampf gegen den Blues.

RESILIENZ DURCH GESUNDE ERNÄHRUNG

Emotionale Resilienz setzt einen stabilen Blutzuckerspiegel voraus. Die Forschung hat immer wieder gezeigt, dass eine vollwertige Ernährung, die eine Vielzahl an Vitaminen, Mineralstoffen und sekundären Pflanzenstoffen enthält, auch unsere emotionale Gesundheit aufrechterhält. Anders als ihre einfachen Verwandten Glukose und Fruktose versorgen komplexe Kohlenhydrate das Gehirn mit dem benötigten Zucker, ohne dass es dabei zu Blutzuckerspitzen kommt. Genau wie komplexe Kohlenhydrate sind auch die Einfach- und Zweifachzucker Galaktose, Trehalose und Isomaltulose in der Lage, das Gehirn gleichmäßig mit Zucker zu versorgen. Die Unterscheidung zwischen guten komplexen Kohlenhydraten und dem schlechten Einfachzucker ist damit nicht per se richtig. Es kommt auf die Art des Einfachzuckers an. Sie können daher neben Lebensmitteln mit komplexen Kohlenhydraten wie Vollkorngetreide, Hülsenfrüchten, ballaststoffreichen Früchten und Gemüse auch die gesunden Einfachzucker verwenden, um Ihr Gehirn gleichmäßig mit Zucker zu versorgen. Diese verbessern die Stimmung, unter anderem weil sie dem Körper helfen, Serotonin zu erzeugen, das Entspannung und Ruhe herbeiführt.

Eine vollwertige, an pflanzlichen Bestandteilen reiche Ernährung fördert auch die Gesundheit des Mikrobioms, was sich ebenfalls positiv auf das mentale Wohlbefinden auswirkt. Die Mittelmeerdiät mit ihrer Betonung pflanzlicher Nahrungsmittel (wie Vollkorn, Früchte, Gemüse, Hülsenfrüchte und Nüsse) und gesunder Fette (enthalten in Speisefisch und Olivenöl) erhöht nachweislich die Anzahl positiver Bakterien im Darm, was Sie stressresilienter macht. Die SMILES-Studie erforschte, wie sich die Mittelmeerdiät auf Menschen auswirkte, die von der Medizin die Diagnose »Depression« erhalten hatten. (Das Akronym »SMILES« steht für »Supporting the Modification of Lifestyle In Lowered Emotional States«, also in etwa »Unterstützung der Lebensstilmodifikation bei gedämpfter Gefühlslage«.) Nachdem die Betroffenen zwölf Wochen lang diese Ernährungsweise befolgt hatten, gaben sie an, sich deutlich besser zu fühlen. Ein Drittel (32 Prozent) der Teilnehmer erreichte gar eine volle Rückbildung der Störung, war also nicht mehr depressiv.

Glückshormone fördern

Tryptophan ist eine Aminosäure, die Ihren Körper bei der Produktion von Serotonin unterstützt, eines Hormons, das gegen Depressionen wirkt. Tryptophan ist enthalten in Lachs, Eiern, Nüssen und vielen Vollkorngetreidesorten. Milchprodukte, dunkle Schokolade und Eier kurbeln die Produktion des zweiten Glückshormons, Dopamin, an.

DIE UMWELT UND ANDERE LIFESTYLE-FAKTOREN

Ein jüngerer Forschungsbereich interessiert sich für die Auswirkungen von Umweltchemikalien auf die Darmgesundheit. Dazu zählen auch verschreibungspflichtige Medikamente. Es ist mittlerweile bekannt, dass die üblichen Antibiotikadosen den Darm durcheinanderbringen. Aber das gilt auch für andere Medikamente wie Statine, Protonenpumpenhemmer, das Diabetesmedikament Metformin und bestimmte nicht steroidale Antirheumatika. Eine 2018 in *Scientific Reports* erschienene Studie zeigt, dass es genügt, einen Patienten nur einen einzigen Tag mit Morphin zu behandeln, damit es zu einer alarmierenden Zunahme krankheitserregender Bakterien und einem rapiden Verlust der Bakterienstämme kommt, die die Stresstoleranz fördern.

Auch eine angemessene sportliche Betätigung trägt zum emotionalen Gleichgewicht bei. Regelmäßig Sport zu treiben, erhöht nachweislich den Serotonin- und Dopaminspiegel und senkt das Risiko von Angststörungen und Depressionen. Menschen, die mindestens zwei- bis dreimal pro Woche Krafttraining machen, haben deutlich weniger depressive Symptome.

Des Weiteren wirken auch Entspannungstechniken wie Meditation und Yoga, die ebenfalls die Dopamin- und Serotoninproduktion anregen, stabilisierend auf unsere Stimmung.

EINE GUTE MÜTZE SCHLAF

Ein ständig gestörter Schlaf verstärkt Depressionen und Angststörungen. Unser Gehirn ist im Schlaf ja hochaktiv. Erst kürzlich haben Wissenschaftler einen der Wege entdeckt, wie der Körper Abfallprodukte entsorgt, die beim Stoffwechsel entstehen: Das *glymphatische System* transportiert potenzielle Toxine aus dem Gehirn, die zu neurodegenerativen Erkrankungen führen können. Ebendieses System ist während des Schlafs hochaktiv.

Vereinfacht gesagt, ist ein erholsamer Schlaf wie ein Kokon, der die Stressfaktoren des modernen Lebens abpuffert. Die meisten Menschen finden es schwierig, dem Druck des Alltags standzuhalten, wenn sie nicht gut geschlafen haben. Grundlegende Fähigkeiten wie Entscheidungen treffen oder Probleme lösen werden dann zur Herausforderung. Es wird auch schwieriger, mit Emotionen umzugehen. All das zieht ein Gefühl der Ungewissheit und neuen Stress nach sich.

Das ist ein Teufelskreis. Ängstliche Gedanken lassen Sie nachts nicht schlafen, die Schlaflosigkeit aber verstärkt die Angst. So wird der Depression der Boden bereitet, die ebenfalls den Schlaf reduziert. Dazu die große Versuchung, sich mit nährstoffarmer, zuckerreicher »Nervennahrung« zu trösten, die zu Blutzuckerspitzen führt und die gesunden Kommunikationskanäle zum Gehirn stört. Auch so geht emotionale Resilienz verloren.

Eine 2025 in *Science Signaling* veröffentlichte Studie kam zu dem Schluss, dass schlechter Schlaf eine Stoffwechselstörung darstellt, die sich direkt auf das zentrale Nervensystem auswirkt. Die Forscher fanden heraus, dass Schlafentzug jene Teile des Gehirns beeinträchtigt, die mit dem Langzeitgedächtnis, mit Lernen und mit der Bewältigung schwieriger Situationen in Verbindung stehen. Zu wenig Schlaf verringert auch die Energie, die für notwendige Wartungsarbeiten im Gehirn gebraucht wird, zum Beispiel für die Bildung beziehungsweise Rückbildung von Synapsen. Dies sind die Verbindungsstücke für das komplexe Kommunikationssystem des Gehirns.

Auch unregelmäßige Arbeitszeiten beeinträchtigen unsere mentale Gesundheit. Eine 2024 veröffentlichte Studie begleitete mehr als 7000 US-Amerikaner über einen Zeitraum von dreißig Jahren. Es zeigte sich, dass Personen mit unregelmäßigen Arbeitszeiten, vor allem solche mit Nachtschichten, eine schlechtere Gesundheit aufwiesen und im Alter von über fünfzig Jahren häufig unter Depressionen litten. Interessanterweise belegen andere Forschungsarbeiten, dass die von Nacht- oder variablen Schichten Betroffenen vermehrt Typ-2-Diabetes bekamen. Auch dies belegt, dass eine schlechte mentale Gesundheit mit einem dysfunktionalen Stoffwechsel in Verbindung steht.

DR. COYS ERKENNTNISSE Wir leben in einer Welt, in der wir einem Nonstop-Informationsfluss ausgesetzt sind, der unser Gehirn überlastet. Es braucht Zucker, um diesen Anforderungen genügen zu können. Aber es braucht die richtigen Zucker in der richtigen Menge. Um mit dem Hochdruck umgehen zu können, den unsere Umwelt uns auferlegt, müssen wir unser Gehirn gleichmäßig mit Zucker versorgen. Hierzu eignet sich eine Kombination aus vollwertiger Nahrung und funktionellem Zucker. So erhält unser Gehirn genug Energie, ohne dass der Blutzuckerspiegel die übliche Achterbahnfahrt absolviert, die zu so zahlreichen Krankheiten führt. Des Weiteren schützen funktionelle Zucker wie Trehalose unsere Nervenzellen, weil hierdurch defekte Zellbestandteile durch Autophagie entfernt werden.

6
Krebs

Onkologen wissen seit Langem, dass »Krebs« nicht gleich »Krebs« ist. Es gibt sicher hundert verschiedene Arten, darunter die häufigeren Formen, die Lunge, Brust, Prostata und Dickdarm betreffen. Und dann eher seltene Formen wie das Lymphom und das Glioblastom, eine besonders gefährliche Form des Hirntumors. Krebszellen unterscheiden sich massiv in ihrem Verhalten und ihrer Reaktion auf eine Behandlung. Doch es gibt einen gemeinsamen Nenner: Sie benötigen viel Glukose und bilden auch in Anwesenheit von Sauerstoff Milchsäure – der sogenannte Warburg-Effekt.

Das wirft eine grundlegende Frage auf: Warum bilden Krebszellen Milchsäure? Beim genauen Hinsehen ist nicht nur die Schnelligkeit des Wachstums entscheidend für den Tod des Patienten, sondern die Fähigkeit der Krebszellen, sich im Körper auszubreiten und Metastasen zu bilden. Der Grund hierfür ist die gebildete Milchsäure. Darüber liefert die Milchsäure auch den entscheidenden Grund dafür, dass unser Immunsystem die Krebszellen nicht eliminieren kann. Die von Krebszellen gebildete Milchsäure ist damit einer der Hauptgründe, weshalb Menschen an den Folgen einer Krebserkrankung versterben. Auch wenn es auf den ersten Blick kaum verständlich ist, ist die Bildung von Milchsäure die beste Strategie, schnell zu wachsen und neue Krebszellen zu bilden. Den Grund hierfür kennen Sie schon: Es ist die effiziente Umwandlung von Zucker in Acetyl-CoA durch den TKTL1-Vergärungsstoffwechsel. Krebszellen nutzen die TKTL1-Vergärung zu Milchsäure, um schnell und effizient neue Tochterzellen zu bilden, sich im Körper auszubreiten und sich vor dem Immunsystem zu schützen. Dieses biochemische Prinzip entstand bei den Säugetieren und erlaubt die Einnistung des Embryos in die Plazenta und den Schutz vor dem Angriff des Immunsystem. Ohne den TKTL1-Vergärungsstoffwechsel sind Krebszellen leicht zu bekämpfen – durch unser eigenes Immunsystem, weil sie sich dann nicht mehr mit Milchsäure vor dem Immunsystem schützen können. Und wenn Krebszellen keine Metastasen bilden können, wird Krebs zu einem Problem, das auf eine Stelle im Körper begrenzt bleibt und in der Regel chirurgisch gut zu entfernen ist.

Krebs entwickelt sich nicht über Nacht. Er entsteht in gesunden Zellen, die zunächst Mutationen erfahren, die zu einem unkontrollierten Wachstum und dem Ausfall des programmierten Zelltods führen. Dies sind Tumorzellen, aber noch keine Krebszellen. Erst wenn Tumorzellen den TKTL1-Vergärungsstoffwechsel anschalten und damit Milchsäure bilden, entsteht eine Krebszelle, die sich ausbreiten und schützen kann. Damit wird sie schlagartig bösartig. Mutationen sind statistisch gesehen eine Frage der Zeit und damit altersabhängig. Wie beim Alterungsprozess akkumulieren in ursprünglich gesunden Zellen über die Jahre Mutationen, die Folgen zufälliger Fehler in der Vermehrung der DNA, oder Mutationen, die über verschiedene Umwelteinflüsse wie natürliche radioaktive Strahlung, Sonnenstrahlung und Giftstoffe in der Nahrung entstehen. Sowohl die Entstehung von Krebs als auch das Altern werden damit von ähnlichen Prozessen gefördert. Dazu gehören chronische Entzündungen, DNA-

Schäden, vermehrte Produktion reaktiver Sauerstoffspezies und Veränderungen in der Gen-Expression. Die Zunahme an Lebenszeit erhöht das Risiko für DNA-Mutationen und damit für die Bildung von Tumoren. Krebs ist aber keine reine Alterserscheinung, da bestimmte Krebsarten wie Herzkrebs nicht mit dem Alter zunehmen.

Ein Bericht der American Association for Cancer Research von 2024 nennt sechs Lebensstilfaktoren, die den steigenden Fallzahlen zugrunde liegen. Alle sechs dieser Faktoren lassen sich beeinflussen. Wir können das Risiko, an Krebs zu erkranken, massiv absenken, wenn wir: uns gesund ernähren und körperlich aktiv bleiben, uns nicht so häufig in die Sonne begeben, keinen Chemikalien ausgesetzt sind, die zu endokrinen Störungen führen, nicht rauchen und Alkohol nur in Maßen konsumieren. Wichtig ist auch, krebsverursachenden Infektionen, zum Beispiel mit dem humanen Papillomavirus oder bestimmten Hepatitiserregern, vorzubeugen beziehungsweise sie zu behandeln. Eine gesunde Ernährung und körperliche Aktivität sind an sich schon unerlässlich, aber auch unverzichtbar zur Vermeidung von Fettleibigkeit, die bei zahlreichen Krebsarten eine Rolle spielt.

Ein gesunder Lebensstil kann Krebs verhindern

Die American Association for Cancer Research schätzt, dass etwa 40 Prozent aller Krebserkrankungen in den USA durch entsprechende Veränderungen des Lebensstils verhindert werden könnten. Auch hier lautet die Empfehlung, sich gesund zu ernähren, körperlich aktiv zu sein, nicht zu rauchen und den Alkoholkonsum möglichst einzuschränken.

DR. COYS ERKENNTNISSE Mein früherer Vorgesetzter, Professor Harald zur Hausen, erhielt den Nobelpreis für Medizin für seine Entdeckung, dass humane Papillomaviren (HPV) Gebärmutterhalskrebs verursachen können. Heute rettet die routinemäßige Untersuchung auf dieses Virus unzählige Leben. Allerdings entwickelt sich bei 99,5 Prozent der HPV-Infektionen *kein* Krebs.

Neuere Forschungsarbeiten belegen, dass Frauen, bei denen sich HPV mit einer hohen Wahrscheinlichkeit zu Krebs entwickelt, ein aktiviertes TKTL1-Gen aufweisen. Es konnte ferner gezeigt werden, dass die Hemmung der Transketolase-Aktivität (mit einem blockierenden Thiamin-Derivat) der Entstehung von Krebs vorbeugt. Das eröffnet neue Wege in der Krebsprävention. Auch Ernährungsumstellungen wie zum Beispiel die Reduktion von Blutzuckerspitzen verursachenden Kohlenhydraten und der Verzehr von Zuckern wie Mannose und Galaktose (die die TKTL1-Fermentation hemmen) können dazu beitragen, dass HPV sich nicht zu Krebs auswächst.

ZU VIEL ZUCKER FÖRDERT KREBS

Mehr Zucker zu verzehren, als der Körper gut verarbeiten kann, ist nachweislich ein Risikofaktor für Krebs. Diese Gefahr ist unabhängig von etwaigem Übergewicht, das schon an sich eine Belastung bedeutet.

Zucker in Form von Kohlenhydraten, die Blutzuckerspitzen verursachen, fördert erwiesenermaßen das Wachstum von Krebszellen. Zahlreiche Studien sehen einen Zusammenhang zwischen erhöhtem Blutzucker und der Entwicklung und Ausbreitung von Krebs. Weitere Forschungsarbeiten bringen die Folgen eines hohen Blutzuckerspiegels wie Adipositas und Diabetes in Verbindung mit einem erhöhten Krebsrisiko. Weist die Ernährung viele Zuckerarten auf, die den Blutzuckerspiegel deregulieren (wie Haushaltszucker, Stärke und – indirekt – nicht natürlich vorkommende Fruktose), so aktiviert dies verschiedene biologische Pfade, die an einer Krebserkrankung beteiligt sind.

DR. COYS ERKENNTNISSE Je mehr ich davon überzeugt war, dass TKTL1 in Zusammenhang mit dem Krebswachstum stand, desto stärker wurde auch mein Interesse an der Frage, wie Zucker den Körper beeinflusst. Es häuften sich die Studien, die eine Verbindung zwischen dem Blutzuckerspiegel und Krebs sahen, was wiederum zu meinen Forschungsarbeiten über die TKTL1-Aktivierung in Krebszellen passte. Ein erhöhter Blutzuckerspiegel verstärkt die TKTL1-Aktivität und die Produktion von Transketolase-Enzymen, die Glukose als Treibstoff verwenden und den Brandherd Krebs weiter anheizen.

Als wesentliche kanzerogene Triebkraft wurde ein Überschuss an Fruktose ausgemacht. In den USA hat sich deren durchschnittlicher Konsum (meist in Form von stark fruktosehaltigem Maissirup) seit den 1950er-Jahren dramatisch erhöht: von täglich 50 auf 150 Gramm. Eine 2024 in *Nature* erschienene Studie zeigt, dass Krebszellen Fruktose indirekt nutzen können und dass diese ihr Wachstum noch effektiver fördert als Glukose.

Umweltreize als Auslöser

Krebs hat mit Veränderungen in bestimmten Genen zu tun, die auch durch Umwelteinflüsse verursacht werden. Dazu gehören zum Beispiel ultraviolette Strahlung (die Hauptursache für Hautkrebs), Zigarettenrauch (Ursache für circa 90 Prozent der Lungenkrebsfälle), Umweltgifte (wie Asbest und bestimmte Pestizide), Pilzgifte wie Aflatoxin, verschiedene Virusinfektionen (Hauptursache für Gebärmutterhalskrebs) sowie Infektionen durch Bakterien oder Pilze.

Fruktose wird in der Leber so verstoffwechselt, dass krebsfördernde Fette frei werden. Laborstudien zeigen, dass Gaben von fruktosehaltigem Sirup den Blutspiegel einiger dieser Fette um das Siebenfache erhöhen. Das passt zu der Beobachtung, dass fruktosehaltiger Sirup Entzündungen fördert, was wiederum eine Vorstufe zu Krebs darstellt.

Zu viel Fruktose regt auch das Fettgewebe in der Brust dazu an, dessen Gen-Expression zu verändern, was das Fortschreiten von Krebs begünstigen kann.

DR. COYS ERKENNTNISSE Das Deutsche Krebsforschungszentrum hat kürzlich anerkannt, dass die Erforschung der Zuckerfermentation über den Pentosephosphatweg als Krebstherapie vielversprechend ist. Das Ziel künftiger Forschungsarbeiten ist es, Therapien zu entwickeln, die diese Achillesferse des Krebsstoffwechsels nutzen können. All dies basiert auf der grundlegenden Erkenntnis, dass zu viel Blutzucker Krebs fördert.

Der Konsum von leicht verdaulichen Kohlenhydraten wie Raffinezucker und Stärke schickt den Blutzuckerspiegel auf eine Achterbahnfahrt, was auf Dauer hochproblematisch ist. Ein stabiler Blutzucker hingegen verhindert Insulinspitzen und damit die Insulinresistenz. Ein hohes Niveau an Insulin und seinem Schwesterhormon, dem Insulin-like Growth Factor (IGF-1), stellen Risikofaktoren für Krebs dar. Ein deregulierter IGF-1-Spiegel kann bestimmte Signalwege aktivieren und so die Ausbreitung und Metastasierung von Krebszellen fördern.

Da immer mehr Forschungsarbeiten einen Zusammenhang zwischen dem Konsum hochverarbeiteter Lebensmittel (UPFs) und Krebs finden, beschäftigt sich die Wissenschaft intensiver mit diesem Thema. Eine große europäische Studie, die 2023 in *The Lancet* erschien, kommt zu der Schlussfolgerung, dass eine Ernährung mit vielen hochverarbeiteten Lebensmitteln das Risiko vieler Krebsarten steigert. Die Forscher verglichen dafür den Gesundheitszustand von Personen, die sich hauptsächlich von frischen, wenig verarbeiteten Lebensmitteln ernährten, mit solchen, die hauptsächlich industriell hergestellte Produkte aßen. Wie sich herausstellte, steigerte der Konsum Letzterer ganz allgemein das Krebsrisiko. Der Dickdarmkrebs und der postmenopausale Brustkrebs zeigten einen besonders starken Zusammenhang mit dem regelmäßigen Verzehr dieser Nahrungsmittel.

DR. COYS ERKENNTNISSE Mittlerweile weiß ich, dass wir enorm viel von Krebszellen lernen können. Krebszellen sind in der Lage, Giften und Bestrahlung zu trotzen und ewig zu leben. Ich bin überzeugt davon, dass das Verständnis, wie Krebszellen unsterblich werden,

einen großen Einfluss auf die Longevity-Forschung und die Verlängerung unseres Lebens haben wird. Wenn sie Zugang zu großen Mengen Glukose haben, sind sie resistent gegen alle Gifte und Therapiestrategien, die wir bisher entwickelt haben. TKTL1 zu aktivieren, schützt sie vor Giftstoffen und Strahlen, weshalb sie auf Chemo- und Strahlentherapien nicht ansprechen.
An sich war dies ein Vorteil für alle Säugetiere, weil so natürlich auftretende Giftstoffe oder Strahlung nicht zum Tod führten. Die Resistenz gegenüber Pflanzengiften wie das Eibengift Taxin, aus dem viele Chemotherapeutika wie Taxol oder Taxotere entwickelt wurden, ist eine natürliche, in uns abgespeicherte Reaktion auf Pflanzengifte. So schützen wir unsere Zellen im Alltag, aber auch Krebszellen schützen sich so. Dies zeigt wieder die zwei Seiten des TKTL1-Stoffwechsels – er schützt gesunde, erwünschte, aber auch bösartige, unerwünschte Zellen.

KREBS AUCH VERMEHRT BEI JUNGEN MENSCHEN

Die meisten Krebsformen (mehr als 90 Prozent) betreffen ältere Menschen, doch auch bei unter Fünfzigjährigen wächst die Zahl der Krebserkrankten rapide. Hiervon sind Menschen ohne genetische Risikofaktoren oder eine familiäre Tumorgeschichte nicht ausgenommen. In den USA erkranken jedes Jahr 100 000 Jugendliche und junge Erwachsene an Krebs. Gerade der kolorektale Krebs (Dickdarmkrebs), der seit vielen Jahren auf dem Vormarsch ist, zeigt sich in dieser Gruppe häufig. Für Menschen zwischen zwanzig und dreißig Jahren steigt er seit dreißig Jahren unaufhörlich um etwa 2 Prozent jährlich an.

UPFs und frühe Krebserkrankungen

Bislang wurde ein ursächlicher Zusammenhang nicht nachgewiesen, aber viele Experten erkennen einen gewissen Zusammenhang zwischen den ansteigenden Krebsraten bei jüngeren Menschen und deren Konsum von hochverarbeiteten Nahrungsmitteln (UPFs). Jüngere Menschen trinken häufig Softdrinks und essen Junkfood. Beides enthält viele Kalorien und wenig Nährstoffe. Vielen jungen Menschen fehlt es heute zudem an Bewegung und sie nehmen schnell zu. Übergewichtig oder fettleibig zu sein, ist ein Risikofaktor für Krebs.

Ein ähnliches Phänomen lässt sich beim Brustkrebs beobachten. Eine 2024 in Kanada durchgeführte Studie belegt, dass die Zahl der Brustkrebsfälle von Frauen in den Zwanzigern in den letzten drei Jahrzehnten um fast 50 Prozent (45,4 Prozent) gestiegen ist. Ferner belegen die Statistiken der American Cancer Society, dass zwischen 2012 und 2021 die Fälle von Brustkrebs bei Frauen unter fünfzig jährlich um 1,4 Prozent angestiegen sind (verglichen mit 1 Prozent bei älteren Frauen).

Da Routine-Screenings für junge Frauen nicht zum Standard gehören, sind die Tumoren häufig schon weiter fortgeschritten, wenn sie entdeckt werden. Und sie sind auch deutlich aggressiver. Daher empfehlen viele Experten ein Brustkrebs-Screening schon ab vierzig, also zehn Jahre früher als heute üblich.

Wir wissen nicht sicher, was für diese Zunahme verantwortlich ist, doch die meisten Fachleute glauben, dass die Fruchtbarkeit der Frauen dabei eine Rolle spielt. Die Menstruation setzt früher ein, die Menopause später, sodass die Phase der Östrogenausschüttung länger andauert. Aber auch die westliche Ernährungsweise und andere Faktoren wie sitzender Lebensstil, Übergewicht, Rauchen, Alkohol und Umweltgifte scheinen eine Rolle zu spielen. So ergab eine umfangreiche Studie an Frauen in den USA, dass der Genuss von mehr als zwei Dosen zuckerhaltiger Getränke pro Tag das Risiko für einen früh einsetzenden Darmkrebs verdoppelte (im Vergleich zu Frauen, die weniger als eine Dose dieser Getränke täglich zu sich nahmen). Eine 2025 in *Nature Metabolism* veröffentlichte Studie sieht einen Zusammenhang zwischen dem Genuss von Getränken mit Zuckerzusatz (speziell mit der Kombination aus Fruktose und Glukose) und der verstärkten Zellmotilität (aktive Bewegung von Zellen) beziehungsweise Metastasen in allen Fällen von Dickdarmkrebs.

Ebenfalls 2025 erschien eine Studie in *Nature*, die darauf hindeutet, dass es eine Verbindung zwischen dem Kontakt mit einem von potenziell pathogenen Bakterien produzierten Giftstoff und einem erhöhten Risiko für einen vor dem fünfzigsten Lebensjahr einsetzenden Darmkrebs gibt. Die Forscher merkten an, dass dieser Giftstoff in den nicht industrialisierten Teilen der Welt eher selten ist. Das lässt vermuten, dass dieses Problem mit Faktoren zu tun haben könnte, die wie der Gebrauch von Antibiotika oder der Verzehr von UPFs dem Lebensstil zuzurechnen sind.

DR. COYS ERKENNTNISSE Unser aktueller Lebensstil ist wie gesagt von einer kalorienhaltigen, nährstoffarmen Ernährung gekennzeichnet, die viel zu viel Raffineriezucker und Stärke enthält. Gleichzeitig sind wir körperlich weniger aktiv als unsere Vorfahren. Das ist eine tödliche Mischung, die mit dramatisch steigenden Krebserkrankungen einhergeht, aber auch mit anderen Problemen wie Adipositas, Typ-2-Diabetes und dem metabolischen Syndrom.

UPFs und Lungenkrebs
Eine 2024 in der Zeitschrift *Thorax* erschienene Studie stellte statistisch bedeutsame Unterschiede beim Zusammenhang von Lungenkrebsrisiko und hochverarbeiteten Lebensmitteln fest. Von 1706 untersuchten Fällen hatten jene Versuchspersonen, die am meisten UPFs zu sich nahmen, das höchste Lungenkrebsrisiko.

FETTLEIBIGKEIT UND KREBS

Die Adipositas hat das Rauchen als Hauptrisikofaktor für Krebs mittlerweile überholt. Die American Society of Clinical Oncology erinnerte erst kürzlich daran, dass Fettleibigkeit in den USA die wichtigste vermeidbare Ursache für Krebs ist. Übergewicht, vor allem wenn es sich um die Taille sammelt, erhöht deutlich die Wahrscheinlichkeit, verschiedene Formen von Krebs zu entwickeln. Wenn Sie bereits Krebs hatten, ist Übergewicht einer der Faktoren, die einen Rückfall bewirken können – und es erhöht die Wahrscheinlichkeit, dass Sie verfrüht daran sterben werden.

Ein Durchschnittsamerikaner nimmt jeden Tag mehr als 350 Kalorien zu sich, die aus zugesetztem Zucker stammen. Die deutschen Statistiken sind weniger alarmierend, aber auch hier werden die Empfehlungen der Weltgesundheitsorganisation um 20 Prozent oder mehr überschritten, während diese Zahl bei jüngeren Menschen noch höher ausfällt. Je mehr Zucker wir konsumieren, desto wahrscheinlicher nehmen wir zu. Das führt im günstigsten Fall zu Beeinträchtigungen des Stoffwechsels. Übergewicht fördert chronische Entzündungen, Insulinresistenz und schließlich auch die Hyperinsulinämie. All diese Zustände erhöhen das Krebsrisiko.

Außerdem kann Übergewicht beziehungsweise Adipositas einen Dominoeffekt haben. Fettleibigkeit kann aus mehreren Gründen zu Krebs führen. Adipöse Menschen entwickeln eher Typ-2-Diabetes, ein metabolisches Syndrom und ein geschwächtes Immunsystem.

All das begünstigt ebenfalls die Krebsentwicklung. Außerdem haben fettleibige Menschen eine höhere Wahrscheinlichkeit, entzündliche Erkrankungen zu bekommen (siehe unten), als Menschen mit gesundem Gewicht.

Zu viel Zucker, Adipositas und Krebs

Unsere adipogene Umwelt, die den Konsum von stark kalorienhaltigen Nahrungsmitteln mit Zuckerzusatz fördert, spielt eine entscheidende Rolle bei der Adipositas-Epidemie. Forschungsarbeiten zeigen eine klare Verbindung zwischen der verzehrten Menge an Zucker und dem Körpergewicht. Viele stark zuckerhaltige Lebensmittel liefern überschüssige Kalorien. Wenn Ihr Körper diesen Überschuss an Energie nicht verbrennen kann, wird er als Fett gespeichert. Und zu viel Fett bahnt der Krebserkrankung den Weg.

Chronische Entzündungen und Fettleibigkeit

Chronische Entzündungen sind Kennzeichen einer Insulinresistenz und fördern die Entstehung von Krebs – vor allem wenn sich das Übergewicht rund um die Taille sammelt. Das Bauchfett, das tief im Bauchraum angesiedelt ist, produziert entzündliche Substanzen und Hormone, die die Werte von Insulin, Östrogen und Leptin in die Höhe schnellen lassen – alle drei stehen im Zusammenhang mit Krebserkrankungen.

Übergewicht vermehrt auch die Produktion von Insulin und IGF-1, die ebenfalls mit Krebs in Verbindung gebracht werden. Zu viel Insulin ist der Weg in die Insulinresistenz. Diese wiederum zieht Gewichtszunahme, Entzündungen und hormonelle Probleme nach sich.

ÜBERGEWICHT UND BRUSTKREBS

Brustkrebs ist die häufigste Krebsart und weltweit zugleich die zweithäufigste Todesursache bei Frauen. Die Brust besteht in erster Linie aus Fettgewebe. Es spielt eine wichtige Rolle bei der Stoffwechselgesundheit und gilt als »Hauptregulator« unterschiedlicher Prozesse, die mit Krebs zu tun haben: Hormonausschüttung, Veränderungen in der Expression bestimmter Gene und Produktion diverser entzündlicher Stoffe.

Nach der Menopause wird der Großteil des Körperöstrogens im Fettgewebe der Brust gespeichert. Dieses wird so zu einer endokrinen Drüse, die auch noch höchst aktiv ist. Das ist vor allem für übergewichtige Frauen problematisch, die ohnehin mehr Fettgewebe in der Brust haben und daher auch mehr gespeichertes Östrogen.

METABOLISCHES SYNDROM UND KREBS

Forschungsarbeiten sehen einen Zusammenhang zwischen zu viel Zucker in der Nahrung und einem erhöhten Risiko für alle Krebsarten. Vor allem Nierenkrebs tritt hier häufig auf: Das metabolische Syndrom steigert das Risiko für Nierenkrebs.

KOHLENHYDRATE UND KREBSREZIDIVE

Wenn Sie bereits Krebs hatten, erhöht eine stark kohlenhydrathaltige Ernährung die Wahrscheinlichkeit für einen Rückfall bei bestimmten Krebsarten. Eine Studie untersuchte speziell kolorektale Tumoren und Brustkrebs. Unglücklicherweise gehen die Forscher nicht näher darauf ein, welche Kohlenhydrate konsumiert wurden. So wurde nicht zwischen Produkten aus Vollkorn und solchen aus Weißmehl unterschieden.

Bedauerlicherweise scheren Wissenschaftler hier meist alle Kohlenhydrate über einen Kamm. Industriell hergestellte Produkte werden nur im Rahmen einer allgemeinen Betrachtung der Ernährungsweise untersucht. Allerdings gibt es viele Untersuchungen, die davon ausgehen, dass gerade dort, wo es um Krankheitsentwicklung geht, zwischen natürlich-vollwertiger und industriell hergestellter Nahrung unterschieden werden sollte.

So belegen zahlreiche Studien, dass der Konsum von Vollkorn (und anderen ebenso kohlenhydrat- wie ballaststoffreichen Nahrungsmitteln wie Hülsenfrüchten) mit einem geringeren Risiko an Darmkrebs einhergeht. Eine systematische Überblicksstudie von 2020, die in der Fachzeitschrift *Nutrients* erschien, arbeitete klare Unterschiede zwischen vollwertiger und industriell produzierter Nahrung heraus. So stellten die Forscher fest, dass der Verzehr von Vollkornprodukten mit niedrigeren Raten an Dick- und Mastdarm-, Dünndarm-, Magen-, Bauchspeicheldrüsen- und Speiseröhrenkrebs zusammenfällt. Im Gegensatz dazu ging der Verzehr von industriell verarbeiteten Kohlenhydraten mit einem erhöhten Risiko für Dünndarm- und Magenkrebs einher, was vermutlich an dem geringen Gehalt an Ballaststoffen bei diesen Produkten liegt.

INSULIN UND KREBS

Ein ständig erhöhter Blutzuckerspiegel (Prädiabetes) erhöht das Risiko, Krebs zu entwickeln, um 25 Prozent, obwohl es sich eben noch nicht um Diabetes handelt. Ständig zu viel Zucker zu essen, resultiert in einem dauerhaft hohen Insulinspiegel. Der wiederum bewirkt Veränderungen in den Zellen, die eine Entartung fördern können.

DR. COYS ERKENNTNISSE Wenn der Blutzucker dauerhaft erhöht ist, trägt Insulin direkt dazu bei, dass gutartige Tumor- zu aggressiven Krebszellen entarten. Insulin regt die Zellteilung an und fördert so das Wachstum der Krebszellen. Neuere Forschungsarbeiten belegen, dass Insulin die Entstehung des besonders tödlichen Pankreaskarzinoms fördert: Die Überlebensrate bei Bauchspeicheldrüsenkrebs ist extrem niedrig.
Die Patienten sterben gewöhnlich sechs bis neun Monate nach der Diagnose.
Zucker wie Tagatose, Allulose, Isomaltulose und Trehalose helfen, den Blutzucker zu stabilisieren. Sie beeinflussen die Insulinproduktion positiv, senken diese also, sodass die Wachstumssignale für Krebszellen ausbleiben. Die Kombination dieser funktionellen Zucker trägt durch verschiedene Mechanismen dazu bei, Krebs vorzubeugen. Galaktose und Mannose können gesunden Zellen helfen, ihren schützenden Zuckerstoffwechsel aufrechtzuerhalten, indem sie die Fermentation hemmen und Krebszellen dazu zwingen, für die Energiegewinnung auf die Oxidation zurückzugreifen. Ohne Milch-

säure hat das Immunsystem leichteres Spiel mit den Krebszellen. Außerdem verlieren sie ihre Fähigkeit zur Metastasenbildung.

Insulin sät Krebs

Insulin ist mehr als nur ein Stoffwechselhormon. Man kennt es auch als Wachstumsfaktor, was bedeutet, dass es die Zellteilung anregt. Normalerweise steuert unser Körper diese Mitose und ersetzt schadhafte Zellen durch neue, gesunde. Wenn aber zu viele neue Zellen gebildet werden, bevor die alten ausgemustert wurden, sammeln sich die defekten Zellen an, was das Krebsrisiko steigen lässt.

Viele Krebszellen gedeihen, wenn sie genügend Insulin vorfinden. Ohne das Hormon gehen sie ein. So ergab zum Beispiel eine umfassende Langzeitstudie im Rahmen der National Health and Nutrition Examination Survey, dass ein chronisch erhöhter Insulinspiegel das Krebsrisiko erhöht. Die ausgewerteten Daten stammten gleichermaßen von normal- und übergewichtigen Personen.

Im Jahr 2019 wurde eine Studie an über tausend Patienten mit Darmkrebs in Stadium III durchgeführt, die eine Chemotherapie erhielten. Unter anderem wurde untersucht, welche Folgen ein Ernährungsstil, der zu einem hohen Insulinspiegel führt, beziehungsweise eine gesündere Form der Ernährung für die Betroffenen jeweils haben. Dabei zeigte sich, dass Patienten mit häufigen Blutzuckerspitzen (durch Weißbrot, zuckerhaltige Getränke und hochverarbeitete Snacks) eine doppelt so hohe Wahrscheinlichkeit hatten, einen Rückfall zu erleiden oder zu sterben, als jene, die sich gesünder ernährten.

Hier möchte ich noch anmerken, dass Fruktose zwar den Blutzuckerspiegel nicht erhöht oder die Insulinausschüttung direkt ankurbelt. Aber wenn sie im Übermaß verzehrt wird, führt sie zu Veränderungen im Stoffwechsel, die zuletzt ebenfalls zu einem hohen Insulinspiegel führen.

Der Zusammenhang mit Diabetes

Wissenschaftler wissen schon lange, dass es einen Zusammenhang zwischen Diabetes (Typ 1 wie auch Typ 2), Krebs und der Wahrscheinlichkeit gibt, an der Krankheit zu sterben. Typ-2-Diabetes steigert das Risiko, an Krebs zu erkranken, speziell an Formen von Bauchspeicheldrüsen-, Brust- und Darmkrebs. Neben der Insulinresistenz von Diabetikern spielen auch andere Faktoren eine Rolle, zum Beispiel das metabolische Syndrom und/oder Adipositas. Forschungsarbeiten deuten außerdem darauf hin, dass die Insulintherapie für Diabetiker das Risiko, an Krebs zu sterben, zu erhöhen scheint.

DR. COYS ERKENNTNISSE An der Hyperinsulinämie sind viele genetische Signalwege beteiligt. Einige davon hängen direkt mit Krebs zusammen. So wird zum Beispiel das Onkogen P13K, das bei vielen Krebsarten aktiv ist, durch Insulin angeregt. Meine Forschungsarbeiten zu Beginn der Nullerjahre zeigten, dass in Krebsgewebe im Vergleich zum gesunden Gewebe bestimmte Gene stärker aktiviert waren, was ich mit Zucker in Verbindung brachte. Zu ihnen gehörte auch das TKTL1-Gen, das zum Beispiel bei manchen Formen von Magenkrebs tausendmal aktiver war. Zu diesem Zeitpunkt war bereits klar, dass die Transketolase-

Enzyme Zucker verstoffwechselten. Schließlich konnte ich TKTL1 als Stoffwechselweg identifizieren, der Zucker in essenzielle Zellbausteine wie Ribose und Acetyl-CoA umbaut und dabei noch Milchsäure bildet, die komplexe Prozesse wie die Wundheilung, Einnistung des Embryos in die Plazenta und eben Krebsgeschwüre erzeugt. Dieser Stoffwechsel entstand bei den Säugetieren und bildete den Erfolg der Säugetiere und insbesondere des Menschen. TKTL1 ist entscheidend für die Fortpflanzung, Schutz und Reparatur unserer Zellen, für die Bildung von Nervenzellen und Intelligenz, aber eben auch für Krebs und Infektionen mit Krankheitserregern wie Viren, Bakterien, Pilzen und Parasiten.

DAS IGF-1-SYSTEM

Ein hoher Insulinspiegel kann zur Freisetzung des insulinähnlichen Wachstumsfaktors IGF-1 führen. Wie der Name schon sagt, aktiviert IGF-1 Wachstumsprozesse und regt die Produktion neuer Zellen an. Das allerdings gilt für Krebs- ebenso wie für gesunde Zellen.

Zuckeralarm

Der funktionelle Zucker Tagatose ist die Nahrung für gesunde Darmbakterien wie Bifidobakterien, wodurch diese dann aus Tagatose Butyrat bilden, eine kurzkettige Fettsäure, die Entzündungen und Krebs bekämpft. Die Zucker Mannose und Galaktose verbessern die Wirksamkeit von Krebstherapien, indem sie die TKTL1-Fermentation und die Produktion von Milchsäure hemmen.

Das Interesse daran, welche Rolle IGF-1 im Rahmen der Krebsentstehung spielt, wurde schon vor über dreißig Jahren geweckt. Forscher untersuchten damals Personen, deren Kleinwüchsigkeit durch die Mutation eines Gens verursacht war, das mit der IGF-1-Produktion verbunden ist. Bei diesen Menschen traten so gut wie nie Krebserkrankungen auf, anders als bei ihren Verwandten, die diese Mutation nicht hatten. Spätere Forschungsarbeiten konnten zeigen, dass auch Diabetes in dieser Bevölkerungsgruppe nicht vorkam. Daher wird nun die Beziehung zwischen IGF-1, Krebs und Diabetes untersucht.

Studien zeigen, dass eine hohe IGF-1-Produktion nicht nur die Wahrscheinlichkeit für bestimmte Krebsarten erhöht, sondern auch für eine Glukoseintoleranz, bei der hohe Blutzuckerspiegel auftreten. Zu viel IGF-1 verzögert auch das Absterben beschädigter Zellen. Defekte Zellen, die nicht absterben, sind hochproblematisch, eben weil sie so häufig entarten.

Ein Mangel an IGF-1 ist allerdings ebenso ungünstig, denn man bringt ihn unter anderem mit Lebererkrankungen, Osteoporose und altersbedingten Gefäßkrankheiten in Verbindung. Diesbezügliche Forschungsarbeiten verweisen auch hier auf die IGF-1-Spiegel.

DR. COYS ERKENNTNISSE Neuere Forschungsarbeiten belegen, dass Insulin und das IGF-1-Hormon, sind sie im Überschuss im Blut vorhanden, die Produktion eines Proteins namens Fibroblasten-Wachstumsfaktor-23 (FGF-23) begrenzen. Fehlt dieses Protein, altert Ihr Körper sehr schnell. Und was lernen wir daraus? Der Verzehr von Zucker und Kohlenhydraten, die den Blutzuckerspiegel stark erhöhen, lässt Sie viel schneller altern.

DARMBAKTERIEN UND KREBS

Neueste Studien lassen vermuten, dass eine Dysbiose (zu viele ungesunde Darmbakterien) Ihr Krebsrisiko erhöht. Eine Dysbiose im Darm ist der Vorläufer für entzündliche Erkrankungen im Verdauungstrakt. Einige der Symptome, die mit einer solchen Entzündung einhergehen, wie Adipositas, Reizdarm und Morbus Crohn, werden mit einem erhöhten Darmkrebsrisiko in Verbindung gebracht.

Dabei werden Ihre Bakteriengemeinschaften von zahlreichen Faktoren beeinflusst, zum Beispiel, ob Sie sich gesund ernähren, wie viel Sie wiegen, ob Sie einen aktiven oder sitzenden Lebensstil pflegen und ob Sie gesunde Luft atmen. Wir verstehen die Mechanismen noch nicht ganz, wissen aber, dass sich das Darmmikrobiom von Krebskranken massiv von dem gesunder Menschen unterscheidet.

Immer häufiger stellt man fest, dass diese Unterschiede im Darmmikrobiom Stoffwechselstörungen verursachen, bei denen ein Zusammenhang mit Krebs beziehungsweise anderen Erkrankungen erkennbar ist. Einige dieser Effekte stellen sich indirekt aufgrund des Verlusts an bakterieller Diversität ein. Entzündliche Stoffe können sich aber auch vermehren, weil krankheitserregende Bakterien in größerer Anzahl präsent sind.

Bestimmte Bakterienarten fördern auch nachweislich das Krebswachstum. Laborstudien konnten zeigen, dass Giftstoffe, die von bestimmten pathogenen Bakterien produziert werden, bestimmte Krebsarten auslösen. Aber auch regelmäßig verschriebene Medikamente, andere Stoffe wie künstlicher Süßstoff und Pestizide oder Schwermetalle aus der Umwelt können die Darmgesundheit beeinträchtigen und das Krebswachstum indirekt fördern.

Forschungsarbeiten lassen vermuten, dass alle Maßnahmen für mehr Darmgesundheit auch den Krebs auf Distanz halten. Und sie können Ihre Fähigkeit, den Krebs zu bekämpfen, positiv beeinflussen, sollten Sie bereits erkrankt sein. Eine gesunde Ernährung, die reich ist an ballaststoffreichen Früchten, Gemüse, Vollkorngetreide und Hülsenfrüchten sowie gesunden Fetten, ist die beste Strategie für ein gesundes Mikrobiom.

DR. COYS ERKENNTNISSE Tagatose ist ein natürlicher Zucker, der den positiven Darmbakterien (zum Beispiel dem Bifidobacterium) als Futter dient. Wenn bestimmte Mikroben Tagatose verstoffwechseln, setzen sie Butyrat frei, eine kurzkettige Fettsäure mit antientzündlichen und -karzinogenen Eigenschaften. Butyrat ist ein hervorragender Kämpfer gegen Krebs. Wenn aggressive Krebszellen mit Butyrat in Kontakt kommen, entwickeln sie sich zurück in einen gutartigen Zustand.

Immer mehr Forschungsarbeiten lassen vermuten, dass Tagatose und andere präbiotische Zuckerarten durch das Wachstum guter Bakterien dazu beitragen, Krebs zu bekämpfen. Mit diesen Zuckern lässt sich zudem der Blutzuckerspiegel stabilisieren, sodass weniger Insulin gebildet wird und Krebszellen auch weniger Glukose zur Verfügung haben. Durch Hemmung der TKTL1-Fermentation verbessern die Zucker Galaktose und Mannose die Wirkung von Krebstherapien, egal, ob in Form von Bestrahlung, Chemotherapie oder Immuntherapie.

KREBS UND ENTZÜNDUNGEN

Krebs ist eine der Krankheiten, die einen starken Zusammenhang mit chronischen Entzündungen aufweisen. Eine Colitis ist ein Risikofaktor für die Entwicklung eines Colonkarzinoms (Darmkrebs) und eine Pankreatitis ist eine Vorstufe des Pankreaskarzinoms. Krebszellen setzen entzündliche Signale frei, um bestimmte Immunzellen anzuziehen, die Makrophagen. Krebszellen manipulieren aber die umgebenden Immunzellen so, dass sie in Ruhe gelassen werden. Damit erfüllen Immunzellen nicht mehr die ihnen zugedachte Rolle bei der Beseitigung von Krebszellen. Normalerweise fressen Makrophagen, die auch »Fresszellen« genannt werden, Krebszellen und Krankheitserreger wie Bakterien, Viren und Pilze auf. Makrophagen schützen uns damit normalerweise sehr effektiv vor Krankheiten.

Makrophagen werden auch als Grundlage von Bluttests zur Früherkennung von Krebs und anderen Krankheiten genutzt. Vereinfacht ausgedrückt wird dabei der »Mageninhalt« von Makrophagen mit Lasern untersucht. Der Magen wird quasi durchleuchtet. Findet sich darin das TKTL1-Protein, ist dies ein Zeichen dafür, dass das Immunsystem der Betroffenen Zellen mit TKTL1 verspeist. Gesunde Zellen mit TKTL1, wie Nervenzellen, werden normalerweise nicht von Makrophagen aufgefressen, da dies ja unsere Nerven und uns zerstören würde. Makrophagen können gut Feind und Freund unterscheiden und so fressen sie Krebszellen, lassen aber andere gesunde Zellen, die TKTL1 in sich tragen, in Frieden. Diese großartige Eigenschaft der Makrophagen, Krebszellen von gesunden Zellen unterscheiden zu können, führt zu einer extrem guten Empfindlichkeit und Spezifität dieses Bluttests. Dies ist ein entscheidender Vorteil gegenüber anderen Bluttests, bei denen nur die Konzentration eines Proteins wie zum Beispiel PSA bestimmt wird, ohne feststellen zu können, ob das Protein aus einer Krebs- oder einer gesunden Zelle kommt. Studien haben genau dies bewiesen. Misst man das PSA im Mageninhalt von Fresszellen, so lässt sich damit wesentlich empfindlicher und genauer Krebs feststellen.

Makrophagen sind ausgesprochen plastische Zellen. Sie reagieren auch auf proinflammatorische Faktoren in ihrer Umgebung und lösen dann schnell eine Entzündungsreaktion aus. Diese Reaktion können Tumorzellen nutzen, um ihr Wachstum zu verstärken. So umprogrammiert, können Makrophagen keine Krebszellen mehr verschlingen. Stattdessen unterstützen sie diese nun: je mehr Tumorzellen, desto mehr Makrophagen und Entzündungssignale. Das ist ein Teufelskreis.

Der Übergang von einer gesunden zu einer Krebszelle verläuft über die Zwischenstufe einer Tumorzelle (die noch keine Milchsäure bildet und damit noch keine Metastasen bilden kann), dann zu einer Krebszelle, die nun aufgrund der Milchsäurebildung richtig gefährlich ist, sich ausbreitet und Metastasen bildet. Krebszellen sind keineswegs unbesiegbar, da sie eine Achillesferse haben – sie sind abhängig von Zucker. Eine antientzündliche Ernährung und regelmäßige Bewegung, die Zuckerspeicher (Glykogen) leert sowie für einen normalen Blutzuckerspiegel sorgt, ist eine großartige Möglichkeit, Krebs und anderen Zivilisationskrankheiten vorzubeugen. Mithilfe der natürlichen Zucker Mannose und Galaktose können veränderte Makrophagen so beeinflusst werden, dass sie Krebszellen wieder beseitigen. Solche Zucker hemmen des Weiteren die Bildung von Metastasen und erhöhen die Wirksamkeit von Chemo-, Strahlen- und Immuntherapien.

ZELLTEILUNG, ZELLTOD UND KREBS

Viele unserer Zellen teilen sich mehr oder weniger ständig und erstellen so neue Kopien von sich selbst. Alte und beschädigte Zellen sind zum Absterben verurteilt. Letztlich braucht Ihr Körper eine bestimmte Anzahl spezifischer Zellen – Haut-, Herz-, Nierenzellen und so weiter. Damit dieser Prozess nicht entartet, müssen einige Zellen an einem bestimmten Punkt ihrer Lebensspanne sterben. Wenn dieser programmierte Zelltod (Apoptose) ausbleibt, können die schadhaften Zellen unkontrolliert wachsen, sodass Tumorzellen entstehen. Aber auch dann haben Sie noch Zeit, über Ernährung und Bewegung zu verhindern, dass sie mit viel Zucker und TKTL1-Vergärung zu Milchsäure bösartig werden. Es ist nicht grundsätzlich ein unvermeidliches Schicksal, an Krebs zu erkranken. Es gibt sehr vielversprechende Möglichkeiten, wie man dazu beitragen kann, Krebs zu verhindern.

Forschungsarbeiten zeigen, dass überschüssige Glukose den programmierten Zelltod präkanzeröser Zellen verlangsamt. An diesem Punkt kommt TKTL1 ins Spiel. Das Transketolase-Enzym kontrolliert die Zellteilung. Die von der Kombination aus TKTL1 und TKT produzierten Enzyme wandeln Zucker in Ribose um, den Baustein, der für neue DNA und neue Zellen gebraucht wird. Zu viel Zucker aber hemmt nicht nur den programmierten Zelltod, sondern aktiviert auch den TKTL1-Stoffwechsel, wodurch defekte Zellen weiter wachsen können, was dem Krebs Tür und Tor öffnet.

DR. COYS ERKENNTNISSE Laktose, die zu gleichen Teilen aus Glukose und Galaktose besteht, ist der wichtigste Zucker in der Milch. Ist die Milch jedoch fermentiert, wird Galaktose zum wichtigsten Zucker, weil die Fermentation die Glukose zu Milchsäure, Acetyl-CoA und Energie vergärt, sodass als Zucker nur noch die Galaktose übrig bleibt.

Galaktose kann aber nicht für die Bildung von Milchsäure (Fermentation) verwendet werden. Sie muss bei der Oxidation in den Mitochondrien verbrannt werden. Das hat viele Vorteile. Zum einen ist es ein »Trainingsprogramm« für die Mitochondrien, die sich stärker »anstrengen« müssen. Der positive Stress kurbelt die Mitophagie an, bei der beschädigte Mitochondrien beseitigt werden. Darüber hinaus regt Galaktose die Bildung neuer Mitochondrien an. Beide Prozesse führen dazu, dass sich insgesamt die Leistung der Mitochondrien und damit des ganzen Körpers verbessert.

Im Grunde regt der oxidative Stoffwechsel die Mitophagie an. Füttert man Muskelzellen mit Galaktose statt Glukose, so bilden sie um 64 Prozent mehr Mitochondrien, die auch noch besser arbeiten, wie Forschungsarbeiten zeigen. Und indem die Galaktose (wie die Mannose) die TKTL1-Fermentation hemmt, erschwert sie auch die Krebsentstehung. Diese Umstellung auf Oxidation unterstützt die meisten Krebstherapien.

Der TKTL1-Stoffwechsel fördert die Replikation von gesunden Zellen, indem die Bildung freier Radikale verhindert und Zucker zum Aufbau der dafür nötigen Bausteine verwendet wird. Leider kann überschüssiger Zucker ein Umfeld schaffen, in dem der Krebs diese Dynamik für sich nutzen und sein Wachstum mithilfe des TKTL1-Stoffwechsels steigern kann.

Wie bereits gesagt wurde, geht der programmierte Zelltod Hand in Hand mit einem anderen Prozess, der Autophagie. Dabei handelt es sich um eine Art Wartungsroutine, bei der nach Zellschäden gesucht und Abfälle verschlungen und abtransportiert werden. Doch sobald der Krebs sich festgesetzt hat, kippt dieser Schutzmechanismus ins Gegenteil um. Die Autophagie kann auch Krebszellen »sauber halten«, sodass der Tumor wachsen kann. Und sie kann die Expression verschiedener Gene beeinflussen und so eine Mikroumgebung schaffen, die die Krebszellen vor ihren Angreifern schützt.

Schützen Sie Ihre DNA

In gewisser Weise ist Gesundheit ein schwieriger Balanceakt zwischen der Bildung neuer und dem Absterben alter oder defekter Zellen. DNA-Schäden sind ein normaler Teil des Alltags, ebenso wie ihre Reparatur. Studien zeigen, dass ein gesunder Lebensstil mit einer vollwertigen Ernährung und regelmäßiger Bewegung die Fähigkeit Ihres Körpers zur DNA-Reparatur fördert. Können DNA-Schäden sich aber akkumulieren, dann wird das problematisch. Im Grunde funktioniert eine geschädigte DNA wie Dünger: Sie bereitet den Boden, sodass sich der Krebs in der Zelle ansiedeln kann.

DR. COYS ERKENNTNISSE Der funktionelle Zucker Trehalose aktiviert nachweislich die Autophagie, den zellulären Reinigungsprozess, der schadhafte Zellen repariert und so einer Entartung entgegenwirkt.

Die vielen Vorzüge der körperlichen Bewegung

Weil die Galaktose Ihren Körper zwingt, zur Energiegewinnung auf die Oxidation zu setzen, übt sie einen gewissen Druck auf die Mitochondrien aus. Sie haben sozusagen keine andere Wahl, als fleißig zu arbeiten, ähnlich wie Sport Ihren Körper trainiert. Andere Maßnahmen wie Intervallfasten oder eine zuckerarme Ernährung fördern die Mitochondrienaktivität und kurbeln dazu noch die Autophagie an und schützen Ihre Zellen so davor, dass sich DNA-Schäden ansammeln. So wird – neben anderen gesundheitlichen Vorteilen – auch das Potenzial für eine Tumorentwicklung gesenkt. Sport stimuliert ebenfalls die Autophagie und hält die Muskeln gesund, indem müde Zellen wiederbelebt und defekte ausgesondert werden. Besonders wichtig ist die Eliminierung von sogenannten seneszenten Zellen, die nicht mehr richtig funktionieren, aber sehr viele Entzündungsstoffe abgeben, sodass wir schnell altern. Ein Ernährungs- und Lebensstil für Langlebigkeit (Longevity) und Krebsprävention ist damit sehr überlappend, wenn nicht identisch.

DER NEWCOMER

Mit der DNA sind Sie vermutlich vertraut, diesem Doppelhelix-Molekül, dessen Struktur 1953 entdeckt wurde, was die Biologie revolutioniert hat und das Verständnis unserer Gene auf eine ganz neue Ebene hob.

In jüngerer Zeit widmet die Forschung einem anderen Bestandteil mehr Aufmerksamkeit: der Ribonukleinsäure (RNS beziehungsweise RNA). Es gibt zahlreiche Typen von RNA, die sämtlich bestimmte Funktionen im Körper erfüllen. Die mRNA-Impfstoffe gegen Covid sind wohl am bekanntesten. Wie die DNA ist auch die RNA ein Zellbaustein und abhängig von der Produktion von Ribose. Anders als die DNA spielt dieses Molekül eine aktive Rolle in den Zellen und ermöglicht unter anderem die Gen-Expression. Glukose ist die Ausgangssubstanz, aus der DNA und RNA gebildet wird. Glukose ist damit die Basis für unser Leben und alle Lebewesen auf der Erde.

EPIGENOM UND KREBS

Wie bereits dargestellt wurde, interagiert Ihr Epigenom – anders als Ihr Genom, das unveränderlich ist – mit Ihrer Umgebung. Dabei wird sozusagen die »Lautstärke« Ihrer Gene höher oder niedriger gedreht, je nach Einflüssen wie Ernährung, körperliche Aktivität und/oder Kontakt mit Giftstoffen. Einige dieser Veränderungen erfolgen auch als direkte Reaktion darauf, wie Ihr Körper Glukose verstoffwechselt oder wie sich Krebs entwickelt.

Im Laufe Ihres Lebens passt das Epigenom sich an, damit Ihr Körper bestmöglich funktioniert. Normalerweise addieren sich diese Veränderungen mit der Zeit. Man spricht hier von epigenetischen

Modifikationen und sie beeinflussen die Gen-Expression. Die »Lautstärke« Ihrer Gene (also die Tatsache, ob sie verstärkt oder abgeschwächt exprimiert werden) verbindet den Stoffwechsel der Zelle (ihre Verwendung von Energie und Nährstoffen) mit ihrer Funktion.

Die Entwicklung vieler Krankheiten, unter anderem von Krebs, kann auf ungesunde Veränderungen in der Gen-Expression zurückgeführt werden. Das Gute ist: Während Sie Ihre Gene nicht ändern können, können Sie auf deren Expression einwirken. Positive Veränderungen des Lebensstils, zum Beispiel durch gesündere Ernährung oder mehr Sport, können der Entwicklung von Krebs und anderen Erkrankungen vorbeugen.

KREBSZELLEN SIND ANDERS

Mit den Jahren wurde klar, dass vor allem ein Faktor die Entwicklung von Krebs und seine Ausbreitung in den Körper begünstigt: Krebszellen verstoffwechseln Glukose anders als die meisten gesunden Zellen.

Eine normale Zelle verbrennt gewöhnlich Sauerstoff zur Energiegewinnung (Oxidation). Aber selbst wenn genug Sauerstoff zur Verfügung steht, setzen Krebszellen auf den Prozess der Fermentation. Hierbei werden die entscheidenden Bausteine für neue Zellen gebildet, aber auch Energie, ohne dass schädliche Radikale entstehen. Um diese Strategie anwenden zu können, benötigen Krebszellen sehr viel Glukose. Fettsäuren, sind hierfür völlig ungeeignet. Sie enthalten zwar mehr Energie als Glukose, aber aus Fettsäuren kann keine Ribose gebildet werden. Eine Zelle könnte zwar aus Fettsäuren mittels Verbrennung Energie freisetzen und eine Zeit lang überleben, aber sie wäre nie in der Lage, Ribose und damit DNA zu bilden. Glukose ist damit für eine Zelle viel wertvoller als Fettsäuren. Der Energiegehalt ist eben nicht alles.

Bausteine wie Ribose sind essenziell und das ist der Grund, weshalb Zucker so wichtig für uns ist. Zucker als essenzieller Baustein – ohne Zucker kann keine Ribose gebildet werden und ohne Ribose kann eine Zelle weder neue DNA bilden noch ihre DNA reparieren. Isst man zu viel Fett und zu wenig Zucker, kann die DNA nicht ausreichend repariert werden und es können nicht genug neue Zellen gebildet werden. Eine strenge, lange andauernde ketogene Ernährung macht zwar schlank, aber man altert schneller, weil wir aufgrund des geringen Zuckergehaltes unsere DNA-Schäden nicht ausreichend reparieren und nicht genug neue Zellen bilden können.

Das ist aber auch der Grund, weshalb eine ketogene Ernährung die Wirksamkeit von DNA-schädigenden Therapien wie Chemo- und Strahlentherapie so stark erhöht. Dies konnte bereits in klinischen Studien bewiesen werden. Trotzdem behaupten selbsternannte Ernährungsexperten, dass die Zusammensetzung der Ernährung beziehungsweise eine ketogene Ernährung keinen Einfluss auf die Wirksamkeit von Krebstherapien hat.

Lange Zeit sahen die meisten Krebsforscher in der Vergärung von Zucker zu Milchsäure einen Stoffwechsel, dem sie keine besondere Bedeutung beigemessen haben. Im Gegensatz dazu sah Nobelpreisträger Otto Warburg in der Vergärung von Glukose zu Milchsäure, die auch in Anwesenheit von Sauerstoff durchgeführt wird, die eigentliche Ursache für Krebs. Warum aber sollten Krebszellen einen Stoffwechselweg nutzen, der auf den ersten Blick Glukose verschwendet, weil bei dieser Vergärung zu Milchsäure nur wenig Energie freigesetzt wird? Das war die Frage, die sich Warburg vor fast einem Jahrhundert stellte. Seine Entdeckung ist wie gesagt als »Warburg-Effekt« bekannt.

DIE WARBURG-HYPOTHESE

Professor Warburg gelangte zu der Schlussfolgerung, dass defekte Mitochondrien in Krebszellen der Grund waren, warum diese nicht mehr die Verbrennung von Glukose durchführen und auf die Fermentation zurückgriffen. Diese Annahme war nicht korrekt. Wie bereits dargestellt ist die Fermentation über den Pentosephosphatweg (PPP) mit TKTL1 als Schlüsselenzym ein besserer Weg, Glukose zu verwerten. Während einige gesunde Zellen diesen Zyklus ständig nutzen (zum Beispiel Stamm- und Keimzellen), verwenden die meisten Zellen ihn nur bei der Zellteilung. Für den Krebs allerdings ist dies der bevorzugte Stoffwechselweg. Wir wissen mittlerweile, dass der sogenannte Warburg-Effekt auf die Aktivierung des TKTL1-Gens zurückgeht und dass die Milchsäure, die während des Fermentationsprozesses frei wird, die Metastasenbildung unterstützt. Zudem schützt die Milchsäure den Krebs vor dem Immunsystem.

Der Warburg-Effekt – die TKTL1-Fermentation in Krebszellen – produziert Milchsäure, die Signale an die Nachbarzellen senden. Die Milchsäure beeinflusst die genetische Aktivität und verstärkt die Expression von Onkogenen (die das Zellwachstum anheizen). Gleichzeitig reduziert sie die Expression von Tumor-Suppressor-Genen (die das Zellwachstum hemmen). TKTL1, ein Onkogen, ist der Vier-Sterne-General, der diese Aktivitäten in den umgebenden Zellen befehligt. Übertragen und ausgeführt werden die Befehle an die Nachbarzellen mithilfe der von TKTL1 gebildeten Milchsäure. Milchsäure wirkt dabei direkt, indem die Zell-Zell-Kontakte zwischen Zellen gelöst werden und so Gewebe umgebaut werden und andere Zellen in die Gewebe eindringen können. Dieser Prozess ist entscheidend bei der Einnistung des Embryos in die mütterliche Plazenta, aber auch bei der Wundheilung spielt er eine entscheidende Rolle. Milchsäure heftet sich dabei aber auch chemisch an Histone und andere Proteine und steuert damit die Gen-Expression und Funktion von Proteinen. Milchsäure entpuppte sich in den letzten Jahren als das wichtigste epigenetische Steuerelement. Statt als langweiliges Stoffwechselendprodukt, das in Muskeln bei Sauerstoffmangel gebildet wird, betrachtet man es inzwischen als eines der wichtigsten Steuerungsmoleküle in Säugetieren und insbesondere des Menschen.

Diese Vorgänge, die von Milchsäure gesteuert werden, sind wissenschaftlich komplex und viele der Details sind noch nicht ganz geklärt. Wie gesagt, vereinfacht dargestellt bewirkt zu viel Zucker ein Umschalten von der Oxidation (Verbrennung) auf Fermentation (Vergärung) über den PPP. Bei diesem Prozess entsteht Milchsäure, die wiederum die oben erwähnten komplexen Prozesse über epigenetische Veränderungen steuert – die durchweg das Wachstum von Krebszellen fördern, aber auch die Einnistung eines Embryos. Traditionell gilt die Milchsäure als unbedeutendes Abfallprodukt. Für die Krebszelle aber ist sie entscheidend. Der Krebs fördert mithilfe der Milchsäure seine invasives Wachstum mit Ausbreitung im Körper, sein Wachstum und den Schutz vor dem Immunsystem. Sehr ähnlich macht es bekanntlich der Embryo im Mutterleib. Sowohl Zucker als auch TKTL1 haben die zwei verschiedenen Seiten einer Medaille – die gute und die böse.

Im Fall von Krebs aktiviert zu viel Zucker des TKTL1-Zuckerstoffwechsel und die Aktivität anderer Gene wie zum Beispiel P13K, p53 und c-myc. Diese Veränderungen der Gen-Expression fördern die Umwandlung von gesunden Zellen in Krebszellen.

Die Fermentation über den PPP hat das Potenzial, zahlreiche Krankheiten anzustoßen – von der nicht alkoholischen Fettleber bis hin zu Infektionskrankheiten, die durch Viren, Bakterien und Pilze ausgelöst werden. Milchsäure wird von den Erregern genutzt, um sich vor unserem Immunsystem zu schützen. Diese Erreger erwecken den Anschein, ein schützenswerter Embryo zu sein, den das Immunsystem nicht angreifen darf. Mit diesem Wissen ist es nun auch möglich, viel bessere Therapien für diese Infektionskrankheiten zu entwickeln. Die Hemmung der Transketolase wurde bereits erfolgreich ausgenutzt, um damit multiresistente Krankenhauskeime erfolgreich zu bekämpfen.

DR. COYS ERKENNTNISSE Ein Blick auf die fleischfressenden und pflanzenfressenden Säugetiere in der Wildnis zeigt uns, dass diese im Vergleich zu unseren Haustieren wie Katzen und Hunden nur sehr selten metastasierende Krebsformen entwickeln. Ein entscheidender Faktor dabei ist, dass Haustiere – anders als Wildtiere – häufig stärkehaltige Nahrung (Trockenfutter) bekommen, das aus Kohlenhydraten besteht, die zu einem Anstieg des Blutzuckerspiegels führt. Anders ausgedrückt: Die Ernährung von Hunden mit stärkehaltiger Getreidekost ist weder artgerecht noch gesund. Immer mehr Hundehalter haben erkannt, dass getreidehaltiges Futter schädlich für ihre Tiere ist, und füttern daher nach dem Prinzip »BARF«: *biologically appropriate raw feeding*, also ohne Getreide und Zucker.

DAS FEHLENDE PUZZLETEIL

Meine Entdeckung des TKTL1-Gens wurde zunächst kaum beachtet, da im Gen Mutationen vorlagen, die äußerst ungewöhnlich waren. Die meisten Experten kamen daher zu der Einschätzung, dass das TKTL1-Gen ein defektes Gen (Pseudogen) darstellt. Trotzdem forschte ich weiter und mir wurde dann klar, dass das TKTL1-Gens das fehlende Puzzlestück ist, das den Warburg-Effekt erklärt. Warburg entdeckte ja bereits im Jahr 1923, dass Krebszellen auch dann keine Glukose verbrennen, wenn genügend Sauerstoff vorhanden ist. Stattdessen setzen sie auf Fermentation und produzieren dabei Milchsäure. Als er seine Forschungsergebnisse ein Jahr später publizierte, war er überzeugt davon, die eigentliche Ursache von Krebs gefunden zu haben.

Der Warburg-Effekt – also die Nutzung der Fermentation statt der Verbrennung – ist die Konsequenz daraus, dass das Enzym Transketolase zu einer Phosphoketolase mutiert ist, die effizient Zucker in Acetyl-CoA und Milchsäure umwandelt und dabei Energie freisetzt, die keine Radikale als Nebenprodukt bildet. Der Warburg-Effekt ist damit eine großartige Symbiose aus Bildung von Bausteinen und ungefährlicher Energiefreisetzung. Man darf ihn damit nicht als ineffizienten Energiefreisetzungsprozess ansehen, weil hierbei die effiziente Bildung von Bausteinen nicht ausreichend beachtet wird. Da die Milchsäure als Endprodukt komplexe Prozesse wie Ausbreitung und Immunschutz steuert, sind Krebszellen quasi unbesiegbar. Dies trifft aber nur zu, wenn sie viel Zucker bekommen, der für diesen Stoffwechsel genutzt werden kann. Während Glukose und noch stärker Fruktose diesen Stoffwechsel fördern, blockieren Zucker wie Galaktose und Mannose ihn. Die Art des Zuckers entscheidet daher, ob der TKTL1-Vergärungsstoff mit Milchsäure als Endprodukt durchgeführt werden kann oder eben nicht.

Das richtige Verständnis der Bedeutung des Warburg-Effekts ist der Heilige Gral der Medizin. Hiermit ist es leicht zu verstehen, wieso wir an den Folgen von Krebs, Sepsis, Schädelhirntraumata und Infektionen mit Viren, Bakterien, Pilzen und Parasiten (Malaria) sterben. Diese Erkenntnis löst die offensichtlichen Widersprüche zwischen der Idee, dass DNA-Mutationen die Ursache von Krebs sind, und Warburgs Konzept der mitochondrialen Störung und Aktivierung der Fermentation. Diese Konzepte schließen einander nicht aus. Sie liefern zusammengenommen vielmehr eine Erklärung, wie sich Krebszellen bilden können.

Der entscheidende Fehler, den Nobelpreisträger Warburg bei der Interpretation seiner eigenen Forschungsergebnisse gemacht hat, war, dass er das Ausschalten der Mitochondrien als deren Schädigung interpretiert hat. Viele gesunde Zellen weisen den Warburg-Effekt auf, obwohl sie intakte Mitochondrien haben. Diese werden abgeschaltet, weil sie gefährliche Radikale als Nebenprodukt bei der Verbrennung bilden und weil die in den ihnen angewendete Bildung von Acetyl-CoA so ineffizient ist. Wenn Acetyl-CoA für die Bildung von neuen Zellen benötigt wird, wird dies mit TKTL1 durchgeführt, sodass mehr Zellmaterial aus Glukose gebildet werden kann. Obwohl Warburg die Vergärung von Glukose zu Milchsäure in Anwesenheit von Sauerstoff in vielen gesunden Geweben wie Netzhaut, Hoden und dem Thymus festgestellt hat, hat er diese Ergebnisse ausgeblendet, weil sie nicht zu seiner Theorie passten. Mir war sofort klar, dass eine Theorie nur dann richtig sein kann, wenn damit alle Phänomene erklärt werden können.

Die Veränderung des TKTL1-Enzyms bei Säugetieren zu einem Phosphoketolase-Enzym kreierte einen Vergärungsstoffwechsel mit überlegenen Eigenschaften, der bisher nur von Bakterien bekannt war. Neben der Integration von Bakterien mit Verbrennungsstoffwechsel, die in Form der Mitochondrien in uns Energie mithilfe von Sauerstoff freisetzen, ist der TKTL1-Stoffwechsel ein weiterer Bakterienstoffwechsel, der in uns eine entscheidende Rolle spielt.

Dieses veränderte Verständnis des menschlichen Stoffwechsels eröffnet neue Optionen für die Prävention und Therapie des Großteils der Erkrankungen des Menschen. Der Warburg-Effekt mit der Bildung von Milchsäure in Anwesenheit von Sauerstoff ist Realität und stellt eine äußerst clevere Stoffwechselstrategie für Krebs- und viele gesunde Zellen dar. Dies ist damit nicht nur die Erklärung von Krebs und Krankheiten, bei denen Erreger diesen Stoffwechselweg ausnutzen, um sich vor unserem Immunsystem zu schützen, sondern auch die Basis eines langen, gesunden Lebens und der Intelligenz des modernen Menschen.

Der TKTL1-Vergärungsstoffwechsel (Warburg-Effekt) stellt die beiden unterschiedlichen Seiten der Medaille dar. Eine Seite macht krank, die andere Seite gesund. Durch unsere Ernährung und die Auswahl der richtigen Zucker können wir diesen Stoffwechsel so steuern, dass wir Krankheiten vorbeugen beziehungsweise sie sehr effektiv behandeln können. Versteht man die Strategie von Krebszellen, die sie mit dem TKTL1-Vergärungsstoffwechsel verfolgen, lassen diese sich leicht bekämpfen, weil wir ja deren Achillesferse kennen. Sie nutzen die Vorteile der TKTL1-Vergärung und schützen sich damit vor unserem Immunsystem, bilden Metastasen und werden resistent gegen bereits etablierte Krebstherapien. Die Hemmung des TKTL1-Vergärungsstoffwechsel ist sowohl über die Ernährung als auch über Wirkstoffe möglich, die Transketolasen hemmen. Entgegen der Erwartung vieler Fachleute konnte bereits in klinischen Studien gezeigt werden, dass die medikamentöse Hemmung der Transketolase sehr verträglich ist. Transketolase-Hemmstoffe stellen damit eine neue, vielversprechende Therapieoption für Krebspatienten dar.

DR. COYS ERKENNTNISSE Meine Forschung zeigt, dass der Warburg-Effekt gutartige Tumorzellen in bösartige Tumorzellen, also Krebszellen verwandelt, die resistent gegen bisher etablierte Krebstherapien sind. Mutationen in Onkogenen und Tumorsuppressor-Genen führen zur Bildung von Tumorzellen, aber erst die Aktivierung des TKTL1-Vergärungsstoffwechsels führt zu Krebs. Der TKTL1-Vergärungsstoffwechsel spielt eine entscheidende Rolle bei der Fortpflanzung und Gesunderhaltung und Langlebigkeit des Menschen. Es handelt sich daher um keinen krebsspezifischen oder »bösen« Stoffwechsel, sondern um einen genialen Stoffwechselweg mit vielen großartigen Vorteilen. Geraten diese Vorteile aber in die Hände von Tumorzellen, wird es sehr gefährlich für uns.
Wie bereits gesagt sorgt TKTL1 dafür, dass der Embryo sich in der Plazenta einnisten kann, und schützt ihn vor dem Immunsystem der Mutter. Krebszellen nutzen TKTL1 wegen diverser Vorteile: Es schützt sie vor dem Immunsystem des Körpers und ermöglicht ihnen, sich in andere Körperregionen auszubreiten, also Metastasen zu bilden. Genau diese beiden Eigenschaften machen aus einem lokal wachsenden, recht ungefährlichen Tumor einen bösartigen, der sich im Körper ausbreitet, Metastasen bildet und sich vor unserem Immunsystem schützt. Notwendig hierfür sind aber Glukose und Fruktose. Mit diesem Wissen wird die Ernährung zu einem wirkungsvollen Schutz vor der Entstehung und Ausbreitung von Krebs in unserem Körper.

ZUCKER FÖRDERT DIE FERMENTATION

Wie bereits erklärt, gewinnen die meisten Zellen die nötige Energie je nach Bedarf entweder aus der Verbrennung (Oxidation) oder aus der Fermentation. Anfangs machen Krebszellen dasselbe, sie nutzen noch beide Stoffwechselwege. Sie profitieren aber schon von den Vorteilen der Vergärung hinsichtlich Ausbreitung und Immunschutz. Sie können noch recht flexibel das Ausmaß zwischen Verbrennung und Vergärung verändern. Wenn der Zucker aber knapp ist, müssen sie immer stärker auf die Verbrennung umschalten, damit sie ausreichend Energie für das Überleben erhalten.

Mit der Zeit legen sie sich immer stärker auf die Nutzung der Vergärung fest. Vor allem die Auslösung von DNA-Schäden durch Chemo- oder Strahlentherapie führt zu einer Selektion von Krebszellen, die sich davor schützen können. Auch Krebstherapien, die die Blut- und Sauerstoffversorgung hemmen, führen zu einer verstärkten Nutzung der Vergärung, da Krebszellen nur dann ohne Sauerstoff überleben können, wenn sie den Vergärungsstoffwechsel nutzen. All dies führt dazu, dass im Laufe der Krebstherapie das Überleben von Krebszellen erzwungen wird, die resistent gegen diese Therapien sind, also die TKTL1-Vergärung durchführen. Krebszellen erkaufen sich das Überleben aber, indem sie immer abhängiger von hohen Mengen Glukose werden, um ihre Überlebensstrategie weiterverfolgen zu können. Dies macht sie sehr abhängig von Glukose und Fruktose. Je aggressiver eine Krebszelle ist, desto leicht kann sie mit Ernährung bekämpft werden. Dort, wo bisherige Medikamente mit ihrer Strategie scheitern, stellt die Ernährung eine großartige Ergänzung zu diesen Therapien dar. Ernährung darf nicht als Alternative für Krebstherapien gesehen werden, sondern als zusätzliche Option, bestehende Krebstherapien wirksamer oder wieder wirksam zu machen.

Je höher Ihr Blutzucker, desto einfacher ist es für Krebszellen, diese Überlebens- und Ausbreitungsstrategie zu verfolgen. Forschungsarbeiten zeigen, dass die Ausbreitung von Krebs (invasives Wachstum und Metastasierung) durch die Hemmung des TKTL1-Vergärungsstoffwechsels komplett verhindert werden kann. Auch wenn die Ernährung nicht so kausal wirkt wie eine genetische und medikamentöse Hemmung von TKTL1, so stellt sie trotzdem eine wirksame, einfach durchzuführende Option dar, eine Krebserkrankung einzudämmen und besser mit Medikamenten behandelbar zu machen. Wenn ein Tumor nicht mehr invasiv wachsen und Metastasen bilden kann, entfällt das Hauptrisiko für ein lebensbedrohliches Fortschreiten. Man muss einen Tumor nicht sofort eliminieren und ganz gesund sein. Der erste Schritt auf dem Weg zu einer Heilung ist zunächst eine stabile Erkrankung *(stable disease)*. Mit einem Tumor, der nur noch lokal begrenzt wächst und keine Metastasen bildet, kann man unter Umständen sehr alt werden. Die Ernährung mit der Auswahl der richtigen Zucker stellt damit eine wirkungsvolle ergänzende Methode dar, die eine lebensbedrohende Krebserkrankung in eine relativ ungefährlichere Erkrankung mit lokal wachsendem Tumor überführen kann.

Die Reduktion oder der Ausschluss von Glukose und Fruktose spielen dabei eine wichtige Rolle. Studien, die in renommierten Wissenschaftszeitschriften veröffentlicht wurden, untermauern diesen Ansatz. Diese Krebsforscher empfehlen die Einnahme des Zuckerns Mannose, weil damit schon in geringen Mengen der Zuckerstoffwechsel in Krebszellen gehemmt werden soll, ohne dass irgendwelche Nebenwirkungen eintreten. Es ist für mich völlig unverständlich, dass so einfache Maßnahmen wie der Verzehr von Mannose nicht umgesetzt werden. Im Gegenteil, es gibt sogenannte Ernährungsexperten, die sich auf ihre Fahnen geschrieben haben, Krebspatienten über Therapien und zusätzliche Therapieoptionen zu informieren, und die immer wieder eindringlich davor warnen, die Ernährung als zusätzliche Therapieoption zu nutzen, weil damit kein positiver Effekt auf die Wirksamkeit von Krebstherapien erreicht werden könne. Dies steht im Widerspruch zu den Ergebnissen von klinischen Studien. Auch die Entstehung und Wiederkehr von Krebs wird durch die Höhe des Blutzucker- und Insulinspiegels sowie die Menge an konsumierten Kohlenhydraten maßgeblich beeinflusst. Dies wurde in Studien gezeigt und auch dies wird immer wieder von solchen sogenannten Ernährungsexperten ignoriert. Eine ketogene, also kohlenhydratarme, fettreiche Ernährung wurde beispielsweise in einer klinischen Studie mit Brustkrebspatientinnen evaluiert und es konnte eindeutig gezeigt werden, dass die Kombination aus Chemotherapie und ketogener Ernährung die Aussichten massiv verbessert – von etwas mehr als 60 auf 100 Prozent Überleben. Die Erklärung ist ganz einfach. Wenn der Kohlenhydrat- und Eiweißanteil sehr niedrig und der Fettanteil sehr hoch ist, wird die Bildung von Ribose stark gehemmt. Aus Fettsäuren ist es nicht möglich, den Zucker Ribose zu bilden. Ohne Ribose kann keine DNA repariert werden. Dies hört sich einfach an und es ist auch einfach. Krebszellen unterliegen ebenfalls den Grundregeln unseres Stoffwechsels. Sie können keine Ribose aus Fettsäuren bilden. Sie können auch keine Milchsäure aus Fettsäuren bilden, sodass Metastasierung und Immunsuppression gehemmt werden. Dass diese biochemischen Grundlagen von vermeintlichen Ernährungsexperten negiert werden, sagt viel über deren fachliche Kompetenz aus.

Sobald Sie die Wachstums- und Überlebensstrategie von Krebszellen verstanden haben, können Sie dazu beitragen, dass diese nicht bösartig werden. Umgekehrt begünstigt das Auf und Ab des Blutzuckerspiegels den Übergang vom gut- zum bösartigen Tumor.

MILCHSÄURE: DIE SUPERKRAFT VON KREBS

TKTL1 und seine Beziehung zur Milchsäure sind wichtige Komponenten des Krebsstoffwechsels. TKTL1 ist in vielen Zellen üblicherweise abgeschaltet. Doch sobald es aktiviert wird, entsteht Milchsäure, die die Aktivität bestimmter Gene verändert und das Krebswachstum fördert. Milchsäure spielt eine entscheidende Rolle im Immunsystem, sowohl bei gesunden wie auch bei kanzerösen Zellen. Die Milchsäure unterstützt die Auflösung der Verbindungen zwischen den Zellen. Auf diese Weise vereinfacht sie den Zellen, ins Gewebe einzudringen. Dieses invasive Verhalten ist Grundlage für die Metastasen beim Krebs und die Veränderungen an Immunzellen wie den Makrophagen.

Wie die meisten gesunden Zellen gewinnen präkanzeröse (beschädigte) Zellen Energie durch den Oxidationsprozess. Verschiedene Faktoren bereiten die Umschaltung auf die Fermentation vor. DNA-Schäden aktivieren TKTL1 und ermöglichen so die Herstellung von Ribose für die DNA-Reparatur. Ein Sauerstoffmangel (Hypoxie) aktiviert ebenfalls TKTL1, da so eine Energiegewinnung ohne Sauerstoff ermöglicht wird. Obwohl die Fermentation weniger Energie liefert als die Oxidation, ist wenig Energie immer noch besser als gar keine. Ohne Sauerstoff ist in den Zellen keine Verbrennung möglich, aber dieser Sauerstoffmangel lässt sich meistern. Krebszellen setzen die Fermentation zu ihrem Vorteil ein: Sie verwenden deren Nebenprodukt Milchsäure, um Prozesse wie die Angiogenese, also die Bildung neuer Blutgefäße, zu fördern und so über die Verbindung zu Blutgefäßen wieder Zugang zu Sauerstoff zu erhalten.

Auf den ersten Blick scheint diese Umstellung sinnlos, weil bei der Fermentation weniger Energie pro Glukosemolekül entsteht. Durch ein Mehr an Glukose ist aber die freigesetzte Menge an Energie sogar höher als bei der Verbrennung. Man darf daher nicht Äpfel mit Birnen vergleichen. Eine Krebszelle setzt über die deutlich erhöhte Menge an Glukose sogar mehr Energie durch die Vergärung frei, als andere Zellen über die Verbrennung an Energie freisetzen. Darüber hinaus haben Krebszellen einen großen Vorteil, weil sie auch mit wenig oder ganz ohne Sauerstoff wachsen und die dabei gebildete Milchsäure ihre Ausbreitung im Körper ermöglicht. Milchsäure lässt die unmittelbare Umgebung der Krebszelle hochgradig sauer werden. So entsteht sozusagen ein chemischer Graben, der die Soldaten des Immunsystems auf Abstand hält. Die Krebszelle schafft es, den Angriff des Immunsystems mit Milchsäure abzuwehren, indem sie die sogenannten natürlichen Killerzellen blockiert. Darüber hinaus verändert die Milchsäure von Krebszellen abgegebene Milchsäure die Gen-Expression von Nachbarzellen. Dies führt zu einem Dominoeffekt in der Ausbreitung von Krebs, da umliegende Zellen durch Milchsäure verändert werden, sodass sie zu Krebszellen werden. Milchsäure hat aber nicht nur eine negative Wirkung auf die lokale Ausbreitung, sondern erlaubt die Besiedelung von weit entfernten Körperarealen, wodurch Metastasen gebildet werden. Der Prozess der Metastasierung ist bekanntlich ein Hauptgrund dafür, dass Krebs tödlich endet. Ein ganz entscheidendes Ziel muss daher sein, die Bildung von Metastasen und deren zahlenmäßige Zunahme im Körper zu hemmen.

Die Unsterblichkeit von Krebs

Die Wissenschaft hat Henrietta Lacks, einer Afroamerikanerin, die an Gebärmutterhalskrebs starb, viel zu verdanken. Mithilfe ihrer Zellen (die damals noch ohne ihre Zustimmung entnommen wurden) hat die Forschung entdeckt, dass Krebszellen – anders als gesunde (mit Ausnahme der Stammzellen) – sich grenzenlos teilen und reproduzieren können. Wir wissen heute, dass die Gründe für die offensichtliche »Unsterblichkeit« von Krebszellen in ihrer Fähigkeit liegen, den Warburg-Effekt und die Milchsäure für ihr unkontrolliertes Wachstum zu nutzen. Krebszellen sind also Langlebigkeitshelden. Wir können viel von ihnen lernen. Und der Zuckerstoffwechsel spielt in ihrem Leben eine entscheidende Rolle.

DIE TKTL1-FABRIK

TKTL1 funktioniert wie eine Fabrik, deren Treibstoff der Zucker ist (siehe die Abbildung auf S. 341). Wenn gesunde Zellen sich teilen, verwenden sie TKTL1, um Energie freizusetzen, ohne potenziell gefährliche freie Radikale zu produzieren. Sie produzieren auf effiziente Weise den Baustein Acetyl-CoA und den Zellbaustein Ribose für die DNA- und RNA-Synthese. Verzehren Sie jedoch zu viel Glukose, wird das System übermäßig aktiviert. Dann stellt die TKTL1-Fabrik zu viele Bausteine für immer mehr Zellen her. Statt gesunde Zellen zu unterstützen, fängt sie an, unerwünschte Zellen wie Fett- und Krebszellen zu produzieren.

Wenn Krebszellen sich teilen, nutzen sie TKTL1, um die Fermentation, die Zellreplikation und die Herstellung von Milchsäure zu fördern, die sie vor den Angriffen des Immunsystems schützt. Dieser Stoffwechselweg ermöglicht ihnen auch, ins umliegende Gewebe einzudringen – was wir »invasives« Wachstum nennen. Wie gesagt ähnelt TKTL1 Dr. Jekyll und Mr. Hyde. Das sind zwei Seiten derselben Medaille: eine gut, die andere schlecht.

Der Krebs ist schlau. Er nutzt den TKTL1-Weg für sich, indem er zum Beispiel die dabei entstehende Ribose verwendet, um die DNA seiner Zellen zu produzieren und zu reparieren. Mithilfe der

Milchsäure kontrolliert er das Immunsystem und dehnt sich weiter aus.

Glukose liefert TKTL1 den nötigen Treibstoff, ob nun in seiner positiven oder negativen Rolle. Neuere Forschungsarbeiten zeigen, dass wir die TKTL1-Fabrik stilllegen können, wenn wir die Treibstoffzufuhr abstellen. Ohne Glukose kann TKTL1 nicht aktiviert werden. Fettsäuren können überhaupt nicht verwendet werden, weil es nicht möglich ist, daraus Zucker zu bilden. Daher blockieren Fettsäuren die TKTL1-Fabrik. Diese Erkenntnis stellt wie gesagt einen Paradigmenwechsel im Verständnis des Krebsmetabolismus dar: Die Ernährung ist viel wirkmächtiger, als wir bislang angenommen haben.

Das vorrangige Ziel ist nicht, die Krebszellen abzutöten, indem wir ihnen den Zucker entziehen. Es genügt, die Milchsäureproduktion zu hemmen, um so die Unterdrückung des Immunsystems und die Metastasenbildung zu verhindern. In der Folge kann das Immunsystem des Patienten die Krebszellen wieder angreifen und man gewinnt wichtige Zeit für Therapien, weil die lebensgefährliche Metastasenbildung gehemmt wird.

Klügere Essgewohnheiten, um die ungesunde Kohlenhydrate (Raffineriezucker und Glukose-Stärke) auf ein gesundes Maß zu reduzieren, liefern ausreichend Treibstoff für den guten und schützenden TKTL1-Stoffwechsel in gesunden Zellen, während sie gleichzeitig die Strategie von Krebszellen durchkreuzt, sich mit TKTL1 zu schützen und sich im Körper auszubreiten. Den Blutzuckerspiegel unter Kontrolle zu halten, entzieht den Krebszellen den Boden, weil nicht mehr genügend Glukose für diese Strategie vorhanden ist. Das Aushungern von Krebszellen ist kaum möglich, aber man kann Krebszellen durch Zuckerentzug ungefährlicher machen. Als Folge dessen wachsen sie nur noch lokal, bilden keine

Metastasen und lassen sich besser mit Chemo-, Strahlen- und Immuntherapien bekämpfen.

Das heißt nicht, dass Sie auf Süßigkeiten völlig verzichten müssen. Im Gegenteil, Sie können mit Naschwerk, das Zucker wie Galaktose, Mannose und Tagatose enthält, aktiv dazu beitragen, etwas gegen den Krebs zu tun. Genuss ohne Reue. Die Hemmung des TKTL1-Vergärungsstoffwechsels geht einher mit der Aktivierung der Verbrennungsmaschinen (Mitochondrien). Mit dem Zucker Galaktose können Sie die Vergärung hemmen und die Mitochondrien aktivieren. Dies ist gut für Krebspatienten, aber auch gut für Nichtkrebspatienten, da hierdurch die Fettverbrennung angekurbelt wird. Eine solche Ernährung eignet sich damit, um überflüssige Pfunde loszuwerden und gleichzeitig die Mitochondrien zu trainieren, dass man möglichst länger gesund lebt.

Klug ist es daher, nicht völlig auf Zucker zu verzichten, sondern die natürlichen Zucker in die Ernährung einzubauen, damit hierdurch die Fettverbrennung aktiviert wird und Mitochondrien trainiert werden. Süß zu essen, ist nicht länger zwangsläufig ungesund und mit einem schlechten Gewissen verbunden.

Sie sind nun Teil der Zuckerrevolution, da Sie das neue Wissen um die Bedeutung des Zuckerstoffwechsels kennen und dies für sich nutzen können. Nutzen Sie die natürlichen Zucker wie Galaktose, Mannose, Trehalose, Isomaltulose und Tagatose, um mit Essgenuss und Freude etwas für Ihre Gesundheit zu tun.

Dem Krebs die Treibstoffleitung kappen

Die Zucker Galaktose und Mannose sind keine Treiber des TKTL1-Wegs, daher berauben sie den Krebs seiner Waffen wie zum Beispiel der Milchsäure. Galaktose, die Sie in Produkten wie Joghurt und Kefir finden, verringert Blutzuckerspitzen und verhindert die Fermentation zur Energiegewinnung, indem sie den Körper zwingt, auf Oxidation umzuschalten. Mannose, die natürlich in Früchten vorkommt, hemmt die Fermentation direkt. So wird die Strategie von Krebs blockiert und die Wirkung bisher etablierter Krebstherapien unterstützt.

DR. COYS ERKENNTNISSE Die Fermentation bietet den Krebszellen zahlreiche Vorteile, zum Beispiel die dabei entstehende Milchsäure. Milchsäure unterdrückt das Immunsystem und schützt so die Krebszellen. Sie zerstört außerdem das umliegende Gewebe, sodass Krebszellen besser wachsen und sich ausbreiten können. Umgekehrt schafft sie auf diese Weise ein feindliches Umfeld für gesunde Zellen und hemmt das Immunsystem. Des Weiteren agiert die Milchsäure als Signal für Veränderungen in der Gen-Expression von Nachbarzellen und macht diese damit zu Krebszellen, ohne dass Mutationen in diesen Nachbarzellen notwendig sind.

DAS WISSEN UM TKTL1 VERBESSERT KREBSBEHANDLUNGEN

Versteht man, wie Krebszellen Zucker nutzen, kommt man unweigerlich zu der Erkenntnis, dass es ein wichtiges Instrument der Krebsvorbeugung und -behandlung ist, von der Fermentation wieder zurück auf Oxidation zu schalten. Wenn Tumoren schnell wachsen, kommt es gleichzeitig zu einer niedrigen Sauerstoffverfügbarkeit. Um zu überleben, müssen Krebszellen Glukose daher ohne Sauerstoff verwerten können.

DR. COYS ERKENNTNISSE Eine übermäßige Expression des TKTL1-Gens ist die grundlegende Ursache für invasives Wachstum, Metastasierung, Immunsuppression von Krebszellen sowie die Resistenz gegenüber Krebstherapien. Daher ist es verständlich, dass TKTL1 mit dem schnellen Versterben von Krebspatienten korreliert. Eine 2010 durchgeführte Studie untersuchte die Rolle von TKTL1 bei einer bestimmten Form von Kopf-Hals-Karzinom und stellte fest, dass die überschießende Expression dieses Gens das Krebswachstum förderte, während die Reduktion der Expression das Fortschreiten der Krebsentwicklung verlangsamte.

Auch andere Gene, zum Beispiel die Glukose-Transporter-Gene, die Glukose schneller in die Zellen bringen, können bei einer Entartung von Krebszellen übermäßig exprimiert werden. Das Endometriumkarzinom ist der häufigste Gebärmutterkrebs. Forschungsarbeiten belegen, dass eine Überexpression von TKTL1 und des Glukose-Transporter-Gens GLUT1 für diese Krebsform charakteristisch sind.

Die Verringerung der TKTL1-Expression macht sich eine wesentliche Schwachstelle in der Strategie von Krebszellen zunutze. Transketolase-Reaktionen zu hemmen, indem man den Zuckerverzehr einschränkt, gilt als effektive Behandlung für Krebsarten, die mit einer Überexpression von TKTL1 einhergehen. Dieser Ansatz ist auch sinnvoll, um die Aktivierung von TKTL1 in Tumoren und damit aggressive Tumoren zu verhindern, wenn TKTL1 noch nicht aktiv ist.

In die TKTL1-Fermentation einzugreifen, bietet in der Krebstherapie eine ganze Reihe von Vorteilen. Es trägt nicht nur dazu bei, den Krebs an der Entwicklung zu hindern, sondern unterstützt zudem die verschiedenen Krebstherapien wie Bestrahlung, Antiangiogenese-, Chemo- und Immuntherapien.

DR. COYS ERKENNTNISSE Krebs ist nur eine von vielen Krankheiten, die mit einer überschießenden TKTL1-Fermentation verbunden sind. Entwicklungsgeschichtlich gesehen, ist Galaktose der Glukose-Gegenspieler, also Antagonist. Galaktose trat zeitgleich mit TKTL1 bei Säugetieren erstmals in der Nahrung von Lebewesen als Zuckerquelle auf. Beide Zuckerarten sind die Hauptzuckerarten in der Nahrung von Neugeborenen. Studien zeigen, dass die Galaktose sehr wichtig für das Überleben und die Entwicklung von Babys ist. Mit der Industrialisierung haben wir Raffineriezucker aus Rüben und Zuckerrohr und Glukose-Stärke aus Getreide, Reis und Kartoffeln als neue Zuckerquelle für unsere Ernährung erschlossen. Dies war die Basis für bessere, sicherere Energieversorgung durch Lebensmittel, da diese trocken gelagert werden konnte und eine Unabhängigkeit vom Jagdglück ermöglichten. Durch die Industrialisierung ging der Energiebedarf aber auch deutlich zurück. Berufe wie Kohlezechenarbeiter und Holzfäller sind durch den Einsatz von Maschinen zu Berufen mit relativ wenig Energiebedarf geworden. Diese Veränderungen und die zunehmende Produktion von hochverarbeiteten Lebensmitteln führten wie gesagt

zu einem zu starken Konsum von Zuckern, einhergehend mit einer Förderung von TKTL1-Fermentation, die wiederum in Zusammenhang mit der aktuellen Epidemie chronischer Krankheiten steht.
Ein weiterer wichtiger Grund für chronische Krankheiten sind der dauerhaft erhöhte Blutzuckerspiegel und die ständig vollen Glykogenspeicher. Früher führte der Winter zu einer Verknappung der Nahrungsversorgung und einem automatisch entstehenden Fastenprozess, was eine Hemmung der TKTL1-Vergärung und eine Aktivierung der Mitochondrien zur Folge hatte. Auch religiös bedingte freiwillige Einschränkungen der Nahrungsaufnahme wie Fastenzeit und Ramadan sind in den Hintergrund getreten, sodass der Blutzucker oft hoch und die Glykogenspeicher fast immer voll sind. Dies sind ideale Voraussetzungen für die Strategie von Krebszellen, die von der konstanten Versorgung von Zucker abhängig sind. Schon eine sehr begrenzte zeitliche Einschränkung der Nahrungsaufnahme hat positiven Einfluss auf die Gesundheit, aber auch auf die Chance, Krebs zu verhindern. Wenn Krebszellen phasenweise keinen Zucker bekommen, müssen sie die Bildung von Milchsäure einstellen und können wieder vom Immunsystem eliminiert werden. Krebs entsteht letztlich nur, wenn die Bildung von Krebszellen höher ist als die Elimination von Krebszellen. Zeitweises Fasten, aber auch Zucker wie Galaktose und Mannose, die die Bildung von Milchsäure hemmen, sind sehr wirkungsvolle Methoden, die mit dazu beitragen, Krebs entgegenzuwirken.

KETOGENE DIÄT UND KREBS

So wie das TKTL1-Gen gesunde Zellen schützt, schützt es wie gesagt auch Krebszellen gegenüber klassischen Therapien. Wenn Krebszellen das TKTL1-Gen aktivieren, nehmen sie dessen Schutzprogramm auch für sich selbst in Anspruch. Sie hindern freie Radikale an der Entwicklung und neutralisieren Schädigungen durch freie Radikale während einer Chemo- und Strahlentherapie. Da TKTL1 den Zellen wichtige Bausteine liefert, können die Krebszellen die Schäden reparieren, die die Therapie ihnen zufügt, und auf diese Weise überleben. Den Zellen den Zucker zu streichen, hindert TKTL1 daran, Ribose und Milchsäure herzustellen. So können Krebszellen nicht mehr wachsen, ihre DNA nicht mehr reparieren und sich ausbreiten.

Kein Wunder also, dass eine ketogene Ernährung nachweislich erfolgreich bei der Behandlung bestimmter Krebsarten ist, denn sie reduziert den Konsum von Zucker beziehungsweise Kohlenhydraten und von Aminosäuren in Proteinen (von denen manche in Glukose umgewandelt werden können). Eine streng ketogene Kost zwingt TKTL1-positive Zellen zum Zuckerentzug. Stehen diesen Krebszellen kein Zucker und keine Proteine mehr zur Verfügung, müssen sie auf die oxidative Energiefreisetzung, also Verbrennung mithilfe der Mitochondrien, umschalten, um wachsen zu können. Damit werden sie wieder empfindlich für die Auslösung des programmierten Zelltods (Apoptose). Da keine Milchsäure mehr gebildet wird, werden auch die Immunsuppression und die Bildung von Metastasen verhindert.

DR. COYS ERKENNTNISSE Die erstaunliche Fähigkeit der Krebszellen, Behandlungen wie eine Bestrahlung und Chemotherapien zu überleben, hängt vom TKTL1-Stoffwechsel ab, weil dieser Stoffwechselweg die Zellbausteine Ribose und Acetyl-CoA bildet. Sobald DNA-Schäden entstehen, wird der TKTL1-Stoffwechsel aktiviert, um Bausteine für die Reparatur der DNA und anderer Zellschäden (zum Beispiel Membranschäden) zu bilden. Transketolase-Enzyme aktivieren sogar Prozesse, wie DNA-Fäden, die durch die Strahlentherapien durchtrennt wurden, wieder zusammengefügt werden.
Auch Doppelstrangbrüche werden so mithilfe der Transketolase repariert. Das Endprodukt des TKTL1-Stoffwechselwegs, die Milchsäure, aktiviert darüber hinaus eine Form der DNA-Reparatur, die auf einem Mechanismus beruht, der in der sexuellen Fortpflanzung bei der Bildung von Spermien und Eizellen Anwendung findet – die sogenannte homologe Rekombination. Mit diesem Reparaturmechanismus können lange, geschädigte DNA-Stücke herausgeschnitten und durch intakte DNA ersetzt werden. Transketolasen spielen damit die entscheidende Rolle bei der Reparatur von DNA-Schäden, die durch DNA-schädigende Therapien wie Strahlen- und Chemotherapien ausgelöst werden. Gleichzeitig sorgen sie auch dafür, dass der programmierte Zelltod nicht mehr ausgeführt wird, um in dieser kritischen Phase die Zelle zu retten. Aufgrund dessen sind Transketolasen die entscheidenden Enzyme für ein langes Leben unserer Zellen und unseres Körpers, aber genauso auch die entscheidenden Enzyme für das Überleben von Krebszellen.

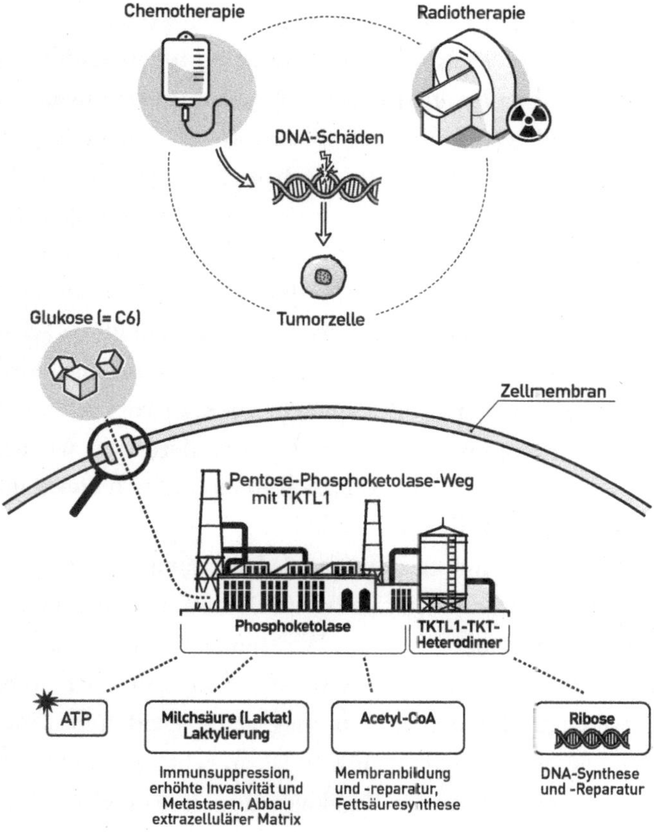

Reparatur von DNA-Schäden dank TKTL1: DNA-Schäden, die durch Chemo- und Strahlentherapien ausgelöst werden, können wieder repariert werden, sodass Krebszellen diese Therapien überleben können. Entscheidend für das Überleben der Krebszellen ist TKTL1, das wie eine Fabrik die Bausteine für die Reparatur bildet und gleichzeitig Energie durch die Bildung von Milchsäure bereitstellt. Die produzierte Milchsäure erlaubt Krebszellen, in gesundes Gewebe hineinzuwachsen (invasives Wachstum) und Metastasen zu bilden. Gleichzeitig ermöglicht Milchsäure den Schutz vor dem Immunsystem, sodass unser Körper Krebszellen nicht mehr eliminieren kann.

Der Krebs liebt den TKTL1-Stoffwechsel, der den wichtigsten Teil des PPP-Stoffwechsels darstellt, weil keine freien Radikale entstehen und schnelles, effizientes Zellwachstum ermöglicht wird, während zeitgleich mithilfe des Milchsäureschutzmantels Angriffe durch das Immunsystem verhindert werden. Der TKTL1-Stoffwechsel schützt Zellen, und zwar gesunde wie Krebszellen, und bewahrt beide vor dem programmierten Zelltod. Wir können damit die natürliche radioaktive Strahlung, die UV-Strahlung und die Höhenstrahlung während eines Interkontinentalflugs schadlos überstehen. Aber auch Krebszellen nutzen dies, um die Wirkung von Strahlen- und Chemotherapien zu überdauern. Die Unterdrückung des programmierten Zelltods verhindert, dass wir Krebszellen, also unerwünschte Zellen, eliminieren. Auch dies trägt zur Unsterblichkeit von Krebszellen bei.

Forschungsarbeiten zeigen, dass die Hemmung der TKTL1-Fermentation durch eine streng ketogene Diät während einer Bestrahlung oder Chemotherapie deren Wirksamkeit deutlich verbessert. Da weder Zucker noch Proteine verfügbar sind, sind die Krebszellen gezwungen, zur Energiegewinnung auf die Oxidation zurückzugreifen. Dieses Umschalten auf Oxidation geht einher mit der Bildung von zellschädigenden Radikalen und der Fähigkeit, dass der programmierte Zelltod über aktive Mitochondrien ausgelöst wird. Dadurch werden Krebszellen anfälliger für das eigene Absterben. Den TKTL1-Stoffwechsel zu hemmen, hemmt die Milchsäurebildung und verringert so das Risiko von Rückfällen (Rezidiven) und Metastasen.

Eine Studie aus dem Jahr 2019 untersuchte – wie schon kurz erwähnt – die Überlebensraten von zwei Gruppen Brustkrebspatientinnen nach einer Chemotherapie. Die Kontrollgruppe ernährte sich wie üblich. Die zweite Gruppe folgte einer ketogenen Diät

(KD) mit zusätzlicher Einnahme von MCT-Öl, das aus mittelkettigen Trigylzeriden besteht, also Fettsäuren, die nicht so lang sind wie die Fettsäuren in anderen Fetten. Zwei Jahre nach der Behandlung war die Überlebensrate in der KD-Gruppe deutlich höher als in der Kontrollgruppe. Während die Chemotherapie mit normaler Ernährung nur etwas mehr als 60 Prozent der Brustkrebspatientinnen rettete, überlebten *alle* Brustkrebspatientinnen, die parallel dazu Zucker und Kohlenhydrate stark reduziert hatten. Interessanterweise waren bei der KD-Gruppe auch Body-Mass-Index, Körpergewicht und Körperfettanteil deutlich gesünder als in der Vergleichsgruppe. Und auch die üblichen Gesundheitsmarker zeigten gute Werte. Aufgrund dieser großartigen Studienergebnisse empfehlen die Autoren die Anwendung einer ketogenen Diät, um das Überleben der Patienten und Patientinnen zu verbessern.

Wie man Krebs mit Ernährung austricksen kann

Forschungsarbeiten weisen darauf hin, dass eine ketogene Diät die Wirkung einer konventionellen Krebsbehandlung wie Chemo- oder Strahlentherapie erhöht und die Überlebenschance deutlich verbessert. Außerdem haben die Patienten durch die ketogene Diät ein Mittel in der Hand, mit dem sie den Krebs aus eigener Kraft beeinflussen können, was sie psychisch stärkt und ihre Lebensqualität verbessert.

DR. COYS ERKENNTNISSE Wie bereits erwähnt, untersuchte eine Studie die positiven Effekte einer ketogenen Diät auf Patientinnen mit Brustkrebs. Man stellte fest, dass die mit Chemotherapie behandelten Frauen, die sich drei Monate lang ketogen ernährten, eine deutlich höhere Überlebensrate hatten als die Kontrollgruppe, die einer Standardernährung folgte. Zwei Jahre nach der Behandlung waren 100 Prozent der KD-Patientinnen noch am Leben, in der Kontrollgruppe waren es nur 60 Prozent.

BIOCHEMISCHE ERKLÄRUNG DES EINFLUSSES EINER KETOGENEN ERNÄHRUNG AUF DNA-SCHÄDIGENDE THERAPIEN WIE STRAHLEN- UND CHEMOTHERAPIEN

Mithilfe der ketogenen Ernährung ist es möglich, die Bildung des Zuckers Ribose zu hemmen. Biochemisch ist dies recht einfach zu erklären, weil Ribose nicht aus Fettsäuren gebildet werden kann. Da Ribose essenzieller Bestandteil der DNA ist, kann ohne Ribose keine DNA gebildet oder repariert werden. Wird die DNA von Krebszellen durch Strahlen- oder Chemotherapien geschädigt, wird Ribose benötigt, um die Schäden zu reparieren. Wenn dann nicht genügend Ribose vorhanden ist, können Krebszellen die entstandenen DNA-Schäden nicht mehr reparieren und sterben ab. Krebstherapien werden daher wirksamer, wenn parallel dazu eine ketogene Ernährung durchgeführt wird, die die Ribosebildung und damit die DNA-Reparatur hemmt. Dies ist auch bereits durch die oben genannte klinische Studie mit Brustkrebspatientinnen bewiesen worden, bei der das Überleben der Patientinnen von 60 auf 100 Prozent gesteigert wurde.

Die ketogene Ernährung hemmt darüber hinaus auch noch die Bildung von Milchsäure durch Tumoren. Kritiker meiner Ernährungsempfehlungen behaupten immer wieder,

dass es nicht möglich sei, mithilfe einer Ernährungsumstellung wie der ketogenen Ernährung den Stoffwechsel von Tumoren zu verändern. Sie argumentieren, dass der Blutzucker ja nicht unter ein gewisses Maß abgesenkt werden kann, sodass dann immer noch genügend Zucker im Blut ist, der von den Tumoren genutzt werden könne. In der Tat senkt die ketogene Diät den Blutzucker nicht unter einen kritischen Wert. Dass die ketogene Diät nicht zur Unterzuckerung führt, ist auch wichtig und gut. Interessanterweise ist es aber so, dass trotz des vorhandenen Blutzuckers die Tumoren nicht mehr in der Lage sind, ihren Stoffwechsel in der gewohnten Form beizubehalten. Eine ketogene Ernährung hemmt die Milchsäurebildung. Forscher der Universität Lübeck haben bereits 2013 gezeigt, dass dies so ist. Sie haben dabei durch ein Mikrodialyseverfahren den Kohlenhydratstoffwechsel live in den Tumoren untersucht, während diese sich in den Patienten befanden. Hiermit konnten sie zeigen, dass die ketogene Diät die Milchsäurebildung der Tumoren hemmt. Dieses Resultat ist von enormer Bedeutung, da Milchsäure verantwortlich für Wachstum, Metastasen und den Schutz des Tumors vor Angriffen des Immunsystems ist.
Aufgrund dessen hat die Zusammensetzung der Nahrung einen direkten Einfluss auf die Wirksamkeit von Chemo- und Strahlentherapien sowie die durch Milchsäure vermittelte Metastasierung und Immunsuppression:

- Zucker und Milchsäure, Glyzerin aus dem Fett/Öl und glukogene Aminosäuren können in Zucker umgewandelt und sowohl für die Vergärung als auch die Verbrennung verwendet werden, um Energie freizusetzen.

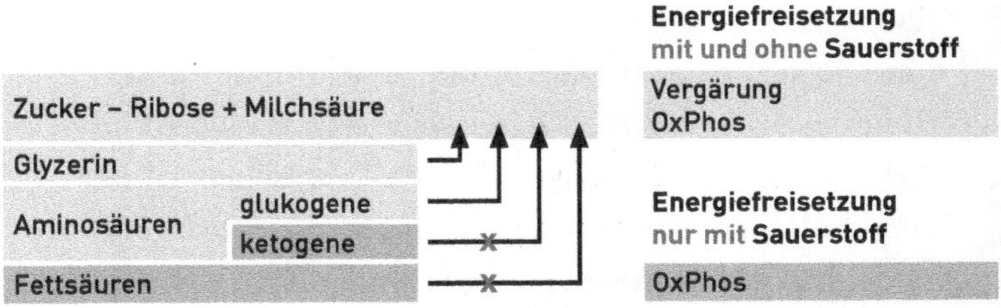

Die biochemischen Grundlagen unseres Stoffwechsels und ihre Auswirkungen auf die Nutzung von Nahrungsbestandteilen für die Energiefreisetzung und Bildung von Ribose und Milchsäure

- Fettsäuren und ketogene Aminosäuren können nicht in Zucker beziehungsweise in Milchsäure umgewandelt werden, sodass nur die Möglichkeit besteht, mithilfe der Verbrennung Energie freizusetzen.
- Ribose ist der essenzielle Baustein für die Bildung und Reparatur der DNA. Ribose kann nur aus Zucker gebildet werden. Wenn die Ernährung sehr fettreich ist (ketogene Diät), ist ein hoher Anteil an Fettsäuren vorhanden. Da Fettsäuren nicht in Zucker beziehungsweise Ribose umgewandelt werden können, kommt es zur Hemmung der DNA-Reparatur. Dies ist die biochemische Grundlage dafür, dass eine ketogene Diät die Reparatur der DNA-Schäden hemmt, die durch Chemo- und Strahlentherapien ausgelöst werden. Als Folge dessen überleben deutlich mehr Krebspatienten eine Krebstherapie.
- Eine fettreiche Ernährung (ketogene Ernährung) führt deshalb auch zur Hemmung der Milchsäurebildung, da aus Fettsäuren keine Milchsäure gebildet werden kann. Die Bildung von Milchsäure durch Tumoren wird damit gehemmt.

Zusammenfassung der Bedeutung einer ketogenen Diät für die Krebstherapie: Durch klinische Studien ist eindeutig gezeigt worden, dass eine ketogene Diät sowohl die Wirksamkeit von DNA-schädigenden Therapien und die Überlebenswahrscheinlichkeit von Krebspatienten erhöht als auch die Bildung von Milchsäure hemmt, die für das Entstehen von Metastasen und die Blockade des Immunsystems verantwortlich ist.

DR. COYS ERKENNTNISSE Wissenschaftler verglichen den westlichen Ernährungsstil mit einer ketogenen Diät, wofür sie bestimmte mit dem Kohlenhydratstoffwechsel verbundene Werte betrachteten. Dabei zeigte sich, dass die Reduktion von Kohlenhydraten und Proteinen zu einer verringerten Milchsäurebildung bei Kopf- und Halskarzinomen führte. Damit wurde zweifelsfrei bewiesen, dass die Milchsäurebildung über die Zusammensetzung der Ernährung gehemmt werden kann.
Proteinreiche Nahrungsmittel wie Fleisch, Fisch und Hülsenfrüchte sind zwar zucker- und kohlenhydratarm, aber sie liefern unserem Körper dennoch Zucker in Form von glukogenen Aminosäuren. Dies liegt daran, dass unser Stoffwechsel aus glukogenen Aminosäuren Zucker herstellen kann. Bei der Krebsbehandlung ist es besonders wichtig, die Aminosäure Glutamin – enthalten in proteinreichen Lebensmitteln wie Fleisch, Geflügel, Fisch, Nüssen, Samen und einigen Gemüsesorten – zu meiden, denn Glutamin liefert Zucker und fördert besonders gut den Fermentationsstoffwechsel sowie das Krebswachstum.

ZUCKER, DIE VOR KREBS SCHÜTZEN KÖNNEN

Ein erhöhtes Krebsrisiko steht in direktem Zusammenhang mit übermäßigem Zuckerkonsum und hohem Blutzuckerspiegel. Da mag die Behauptung kontraintuitiv erscheinen, dass manche Zucker im Körper ganz anders wirken, ja sogar vor Krebs schützen können. Und doch ist das der Fall. Gerade weil verschiedene Zucker im Körper unterschiedlich wirken, können manche funktionellen Zucker den Stoffwechsel von Krebszellen hemmen. Allulose, Tagatose und Isomaltulose zum Beispiel helfen, den Blutzuckerspiegel zu stabilisieren. Damit reduzieren sie die Menge an Glukose, die präkanzerösen Zellen zugeführt wird, und wirken so auch deren Weiterentwicklung in Krebszellen entgegen. Wie Otto Warburg vor einem Jahrhundert entdeckte, haben Glukose und Galaktose eine grundverschiedene Wirkung auf Krebszellen. Glukose fördert den Fermentationsprozess zu Milchsäure. Galaktose hingegen hemmt die Milchsäurebildung. Letzteres beraubt Krebszellen jener Instrumente, die sie für ihre Strategie brauchen. Neue Studien zeigen: Galaktose kann verwendet werden, um die Milchsäurebildung zu hemmen und das invasive Wachstum zu blockieren. Dabei hemmt **Galaktose** den TKTL1-Weg nicht direkt, erzielt aber denselben Effekt. Bevor sie im Körper verstoffwechselt werden kann, muss die Galaktose in Glukose umgewandelt werden. Dieser Prozess verbraucht genauso viel Energie, wie der Zucker im Vergärungsstoffwechsel im Anschluss freisetzt. Damit liefert Galaktose keine Energie beim Fermentieren. Ist nur Galaktose als Zucker vorhanden, hat die Zelle keine Wahl: Sie muss den oxidativen Prozess (in den Mitochondrien) anwerfen, um Energie zu erzeugen.

Indem die Zelle von Fermentation auf Verbrennung umschaltet, verhindert die Galaktose, dass die Zelle Milchsäure bildet und damit Schaden im Körper anrichten kann. Die Aktivierung der Mitochondrien erhöht zudem, wie oben schon beschrieben, die Wirksamkeit von Krebstherapien.
Mannose dagegen hemmt den PPP und Transketolasen, sodass mithilfe der bereits besprochenen Mechanismen Chemo-, Strahlen- und Immuntherapien wirksamer werden.
Die Zucker **Trehalose** und **Isomaltulose** können ebenfalls sinnvoll bei der Krebsbehandlung eingesetzt werden. Sie verhindern Blutzuckerspitzen und damit die Ausschüttung von Insulin und anderen Hormonen, die zum Krebswachstum beitragen. Da beide Zucker Glukose enthalten und Isomaltulose zudem aus 50 Prozent Fruktose besteht, muss man bei diesen beiden Zuckern sehr auf die konsumierte Menge achten, damit nicht zu viel von diesen Zuckern, die TKTL1 fördern, verzehrt wird.
Tagatose lässt den Insulinspiegel im Blut nicht ansteigen und hält damit auch TKTL1 in Schach. Tagatose steht dem Körper generell nicht als Treibstoff zur Verfügung, weil der Großteil der mit der Nahrung aufgenommenen Tagatose wieder ausgeschieden oder von gesunden Darmbakterien in die kurzkettige Fettsäure umgewandelt wird. Butyrat ist besonders gesund, das es antientzündlich wirkt, als Nährstoff die Darmepithelzellen versorgt und auch Krebszellen so verändert, dass diese gutartig werden.
Neueste Forschungsarbeiten zeigen, dass Tagatose und andere präbiotische Zuckerarten wie Mannose und Inulin durch die Unterstützung »guter« Bakterien die Wirksamkeit bestimmter Krebstherapien fördern.

DR. COYS ERKENNTNISSE Das Glioblastom ist ein hochaggressiver Gehirntumor, der mit traditionellen Methoden wie Operation, Bestrahlung und Chemotherapie schlecht zu behandeln ist. Eine 2019 in der Fachzeitschrift *Communications Biology* erschienene Studie nahm ein Glioblastom mit einer dualen Therapie in Angriff: Medikamente und eine ketogene Diät. Die Forscher fanden heraus, dass die Einschränkung des Glukosekonsums und die Förderung eines ketogenen Stoffwechsels das Tumorwachstum hemmte und gleichzeitig gesunde Zellen schützte. Das passt auch zu meinen Forschungsarbeiten zum Kohlenhydratmanagement und zu der Frage, auf welche Weise Zucker wie Galaktose und Mannose die Fermentation hemmen. Dies wiederum hemmt das invasive Wachstum und verstärkt die Wirkung von Krebsbehandlungen.

KREBS UND FASTEN

»Intervallfasten« heißt, dass die Nahrungsaufnahme auf bestimmte Zeiten beschränkt wird. Mittlerweile ist es eine beliebte Abnehmstrategie. Sie kann sich aber auch heilsam auf Krebs auswirken. Intervallfasten beeinflusst den Fermentationsstoffwechsel von Krebszellen, weil der Körper nicht mehr genug Zucker bekommt, um den Fermentationsprozess aufrechtzuerhalten.

Fasten senkt den Blutzuckerspiegel und bewirkt, dass sich die Glykogenspeicher leeren, sodass der Körper seine Fettreserven verbrennen muss. Ist er im Fettverbrennungsmodus, wird Glukose nur an die Zellen weitergegeben, die sie am dringendsten benötigen: an Gehirn, Nerven und Netzhaut. Krebszellen aber bekommen deutlich weniger Glukose, die sie für ihr Wachstum und ihre Ausbreitung benötigen.

Doch ein Wort zur Vorsicht: Fasten ist nur für solche Patienten geeignet, deren Körper durch die Krankheit noch nicht ausgezehrt ist (Kachexie). Außerdem sollten Sie wissen, dass es das Wachstum von Krebszellen beschleunigen kann, wenn Sie nach dem Fasten zu einer normalen glukose- und stärkereichen Ernährung zurückkehren.

DR. COYS ERKENNTNISSE Fasten entfaltet bei einer Krebserkrankung eine heilende Wirkung, weil es den Fermentationsstoffwechsel von Krebszellen hemmt. Es senkt den Blutzuckerspiegel und leert die Glykogenspeicher, sodass der Körper gezwungen ist, seine Fettreserven zu verbrennen. Ist der Körper im Fettverbrennungsmodus, wird es schwierig für die glukoseabhängigen fermentierenden Krebszellen, genug Glukose für die Bildung von Milchsäure und Bausteinen zu erhalten. Das Fasten zwingt also die auf Fermentation eingestellten Krebszellen, ihren Stoffwechsel auf Verbrennung umzuschalten. Sie können damit überleben, verlieren aber ihren Schutz vor dem Immunsystem und die Fähigkeit, Metastasen zu bilden. Manche dieser zuckerabhängigen Krebszellen stirbt sogar allein an den Folgen des Zuckerentzugs, weil diese Krebszellen nicht mehr auf Verbrennung umschalten können.

EINE NEUE ÜBERLEBENSSTRATEGIE

Wir wissen seit Langem, dass Krebszellen zahlreiche Strategien entwickelt haben, um das Immunsystem auszutricksen. Mittlerweile haben Forscher einen neuen Mechanismus entdeckt. Eine 2025 in *Nature* veröffentlichte Studie fand heraus, dass Krebszellen das Immunsystem »vergiften«, indem sie die Mitochondrien gesunder T-Zellen, ein Teil des Immunsystems, kidnappen und gegen ihre eigenen beschädigten Mitochondrien austauschen. Dieses Manöver schützt sie zum einen vor einem T-Zellen-Angriff, zum anderen verhindert es, dass die Krebszellen dem natürlichen Zelltod zum Opfer fallen.

Diese neu entdeckte Fähigkeit von Krebszellen, gesunde Mitochondrien zu entführen, funktioniert bestens. Dabei wird in den Zellen, in denen die intakten Mitochondrien durch defekte ausgetauscht werden, die Fermentation angeschaltet und Milchsäure hergestellt. So kann das Immunsystem ausgetrickst werden. Wie wir bereits gesehen haben, bereitet die Milchsäure Krebszellen ein wachstumsfreundliches Umfeld und unterdrückt gleichzeitig die Immunantwort des Körpers. Vermutlich kommt der Transfer defekter Mitochondrien in gesunde Zellen auch bei Infektionen vor, die von Viren und anderen Krankheitserregern ausgelöst werden. Auch ihnen ermöglicht dieses Kidnapping, sich vor dem Immunsystem zu verstecken und sich weiter auszubreiten.

DR. COYS ERKENNTNISSE Eine Studie, die 2025 im Journal *Cellular Oncology* erschien, zeigte, dass ein einfacher Bluttest zum Nachweis der Proteine, die von den von mir entdeckten Genen DNaseX und TKTL1 gebildet werden, eingesetzt werden kann, um Gebärmutterhalskrebs im Frühstadium zu erkennen. Die Forscher fanden heraus, dass das DNaseX- und TKTL1-Protein bei Gebärmutterhalskrebs weit über den Werten von gesunden Menschen liegen. Anders als der Pap-Test, der aktuell als Goldstandard der Früherkennung gilt, kann dieser Test auch Gebärmutterhalskrebs entdecken, der nicht durch das humane Papillomavirus ausgelöst wurde und deutlich aggressiver ist als diese virusbedingte Variante des Gebärmutterhalskrebses.

ÜBER DEN KREBS HINAUS: MILCHSÄURE, INFEKTIONEN UND VIREN

Die Umwandlung von Glukose in Milchsäure ist nicht nur beim Thema »Krebs« relevant. Krankheitserreger wie Viren und Bakterien lösen in unserem Körper die Bildung von Milchsäure aus, um sich damit vor dem Angriff unseres Immunsystems zu schützen. Viren und Bakterien nutzen damit das Immunschutzprogramm, das bei Säugetieren entwickelt wurde, um den Embryo mit der fremden DNA des Vaters vor dem Angriff des mütterlichen Immunsystems zu schützen.

Die Milchsäurebildung spielt auch bei schwerwiegenden lebensbedrohlichen Infektionen mit Bakterien und Viren eine entscheidende Rolle, die zur Blutvergiftung (Sepsis) führen. Schwere Infektionen rufen unser Immunsystem auf den Plan und regen die Bildung von Makrophagen an, die auf Entzündung programmiert werden und dann im Körper patrouillieren. Viren wie SARS-CoV2 oder Dengue-Viren bei einer zweiten Infektion veranlassen das Immunsystem zu Überreaktionen. Dies wird als »überschießendes Immunsystem« bezeichnet. Hierbei kommt es zu einer starken Produktion von Milchsäure durch die Makrophagen. Die Milchsäure heftet sich dann an Histone und aktiviert so die Expression von Enzymen, die die Blutgefäße löchrig machen und Organe schädigen.

Erhöhte Milchsäurespiegel zeigen sich auch bei einer klassischen Sepsis, die zum Beispiel durch Bakterieninfekte der Mandeln ausgelöst werden. Die Antwort des Immunsystems schießt dabei über das Ziel hinaus. Die Schäden, die durch die gebildete Milchsäure angerichtet werden, sind größer als die eigentlichen Schäden, die durch die Erreger entstehen – ähnlich wie die Schäden, die das Löschwasser bei einem Hausbrand erzeugt, oft größer sind als die eigentlichen Schäden durch den Brand. Die über das Ziel hinausschießende Immunreaktion auf Erreger könnte man auch als »Wutausbruch« des Immunsystems bei einer Infektion bezeichnen.

Diese Überreaktion des Immunsystems kann tödlich sein und entwickelt sich häufig bei Viruserkrankungen wie Denguefieber, Covid-19, aber auch bei Bakterien und Parasiteninfektionen wie Malaria. Die hierbei vom Immunsystem gebildete Menge an Milchsäure, die man im Blut messen kann, korreliert mit der Wahrscheinlichkeit, daran zu sterben. Dies zeigt, dass der Warburg-Effekt nicht nur bei Krebs, sondern auch im Immunsystem eine wichtige, sogar tödliche Rolle spielt. Es sterben pro Jahr mehr Menschen an den Folgen einer Sepsis, als an Krebs sterben. Beide Erkrankungen basieren auf dem Warburg-Effekt beziehungsweise der TKTL1-Vergärung – der Bildung von Milchsäure in Anwesenheit von Sauerstoff.

DR. COYS ERKENNTNISSE Borrelia burgdorferi ist das Bakterium, das die Lyme-Borreliose verursacht. Jüngste Forschungsarbeiten zeigen, dass eine längere Infektion mit diesem Bakterium bestimmte normale Brustzellen durch Warburg-ähnliche Effekte aktiviert, sodass sie entarten. Das lässt annehmen, dass chronische bakterielle Infektionen den Zellstoffwechsel umprogrammieren und somit dem Krebs den Weg bereiten können. Andere Forscher fanden heraus, dass Virusinfektionen der Atemwege wie Influenza und SARS-CoV-2 schlafende Krebsmetastasen erwecken können. Diese Entdeckungen zeigen, wie eng die Verbindung zwischen viralen beziehungsweise bakteriellen Infektionen und Metastasen ist.

Krebs und Viren

Viren und Krebs stehen miteinander in engem Zusammenhang. Wir wissen seit vielen Jahren, dass der Großteil der Gebärmutterhalskrebsfälle vom humanen Papillomavirus (HPV) verursacht wird. Mittlerweile untersucht die Forschung, wie andere Viren sich derselben Mechanismen bedienen, die auch der Krebs benutzt, um ihre Angriffe zu verstärken.

Viele Viren schalten Transketolasen in den von ihnen infizierten Zellen an, um die Produktion von Bausteinen für ihre Vermehrung bilden zu lassen. Viren selbst sind ja nicht lebensfähig, aber sie programmieren die infizierten Zellen so um, dass diese die Viren bilden. Aber Viren nutzen Transketolasen auch, um sich mit Milchsäure vor dem Angriff des Immunsystems zu schützen – genau wie Krebszellen.

Eine Studie, die 2025 in der Fachzeitschrift *Science Advances* erschien, fand heraus, dass ein weit verbreitetes Herpesvirus, das humane Cytomegalievirus (HCMV), die Fermentation anschaltet, um sich im infizierten Menschen zu vermehren. Mit der dabei entstehenden Milchsäure verändert es Proteine, indem Milchsäure chemisch an diese Proteine angeheftet wird. Dieser Prozess, den man auch »Laktylierung« nennt, ist eine recht neue Entdeckung. Milchsäure und die dadurch ausgelöste Veränderung von Proteinen und deren Funktion ist wichtig zum Verständnis von Krankheiten und der Aufrechterhaltung von Gesundheit. Die Bildung von Milchsäure in Anwesenheit von Sauerstoff/TKTL1-Vergärung steuert direkt wie auch über Laktylierung anderer Proteine wichtige Prozesse des Menschen. Schon jetzt ist klar, dass dies ein besseres Verständnis unseres Körpers und neuartige Therapien ermöglicht.

Laktylierung

Bei HCMV-Infektionen modifiziert die Milchsäure (Laktat) die Aminosäure Lysin zu Lactylisin. Die Laktylierung regt das HMC-Virus dazu an, sich in den einzelnen Zellen zu vermehren, und unterstützt darüber hinaus die Ausbreitung auf vorher noch gesunde Zellen. Die Milchsäure, die sich durch den Warburg-Effekt bildet, versetzt das Virus in die Lage, in die Nachbarzellen einzuwandern, wo es vor dem körpereigenen Immunsystem geschützt ist. Die Ähnlichkeiten mit dem Verhalten von Krebszellen sind überzeugend.

Was das humane Papillomavirus (HPV) angeht, so erhöht die Expression des TKTL1-Gens in HPV-infizierten Zellen das Risiko, dass sich bösartige Zellen entwickeln. Neue Forschungsarbeiten belegen, dass HPV mittels Transketolase-Aktivierung zu Gebärmutterhalskrebs führt. Sobald die Zellen entartet sind, fördert TKTL1 ihre Vermehrung, indem es die Glukose in die Zellbausteine Acetyl-CoA und Ribose umwandelt. Die bei der Fermentation entstehende Milchsäure unterdrückt die Immunreaktion des Körpers und fördert die Ausbreitung der bösartigen Zellen.

DR. COYS ERKENNTNISSE Die Erkenntnis, dass Milchsäure bei den verschiedenen Infektionen mit Krankheitserregern eine tragende Rolle spielt, weist uns den Weg zu deren Behandlung. Indem wir die TKTL1-Fermentation und mit ihr die Milchsäureproduktion hemmen, können wir dazu beitragen, neben Krebs viele andere Infektionskrankheiten zu verhindern, zu behandeln und zu heilen. Die Zucker Galaktose und Mannose lassen sich einsetzen, um die TKTL1-Fermentation zu hemmen. So können wir der mit der Fermentation verbundenen Unterdrückung des Immunsystems entgegenwirken.

DR. COYS ERKENNTNISSE Neuere Forschungsarbeiten zeigen, dass manche Infektionen den Fermentationsweg zur Milchsäureproduktion nutzen und dabei präkanzeröse Zellen entarten lassen. Bei diesem Prozess wird gewöhnlich die Transketolase aktiviert. Wie bereits dargestellt hängt die Transketolase von der Verfügbarkeit des Vitamins B_1 (Thiamin) ab, das sich auf die Verstoffwechslung von Zucker im Körper auswirkt. Die Erkenntnis, dass es für die Krebsbehandlung nützlich sein kann, die Aktivität von Transketolasen mit hemmenden Thiaminderivaten zu reduzieren, hat zur Entwicklung eines neuen Medikaments namens »Benfo-Oxythiamin« (B-OT) geführt, das die Transketolase blockiert. Dieses Medikament wurde in einer klinischen Phase-1-Studie erfolgreich getestet, sodass nun klar ist, dass es verträglich ist. Es handelt sich dabei um einen Thiamin-Ant-

agonisten, abgeleitet von Oxythiamin, das schon lange als Transketolasehemmer bekannt ist.
Schon im Jahr 1948 bewiesen US-Wissenschaftler, dass Oxythiamin vor Kinderlähmung (Polio) schützen kann, weil es die Funktion des Thiamins bei der Replikation des Virus ausbremst und Transketolasen hemmt, sodass keine Ribose und Milchsäure gebildet werden können. In der Folge wurde auch nachgewiesen, dass Oxythiamin sowohl Rhino- (Schnupfen-) als auch Influenzaviren blockieren kann.
Als Watson und Crick 1954 die Struktur der DNA entdeckten, blieben die Forschungsarbeiten zum Oxythiamin auf der Strecke, weil man sich vorrangig um spezifische, zielgerichtete Therapien kümmerte, die die Unterschiede von DNA und RNA und die von ihnen kodierten Proteine ausnutzt. In der Rückschau war dies ein Fehler: Oxythiamin hindert sämtliche Viren an der Entwicklung, weil Viren Ribose brauchen, um DNA oder RNA zu bilden und sich so zu vermehren. Oxythiamin wirkt unabhängig von der Sequenz der Viren, weil Ribose essenzieller Bestandteil aller Viren ist. Über die Blockade der Transketolase durch Oxythiamin kann somit die Ribosebildung und damit einhergehend die Vermehrung von Viren in unseren Zellen verhindert werden. Oxythiamin ist damit ein Medikament, was uns künftig vor Pandemien schützen soll – unabhängig davon, ob es altbekannte oder völlig neue Viren sein werden, die sich verbreiten. Indem wir die Transketolasen in unserem Körper kontrollieren, können wir verhindern, dass wir von Viren missbraucht und zur Produktion dieser Viren

gezwungen werden. Oxythiamin kann damit als neuartiger und umfassender Schutz der Menschheit vor Viren und möglichen Pandemien gesehen werden.
Mein Medikament Benfo-Oxythiamin (B-OT) stellt eine Freisetzungsform von Oxythiamin dar, die gut resorbiert und vertragen wird. Das hieraus freigesetzte Oxythiamin hemmt Transketolasen, sodass keine Ribose mehr gebildet wird. Da Ribose essenziell für neue DNA ist, kann keine Viren-DNA gebildet werden und die Virusinfektion läuft ins Leere. Viren selbst können ja keine Ribose bilden, und wenn wir die Transketolase in unseren Zellen blockieren, gibt es nicht ausreichend neue Ribose für die DNA von Viren. Darüber hinaus können Transketolasen auch keine Milchsäure mehr bilden, sodass Zellen, die mit Viren infiziert sind, leicht vom Immunsystem eliminiert werden. Aber es stellt auch sicher, dass das Immunsystem nicht überreagiert. Die Transketolasen in Makrophagen zu hemmen, verhindert, dass diese sich proinflammatorisch entwickeln, in gesundes Gewebe einwandern und über die von ihnen gebildete Milchsäure massive Gewebeschäden verursachen.
B-OT wurde bei Ausbruch der Corona-Pandemie klinisch erfolgreich bei hospitalisierten SARS-CoV-2-Patienten mit beidseitiger schwerer Lungenentzündung angewendet. Damals war allerdings noch nicht klar, wieso B-OT so wirksam die schweren Lungenschäden heilt. Heute wissen wir, dass der Warburg-Effekt/TKTL1-Vergärung zu Milchsäure in Makrophagen für die schweren Gewebeschäden verantwortlich ist und B-OT genau dies verhindert, weil die Milchsäurebildung gehemmt wird und

die Lungenentzündungen in wenigen Tagen geheilt werden.
Meine eigenen Experimente zeigen, dass mein Medikament B-OT die Ausbreitung des Herpesvirus HCMV hemmt. Dies untermauert, dass B-OT unabhängig von der Sequenz der Viren wirkt. Ich selbst bin sehr froh, dass ich B-OT und dessen Wirkung bei Vireninfekten entdeckt habe, weil ich damit seit Jahren grippale Virusinfekte bei ersten Symptomen wie Halsschmerzen und Schnupfen früh behandele, so weitere Symptome wie Husten oder Gliederschmerzen bisher völlig verhindert wurden, weil die Viren sich im Körper nicht mehr vermehren konnten.

KREBS UND DAS IMMUNSYSTEM

Das angeborene (unspezifische) Immunsystem ist die erste Verteidigungslinie Ihres Körpers gegen krank machende Keime. Dazu gehören äußere Systeme wie Ihre Haut, die den Körper vor Eindringlingen schützt, aber auch Ihr Verdauungstrakt und Immunzellen wie die Makrophagen. Zunächst wird Ihr angeborenes Immunsystem aktiv und bekämpft die Erreger. Erst danach kommt das adaptive (spezifische) Immunsystem ins Spiel, das gezielte Antworten auf die Eindringlinge entwickelt, indem zum Beispiel Antikörper gebildet werden. Für diese gezielte Antwort wird aber recht viel Zeit benötigt. Es schützt uns auch in der Zukunft vor Erregern der gleichen Art. Es ist sozusagen unser Immungedächtnis, das erkennt, ob es einem Erreger schon einmal begegnet ist, und dann bestimmte T-Zellen und/oder Antikörper losschickt, um den Angreifer zu bekämpfen.

Krebs aber kann das Immunsystem meisterhaft manipulieren. Wissenschaftlich ausgedrückt erzeugt die bei der Fermentation produzierte Milchsäure ein »tumorunterstützendes« Umfeld, das Immunzellen unterdrückt und Nachbarzellen anfälliger für Übergriffe der Krebszellen macht. Neuere Forschungsarbeiten belegen, dass bestimmte Immunzellen vor den Effekten eines solchen Milieus geschützt werden können, indem man die Transketolase direkt mit Oxythiamin hemmt. Auch Zucker wie Mannose und Galaktose kommen hier als Option ins Spiel, da diese die Milchsäurebildung hemmen und damit den Immunschutzschild von Krebszellen entfernen.

Makrophagen

Makrophagen (auch bekannt als Phagozyten oder Fresszellen) sind ein Typus weißer Blutkörperchen, die uns normalerweise gegen Krankheitserreger verteidigen. Sie identifizieren Eindringlinge, auch Krebszellen, und kreisen sie ein. Sobald die Aggressoren dingfest gemacht sind, fressen die Makrophagen sie auf, indem sie diese umschlingen, sie sich also einverleiben. Diesen Prozess nennt man »Phagozytose«. Krebszellen aber sind schlau. Sie schaffen es, sich mit der Zeit gegen die Makrophagen zu verteidigen. Dazu verwenden sie die Milchsäure, die verwendet wird, um ein tumorunterstützendes Umfeld aufzubauen. Diese neue Dynamik veranlasst die Makrophagen, die Seite zu wechseln.

Statt die Krebszellen zu vertilgen, schützen und nähren die umprogrammierten Makrophagen sie. Weswegen sie ab sofort »tumorassoziierte Makrophagen« (TAM) heißen, die den Pentosephosphatweg (PPP) nutzen, um Glukose zu Milchsäure zu verstoffwechseln. Ihr geänderter Stoffwechsel verringert die Fähigkeit der Makrophagen, Krebszellen zu bekämpfen. Sie wirken jetzt vielmehr proinflammatorisch, was das Immunsystem unterdrückt und Metastasen unterstützt.

Forscher am Universitätsklinikum Köln haben entdeckt, dass man Makrophagen wieder auf den richtigen Weg (zum Verschlingen der Krebszellen) führen kann, wenn man Transketolase hemmt und so die Fermentation im PPP verhindert. Den Forschern, deren Interesse sich auf die Bekämpfung von Leukämiezellen konzentrierte, ist es durch die Hemmung der Transketolase gelungen, die Makrophagen so zu verändern, dass diese vermehrt Krebszellen aufgefressen haben. Die Hemmung der Transketolase stellt damit einen neuen erfolgversprechenden Therapieansatz bei Leukämie dar.

DR. COYS ERKENNTNISSE Makrophagen sind Zellen, die Teil unseres angeborenen Immunsystems sind und uns Tag für Tag vor den Angriffen von Bakterien, Viren, Pilzen und Parasiten schützen. Im Gegensatz zum adaptiven Immunsystem, das auf Infektionen (zum Beispiel mit Antikörpern, die uns dauerhaft vor Krankheiten schützen) reagiert, sind die Makrophagen bereit, sich gleich zu Beginn den Eindringlingen entgegenzustellen.

Außerdem schützen Makrophagen uns vor Krebs, weil sie Krebszellen aufspüren und auffressen. Nachdem sie verdaut worden sind, treten einzelne Bestandteile der aufgefressenen Krebszellen an die Oberfläche der Makrophagen. Diese rufen das adaptive Immunsystem auf den Plan. »Hallo, bitte bekämpfe diese Partikel!«

Das ist das Prinzip der Impfung. Anders ausgedrückt schützen uns die Makrophagen, indem sie Krebszellen beseitigen und dann dem Immunsystem sagen, welche Zellen von den Antikörpern angegriffen werden sollen.

MALARIA UND KREBS

Malaria verhält sich in vielerlei Hinsicht ähnlich wie Krebs. Die Plasmodien hebeln mit Milchsäure unser angeborenes Immunsystem, die erste Verteidigungslinie des Körpers gegen Krankheitserreger, aus. Malaria wird von Plasmodien ausgelöst, Parasiten, die die roten Blutkörperchen befallen und von Stechmücken auf uns übertragen werden. Die Infektion von Erythrozyten führt zu einer extrem starken Aufnahme von Zucker, der nicht verbrannt, sondern zu Milchsäure vergoren wird. Im Vergleich zu nicht infizierten, gesunden Erythrozyten, verbrauchen infizierte Erythrozyten hundertmal mehr Zucker. Genau wie Krebszellen nutzen sie die Vergärung und produzieren Milchsäure. Genau wie Krebszellen nutzen sie nicht die Pyruvatdehydrogenase zur Bildung von Acetyl-CoA, sodass vermieden wird, dass Zucker ineffizient verwendet wird. Plasmodien können so effizient aus Zucker alle nötigen Bausteine wie Acetyl-CoA und Ribose bilden sowie sich mit Milchsäure vor dem Angriff des Immunsystems schützen. Genau wie bei Krebszellen schalten Plasmodien die Mitochondrien in dieser Phase der schnellen Vermehrung aus.

Wie bereits erwähnt vermuten Wissenschaftler schon lange, dass die Fulbe in Afrika eine hohe Malariaresistenz haben, weil sie Milch trinken. Wieso Milch vor dem Tod durch Malaria schützt, wurde seit über siebzig Jahren erforscht, ohne eine Antwort zu finden. Für mich ist die Antwort aber ganz klar: Der Warburg-Effekt: Das Plasmodium befällt unsere roten Blutkörperchen und verursacht Malaria. Von Plasmodien befallene Zellen brauchen für die Vermehrung viel Zucker, um damit effizient Acetyl-CoA sowie Ribose herzustellen, damit eine schnelle Vermehrung möglich ist. Daher setzen sie zur Energiegewinnung auf Fermentation. So entstehen schnell neue Zellen und Milchsäure, die die Zellen vor dem Immunsystem schützt. Diese Strategie funktioniert gut, solange genügend Glukose im Blut vorhanden ist, die für die Vergärung zu Milchsäure verwendet werden kann. Und hier kommt die Galaktose aus der Milch ins Spiel.

Laktose (Milchzucker) besteht zu gleichen Teilen aus Glukose und Galaktose. Die von Plasmodien befallenen Zellen können Galaktose nicht in Milchsäure vergären und dabei die Bausteine Acetyl-CoA und Ribose bilden sowie ausreichend Energie freisetzen. Galaktose hemmt die Fermentation und die Milchsäurebildung. Ohne Milchsäure werden die infizierten Erythrozyten (der häufigste Typ roter Blutkörperchen) vom Immunsystem angegriffen, was die Plasmodieninfektion in Grenzen hält.

Wenn Galaktose vor Malaria schützt, weil daraus keine Milchsäure gebildet werden kann, müsste logischerweise auch Mannose vor Malaria schützen, da Mannose auch die PPP/TKTL1-Vergärung und Milchsäurebildung hemmt. Experimente mit Mäusen, die mit Plasmodien infiziert wurden, zeigten, dass die Fütterung der Mäuse mit

Mannose diese tatsächlich vor Malaria schützt. Es kommt zwar zur Infektion der Erythrozyten mit Plasmodien, aber das Immunsystem frisst ausreichend viele infizierte Erythrozyten, sodass die Tiere nicht an den Folgen von Malaria sterben.

Die beste Verteidigung: ein gesundes Ökosystem

Ihr Körper ist ein Ökosystem, in dem gesunde und Krebszellen im Wettbewerb um Nahrung und andere Ressourcen stehen. Sie können Krebszellen schwächen, indem Sie ihnen vorenthalten, was sie brauchen – speziell die hohen Mengen an Zucker. Ihres liebsten Energielieferanten beraubt, verlieren sie ihren Halt im Fermentationsumfeld und werden für das Immunsystem und andere Mechanismen angreifbar.

Wie bereits erwähnt ist es möglich, das Krebsrisiko durch verschiedene Lebensstilfaktoren zu reduzieren, unter anderem eine gesunde Ernährung. Im Laufe der Zeit konnten auch immer mehr Forschungsarbeiten belegen, dass körperliche Aktivität mit einem verringerten Risiko für viele Krebsarten einhergeht. Außerdem erhöht sie die Überlebenswahrscheinlichkeit noch lange nach einer Behandlung, unter anderem weil die Rückkehr der Krebserkrankung gehemmt wird.

TEIL 3

Gesundheit und ein langes Leben

Hundert Jahre und länger

Es begann als faszinierende Suche nach einer mythischen Quelle. Dem Jungbrunnen sollte Wasser entsprudeln, das ewige Jugend schenkte. Wer es trank oder darin badete, blieb für immer jung. Auch wenn wir diese imaginäre Quelle bis heute noch nicht gefunden haben, rückt das Versprechen ewiger Jugend immer mehr in den Blick.

Man denke nur an das Phänomen der Hundertjährigen. Einst eine wahre Seltenheit, gehören sie mittlerweile zur am schnellsten wachsenden Bevölkerungsgruppe in den USA. Und man rechnet damit, dass sich diese Zahl in den nächsten dreißig Jahren weltweit vervierfacht. Einige Zeit stand Japan auf Platz eins der Länder mit den meisten Hundertjährigen: Bis Kane Tanaka (1903–2022) verstarb, durfte sich »das Land, aus dem die Sonne kommt«, seit 2018 als Heimat des ältesten verifizierten Menschen auf der Welt bezeichnen. Sie ist der dritte Mensch, der nachweislich das 119. Lebensjahr vollendete. Nur die Französin Jeanne Calment (1875–1997) wurde erwiesenermaßen mit 122 Jahren älter.

Angesichts dieser neuen Entwicklungen fragen sich manche Statistiker schon, ob »Hundert das neue Achtzig« sein könnte. Das ist tatsächlich eine gute Frage. Doch wie wir diesen bemerkenswerten Zustand erreicht haben, lässt sich nicht auf eine einzelne Ursache zurückführen. Tatsächlich wird diese Frage momentan recht leidenschaftlich diskutiert. Selbstverständlich haben auch medizinische und wissenschaftliche Durchbrüche wie modernste chirurgische Techniken und die Fähigkeit, einst unheilbare Krankheiten zu behandeln, dazu beigetragen, dass die Menschen immer älter werden. Doch eine beeindruckende Zahl von Studien lässt vermuten, dass die Erklärung einfacher ausfällt. Wir wissen mittlerweile, dass der Lebensstil für die Frage der Langlebigkeit eine entscheidende Rolle spielt.

Wenn jemand ein außergewöhnlich hohes Alter erreicht, spielen eine ganze Reihe verschiedener Faktoren eine Rolle, von den ererbten Genen bis hin zu den Einflüssen während des Lebens. Anders ausgedrückt: Langlebigkeit ist ein vielschichtiges Duett, eine Art Pas de deux zwischen Natur und Umwelt. Die Natur steuert die Gene bei und tatsächlich weisen viele Hundertjährige genetisch einige gemeinsame Varianten auf. Doch dieser Beitrag spielt keine so große Rolle. Der Versuch, kausale Zusammenhänge zwischen den Genen und einem langen Leben in Gesundheit zu entdecken, hat sich als fruchtlos erwiesen. Forschungsarbeiten gehen davon aus, dass unsere Gene maximal für 20 Prozent (ja eher noch die Hälfte) der individuellen Unterschiede in der Langlebigkeit verantwortlich sind. Der Löwenanteil wird von Umwelt und Lebensstil bestimmt – also davon, was wir essen und trinken beziehungsweise wie wir leben und arbeiten.

Plastisches Altern

»Centenarians« sind keine homogene Gruppe. Sie haben unterschiedliche gesundheitliche Profile, sind entweder fit oder gebrechlich. Kein Wunder also, wenn intensive Forschungen über außergewöhnlich alte Menschen zu dem Ergebnis kommen, dass die Seneszenz plastischer und damit beeinflussbarer ist als bislang angenommen. Offensichtlich sind »weiche« Faktoren wie Lebenssinn, soziales Engagement und Unterstützung, geistig anregende Interessen und eine Leidenschaft für kontinuierliches Lernen wichtiger, als man allgemein glaubte.

Wenn Ihr genetisches Erbe also nicht unbedingt ein verlässlicher Prädiktor für Langlebigkeit ist, was dann? Forscher des hochangesehenen schwedischen Karolinska Institutet fanden heraus, dass Hundertjährige sich durch einige entscheidende Biomarker im Blut auszeichneten. Dazu gehören niedrige Werte für Kreatinin, Harnsäure und Glukose. Ein hoher Kreatininspiegel verweist auf eine Nierenkrankheit, die – wie bereits gesagt – verschiedenen Stoffwechselstörungen und eventuellen Herzkrankheiten den Weg bereitet. Hohe Harnsäurewerte stehen im Zusammenhang mit chronischen Entzündungen, außerdem bringt man beide Werte mit einem hohen Zuckerkonsum in Verbindung. Und diese Beziehung zwischen einem hohen Blutzuckerspiegel und verschiedenen chronischen Erkrankungen ist ja auch das Hauptthema dieses Buches.

Allein diese Forschungsarbeiten zeigen schon, dass die Kontrolle des Blutzuckerspiegels eine mächtige Waffe gegen den Alterungsprozess ist. Erstaunlicherweise können bestimmte funktionelle Zuckerarten Sie genau dabei unterstützen. Deswegen gerieten diese sogenannten »seltenen« Zucker mehr und mehr in den Fokus der Forschung. Die gesundheitlichen Vorzüge der Zucker Tagatose, Galaktose, Allulose, Isomaltulose, Trehalose, Ribose und Mannose werden in Kapitel 7 eingehend beschrieben. Nehmen Sie solche Zucker in Ihre tägliche Ernährung auf, kann Ihnen das helfen, Ihren Blutzuckerspiegel und andere Werte zu regulieren, die für einen langen Lebensabend ausschlaggebend sind.

UPFs unbedingt meiden

Es gibt zwar nicht *die* Lösung, die allen Menschen gleichermaßen ein hohes Alter verspricht, einige sinnvolle, wissenschaftlich erforschte Strategien für ein gesundes langes Leben existieren aber durchaus. In Kapitel 8 werden wir uns ansehen, wie so etwas gelingen kann. Unter anderem finden Sie praktische Ratschläge, wie Sie diese funktionellen Zucker verwenden können. Ausgangspunkt ist eine vollwertige Ernährung, bei der Sie hochverarbeitete Lebensmittel (UPFs) unbedingt vermeiden. Die meist industriell hergestellten Nahrungsmittel scheinen noch tödlicher zu sein als ursprünglich angenommen. Andere wichtige Punkte sind regelmäßiger Sport, ein gutes Stressmanagement und erholsamer Schlaf.

Immer mehr Studien belegen, dass ein gesunder Lebensstil uns hilft, älter zu werden, die typischen altersbedingten Erkrankungen später zu entwickeln und somit unsere Lebenserwartung zu erhöhen. Und sie belegen, dass es an uns liegt, wie gut wir altern und wie lange wir leben. Wollen wir auch im hohen Alter gesund und munter bleiben, so gehört dazu mehr als nur die Vermeidung grauer Haare und tiefer Falten. Ein gesunder Lebensstil macht uns körperlich und emotional resilient, verzögert das Eintreten chronischer Erkrankungen und erhöht die Anzahl der Jahre, die wir ohne störende Krankheiten verleben dürfen.

7
Gesunde Zucker

Zu viel falscher Zucker führt nachweislich zu chronischen Erkrankungen, vor allem weil es sich dabei um »leere Kalorien« handelt und die das Auf und Ab des Blutzuckerspiegels befeuern. Doch unsere Erkenntnisse über Zucker und seinen Einfluss auf unsere Gesundheit sind mittlerweile in eine neue Ära eingetreten. Spannende Forschungsarbeiten zu den seltenen Zuckern werden immer mehr. Studien zeigen, dass unsere Gesundheit davon profitieren kann, wenn wir die »schlechten« Zuckerarten, die in unserer westlichen Ernährung dominieren, durch bestimmte »gute« Zucker ersetzen.

Anders als konventionelle Zucker können die Typen, die wir hier vorstellen – Tagatose, Galaktose, Allulose, Isomaltulose, Trehalose, Ribose und Mannose –, unser Wohlbefinden steigern. Sie in die Ernährung aufzunehmen, bringt zahlreiche Vorteile: Stabilisierung des Blutzuckers, Reduktion des Insulinresistenzrisikos, Gewichtsverlust und ein gesundes Immunsystem. Forschungsarbeiten lassen annehmen, dass es unser Risiko für durch Stoffwechselstörungen bedingte Krankheiten wie Krebs oder Alzheimer reduzieren kann, wenn wir die klassischen Zucker in sinnvollen Mengen konsumieren und mit funktionellen Zuckerarten ergänzen. Zusammen mit Lebensstilfaktoren, die für Langlebigkeit stehen, kann der tägliche Konsum dieser Zucker Sie jung halten.

EIN ERWACHENDES JAHRHUNDERT

Meine Entdeckung des TKTL1-Gens, das so einmalige wie ungewöhnliche Mutationen aufwies und von allen Experten als defektes Gen eingeschätzt wurde, hat mein Leben geprägt. Meine Forschungen an diesem Gen seit nunmehr dreißig Jahren haben es mir ermöglicht, zu verstehen, welche Funktion dieses Gen für Säugetiere und insbesondere für den modernen Menschen hat. Es ist die Basis seiner Entwicklung, seiner Gesundheit, seiner Intelligenz, seiner Fortpflanzung, aber es ist auch die Basis für den Großteil seiner Erkrankungen.

Dass es auch ein neuer Ansatz für Therapien gegen diese verschiedenen Krankheit ist, konnte ich ebenfalls zeigen. Zunächst durch meine Ernährungsempfehlungen zur Hemmung des TKTL1-Enzyms. Meine Erfindung des Transketolase-Hemmstoffs Benfo-Oxythiamin (B-OT) war ähnlich wichtig wie die eigentliche Entdeckung des Gens, da nun erstmals in einer klinischen Phase-I-Studie gezeigt werden konnte, dass die Hemmung der Transketolase sehr verträglich ist. Damit konnte ich eine ganz neue Medikamentenklasse etablieren, mit B-OT als erstem Vertreter eines Transketolase-Hemmstoffs.

Welche Rolle Transketolase-Hemmstoffe im Allgemeinen und B-OT im Besonderen und künftig in der Medizin spielen, ist nicht absehbar, aber sie bieten erstmals die Möglichkeit, den Warburg-Effekt/TKTL1-Vergärung zu Milchsäure zu hemmen. Die Ergebnisse von Heilversuchen mit Patienten in lebensbedrohenden Situationen im Bereich Krebs, Sepsis und Virenerkrankungen waren sehr vielversprechend. Klinische Studien zur Wirksamkeit werden zeigen, ob und welchen medizinischen Vorteil Transketolase-Hemmstoffe bringen können.

DR. COYS ERKENNTNISSE Sobald ich die Wichtigkeit eines gesunden, stabilen Blutzuckerspiegels erkannt hatte, erwachte mein Interesse an der Frage, wie verschiedene Zucker im Körper wirken. Otto Warburgs Entdeckung, dass Krebszellen Zucker lieben und diesen auch in Anwesenheit von Sauerstoff zu Milchsäure abbauen, machte mich neugierig auf das, was man damals noch als »seltene Zucker« bezeichnete.
Ich wollte wissen, wie man sie einsetzen kann, um die Gesundheit zu stärken.

Mit der Zeit erregten auch andere natürliche Zucker die Aufmerksamkeit der Wissenschaftler und Studien belegten eine ganze Reihe positiver Wirkungen bei deren Verzehr.

NATÜRLICHE ZUCKER

Die förderlichen Zucker, die wir in diesem Kapitel betrachten, sind alle »natürlich«, was heißt, dass sie in unterschiedlicher, teilweise kleiner Menge in verschiedenen Nahrungsmitteln vorkommen. Mannose und Galaktose sind für Menschen biologisch so wichtig, dass der Körper beides selbst produziert. Diese und andere natürliche Zucker bieten viele gesundheitliche Vorzüge, vor allem was die Kontrolle über einen gesunden Blutzuckerspiegel und die Vorbeugung chronischer Erkrankungen angeht. Bekanntlich braucht der Mensch Glukose. Es ist klar, dass der Zuckerkonsum in seiner jetzigen Form unsere kollektive Gesundheit beeinträchtigt. Aber Zucker nun vollkommen aus unserer Ernährung zu verbannen, wäre ebenfalls schädlich. Der Zucker an sich ist nicht das Problem. Es geht eher darum, welche Menge und welche *Art* Zucker wir zu uns nehmen. Die »falschen« Arten sind aus zwei Gründen hochproblematisch: erstens wegen ihrer Form (künstlich hergestellte Raffinerieprodukte) und zweitens wegen der Menge, die wir konsumieren – viel mehr, als in natürlichen Nahrungsmitteln vorkommen. Nehmen wir nur den klassischen Rohrzucker, der jahrhundertelang den Markt beherrschte. Dass Raffinerien Zucker in großer Menge produzierten, begann Ende des 17. Jahrhunderts. Mit der Industrialisierung kam auch die Massenproduktion. Raffineriezucker aus Zuckerrohr liefert nur leere Kalorien, aber keinerlei Nährstoffe. Bei unraffiniertem Vollrohrzucker (getrockneter Melasse) sieht das übrigens anders aus.

Melasse ist ein Abfallprodukt der Zuckerraffinerie. Viele Menschen halten sie für ein »gesundes« Produkt, weil sie Eisen, B-Vitamine, Kalium, Magnesium und Kalzium enthält, dazu noch Antioxidanzien und antientzündliche Verbindungen. Sie kann möglicherweise sogar den Blutzuckerspiegel stabilisieren. Sie hat einen niedrigen glykämischen Index, aber es gibt keine Forschungsarbeiten, die diese Stabilisierung belegen würden.

Melasse kann zwar eine vollwertige Ergänzung Ihrer Ernährung sein, doch aufgrund ihres intensiven Geschmacks ist es nicht allzu wahrscheinlich, dass Sie sie in großen Mengen verwenden werden. Auch andere natürliche, zuckerreiche Süßungsmittel wie Honig oder Ahornsirup schmecken zwar gut, lassen sich aber nur bedingt als

Ersatz für Haushaltszucker verwenden. Beide Süßungsmittel enthalten Nährstoffe und liefern antientzündliche und -oxidative Verbindungen. Und es gibt Forschungsarbeiten, die zeigen, dass sie einen gesunden Blutzuckerspiegel unterstützen, vor Insulinresistenz schützen und daher bestimmten chronischen Krankheiten vorbeugen. Die Forschungsarbeiten zu den gesundheitlichen Vorzügen der hier vorgestellten funktionellen Zucker werden hingegen immer mehr. Und all diese Zuckerarten können zumindest einen Teil der von uns verzehrten konventionellen Zucker ersetzen.

Obwohl wir einige dieser Zucker seit mehr als einem Jahrhundert kennen, begann die wissenschaftliche Erforschung ihrer positiven Effekte erst vor relativ kurzer Zeit und wir wissen immer noch nicht ausreichend Bescheid darüber. Mittlerweile ist allerdings nachgewiesen, dass der Ersatz der raffinierten durch natürliche Zuckerarten dazu beitragen kann, chronischen Erkrankungen vorzubeugen. Das liegt an verschiedenen Mechanismen, zum Beispiel daran, dass sie einzelne Aspekte des Glukosestoffwechsels verbessern.

NEUERE FORSCHUNG

Die Forschungsarbeiten zu den guten Zuckerarten, die ich hier vorstelle, werden immer mehr. Zahlreiche Studien zeigen, dass Tagatose, Galaktose, Ribose, Allulose, Isomaltulose und Trehalose einen unmittelbaren positiven Effekt auf den Blutzuckerspiegel haben. Diese Zucker werden vom Körper unterschiedlich verwertet. Wie umfassend die Wirkung ist, hängt von der Zuckerart ab und vom Gesundheitszustand der jeweiligen Person.

Neben zahlreichen Laborstudien, welche die Wirkung der Zucker bestätigen, gibt es auch grundlegende Forschungsarbeiten, die sich mit ihrer Eignung für den täglichen Gebrauch befassen. Eine 2023 in *PLoS One* veröffentlichte Meta-Analyse der vorhandenen Studien kommt zu dem Schluss, dass 1½ Teelöffel (circa 7 Milliliter) Allulose zu jeder Mahlzeit den Anstieg des Blutzuckers bei gesunden Menschen entsprechend verlangsamt. Andere Forschungsarbeiten zeigen, dass Menschen mit einem gesunden Blutzuckerspiegel ihr HbA1c-Niveau absenken können, wenn sie jeden Tag etwa 5 Gramm Tagatose (etwas mehr als 1 Teelöffel oder 5 Milliliter) zu sich nehmen. Eine tägliche Dosis von weniger als 4 Gramm (exakt 1 Teelöffel oder 5 Milliliter) Isomaltulose hilft, Blutzuckerspitzen nach dem Essen zu vermeiden.

Eine 2016 veröffentlichte randomisierte und kontrollierte Studie an relativ gesunden Menschen belegte, dass der tägliche Verzehr von 10 Gramm Trehalose (etwa 2½ Teelöffel oder 12 Milliliter) einen gesunden Blutzuckerspiegel unterstützte. Die Kontrollgruppe nahm gewöhnlichen Haushaltszucker zu sich. Versuchsteilnehmer mit einem BMI im höheren Normalbereich durften sich über zusätzliche Vorteile freuen: Gewichtsreduktion, Verringerung des Bauchumfangs und einen niedrigeren systolischen Blutdruck. Die Forscher schlossen daraus, dass der tägliche Verzehr von 10 Gramm Trehalose die Glukosetoleranz verbessert und die fortschreitende Insulinresistenz aufhält.

RIBOSE HEILT VERLETZUNGEN DES ZENTRALEN NERVENSYSTEMS

Wie bereits erwähnt ist Ribose ein bedeutender Baustein von DNA und RNA. Sie ist wichtig für Zellaufbau und -reparatur. Ribose ist als Nahrungsergänzungsmittel erhältlich, wurde bislang aber hauptsächlich für die Steigerung sportlicher Leistungen eingesetzt. Obwohl hier die Forschungsresultate unterschiedlich ausfallen, gibt es Studien, die darauf hinweisen, dass Ribose die in den Muskeln gespeicherte Energie bewahren kann. Bei Menschen mit Herzkrankheiten kann sie sogar die Herzfunktion verbessern.
Neueste Forschungsarbeiten aber zeigen, dass der Konsum von Ribose für Menschen mit Rückenmarksverletzungen lebenswichtig sein kann. Solche Verletzungen sind verhängnisvoll, weil sie allerlei Schäden nach sich ziehen, die vom Verlust der Darm- oder Blasenkontrolle bis zur Lähmung reichen, auch zur Tetraplegie, bei der beide Arme und beide Beine gelähmt sind. Eine 2026 in der Fachzeitschrift *Cell* veröffentlichte Studie fand heraus, dass der orale Konsum von Ribose die Nervenzellen im Rückenmark regenerieren und so zur Heilung beitragen kann.
Und das funktioniert so: Wenn periphere Nerven (zum Beispiel der Ischiasnerv) verletzt sind, werden der Pentosephosphatweg (PPP) und die Transketolase aktiviert. Transketolase wandelt Glukose in den Zellbaustein Ribose um und regt auf diese Weise Bildung von neuen Nervenzellen an, wodurch der Nerv heilt. So können Verletzungen des peripheren Nervensystems heilen.
Dieser Prozess findet aber nicht statt, wenn das Rückenmark verletzt ist. Nach einer Rückenmarksverletzung

> kommt es nicht zur Aktivierung des Transketolase-Stoffwechselwegs und der damit verknüpften Bildung von Ribose. Besagte 2026 veröffentlichte Studie fand jedoch heraus, dass die orale Aufnahme von Ribose das Fehlen der Transketolase ausgleicht. Die aufgenommene Ribose überbrückt sozusagen den Transketolase-Weg, sodass die DNA-Synthese und der Aufbau neuer Nervenzellen trotzdem ermöglicht werden. Die Forscher stellten fest, dass die Einnahme von Ribose geschädigte Nerven heilt und für die Herstellung neuer Nervenzellen im Rückenmark sorgt. Diese Studie zeigt, dass die Einnahme des Zuckers Ribose, der wie gesagt die Zellneubildung und -reparatur unterstützt, eine wichtige therapeutische Option für Rückenmarksverletzungen und die Vermeidung von Querschnittslähmung ist.

Vergleichsweise geringe Mengen dieser Zucker in die tägliche Ernährung aufzunehmen, kann Ihnen helfen, Ihren Blutzucker zu kontrollieren. Selbstverständlich wird sich die Wirkung dieser Zuckerarten weiter verstärken, wenn Sie den Verzehr von Haushaltszucker ganz oder weitgehend einschränken. Und natürlich beeinflussen auch andere Faktoren, wie zum Beispiel Ihre Gene, Ihr Stoffwechsel und Ihr Darmmikrobiom, wie Sie auf diese Zucker reagieren, was im Übrigen auch für andere Ernährungsbestandteile gilt.

Mannose gehört in eine andere Kategorie als die bisher genannten Zuckerarten. Anders als diese beeinflusst die Mannose den Blutzucker nicht direkt. Allerdings kann sie nachweislich die negative Wirkung von zu viel Zucker verringern, indem sie die TKTL1-Fermentation hemmt. Das ist vor allem dann wichtig, wenn in Ihrem

Körper Krebs- oder andere schadhafte Zellen vorhanden sind, die entarten könnten. Mannose greift systemisch in den Glukosestoffwechsel ein, sodass keine Entzündungen entstehen. Das beugt chronischen Erkrankungen vor. Eine Laborstudie veranschaulichte zudem, dass Mannose, die früh im Leben verzehrt wird, positive Veränderungen im Darmmikrobiom von Mäusen bewirkte. Sie verbesserte das Verhältnis von Bacteroidetes- zu Firmicutes-Bakterien und verhinderte so ein ernährungsbedingtes Übergewicht.

Zuckeralarm

Für Gesunde:

- 1½ Teelöffel (7 Milliliter) Allulose zu jeder Mahlzeit kann den Blutzuckerspiegel unter Kontrolle halten.
- 1 Teelöffel (5 Milliliter) Tagatose täglich reduziert den HbA1c-Wert.
- Der tägliche Verzehr von 2½ Teelöffeln (12 Milliliter) Trehalose unterstützt gesunde Blutzuckerwerte.

Für Übergewichtige: 10 Gramm Trehalose (circa 2½ Teelöffel oder 12 Milliliter) täglich verbessern die Glukosetoleranz und halten eine fortschreitende Insulinresistenz auf.

FUNKTIONELLE ZUCKER

Man kennt funktionelle Nahrungsmittel, die medizinische Vorteile bringen, auch als »Nutraceuticals«. Sie helfen, bestimmte Störungen zu verhindern oder besser mit ihnen umzugehen. Alle in diesem Kapitel vorgestellten Zuckerarten gehören zu den funktionellen Nahrungsmitteln. Man findet sie in kleinen Mengen in verschiedenen Lebensmitteln wie Früchten, Gemüsesorten, Getreide und/

oder Milch. Glücklicherweise sind diese Zucker mittlerweile auch als reine Zucker oder in Form von Zuckermischungen erhältlich, sodass jeder sie verwenden kann, um seine Gesundheit zu verbessern.

KALORIE IST NICHT GLEICH KALORIE

Einige der hier vorgestellten Zucker (wie Allulose und Tagatose) haben weniger oder sehr viel weniger Kalorien als Haushaltszucker. Andere hingegen (wie Galaktose, Isomaltulose, Trehalose und Mannose) liefern annähernd oder ebenso viele Kalorien wie der uns bekannte Zucker, werden aber langsamer oder anders verstoffwechselt. Und das bedeutet, dass sie nicht unbedingt zu Übergewicht führen. Tatsächlich ist sogar das Gegenteil der Fall. Anders als Haushaltszucker unterstützen diese Zuckerarten Sie dabei, ein gesundes Gewicht zu erreichen oder zu halten.

Die Eigenschaften dieser Zucker sind durchweg positiv. Allerdings wirken sie bei Gesunden anders als bei Personen mit chronischen Erkrankungen wie Übergewicht, Adipositas und/oder Typ-2-Diabetes. Einige dieser Zucker hat die Wissenschaft schon seit mehr als hundert Jahren auf dem Radar; eine umfassende Untersuchung ihrer Effekte aber hat gerade erst begonnen. Wir tun jedenfalls unser Bestes, den derzeitigen Forschungsstand zu vermitteln.

Zuckeralarm

Es gibt einen einfachen Weg, um Blutzuckerspitzen zu vermeiden: Wann immer Sie etwas verzehren, was den Blutzuckerspiegel in die Höhe treiben könnte, können Sie dazu beispielsweise 1 Teelöffel (5 Milliliter) Tagatose zu sich nehmen. Das wird Ihren Blutzuckeranstieg dämpfen.

DR. COYS ERKENNTNISSE Wissenschaftler wissen, dass Zucker nicht grundsätzlich ungesund ist. Der Körper, vor allem das Gehirn, braucht große Mengen, um problemlos zu funktionieren. Eine Pauschalverurteilung ist also bestenfalls ungenau. Richtiger wäre es, zu sagen, dass wir vielleicht nicht *weniger* Zucker brauchen, sondern die *richtige* Art.

WARUM WIR ZUCKER BRAUCHEN

Angesichts der immer größeren Zahl von Forschungsarbeiten, die ein Zuviel an Zucker mit chronischen Krankheiten in Verbindung bringen, ist die erste Reaktion vermutlich ein Bannstrahl für Zucker in der Ernährung. Das aber wäre ein folgenschwerer Fehler. Glukose, die chemische Form der Hauptform von Zucker in unserem Blut, ist die Grundlage menschlichen Lebens. Sie versorgt unseren Stoffwechsel mit dem nötigen Treibstoff, aber auch mit dem Ausgangsmaterial für essenzielle Bausteine wie Ribose und Acetyl-CoA.

Dass Ärzte den Blutzuckerspiegel so penibel kontrollieren, hat den Grund, dass es für unsere Gesundheit wesentlich ist, ihn stabil zu halten. Denn Blutzuckerspitzen sind langfristig gefährlich, während ein starker Blutzuckerabfall sofort tödlich sein kann. Wenn Sie wegen Diabetes behandelt werden, werden Ihre Ärzte das Blutzuckerhoch überwachen, aber wissen, wie gefährlich Blutzuckertiefs sind. Bei niedrigem Blutzucker können alle möglichen Probleme auftreten, von Stürzen über kognitive Einschränkungen und Störungen des Herzens wie Arrhythmien. Unter einer gewissen Menge Blutzucker fällt man ins Koma – oder stirbt.

Unser Körper weiß das eigentlich, aber wir machen ihm die Steuerung des Blutzuckers sehr schwer, weil unsere Ernährungs- und

Lebensweise ein ständiges Auf und Ab des Blutzuckers auslöst. Bekommen wir nicht genug Glukose aus unserer Ernährung, springt wie gesagt die Glukoneogenese an, bei der Glukose hauptsächlich aus Aminosäuren in der Leber hergestellt wird. Dies ist zwar kurzfristig von Vorteil, zum Beispiel bei Nahrungsknappheit, kann jedoch auf Dauer zu Leberschäden führen. Die nicht alkoholische Fettleber (NAFL) und Typ-2-Diabetes werden mit häufiger Glukoneogenese in Verbindung gebracht.

Die gute Nachricht ist, dass einige der hier vorgestellten funktionellen Zucker die Vorteile der Glukose bieten, jedoch ohne die Nachteile von Raffineriezucker. Wenn Sie den Zuckerstoffwechsel Ihres Körpers verbessern, so hat dies kurz- wie langfristig eine ganze Reihe von positiven Auswirkungen. Der unmittelbare Effekt (der stabile Blutzuckerspiegel) hat durch die verringerte Insulinproduktion und einen eventuellen Gewichtsverlust einen bleibenden Nutzen zur Folge.

DR. COYS ERKENNTNISSE Herauszufinden, wie viel Zucker Ihr Körper braucht, um an die nötige Menge Glukose zu kommen, ist in gewisser Weise ein Balanceakt. Ihr Glukosebedarf hängt von Ihrem Lebensstil ab. Stehen Sie zum Beispiel unter Stress, brauchen Sie mehr Glukose als in einer entspannten Situation. Sie brauchen auch mehr Zucker, wenn Sie einen extrem aktiven Lebensstil pflegen und sich beim Sport oder bei anstrengenden Work-outs erholen. Meiner Ansicht nach sollten Personen mit durchschnittlichem Energiebedarf täglich circa 2 bis 3 Gramm Zucker beziehungsweise Glukose-Stärke pro Kilogramm Körpergewicht zu sich nehmen. Eine Person mit einem Durchschnittsgewicht von 60 Kilo sollte also nicht mehr als 120 bis 180 Gramm Zucker und Stärke pro Tag verzehren. Damit ist der gesamte Zucker in der Nahrung gemeint, also auch der in Früchten, Gemüse und Getreide (Stärke).

Ein Wort zur Vorsicht

Alle funktionellen Zucker, die wir in diesem Kapitel vorstellen, wirken sich bei richtiger Verwendung gesundheitlich positiv aus. Aber wie überall ist auch hier ein Zuviel schädlich. Die meisten dieser Zuckerarten führen zu Verdauungsstörungen, wenn sie im Übermaß konsumiert werden. Wollen Sie diese Zucker in Ihre Ernährung integrieren, sollten Sie daher mit kleinen Mengen beginnen und diese schrittweise vorsichtig erhöhen.

DR. COYS ERKENNTNISSE Auch bei der Verwendung dieser Zucker gilt es, bestimmte Vorsichtsmaßnahmen zu beachten. So sollten Schwangere Galaktose nur in moderaten Mengen zu sich nehmen, denn es besteht die – wenn auch seltene – Möglichkeit, dass ihr ungeborenes Kind unter Galaktosämie leidet. Diabetiker, die Insulin spritzen, müssen genauestens auf ihren Blutzuckerspiegel achten. Dieser kann zu schnell abfallen, wenn sie konventionellen Zucker durch die gesünderen Versionen ersetzen, weil dann Insulin den Blutzucker zu stark senkt.

ANTI-KARIES-ZUCKER

Zuckerkonsum wird seit Langem als eine der Ursachen für Karies angesehen. Wenn Sie konventionelle Zucker zu sich nehmen, dienen diese als Nahrung für Milchsäure bildende Bakterien in der Mundhöhle. Die Milchsäure löst die Mineralien aus den Zähnen und löst dann Karies aus. Stärkereiche Lebensmittel wie Brot und Nudeln fördern die Bildung von Plaques. Auch diese sind nicht gut für die Zähne und bieten säureproduzierende Bakterien eine Basis, um auf den Zähnen zu wachsen. Bakterien in den Zahntaschen fördern Entzündungen des Zahnfleisches und können so zu Parodontose (Zahnfleischschwund) führen.
Dabei ist die Parodontose gefährlicher, als man lange Zeit dachte, denn sie zieht den Körper als Ganzes in Mitleidenschaft. Auch der Zahnfleischschwund kann mit einem hohen Blutzuckerspiegel zusammenhängen. So wissen wir seit Langem, dass Diabetes das Risiko für Parodontose verschärft. Des Weiteren spielt Parodontose unter anderem bei Herzkrankheiten und Alzheimer eine Rolle.
Jüngere Forschungsarbeiten zeigen, dass Parodontose auch bei Osteoporose und Knochenabbau mit im Spiel ist. Komplikationen bei der Kindesentwicklung führt man ebenfalls seit einigen Jahren auf sie zurück. Eine Parodontose der Mutter kann zur Ursache von Risikoschwangerschaften, Frühgeburten und niedrigem Geburtsgewicht des Kindes werden. Eine Studie, die 2025 im *International Journal of Oral Science* erschien, stellte fest, dass eine Parodontose der Mutter beim Kind das Risiko von Geburtsfehlern, speziell der Bildung einer Gaumenspalte, erhöht.

Das Gute ist, dass es Zuckerarten gibt, die Karies nicht begünstigen. Und sie können auch einer Parodontose vorbeugen. Einige von ihnen – speziell Galaktose, Tagatose und Isomaltulose – unterstützen die Zahngesundheit, weil sie verhindern, dass Milchsäure im Mund entsteht. Sie tun das zwar auf unterschiedlichen Wegen, doch diese Zucker schützen die Zähne vor den schädlichen Bakterien der Mundhöhle, die den Zahnschmelz angreifen. Außerdem wird so die Bildung von Plaques gehemmt, was die Parodontose an der Entwicklung hindert. Dass die Milchsäureproduktion blockiert wird, bremst den Knochenabbau und beugt Gaumenspalten ebenso vor wie der Osteoporose. Diese funktionellen Zucker fördern außerdem nachweislich die Mineralisierung der Zähne.
Die zahnfreundlichen Zuckerarten fördern das Wachstum guter Bakterien in der Mundhöhle und verringern die Auswirkungen der schlechten. Somit verhindern sie auch Mundgeruch.

DR. COYS ERKENNTNISSE Bei guter Mundhygiene geht es nicht nur ums Zähneputzen und die Verwendung von Zahnseide. Auch die Ernährung spielt dabei eine wichtige Rolle. Die klassischen Zucker in Softdrinks, Kuchen und Süßigkeiten weitgehend zu vermeiden sowie Glukose-Stärke zu reduzieren, kann Karies und Zahnfleischerkrankungen vorbeugen und so Ihre Zähne gesund halten.

TAGATOSE

Tagatose wurde 1885 von den niederländischen Chemikern Lobry de Bruyn und Willem Alberda van Ekenstein entdeckt. Sie kommt in der Natur in geringen Mengen in Milchprodukten sowie einigen Früchten und Pflanzen vor. Auch die Muttermilch enthält Tagatose, die auch von Menschen mit einer Laktoseintoleranz gut vertragen wird. Tagatose kann aus der Galaktose der Milch erzeugt oder inzwischen auch aus Glukose-Stärke über enzymatischen Umbau kostengünstiger hergestellt werden. Aktuell ist in Europa nur die aus der Milch-Galaktose gewonnene Tagatose für den Verzehr erlaubt, während in den USA und vielen anderen Ländern auch die günstigere aus Glukose hergestellte Tagatose für den Verzehr zugelassen ist.

Tagatose ist fast so süß wie Haushaltszucker, enthält aber 62 Prozent weniger Kalorien. Sie hat wesentliche Vorteile gegenüber normalem Zucker: Sie erhöht weder den Blutzucker noch den Insulinspiegel. Dies wie auch der geringe Kaloriengehalt tragen zum Verlust von Übergewicht bei. Der Großteil der Tagatose wird ausgeschieden oder von gesunden Darmbakterien als Nahrung verwendet, die hieraus die kurzkettige Fettsäure Butyrat herstellen.

Ein weiterer entscheidender Vorteil ist, dass sie die Aufnahme von normalem Zucker verlangsamt und damit den glykämischen Index der Nahrung senkt. Daher steigt der Blutzuckerspiegel nicht so stark an und man ist länger satt, weil die Energie langsamer in den Körper gelangt und zu einer gleichmäßigeren Energieversorgung des Körpers führt. Dank der nachgewiesenen gesundheitlichen Vorzüge, der Süßkraft und dem angenehmen Geschmack hat Tagatose ein großes Potenzial als künftiges Grundnahrungsmittel. Tagatose wird zunächst sensorisch als Zucker mit normaler Süßkraft wahrgenommen und im Darm dann aber in die gesunde Fettsäure Butyrat überführt. Ernährungsphysiologisch stellt sie damit eher ein Fettbestandteil dar. Diese präbiotische Wirkung als löslicher Ballaststoff wie auch der geringe Kaloriengehalt machen Tagatose zu einem Zucker, der sehr gut für eine ketogene Ernährung geeignet ist.

TAGATOSE IM ÜBERBLICK

Verwendung: Tagatose kann in kalten und heißen Getränken (zum Beispiel Tee, Kaffee, heiße Schokolade) als Tafelsüße verwendet werden. Sie eignet sich hier auch sehr gut für Kombinationen mit anderen Zuckern wie Galaktose, Trehalose und Isomaltulose. Tagatose kann als Ersatz für Haushaltszucker verwendet werden, wenn die Menge 15 bis 20 Gramm nicht überschreitet. Bei größeren Mengen kommt es aufgrund der präbiotischen Wirkung zu unangenehmer Gasbildung und Blähungen. Bei noch größeren Mengen kann es auch zu Durchfall kommen. Daher ist Tagatose ein Zucker, den Sie vor allem in Kombination mit anderen Zuckern einsetzen sollten.

Die präbiotische Wirkung führt zur Bildung der kurzkettigen Fettsäure Butyrat, die antientzündlich ist, als Nahrung für Darmepithelzellen dient, den pH-Wert in den sauren und damit gesunden Bereich verschiebt und so die Entgiftung von Abbauresten des Aminosäureabbaus in Form von gelöstem Ammonium-Ionen ($NH4^+$) ermöglicht. Wenn Sie Tagatose-haltige Getränke konsumieren und dies auf nüchternen Magen, gelangt diese schnell in den Darm und kann damit Durchfall auslösen. Die Verträglichkeit ist daher wesentlich höher, wenn Sie Tagatose nicht auf nüchternen Magen konsumieren. Der Verzehr von Tagatose zusammen mit fester, glukosehaltiger Nahrung wie Nudeln, Pizza, Kartoffeln, oder Reis hat zudem den Vorteil, dass diese Lebensmitteln dann einen geringeren Blutzuckeranstieg auslösen, damit gesünder werden und länger satt machen. Und Sie können mit Tagatose auch den Blutzuckeranstieg von Fruchtsäften wie zum Beispiel Orangensaft, Apfelsaft mindern, indem Sie Tagatose zu diesen Säften zugeben.

Geschmack und Textur: Tagatose ist fast genauso süß wie Haushaltszucker, dem sie in Geschmack, Textur und Mundgefühl sehr ähnelt. Sie hat zudem gegenüber Haushaltszucker und Glukose den großen Vorteil, dass sie 62 Prozent weniger Kalorien hat. Anders als manche natürlichen Süßmittel hat sie einen natürlichen, süßen Geschmack, keinen negativen Nachgeschmack – geschmacklich eben ein richtiger Zucker, aber ohne die Nachteile des normalen Zuckers.

Wichtige gesundheitliche Vorzüge:
- Hält den Blutzuckerspiegel im gesunden Bereich.
- Verringert den Blutzuckeranstieg, auch wenn konventioneller Zucker und Stärke verzehrt wird.
- Wirkt Zuckerschäden (AGEs) im Körper entgegen und führt damit zu gesunden HbA1c-Werten.
- Verbessert die Blutfettwerte.
- Fördert die Fettverbrennung.
- Fördert das Wachstum der guten Darmbakterien und führt mit der hierdurch gebildeten kurzkettigen Fettsäure Butyrat zu einem gesunden, leicht sauren pH-Wert, der die Entgiftung von Ammoniak ermöglicht und dem

Wachstum von Pilzen wie zum Beispiel Candida entgegenwirkt.
- Wirkt antientzündlich.
- Ist zahnfreundlich.

Mögliche Nebenwirkungen: Übermäßiger Konsum führt zu Blähungen oder dünnflüssigem Stuhl bis hin zu Durchfall. Die Symptome unterscheiden sich je nach aufgenommener Menge: Je mehr Sie zu sich nehmen, desto wahrscheinlicher ist es, dass Sie Symptome zeigen. Wenn Sie Tagatose in kleinen Mengen in Ihre Ernährung einführen, steigt die Zahl positiver Bakterien im Darmmikrobiom und damit auch die Verträglichkeit. Beginnen Sie daher zunächst mit kleinen Mengen wie ½ Teelöffel zu den Mahlzeiten und steigern dann langsam die Menge.

Empfohlene Menge: Nach einer Anpassungsphase, in der die guten Darmbakterien zunehmen, steigt die Verträglichkeit so, dass die meisten Menschen 20 bis 45 Gramm verteilt über den Tag vertragen (etwa 4 bis 9 Teelöffel). Nach der Anpassungsphase wird in der Regel eine Einzeldosis von etwa 5 bis 15 Gramm (1 bis 3 Teelöffel) gut vertragen. Verwenden Sie am besten Kombinationen mit anderen Zuckern, die nicht präbiotisch wirken und damit gut vertragen werden.

Sicherheitshinweise: Es gibt hier keine Bedenken. Tagatose ist in der Europäischen Union ebenso zugelassen wie von der US-amerikanischen Food and Drug Administration und Health Canada.

DIE GESUNDHEITLICHEN VORZÜGE DER TAGATOSE

Tagatose unterstützt ein gesundes Blutzuckerniveau

Zahlreiche Studien bringen den Tagatosekonsum mit gelungenem Blutzuckermanagement in Verbindung. Gesunde Menschen, aber vor allem Diabetiker profitieren dabei von den Eigenschaften der Tagatose. Der Großteil der verzehrten Tagatose wird vom Körper nicht aufgenommen und nicht verstoffwechselt, was zu den guten Blutzuckerwerten beiträgt. Zusammen mit anderen Zuckern konsumiert, verzögert Tagatose die Aufnahme der normalen Zucker in den Körper, weil die Zuckeraufnahmesystem verlangsamt werden und so der Blutzuckeranstieg verlangsamt wird.

Tagatose ist als Lebensmittel besonders für Diabetiker zu empfehlen, weil sie für niedrigere HbA1c-Werte sorgt. Aber auch gesunde Menschen profitieren enorm von Tagatose, weil die Zuckerschäden in Blutgefäßen und dem restlichen Körpergewebe reduziert werden. Dies wirkt der Versteifung der Blutgefäßwände wie auch dem Erschlaffen des Gewebes entgegen. Elastischere, straffere Haut ist die positive Folge. Die Verminderung der AGEs durch die Verminderung von Blutzuckeranstiegen wirkt sich allgemein sehr positiv aus, da weniger Entzündungen und eine geringere Alterung die Folge sind. Eine Studie an 480 Diabetikern, die keine glukosesenkenden Medikamente einnahmen, untersuchte die unterschiedliche Wirkung von Tagatoseverzehr und Placebo. Die Tagatosegruppe erhielt dreimal täglich 15 Gramm (etwa 3 Teelöffel) Tagatose zu den Mahlzeiten. Diese Dosis wurde gut vertragen und reduzierte die HbA1c-Werte bei den Tagatosekonsumenten im Vergleich zur Kontrollgruppe deutlich.

Die Teilnehmer der Tagatosegruppe durften sich des Weiteren über einen niedrigeren Nüchternblutzucker freuen und über geringere LDL- beziehungsweise Gesamtcholesterinwerte. Wie bereits erwähnt hängt ein hoher Blutzuckerspiegel auch mit ungesunden Blutfettwerten zusammen. Tagatose verbessert das Blutfettprofil aber auch, indem sie bei Diabetikern die Produktion von gutem HDL-Cholesterin fördert. Diese Verbesserungen schützen unter anderem vor dem metabolischen Syndrom und vor Herzkrankheiten.

Die Wissenschaftler, die diese Studie durchführten, gelangten zu der Schlussfolgerung, dass Tagatose, im Gegensatz zu vielen Diabetesmedikamenten, umso wirksamer wurde, je länger die Probanden sie zu sich nahmen. Das macht den Zucker für Diabetiker zu einem besonders wertvollen Zucker.

Tagatose verbessert die Insulinsensitivität

Die geringen Mengen an Tagatose, die in den Körper aufgenommen werden, werden in der Leber verstoffwechselt, was bedeutet, dass sie kein Insulin braucht. Im Gegensatz zu Süßstoffen wie Aspartam, die zwar keinen Blutzucker-, aber einen Insulinanstieg und damit einhergehend Entzündungen in den Blutgefäßen auslösen, kommt es bei Tagatose zu keinem Insulinanstieg und keinen Entzündungen. Im Gegensatz zur Fruktose, die ebenfalls in der Leber verstoffwechselt wird, führt Tagatose jedoch nicht zu Fettablagerungen.

Ihre Leber liefert Ihrem Körper Glukose, indem sie aus dem gespeicherten Glykogen Glukose freisetzt und in die Blutbahn abgibt. Tagatose verlangsamt diesen Prozess und hält so den Blutzucker unter Kontrolle. Das wiederum heißt, dass kein Insulin nötig ist und eine eventuelle Insulinsensitivität sich verbessern kann.

Tagatose wirkt auch antientzündlich, eben weil sie keine Insulinausschüttung auslöst. Ein hoher Insulinspiegel führt zudem zu mehr Fettzellen, die ihrerseits Entzündungsstoffe produzieren.

Andere Forschungsarbeiten belegen, dass Tagatose Entzündungen entgegenwirkt, indem sie die Anzahl positiver Darmbakterien erhöht, die die antientzündliche kurzkettige Fettsäure Butyrat bilden.

Tagatose unterstützt den Gewichtsverlust

Tagatose erleichtert die Reduktion von Übergewicht. Zum einen enthält sie 62 Prozent weniger Kalorien als Tafelzucker, zum anderen vermeidet sie Blutzuckeranstiege und damit ausgelöste Ausschüttungen von Insulin, das die Umwandlung von Zucker in Fett fördert. Bei Übergewichtigen unterstützt Tagatose das Abnehmen sehr effizient. Eine Studie der University of Maryland zeigt, dass übergewichtige Menschen, die ein Jahr lang täglich 45 Gramm (etwa 9 Teelöffel) verzehrten, deutlich an Gewicht verloren. Drei Portionen zu je 15 Gramm Tagatose (etwa 3 Teelöffel) täglich über einen Zeitraum von zwölf Monaten führten zu einem durchschnittlichen Gewichtsverlust von 5,1 Kilogramm. Auch der HbA1c-Wert der Probanden verringerte sich um gut 10 Prozent.

DR. COYS ERKENNTNISSE Tagatose gehört zu den Zuckern in der Muttermilch. Sie hat nur 38 Prozent der Kalorien, die Haushaltszucker hat, und führt bei übergewichtigen Menschen zu einer signifikanten Gewichtsabnahme. Tagatose unterstützt auch den Fettstoffwechsel, weil sie zum Beispiel die Entstehung des guten HDL-Cholesterins fördert. Wenn Sie Tagatose konsumieren, können Sie Übergewicht abbauen und Ihre Blutfettwerte verbessern – ein Doppelschlag zu Ihren Gunsten.

Tagatose trägt also über mehrere Mechanismen zum Abbau von Übergewicht bei. Neben dem geringen Kaloriengehalt sind die positiven Wirkungen auf den Blutzucker- und Insulinspiegel wichtig. Darüber hinaus macht Tagatose andere zuckerhaltige Lebensmittel gesünder, weil die Aufnahme von Einfachzuckern verzögert wird, so Blutzucker- und Insulinanstiege vermindert sowie das Sättigungsgefühl zeitlich verlängert wird. Hierdurch bekommt man später Hunger und nimmt pro Tag weniger Nahrung zu sich.

Zuckeralarm

Bei übergewichtigen Menschen fördert Tagatose erwiesenermaßen den Gewichtsverlust und verringert den HbA1c-Wert. In einer Studie konnten die Probanden wie gesagt ihr Gewicht um durchschnittlich 5,1 Kilogramm reduzieren, weil sie ein Jahr lang dreimal täglich je 15 Gramm Tagatose zu sich nahmen. Auch der HbA1c-Wert reduzierte sich um 10 Prozent. Dies bedeutet, dass man durch den Konsum dieses besonderen Zuckers Übergewicht verlieren kann. So können Sie mit Tagatose-haltigen Lebensmitteln wie Schokolade, Speiseeis, Desserts und Kuchen mit Essgenuss und Freude abnehmen.

Tagatose verbessert die Darmgesundheit

Tagatose wird zum Großteil wieder ausgeschieden oder von guten Darmbakterien als Nahrung verwendet. Diese Bakterien wiederum stellen wertvolle Stoffwechselprodukte her, die wir als kurzkettige Fettsäuren kennen. Letztere haben viele gesundheitliche Vorzüge aufzuweisen: Sie unterdrücken Entzündungen, hemmen das Wachstum von Krebszellen, unterstützen ein gutes Epithelgewebe im Darm, stärken das Immunsystem und verbessern den Fettstoffwechsel.

DR. COYS ERKENNTNISSE Tagatose fördert die Entstehung von Butyrat in Ihrem Darm. Diese kurzkettige Fettsäure bringt gesundheitlich viele Vorteile, unter anderem verbessert sie den pH-Wert des Darms, wodurch die Entgiftung von Abfallprodukten des Aminosäurenabbaus wesentlich erleichtert wird, weil diese in Form von in Wasser im Darm gelösten Ammoniumionen ermöglicht wird. Außerdem stärkt Butyrat die Produktion positiver Neurotransmitter, stimuliert das Immunsystem, verbessert den Fettstoffwechsel und reduziert Entzündungen. Und schließlich wirkt diese Fettsäure gegen Krebs.

Eine Studie, die sich speziell mit der Wirkung von Tagatose auf die Darmgesundheit beschäftigte, zeigte, dass der Zucker die Produktion von Butyrat anregt. Gesunde (männliche und weibliche) Versuchspersonen erhielten zwei Wochen lang insgesamt 30 Gramm Erdbeermarmelade zum Frühstück, die neben anderen Zuckern unterschiedliche Mengen Tagatose enthielt. Nur die Tagatose konnte die Produktion von Butyrat und positiven Bakterien ankurbeln.

DR. COYS ERKENNTNISSE Tagatose ist Weltmeister bei der Ankurbelung der Fettverbrennung und beim Gewichtsverlust. Um diese reiche Ernte einfahren zu können, empfehle ich den Verzehr von bis zu 45 Gramm (etwa 9 Teelöffel) täglich, aber bereits 2 Teelöffel reichen aus, um die ersten positiven Effekte zu erfahren und diese mit einem reduzierten HbA1c-Wert auch messen zu können.

Butyrat zeigt insbesondere Wirkung bei der Vorbeugung und Heilung des Leaky-Gut-Syndroms, das ständig zu Verdauungsproblemen und Entzündungsreaktionen im Darm und dem restlichen Körper führt. Die gesunde Fettsäure Butyrat kann nachweislich Entzündungen reduzieren und trägt dazu bei, giftiges Ammoniak in Form von gelöstem Ammoniumion über den Darm aus dem Körper auszuleiten. Neuere Forschungsarbeiten zeigen, dass butyratproduzierende Bakterien auch zur Bekämpfung von Atemwegserkrankungen beitragen. Ihre Ernährung mit Tagatose anzureichern, kann Sie also vor bestimmten Infektionen, zum Beispiel mit dem humanen respiratorischen Synzytialvirus (RSV), bewahren. Neue Studien zeigen zudem einen positiven Einfluss von Butyrat auf die kognitive Leistungsfähigkeit.

Da Butyrat eine Säure ist, senkt es den pH-Wert im Darm und schützt ihn so vor einer Besiedlung zum Beispiel mit Hefepilzen. Ein niedriger pH-Wert im Darm unterstützt außerdem die Ausscheidung von giftigem Ammoniak in Form von Ammoniumionen über den Stuhl. Anderenfalls muss dieses Nebenprodukt des Abbaus von Aminosäuren über die Nieren als Harnstoff ausgeschieden werden, was die Nieren zusätzlich belastet. Tagatose hilft also beim Entgiften.

DR. COYS ERKENNTNISSE Durch eine sehr proteinreiche Ernährung müssen Aminosäuren als Energielieferant genutzt und verstoffwechselt werden. Anders als Fette und Zucker können Aminosäuren aber nur teilweise abgebaut und daraus Energie freigesetzt werden. Spezifisch für Aminosäuren sind, wie der Name schon sagt, eine oder mehrere Aminogruppen. Diese können nicht abgebaut werden und stellen ein potenziell giftiges Abfallprodukt dar, das der Körper ausscheiden muss – entweder in Form von Harnstoff über die Niere, was sehr aufwendig und mühsam ist, oder elegant gelöst im Wasseranteil des Stuhls über den Darm. Eine effiziente Ausleitung dieser möglicherweise toxischen Verbindungen über den Darm setzt aber einen sauren pH-Wert im Darm voraus, den viele Menschen aufgrund des hohen Konsums von normalem Zucker und Stärke nicht haben. Darmbakterien wie die Bifidobakterien wandeln Tagatose in Butyrat um, das als Fettsäure den pH-Wert im Darm senkt, sodass auch problematische Aminogruppen effizient ausgeschieden werden können.

Tagatose steigert die Gehirngesundheit

Wie gesagt bringen Forschungsarbeiten das Darmmikrobiom mit der Gehirngesundheit in Verbindung, was mit der Darm-Gehirn-Achse zu tun hat. Tagatose kann die Darmgesundheit und damit auch die Gehirngesundheit fördern.

Im Gehirn erhöht Tagatose die Ausschüttung des Neurotransmitters Gamma-Aminobuttersäure (GABA). GABA weist zahlreiche gesundheitliche Vorzüge auf. Sie hilft, Stress und Ängste zu regulieren, aber sie hält auch den Blutdruck unter Kontrolle und beugt Diabetes vor. Außerdem verbessert GABA die Schlafqualität und versetzt Ihren Körper in die Lage, die verjüngende Wirkung des Schlafs zu genießen. Am Morgen erwachen Sie ausgeruht und bereit zu neuen Taten.

Dass Tagatose Diabetes bekämpft, trägt möglicherweise auch dazu bei, Demenz zu verhindern. Forschungsarbeiten bringen

Diabetes ja mit Alzheimer in Verbindung. Wenn das Insulin im Körper seine Funktion nicht mehr richtig erfüllt und dann eine Insulinresistenz auftritt, erhält das Gehirn nicht genug Glukose und kann nicht korrekt arbeiten. Das aber ebnet Gedächtnisverlust und Demenz den Weg. Dass Tagatose den Blutzucker normalisiert, reduziert Insulinresistenz und Demenzrisiko gleichermaßen, da das Gehirn so den Zucker bekommt, den es braucht. Tagatose ist ein Zucker ohne Reue – sie kann die Insulinresistenz nicht nur verhindern, sondern ihr auch entgegenwirken, wenn sie sich bereits entwickelt hat. Da Tagatose darüber hinaus noch Entzündungen bekämpft, ist sie für ein gesundes Gehirn immer ein gutes Mittel.

Tagatose ist zahnfreundlich

Sowohl die amerikanische Food and Drug Administration (FDA) als auch die European Food Safety Authority (EFSA) bestätigen, dass Tagatose Karies und einer Entmineralisierung entgegenwirkt. Die Bakterien der Mundhöhle können aus Tagatose nämlich keine Milchsäure herstellen, die die Zähne angreift. Außerdem hemmt der Zucker das Wachstum gefährlicher Bakterien vom Genus Streptococcus mutans, des wichtigsten Verursachers von Karies. Tagatose fördert die Mundgesundheit, weil sie auch Plaques verhindert, die den Kariеslöchern häufig vorangehen. Tagatose ist damit zahnfreundlich und geeignet für die Verwendung in Süßigkeiten und Getränken, die die Zähne schützen. Besonders für die Ernährung von Kindern bietet dies große Chancen für die Etablierung von zahnfreundlichen Schokoladen und Getränken.

Gerade in der Schule besteht für Kinder das große Problem, dass nach dem Verzehr von stärkehaltigen Lebensmitteln wie Brot oder dem Trinken von Fruchtsäften Karies entsteht, weil die Zähne nicht geputzt werden können. Tagatose-haltige Lebensmittel reinigen die Zähne von Plaques und schützen vor Karies, sodass auch in der Schule die Zähne der Kinder geschützt werden. Da Tagatose auch den Blutzucker- und Insulinspiegel stabil hält, fördert Tagatose ebenso die Konzentrationsfähigkeit. Tagatose bietet daher eine großartige Option, zahnfreundliche, konzentrationsfördernde Lebensmittel für Kinder in der Schule zu etablieren, die zudem die anderen Lebensmittel wie Brot und Brötchen bezüglich des Blutzuckeranstiegs gesünder machen.

Im April 2026 hat die FDA nun beschlossen, dass Tagatose auf Lebensmitteletiketten nicht mehr als Zucker deklariert werden muss. Damit wird offiziell anerkannt, dass der Zucker Tagatose nicht die negativen Effekte von normalem Zucker aufweist.

DR. COYS ERKENNTNISSE GLP-1-Agonisten (Abnehmspritzen) werden immer häufiger zur Gewichtsreduktion verschrieben, doch sind mittlerweile auch Nebenwirkungen erkennbar. Hierunter fallen zum Beispiel Symptome wie Mundgeruch, Zahnfleischentzündung, Abbau von Zahnschmelz sowie ein erhöhtes Kariesrisiko. Entscheidend hierfür ist die Verringerung des Speichelflusses, sodass die Zähne durch den Speichel nicht mehr geschützt werden. Tagatose kann als zahnfreundlicher Zucker eingesetzt werden, um diese Probleme zu bekämpfen. Sie wirkt sich positiv auf die Mundflora aus und neutralisiert kariesfördernde Säuren. Außerdem kann Tagatose das Bakterium Streptococcus mutans hemmen, das zu den aktivsten Kariesverursachern zählt.

Appetitzügler

Wenn Sie am späten Nachmittag häufig hungrig sind, dann trägt ein wenig Tagatose zum Frühstück dazu bei, dass Sie später keine ungesunden Snacks brauchen. Eine Studie an neunzehn gesunden Personen stellte fest, dass diese, wenn sie zum Frühstück 7 Teelöffel Tagatose verzehrten, noch am Abend deutlich weniger Hunger verspürten. Dementsprechend aßen sie auch weniger.

DR. COYS ERKENNTNISSE Mit einiger Überraschung habe ich neuere Studien gelesen, die belegen, dass butyratproduzierende Bakterien virale Entzündungen der Atemwege bekämpfen können. Wie sich gezeigt hat, erhöht dauerhaft hoher Blutzucker das Risiko für einen schweren Verlauf der Covid-19-Erkrankung.
Diese Beobachtung weckte das Interesse daran, wie Verdauungssystem und Lunge zusammenarbeiten.
Forschungsarbeiten zeigen, dass Covid-19 das Darmmikrobiom in Unordnung bringt. Insbesondere reduziert die Erkrankung die Zahl antientzündlicher Bakterien wie jener, die Butyrat herstellen. Umgekehrt fördert sie Bakterien, die Entzündungen anheizen.
Unabhängig davon weist Tagatose in anderer Hinsicht einen schützenden Effekt gegen virale Infekte auf, da sie Blutzucker- und Insulinanstiege reduziert und damit einer Insulinresistenz entgegenwirkt. Inzwischen wurde entdeckt, dass unser Körper bei einer Virusinfektion Insulin ausschüttet, um damit den Blutzucker zu senken, damit die Virusbildung gehemmt wird. Voraussetzung

dafür ist aber, dass Insulin wirkt. Tagatose hilft, eine Insulinresistenz zu vermeiden oder bestehende Insulinresistenzen abzubauen. Dadurch kann unser Körper wieder über Insulin den Blutzucker senken, sodass weniger Zucker für die Transketolasen da ist, die von Viren aktiviert werden, um Ribose als Baustein für die Viren-DNA/RNA zu bilden. Daneben wirkt Tagatose auch Vireninfektionen entgegen, da Tagatose die Zahl butyratproduzierender Bakterien erhöht und die Darmgesundheit so verbessert, dass der Körper sich besser gegen Infektionen wie Covid-19 wehren kann.

PRÄBIOTISCHE ZUCKER

Der Großteil der Tagatose, die Sie zu sich nehmen, gelangt in den Darm, wo sie den nützlichen Bakterien als Nahrung dient. Dieser Zucker stellt damit einen löslichen Ballaststoff dar, der präbiotische Wirkung entfaltet. Ein weiterer Zucker mit präbiotischer Wirkung ist Mannose, aber auch andere Zucker sind auf diese Weise wirksam. So fördern die Galakto-Oligosaccharide, die man in der Muttermilch findet, das Wachstum der guten Lakto- und Bifidobakterien. Diese Zucker unterstützen ein gesundes Immunsystem, sodass krankmachende Keime einen Angriffspunkt gar nicht erst finden. Das ist vor allem für Kinder wichtig, deren Immunsystem sich schnell entwickelt.

Galakto-Oligosaccharide (GOS) werden häufig fertiger Babynahrung hinzugefügt, meist zusammen mit Frukto-Oligosacchariden (FOS), einem weiteren präbiotischen Zucker. Frukto-Oligosaccharide kommen in der Natur in

vielen Nahrungsmitteln vor, zum Beispiel in Vollkorngetreide wie Roggen oder Hafer, in Gemüse wie Spargel, Tomaten, Zwiebeln oder Knoblauch und in Früchten wie Bananen.
Von Babynahrung einmal abgesehen, werden die präbiotischen Zucker in der Ernährung wenig genutzt, was bedauerlich ist. Ansonsten könnten mehr Menschen von ihrer günstigen Wirkung auf die Darmgesundheit profitieren.
Inulin ist eine Form von Fruktose, die in langen Ketten vorliegt und für uns unverdaulich ist. Man kann Inulin daher als »unverdauliche Fruktosestärke« bezeichnen. Sie kommt in Pflanzen wie Chicorée, Schwarzwurzel und Artischocken vor. Wir können Inulin nicht verdauen, aber gute Darmbakterien sind dazu in der Lage, sodass Inulin präbiotisch wirkt. Sensorisch ähnelt es einem süß schmeckenden, sahneartigen Lebensmittelbestandteil und nicht einem groben Faserstoff. Inulin ist aber weniger gut verträglich als der lösliche Ballaststoff Tagatose. Beide fördern die guten Darmbakterien, die Butyrat bilden. Wie alle Präbiotika kann Inulin Blähungen verursachen. Aber wenn Sie Inulin zunächst in kleinen Mengen in Ihre Ernährung einbauen, lernt Ihr Körper, den Stoff zu vertragen.

Blähungen

Ihr Mikrobiom zu stärken, indem Sie nützliche Bakterien fördern, kann einen Nachteil haben. Darmbakterien produzieren Gase, was zu Flatulenzen führt. Das Gute daran ist, dass diese durch Präbiotika gestützte nützliche Bakterien üblicherweise geruchlose Gase bilden. Wenig wohlriechende Darmgase sind gewöhnlich ein Hinweis darauf, dass es dem Mikrobiom nicht gutgeht oder sich gar Giftstoffe im Darm befinden, die aus dem Eiweißabbau stammen. Es kann aber auch einfach nur heißen, dass Sie etwas gegessen oder getrunken haben, was Ihr Körper nicht mag – zum Beispiel Milch, wenn Sie eine Laktoseintoleranz haben.

GALAKTOSE

Galaktose wurde zum ersten Mal 1856 von Louis Pasteur als Bestandteil der Milch identifiziert. Er nannte sie damals noch »laktische Glukose«. Zu ihrem heutigen Namen »Galaktose«, der auf das griechische Wort für »Milch« zurückgeht, kam sie erst später.

Galaktose wird hauptsächlich aus Laktose gewonnen, die zu gleichen Teilen aus Glukose und Galaktose besteht. Galaktose kommt aber auch in Pflanzen vor und wird auch daraus gewonnen. Dieser Zucker kommt sowohl im menschlichen und tierischen Organismus als auch in Pflanzen vor und erfüllt dort jeweils unterschiedliche Funktionen. Galaktose findet sich in vielen verschiedenen Nahrungsmitteln wie Hülsenfrüchten, Obst und Gemüse, aber die Hauptquelle sind nach wie vor Milchprodukte. Menschen mit einer Laktoseintoleranz vertragen Galaktose ohne Schwierigkeiten, weil die Laktase nicht notwendig ist, um Galaktose zu verdauen. Sie wird auch endogen im menschlichen Körper hergestellt und spielt eine ganz entscheidende Rolle bei Zuckerverbindungen auf der Zelloberfläche, wie zum Beispiel auf der Oberfläche von roten Blutkörperchen, wo Galaktose einen Bestandteil der verschiedenen Zuckerverbindungen darstellt, die die verschiedenen Blutgruppen 0, A und B ausmachen. Galaktose spielt auch als Bestandteil der Zuckermoleküle auf der Oberfläche von Immunzellen eine Rolle. Es gibt des Weiteren Hinweise darauf, dass Galaktose die

Kommunikation zwischen unseren funktionell unterschiedlichen Gehirnhälften über den Verbindungsnerv beeinflusst, die sogenannte Brücke (Pons).

Wissenschaftler untersuchen die Galaktose schon seit Jahren, in erster Linie wegen ihrer Rolle bei genetischen Störungen wie der Galaktosämie, einer Störung des Kohlenhydratstoffwechsels, die 1908 entdeckt wurde. Menschen, die an Galaktosämie leiden, fehlt es an bestimmten Enzymen. Die Folge davon ist, dass sich in ihrem Blut Galaktose ansammelt, was toxische Auswirkungen hat. Unbehandelt führt die Krankheit unter anderem zu grauem Star, Leber- oder Nierenschäden, neurologischen Problemen und Lernschwierigkeiten.

Für Neugeborene kann die Galaktosämie lebensbedrohlich sein, daher gibt es in manchen Ländern ein entsprechendes Screening. Auch für Kleinkinder ist die Krankheit gefährlich, weil Galaktose sowohl in der Muttermilch als auch in den meisten Babynahrungsmitteln vorhanden ist. Die erste Schutzmaßnahme ist in diesem Fall eine laktose- beziehungsweise galaktosefreie Kost.

GALAKTOSE IM ÜBERBLICK

Verwendung: Galaktose ist nur etwa halb so süß wie Haushaltszucker. Ihre moderate, nicht in den Vordergrund drängende Süße passt sehr gut für Heißgetränke wie Tee und Kaffee, weil sie deren Geschmack nicht mit starkem, süßem Geschmack überdeckt. Aber auch kalte Getränke kann man mit Galaktose süßen. Sie ist darüber hinaus gut für Desserts. Am besten kombiniert man sie mit Tagatose, um die Süßkraft zu steigern. Beide Zucker kann man mit Einschränkungen zum Backen verwenden, da sie hitzeempfindlicher sind als Haushaltszucker. Durch Reduzierung der Backofentemperatur und Verlängerung der Backzeit kann dies kompensiert werden. Generell ist für das Backen besser, Tagatose und Galaktose mit anderen Zuckern wie Isomaltulose und Trehalose zu kombinieren.

Geschmack und Textur: Galaktose schmeckt süß ohne unangenehme Seitennoten, ist aber nur halb so süß wie Haushaltszucker und hat meistens eine pudrige Beschaffenheit.

Wichtige gesundheitliche Vorzüge:
- Unterstützt einen gesunden Blutzuckerspiegel.
- Fördert die Aufnahme von Glukose in die Skelettmuskulatur.
- Erhöht die Anzahl von Mitochondrien und verstärkt die Fettverbrennung.
- Unterstützt die Gehirngesundheit.
- Ist zahnfreundlich.

Mögliche Nebenwirkungen: Anders als Tagatose führt Galaktose auch bei höheren Mengen nicht zu Verdauungsstörungen wie Blähungen und/oder Durchfall. Trotzdem sollte man auf große Mengen Galaktose oder die Fokussierung auf Galaktose als Hauptzucker in der Nahrung verzichten, weil dies zu einer zu starken Aktivierung der Mitochondrien und der damit einhergehenden Bildung von schädlichen Radikalen führt. In moderaten Mengen (zum Beispiel 10 bis 20 Gramm pro Tag) wirkt Galaktose wie moderater Sport, der die Mitochondrien aktiviert und überschaubare Mengen von Radikalen bildet, die gesund sind. Zu wenig oder zu viel Radikalbildung ist allerdings nicht gesund. Ähnlich wie in der Muttermilch sollte Galaktose mit Glukose kombiniert werden. Statt reiner Glukose, die einen starken Blutzuckeranstieg zur Folge hat, sollte Trehalose als Glukosequelle verwendet werden, die Glukose langsam freisetzt. Besteht die genetische Erkrankung Galaktosämie, so treten schwerwiegende Nebenwirkungen auf, weil fehlende Enzyme den Abbau von Galaktose nicht ermöglichen und dadurch Schäden auftreten. Die Betreffenden sollten Galaktose in jedem Fall meiden. Einige Studien deuten aber darauf hin, dass kleine Mengen Galaktose auch von Menschen mit Galaktosämie vertragen werden können.

Empfohlene Menge: Sie fördert die Fettverbrennung, aber Sie sollten den Anteil an Galaktose auf 15 Prozent des Zuckers begrenzen, den Sie normalerweise zu sich nehmen.

Sicherheitshinweise: Menschen, die unter Galaktosämie leiden, sollten diesen Zucker grundsätzlich meiden. Auch schwangere Frauen sollten beim Konsum Vorsicht walten lassen. Das ungeborene Kind könnte unter Galaktosämie leiden, die sich aber erst nach der Geburt feststellen lässt. Galaktose kann mit bestimmten Antibiotika interagieren, aber auch mit Medikamenten, die den Blutzuckerspiegel beeinflussen oder die Leberfunktion. Bei Menschen mit Galaktosämie kann sich Galaktose ansammeln und die Leber schädigen. Forschungsarbeiten belegen, dass die

Leber mit zunehmendem Alter die Fähigkeit einbüßt, Galaktose effektiv zu verstoffwechseln. Das erhöht das Risiko für oxidativen Stress und Entzündungen der Leber, vor allem bei älteren Männern.
Galaktose fördert zur Energiegewinnung die Oxidation und die Mitochondrien, allerdings entstehen so auch freie Radikale. Ein bestimmtes Maß an freien Radikalen ist unschädlich und sogar gesund – auch durch körperliche Bewegung entstehen freie Radikale. Doch man sollte darauf achten, dass der oxidative Stress im gesunden Bereich bleibt. Um eine exzessive Produktion freier Radikale zu vermeiden, sollte Galaktose mit anderen Zuckern wie Isomaltulose oder Trehalose kombiniert werden, die Glukose freisetzen und für die Neutralisierung der Radikale verwendet werden können.

Kalorienintensivere Verwertung

Galaktose hat denselben Kaloriengehalt wie Haushaltszucker (4 kcal pro Gramm). Trotzdem wird sie anders verstoffwechselt. Grundsätzlich ist die Verwertung von Galaktose energieintensiver als die von Haushaltszucker, sodass ein Teil der Energie, die in Galaktose enthalten ist, für den Umbau verwendet werden muss. Sie ist daher auch kein Zucker, der im sportlichen Wettkampf leicht zur Energiefreisetzung genutzt werden kann. Sie eignet sich aber hervorragend, um damit zu trainieren. Genau wie Nüchternläufe führt Galaktose zu einer vermehrten Nutzung von Mitochondrien, sodass die Mitochondrien trainiert werden. Beschädigte Mitochondrien werden so durch neue, funktionsfähige Mitochondrien ersetzt, die zudem weniger schädliche Radikale freisetzen.

DIE GESUNDHEITLICHEN VORZÜGE DER GALAKTOSE

Galaktose unterstützt einen gesunden Blutzuckerspiegel

Galaktose wird hauptsächlich in der Leber verstoffwechselt, wo sie zu Glukose umgewandelt wird. Der Körper verarbeitet Galaktose nur langsam. So ist stets Energie verfügbar und ein ständiges Auf und Ab des Blutzuckerspiegels wird verhindert.

Leiden Sie unter Insulinresistenz, kann Ihr Gehirn immer noch Galaktose verwerten und bekommt so den nötigen Zucker, um optimal zu funktionieren. Da für die Aufnahme von Galaktose aus dem Blut ins Gehirn, anders als bei Glukose, kein Insulin nötig ist, kann Galaktose auch bei einer Insulinresistenz ins Gehirn aufgenommen und dort wieder in Glukose umgebaut werden.

Glukose kann man im PPP verstoffwechseln, sodass Glutathion gebildet werden kann, was Radikale neutralisiert. Des Weiteren können auch mithilfe von TKTL1 aus Glukose Ribose und Acetyl-CoA hergestellt werden, die für die Reparatur von DNA und Membranschäden nutzbar sind. Galaktose schützt damit als Ausgangszucker für die Bildung von Glukose das Gehirn vor Schäden und Alzheimer. Des Weiteren konnte in einer Studie festgestellt werden, dass adipöse Frauen, die Galaktose verzehrten, niedrigere Blutzucker- und Insulinspiegel aufwiesen als die Glukosegruppe. Auch dies schützt das Gehirn.

Zuckeralarm

In einer Studie bekamen übergewichtige Frauen einen Energydrink, der wahlweise mit Galaktose oder mit Glukose gesüßt war und etwa 70 Prozent ihres täglichen Energiebedarfs deckte. Das Galaktosegetränk förderte den Gewichtsverlust und senkte gleichzeitig den Blutzucker- und Insulinspiegel.

Galaktose fördert die Fettverbrennung

Dank ihrer speziellen Verstoffwechselung hilft Galaktose dem Körper bei der Fettverbrennung.

Ihr Körper verarbeitet nicht gern Galaktose für die Fermentation, weil dies, anders als bei konventionellem Zucker, unterm Strich keine Energie freisetzt. Galaktose in Glukose umzuwandeln, verbraucht ebenso viel Energie, wie durch die anschließende Fermentation der gebildeten Glukose zu Milchsäure erzeugt wird. Der Netto-Energiegewinn liegt also bei null. Das zwingt die Mitochondrien, Galaktose zu verbrennen, da ansonsten keine Energie für die Zelle verfügbar ist. Das Umschalten von der Fermentation auf Verbrennung (Oxidation) aktiviert die Mitochondrien, was die Fettverbrennung anheizt.

Durch diese Umschaltung wird auch die Mobilisierung von Fetten aus Fettdepots erhöht und eine generelle Förderung der Verbrennung ausgelöst. Glukose dagegen löst diesen Effekt nicht aus. Galaktose erleichtert damit den Abbau überschüssiger Fettspeicher, weil diese die Mitochondrien und damit die Verbrennung aktiviert.

DR. COYS ERKENNTNISSE Eine Kombination aus Galaktose und Tagatose ist eine ausgezeichnete Zuckermischung und Süße für Kaffee oder Tee. Beide Zucker sind angenehm süß (Tagatose mehr als Galaktose) und regen die Fettverbrennung an. Das verhilft zu einem gesunden Körpergewicht. Durch Tagatose fördert diese Zuckermischung die guten Darmbakterien in Ihren Darm. So können Sie die präbiotische Funktion der Tagatose nutzen und schützen Ihr Gehirn mithilfe von Galaktose, den »Zucker gegen das Vergessen«.

Galaktose wird ohne Insulinausschüttung in der Leber verstoffwechselt. Das beugt einer Fettleber vor, die eng mit einem hohen Insulinspiegel verbunden ist. Tierversuche zeigen, dass Galaktose die Lebergesundheit unterstützt, weil sie unter anderem die Insulinsensitivität erhöht und Entzündungen der Leber verhindert.

Ihr Körper speichert die Glukose, die er nicht braucht, als Glykogen, hauptsächlich in den Muskeln und in der Leber. Jüngere Forschungsarbeiten zeigen, dass Glykogen auch in den Gehirnzellen gespeichert ist, wo es als Treibstoffreserve für den Pentosephosphatweg (PPP) eingesetzt werden kann. Wenn Ihre Gehirnzellen durch freie Radikale oder andere Faktoren geschädigt werden, können sie das gespeicherte Glykogen dazu verwenden, wertvolle Glukose abzugeben, die die beschädigten Zellen schützen hilft.

Ihre Muskeln brauchen ebenfalls verfügbares Glykogen, damit es Ihnen gut geht. Das Leberglykogen hingegen ist hochproblematisch, weil es zu Übergewicht, Lebererkrankungen oder sogar zum metabolischen Syndrom führt. Sie bleiben gesünder, wenn sich dort nicht allzu viel Glykogen ansammelt.

Galaktose trägt dazu bei, die Glykogenspeicher des Körpers zu leeren. Strategien wie eine Fastenperiode von mindestens zwölf Stunden oder eine ketogene Diät führen zu ähnlichen Ergebnissen. Auch diese Maßnahmen leeren den Glykogenspeicher der Leber und zwingen Ihren Körper dazu, für die Energiegewinnung auf Oxidation umzuschalten. Wenn Sie Ihre Ernährung mit Galaktose anreichern, fördern Sie diese Strategien zur Fettverbrennung und trainieren Ihren Körper darauf, bei der oxidativen Energiegewinnung zu bleiben.

DR. COYS ERKENNTNISSE Interessanterweise mögen Mäuse und Ratten keine Galaktose. Laborstudien zeigen, dass Galaktose bei diesen Tieren den Alterungsprozess beschleunigt, Nerven schädigt und andere negative Nebenwirkungen zeigt. Das liegt daran, dass Mäuse und Ratten keinen Stoffwechselweg zur Verfügung haben, der Galaktose ausreichend in Glukose umwandelt: den Leloir-Weg (nach dem argentinischen Biochemiker Luis Federico Leloir).

Galaktose verbessert die Gehirngesundheit

Galaktose wird häufig als »Gehirnzucker« oder »Zucker gegen das Vergessen« bezeichnet. Sie wird selbst bei Insulinresistenz vom Gehirn aufgenommen, sodass es den nötigen Zucker erhält. Zum Beispiel erreicht die Glukose bei älteren Menschen häufig nicht das Gehirn, weil sie infolge ihrer Insulinresistenz nicht dort aufgenommen werden kann. Trotz eines hohen Blutzuckerspiegels verarmt das Gehirn bezüglich Glukose. Galaktose aber versorgt es mit der nötigen Glukose, weil sie ohne Insulin dort aufgenommen und dadurch auch bei einer Insulinresistenz dorthin transportiert wird. Zudem stabilisiert Galaktose den Blutzuckerspiegel und die Insulinresistenz wird abgebaut. Auf diese Weise lässt sich auch einer Demenz vorbeugen.

DR. COYS ERKENNTNISSE Galaktose ist deswegen als »Gehirnzucker« bekannt, weil sie dem Hippocampus Energie liefert, dem für das Gedächtnis verantwortlichen Gehirnareal. Im Verlauf des Alterungsprozesses kann eine eventuelle Insulinresistenz den Glukosenachschub für den Hippocampus einschränken. Die gute Nachricht ist, dass durch den Verzehr von Galaktose einer schlechten Gehirnfunktion oder einer früh einsetzenden Demenz entgegengewirkt werden kann. Die Galaktose stellt sicher, dass das Gehirn immer Glukose zur Verfügung hat, hält aber gleichzeitig den Blutzucker stabil und vermeidet so eine Insulinresistenz. Dann hat das Gehirn Zugriff auf die Glukose, die es für seine Funktion braucht. Im Hippocampus können sich sogar neue Neuronen bilden, was Gedächtnisschwund verhindert und die kognitiven Funktionen verbessert.

Galaktose versorgt den Hippocampus energetisch, den Teil des Gehirns, der für die Gedächtnisbildung verantwortlich ist. Sie verbessert sowohl das Kurzzeit- als auch das Langzeitgedächtnis und die Konzentrationsfähigkeit. Galaktose stellt sicher, dass bestimmte Bausteine für die Gewebe in Gehirn und Nervensystem bereitstehen.

DR. COYS ERKENNTNISSE In Zeiten intensiver körperlicher Anstrengung wie zum Beispiel beim Leistungssport greift der Körper für die Energiegewinnung zuletzt auf Proteine beziehungsweise deren Aminosäuren zurück. Dabei kann Ammoniak entstehen, ein gefährliches Gift. Galaktose ist eine Auffangmolekül für die Aminogruppe, sodass aus dem Zucker Galaktose eine Aminosäure gebildet wird und die Aminogruppe keinen Schaden auslösen kann.

Galaktose schützt vor Krebs

Indem Galaktose Ihren Körper dazu zwingt, auf Oxidation statt auf Fermentation zu setzen, um Energie zu gewinnen, verhindert sie die Milchsäurebildung und die invasive Einwanderung von Krebszellen in andere Gewebe. Wenn Sie sich einer Chemo- und/oder Strahlentherapie unterziehen müssen, kann der Verzehr von Galaktose diese Behandlungen wirksamer machen. Chemo- und Strahlentherapie schädigen die DNA der Krebszellen. Galaktose aktiviert die Mitochondrien, sodass leichter der Zelltod ausgelöst wird, mehr Radikale entstehen, weniger Ribose gebildet und so die Reparatur der DNA gehemmt wird.

DR. COYS ERKENNTNISSE Forschungsarbeiten bestätigen, dass Galaktose helfen kann, den Krebs im Keim zu ersticken. Studien zeigen, dass bestimmte Typen von Krebszellen sich nicht an den Verbrennungsprozess anpassen können, den die Galaktose in Gang gesetzt hat, was das Absterben dieser Zellen fördert. Eine kürzlich in der Fachzeitschrift *CytoJournal* veröffentlichte Untersuchung wies nach, dass die Galaktose das Wachstum und die Ausbreitung bestimmter Typen von Lungenkrebszellen hemmt, weil sie die Fermentation verhindert. 2025 erschien eine weitere Studie in *Nature Cell Biology*, die belegt, dass Galaktose als Teil der Ernährung durch Stärkung des Immunsystems auch das Wachstum von Tumoren verhindert. Das Verständnis dieser Reaktionen kann die Immuntherapie gegen Krebs unterstützen.

Galaktose ist zahnfreundlich

Galaktose verhindert Karies und entfernt Plaques an den Zähnen. Der Zucker schützt den Zahnschmelz und die darauf befindliche Eiweißschicht, indem er bestimmte Bakterien daran hindert, sich dort anzulagern. Gleichzeitig entfernt er bestehende Plaques. Durch deren Verhinderung beziehungsweise Entfernung wird das Kariesrisiko verringert und Mundgeruch vorgebeugt.

DR. COYS ERKENNTNISSE Galaktose ist ein natürlicher Bestandteil der Laktose, des Hauptzuckers der Muttermilch. Bei Neugeborenen versorgt sie das sich schnell entwickelnde Gehirn mit Energie, bildet aber gleichzeitig die Grundlage für den Aufbau von Zellen, Zellwänden und Interzellularsubstanz. Nach dem Abstillen wird Galaktose durch Milchprodukte bereitgestellt, zu denen auch Joghurt, Kefir und Käse gehören. Galaktose ist leicht verdaulich – selbst für Menschen mit Laktoseintoleranz, denn das Laktaseenzym, das die Spaltung der Laktose in Glukose und Galaktose durchführt, wird erst gar nicht benötigt, da ja schon Galaktose vorliegt.

Insulinresistenz verhindern

Insulinresistenz führt zu Entzündungen, zum Beispiel in Blutgefäßwänden oder im Fettgewebe. Das setzt einen Teufelskreis in Gang, der zu vorzeitiger Alterung und zuletzt zu Organfunktionsstörungen führt. Galaktose trägt zu einem gesunden Blutzuckerspiegel bei, sodass eine Insulinresistenz erst gar nicht entstehen kann.

ALLULOSE

Allulose,* auch bekannt als D-Psicose, kommt in kleinen Mengen in Früchten, Ahornsirup und Melasse vor. Sie wurde 1940 entdeckt und ist chemisch der Fruktose und der Tagatose ähnlich. Da der Mensch keine Enzyme besitzt, die diesen Zucker verstoffwechseln können, wird Allulose fast vollständig über den Urin ausgeschieden; die Energieausbeute liegt somit nahe null. Dieser Zucker ist quasi kalorienfrei. Da Allulose nicht verstoffwechselt und über die Niere ausgeschieden werden muss, sollte man den Verzehr begrenzen, um die Niere nicht zu überlasten. Allulose ist wie andere funktionelle Zucker nicht dafür geeignet, ganz allein ohne die Hilfe der anderen funktionellen Zucker den Haushaltszucker zu ersetzen, da dies Stoffwechsel- oder andere Probleme nach sich zieht. Allulose allein belastet die Niere durch die Ausscheidung. Tagatose allein verursacht zu viel Gasbildung und Durchfall. Allulose und Tagatose, zwei kalorienarme Zucker, passen gut zusammen, weil Tagatose nicht wie Allulose über die Niere ausgeschieden werden muss, sondern über den Darm.

Eine Studie aus dem Jahr 2025 stellte fest, dass Allulose wichtige neuroprotektive Vorteile bringt, auch wenn die Wissenschaft die dahinterstehenden Mechanismen noch nicht völlig aufgeklärt hat. Das Gehirn ist besonders anfällig für Stoffwechselstörungen wie Insulinresistenz, chronische Entzündungen, oxidativen Stress und die Folgen eines ischämischen Schlaganfalls. Die Forscher gelangten zu der Schlussfolgerung, dass der Alluloseverzehr verschiedene Stoffwechselwege verbessern könnte. Sie gehen davon aus, dass der

* **Hinweis:** Wie bereits an früherer Stelle vermerkt, ist Allulose in der EU derzeit nicht zugelassen. Ihr Verkauf sowie ihre kommerzielle Verwendung in Lebensmitteln sind hier daher aktuell nicht gestattet.

Zucker therapeutische Wirkung entfalten kann und das Gehirn vor oxidativem Stress beziehungsweise Entzündungen schützt.

ALLULOSE IM ÜBERBLICK

Verwendung: Allulose kann beim Backen und im Alltag eingesetzt werden, um einen Teil des Haushaltszuckers zu ersetzen. Sie ist aber nicht ganz so süß wie dieser, weswegen man etwas mehr nehmen muss. Man sollte 1 Teelöffel (5 Gramm) Haushaltszucker durch 1⅓ Teelöffel Allulose ersetzen und zum Backen die Angaben des Herstellers beachten. Die Kompensation der geringeren Süße mit mehr Zucker macht aber Probleme, da sich Backrezepte damit verändern. Dieses Problem kann man auf einfache Weise lösen, indem natürliche Süßstoffe verwendet werden, um die Süße so zu erhöhen, dass die Zuckermenge im Rezept identisch bleibt. Die Beschreibung dieser pflanzlichen Süßstoffe finden Sie im Anschluss.

Geschmack und Textur: Allulose hat etwa 70 Prozent der Süßkraft von Haushaltszucker, aber nur 10 Prozent von dessen Kaloriengehalt. Sie schmeckt leicht bitter.

Wichtige gesundheitliche Vorzüge:

- Hält den Blutzuckerspiegel stabil.
- Wirkt Insulinresistenz entgegen.
- Hemmt altersbedingten Muskelabbau (Sarkopenie).
- Erhöht Ausdauer und Regeneration.
- Fördert die Fettverbrennung.
- Wirkt Fettleber entgegen und unterstützt die Leber.

Mögliche Nebenwirkungen: Manche Menschen reagieren mit Verdauungsproblemen wie Blähungen und Durchfall auf den übermäßigen Verzehr von Allulose, wenn sie nicht mehr ausreichend über die Niere ausgeschieden wird und im Darm verbleibt.

Empfohlene Menge: Die Wirkung auf den Menschen ist noch nicht ausreichend erforscht, bislang allerdings scheint die Allulose sicher zu sein, wenn sie in Maßen konsumiert wird. Forschungsarbeiten deuten darauf hin, dass 5 bis 15 Gramm (1 bis 3 Teelöffel) pro Tag auch über längere Zeit gut vertragen werden.

Sicherheitshinweise: Zum Zeitpunkt der Erstellung des Buches ist Allulose bereits als Zucker für den Konsum durch die Food and Drug Administration für die USA zugelassen. Dasselbe gilt für Neuseeland, Australien und Thailand, nicht aber für Kanada und die Europäische Union. Der Europäischen Behörde für Lebensmittelsicherheit (EFSA) zufolge reichten die vorgelegten Daten im Jahr 2025 nicht aus, um eine langfristige Sicherheit zu beurteilen. Aufgrund der geringen Kalorienmenge von Allulose muss dieser Zucker auf Etiketten in den USA nicht mehr als Zucker deklariert werden.

DR. COYS ERKENNTNISSE Allulose ist relativ neu in der Welt der gesunden Zucker, erregt in jüngster Zeit jedoch viel Aufmerksamkeit. Sie enthält nur wenige Kalorien, höchstens 10 Prozent von der Kalorienzahl des Haushaltszuckers. Außerdem wird sie im Körper nicht verstoffwechselt, was heißt, dass die Kalorien nicht zu Buche schlagen. Trotzdem löst sie vielerlei positive Effekte im Körper aus.

Zuckeralarm
Eine Überblicksstudie über bisherige Forschungsarbeiten zur Allulose kam zu dem Schluss, dass gesunde Erwachsene nur etwa 5 bis 10 Gramm (1 bis 2 Teelöffel) Allulose zu einer Mahlzeit brauchen, um ihren Blutzucker zu stabilisieren.

DIE GESUNDHEITLICHEN VORZÜGE DER ALLULOSE

Allulose unterstützt ein gesundes Blutzuckerniveau

Die Forschung weiß schon seit mehr als zehn Jahren, dass Allulose den Blutzuckerspiegel stabilisieren kann. Jüngere Untersuchungen bestätigen, dass sie sich zum Management des Blutzuckers eignet. Zahlreiche Studien an Menschen und Tieren belegen, dass Allulose dies sowohl bei Gesunden als auch bei Diabetikern leistet.

Allulose verzögert den Blutzuckeranstieg von anderen Kohlenhydraten

Neuere Forschungsarbeiten zeigen, dass der Verzehr von Allulose zu einem stärkehaltigen Nahrungsmittel wie Pizza, Nudeln, Kartoffeln und Reis den Blutzuckeranstieg hemmt und so verhindert, dass ein Auf und Ab des Blutzuckers entsteht. Eine Studie an der Toronto Metropolitan University belegt, dass jedes Gramm Allulose, das zu gekochtem weißen Reis gegessen wird, den Blutzuckerspiegel um 1 Prozent reduziert.

Im Jahr 2010 untersuchte eine Studie 26 Männer und Frauen, die an der Grenze zum Diabetes standen. Es konnte gezeigt werden, dass der zwölfwöchige Konsum von etwas mehr als 1 Teelöffel (5 Gramm) Allulose zu den Mahlzeiten den Blutzuckerspiegel stabil hielt. Bei der Placebogruppe war kein solcher Effekt zu beobachten, was vor allem für die Menschen mit Prädiabetes galt. Andere Forschungsarbeiten zeigen, dass eine Nahrungsergänzung mit Allulose gerade für Menschen mit Blutzuckerproblemen sinnvoll ist. Der tägliche Konsum von 10 Gramm (etwa 2 Teelöffel) stabilisierte bei Gesunden den Blutzucker nach einer Mahlzeit.

Allulose verbrennt Fett

Forschungsarbeiten deuten darauf hin, dass Allulose auch bei der Kalorienverbrennung helfen könnte. Eine Studie an zwölf gesunden Menschen ergab, dass die Versuchspersonen, die 5 Gramm (etwa 1 Teelöffel) Allulose zum Frühstück zu sich nahmen, bei der Fettverbrennung wesentlich effektiver waren als die Kontrollgruppe, die nur ein Placebo erhielt. Diese Studie am Menschen bestätigt die Ergebnisse von Laborstudien, wonach Allulose bei Ratten die Fettverbrennung ankurbelt und den Gewichtsverlust unterstützt.

WIE MAN DIE SÜSSE VON FUNKTIONELLEM ZUCKER ERHÖHT

Fast alle funktionellen Zucker sind weniger süß als Haushaltszucker. Dies führt zu dem Problem, dass man mehr davon verwenden müsste, um die dieselbe Süße zu erreichen. Um dies zu vermeiden, kann man die fehlende Süße durch Zugabe von natürlichen Süßstoffen erzeugen. Die geringere Süße von Allulose und anderen funktionellen Zuckern zu kompensieren, ist nicht schwer, weil natürliche pflanzliche Süßstoffe dafür verwendet werden können, zum Beispiel:

- **Thaumatin:** Es ist ein wasserlösliches Protein, das in den Früchten der in Westafrika beheimateten Katamfe-Pflanze *Thaumatococcus daniellii* enthalten ist. Das Protein ist etwa 2000- bis 3000-mal süßer als Haushaltszucker.
- **Himbeerblattextrakt**: Auch Extrakte aus einer besonderen Sorte von Himbeerblättern können die Süße erhöhen, da sie 200-fach süßer als Haushaltszucker sind.
- **Mönchsfrucht**: Es ist eine Pflanzenart aus der Familie der Kürbisgewächse. Sie wird in China wegen ihrer extrem süßen Frucht kultiviert und dient als natürlicher Süßstoff sowie als Heilmittel in der Traditionellen Chinesischen Medizin (TCM).
- **Stevia:** Auch wenn Sie bereits enttäuschende Erfahrung mit der pflanzlichen Süße Stevia gemacht haben – es gibt nun Stevia-Süßstoffe, die nicht mehr diesen unangenehmen Nachgeschmack aufweisen und zur Erhöhung der Süße geeignet sind. Wichtig ist aber, dass Stevia mit den funktionellen Zuckern kombiniert wird. Dann schmeckt es natürlich süß.

- **Glyzin:** Neben den pflanzlichen Süßstoffen gibt es die Aminosäure Glyzin, die als Süßungsmittel genutzt werden kann. Als Aminosäure hilft sie sogar beim Aufbau von Zellen.

Es gibt bereits Hersteller, die Mischungen aus verschiedenen funktionellen Zuckern anbieten, bei denen mithilfe von natürlichen pflanzlichen Süßstoffen eine im Vergleich zu Haushaltszucker identische Süße erreicht wird, sodass man diese Zuckermischungen eins zu eins als Ersatz für Haushaltszucker beim Backen oder anderen Anwendungen in der Küche einsetzen kann.

DR. COYS ERKENNTNISSE Der einfachste Weg, den Verzehr an Haushaltszucker zu reduzieren, ist, ihn durch gesündere Alternativen zu ersetzen. Eine Mischung von Tagatose und Galaktose ist weniger süß als Haushaltszucker, aber geschmacklich sehr ähnlich. Man kann damit Kaffee oder Tee süßen. Allulose ist nicht so süß wie Haushaltszucker, jedoch ein guter Partner für Mischungen, die zu unterschiedlichen Zwecken verwendet werden können. Wie Tagatose verlangsamt Allulose die Aufnahme anderer Zucker und reduziert so den glykämischen Index von zucker- und stärkehaltigen Nahrungsmitteln.

In einer Studie mit 121 koreanischen Erwachsenen nahmen die Versuchspersonen zwölf Wochen lang zweimal täglich entweder 4 oder 7 Gramm (also 1 oder 1½ Teelöffel) Allulose zu sich. Die Kontrollgruppe bekam ein Placebo. Die Gruppe mit der höchsten Allulosegabe erzielte die besten Resultate. Die Personen verloren Gewicht und Bauch- beziehungsweise Unterhautfettgewebe wurden reduziert. Die Gruppe, die weniger Allulose erhielt, verlor zwar auch an Gewicht und Bauchfett, aber das Unterhautfettgewebe blieb unverändert.

Das Unterhautfettgewebe ist ein nützlicher Marker für das Risiko von Stoffwechselstörungen. Bis zu einem gewissen Maß ist es gesund, aber ein Zuviel kann darauf hindeuten, dass Sie zu viel Bauchfett angesammelt haben, das mit zahlreichen gesundheitlichen Störungen bis hin zur Herzkrankheit in Verbindung gebracht wird.

Zuckeralarm

Der Verzehr von 1 Teelöffel (5 Gramm) Allulose zum Frühstück scheint die Pfunde purzeln zu lassen. Andere Forschungsarbeiten deuten darauf hin, dass man zum Verbrennen des gefährlichen Bauchfetts zweimal täglich 1½ Teelöffel zu sich nehmen sollte.

Allulose unterstützt die Lebergesundheit

Forschungsarbeiten zeigen, dass Allulose eine Fettleber verhindern oder bessern kann. Allulose fördert nachweislich die Funktion bestimmter Leberenzyme und reduziert die Wahrscheinlichkeit einer Fettleber. Auch die Menge des in der Leber gespeicherten Fettes wird durch den Konsum verringert. Eine Fettleber steht unter anderem mit Insulinresistenz und Typ-2-Diabetes in Zusammenhang.

Eine fast einjährige placebokontrollierte Doppelblindstudie an neunzig Probanden bringt den Verzehr von Allulose mit deutlichen Verbesserungen der Leberfunktion in Verbindung. Andere Studien an Mäusen und Ratten zeigen, dass der Allulosekonsum das Fett in der Leber ebenso verringerte wie Cholesterin und Triglyzeride.

Allulose wirkt antientzündlich

Eine Laborstudie von 2024 deutet darauf hin, dass Allulose positive Darmbakterien fördert und so fettbedingte Entzündungen lindert. Bei dieser Studie erhielten adipöse Mäuse sechzig Tage lang zusätzlich zu ihrem Futter Allulose. Die damit behandelten Tiere hatten weniger Entzündungen, was vermutlich an der Verbesserung der Darmbarriere lag und der erhöhten Anzahl positiver Bakterien im Mikrobiom.

Außerdem stimuliert Allulose nachweislich die Produktion des Hormons GLP-1, das antientzündlich wirkt. GLP-1 aktiviert Immunzellen im Darm, die dort Entzündungen bekämpfen. GLP-1 ist auch die Stelle, an der die Abnehmspritzen (zum Beispiel Ozempic) angreifen. Neue Forschungsarbeiten lassen vermuten, dass das eigentliche Potenzial des GLP-1-Hormons aus der Interaktion mit bestimmten Rezeptoren im Gehirn entsteht, die über die Darm-Gehirn-Achse auf das Immunsystem einwirken.

Allulose bessert die Insulinresistenz

Insulin wird von den Betazellen der Bauchspeicheldrüse hergestellt und spielt eine entscheidende Rolle bei der Stabilisierung des Blutzuckerspiegels. Allulose unterstützt die Betazellen und verbessert die Insulinresistenz. Diabetiker, die sich Insulin spritzen, haben mit dem Verzehr von Allulose die Möglichkeit, dass sie weniger Insulin für stabile Blutzuckerwerte brauchen.

Wie bereits erwähnt kann Allulose auch die Produktion des glukagonähnlichen Peptid-1 (GLP-1) fördern, das wegen seiner Fähigkeit zur Blutzuckerstabilisierung gründlich erforscht wurde. Es reguliert die Insulinausschüttung und macht den Körper sensibler für Insulin. Da sie darüber hinaus die Verdauung verlangsamt und das Sättigungsgefühl verstärkt, lieferte dieser therapeutische Ansatz auch die Basis für Medikamente zur Gewichtsreduktion wie Ozempic und Wegovy. Eine 2024 in *Nutrients* erschienene Studie zeigt, dass der Verzehr von Allulose über einen Zeitraum von zwölf Wochen die GLP-1-Ausschüttung bei adipösen Ratten steigerte. Ihr Blutzucker wurde stabilisiert, während sich gleichzeitig der Appetit und die Futteraufnahme verringerten. Allulose ist damit in der Wirkungsweise durchaus ähnlich den Abnehmspritzen.

Allulose ist zahnfreundlich

Da Allulose nicht im Mund verstoffwechselt wird, kann sie auch nicht als Nahrung für kariesfördernde Bakterien dienen. Ihre Zähne bleiben also gesund.

DR. COYS ERKENNTNISSE Wie andere gesunde Zucker kann Allulose eine Alternative für den teilweisen Ersatz für Haushaltszucker sein. So muss man nicht auf Süßes verzichten und nimmt doch weniger Glukose zu sich. Allulose wird aber über die Nieren wieder ausgeschieden, weswegen sie nicht als alleiniger Zuckerersatz dienen sollte. Die Kombination mit anderen Zuckerarten, die entweder ganz verstoffwechselt oder über den Stuhl ausgeschieden werden, verhindert, dass die Nieren überlastet werden. Allulose lässt sich gut mit Tagatose, Isomaltulose, Galaktose und Trehalose kombinieren, um damit Haushaltszucker zu ersetzen.

Empfohlene Menge

Eine 2018 in *Nutrients* erschienene Studie untersuchte den Alluloseverzehr bei dreißig jungen, gesunden Versuchspersonen (fünfzehn Männern und fünfzehn Frauen). Die Forscher brachten die Menge an Allulose, die man zu sich nehmen könne, ohne Verdauungsprobleme zu bekommen, in Verbindung mit dem Körpergewicht. Eine Person, die 50 Kilogramm wiegt, könne beruhigt täglich 24 Gramm (5 Teelöffel) Allulose verzehren.

ISOMALTULOSE

Sie kennen vielleicht die gesundheitlichen Vorzüge von Honig. Er kann Brandwunden ebenso zum Abheilen bringen wie Ihre metabolische und kardiovaskuläre Gesundheit fördern. Was Sie vielleicht nicht wissen, ist, dass Isomaltulose (auch als Palatinose bekannt) natürlich in Honig vorkommt, aber auch in Zuckerrüben und Zuckerrohr. Kanadische Wissenschaftler entdeckten die Isomaltulose 1967 im Honig von Bienen, die sich von Alfalfa und rotem Klee ernährten. Nachdem sie 1952 erstmals erwähnt wurde, untersucht die Forschung, wie sie verstoffwechselt wird.

Seitdem werden die gesundheitlichen Vorzüge dieses voll verdaulichen Kohlenhydrats immer eingehender erforscht und die Resultate sind vielversprechend. Isomaltulose ist ein Kohlenhydrat, das nur langsam in seine Bausteine Glukose und Fruktose gespalten wird. Um sie zu verdauen, braucht unser Körper viermal so lange wie bei Haushaltszucker. Diese langsame, stetige Freisetzung von Energie fördert die metabolische Gesundheit im Allgemeinen und den Blutzuckerspiegel im Besonderen.

ISOMALTULOSE IM ÜBERBLICK

Verwendung: Isomaltulose lässt sich als Ersatz für konventionelle Zucker in Getränken und Desserts verwenden, für Cerealien und beim Backen. Sie ist weniger süß als Haushaltszucker, daher ist es sinnvoll, sie mit Tagatose oder natürlichen pflanzlichen Süßstoffen zu mischen.

Geschmack und Textur: Sie ist nur halb so süß wie Haushaltszucker, hat aber einen ähnlichen Geschmack und wird meist auch in der für Haushaltszucker typischen kristallinen Form angeboten.

Tipp: Mithilfe einer elektrischen Kaffeemühle lässt sich kristalliner Zucker sehr schnell in Puderzucker vermahlen, den Sie genau wie normalen Puderzucker einsetzen können.

Wichtige gesundheitliche Vorzüge:

- Hält den Blutzuckerspiegel stabil.
- Fördert die Fettverbrennung.
- Liefert langfristig Energie.
- Ist zahnfreundlich, also gut zu Ihren Zähnen.

Mögliche Nebenwirkungen: Isomaltulose wird im Allgemeinen gut vertragen. Ganz selten kommt es bei empfindlichen Menschen bei größeren Mengen zu Verdauungsstörungen wie Blähungen.

Empfohlene Menge: Manche vertragen 50 bis 100 Gramm (10 bis 20 Teelöffel) Isomaltulose pro Tag. Um erste positive Effekte zu spüren, reichen schon 10 bis 15 Gramm (2 bis 3 Teelöffel) täglich.

Sicherheitshinweise: Isomaltulose wurde von der U. S. Food and Drug Administration zugelassen, von Health Canada und von der Europäischen Union, darüber hinaus noch in Australien, Neuseeland und Japan, wo sie in der Nahrungsmittelindustrie schon seit 1997 verwendet wird.

DIE GESUNDHEITLICHEN VORZÜGE DER ISOMALTULOSE

Isomaltulose verhilft zu einem gesunden Blutzuckerspiegel

Isomaltulose wird langsam verdaut, was den Blutzuckerspiegel stabil hält und unseren Körper gleichmäßig mit Zucker versorgt. Zahlreiche Studien konnten diesen positiven Effekt belegen. So verglich zum Beispiel eine Doppelblindstudie den Blutzuckerspiegel von Typ-2-Diabetikern nach einem Frühstück mit Haushaltszucker beziehungsweise mit Isomaltulose. Bei der Isomaltulosegruppe lag der Blutzuckerspiegel nicht nur 30 und 60 Minuten nach dem Frühstück niedriger, er war auch nach dem Mittagessen noch deutlich niedriger als bei der Vergleichsgruppe. Dieser Second-Meal-Effekt wurde in einer anderen Studie mit sieben gesunden männlichen Erwachsenen bestätigt.

Eine 2020 in der Fachzeitschrift *Peptides* erschienene Studie entdeckte einen Zusammenhang zwischen der blutzuckerstabilisierenden Wirkung von Isomaltulose und dem Schutz vor einer Fettleber. Die Forscher stellten fest, dass der Verzehr von Isomaltulose die Ausschüttung des gastrointestinalen Hormons GIP reduzierte. Letzteres wird mit einer Fettleber in Verbindung gebracht, weil es die Insulinausschüttung ankurbelt. Ein niedriger GIP-Spiegel heißt weniger Insulin, eine bessere Insulin-Clearance in der Leber und ein niedrigeres Risiko für eine Fettleber.

Zuckeralarm

Eine tägliche Dosis von weniger als 4 Gramm (1 Teelöffel) Isomaltulose hilft, Blutzuckerspitzen nach dem Essen zu vermeiden. Isomaltulose hat sich auch als höchst effektiv erwiesen, um den Blutzuckerspiegel von Diabetikern auf einem gesunden Niveau zu halten. Eine systematische Auswertung bestehender Forschungsarbeiten deutet darauf hin, dass der Blutzuckerspiegel der Probanden (im Vergleich zur Kontrollgruppe, die Haushaltszucker zu sich nahm) 60 Minuten nach dem Essen deutlich reduziert war, wenn zum Frühstück 50 Gramm (10 Teelöffel) Isomaltulose verzehrt worden waren.

Isomaltulose unterstützt die Fettverbrennung

Forschungsarbeiten belegen, dass der Konsum von Isomaltulose zum Gewichtsmanagement beiträgt und Körperfett reduziert. Da sie stetig und nachhaltig Energie liefert, entsteht eine positive Rückkopplungsschleife, die in geringen Insulinwerten und einer besseren Fettverbrennung resultiert.

Bei einer Studie folgten 64 übergewichtige oder fettleibige Menschen zwölf Wochen lang einer kalorienreduzierten Diät. Zusätzlich erhielten die Teilnehmer entweder 40 Gramm Isomaltulose (circa 8 Teelöffel) oder dieselbe Menge Haushaltszucker täglich. Beide Gruppen verloren Gewicht, doch die Isomaltulosekonsumenten waren dabei erfolgreicher. Sie nahmen im Durchschnitt 2,9 Kilogramm ab, die Haushaltszuckergruppe dagegen nur 2,1 Kilogramm. Außerdem büßte die Isomaltulosegruppe auch Fettmasse ein, was zu einer gesünderen Körperzusammensetzung führte und das Risiko für andere Stoffwechselstörungen wie zum Beispiel Herzkrankheiten senkte.

Neuere Studien deuten darauf hin, dass die positiven Wirkungen der Isomaltulose auf den Stoffwechsel mit einer vermehrten Ausschüttung von GLP-1 zusammenhängen, einem Hormon, das den Gewichtsverlust fördert und damit ähnlich wirkt wie Abnehmspritzen (zum Beispiel Ozempic). Isomaltulose beeinflusst außerdem die Produktion anderer Stoffwechselhormone, sodass die Insulinsensitivität steigt und der Appetit abnimmt.

Isomaltulose sorgt nachhaltig für Energie

Wie bereits erwähnt, verlangsamt Isomaltulose die Aufnahme der Glukose in die Blutbahn, was den Nachschub an körperlicher und mentaler Energie gleichmäßiger und sicherer macht. Der Körper muss so mit geringerer Wahrscheinlichkeit auf das gespeicherte Glykogen zurückgreifen, was Isomaltulose zum idealen Zucker für Sportler macht. Im Rahmen einer Studie bekamen die 22 Fußballer einer Universitätsmannschaft vor einem 120-minütigen Training einen Elektrolytdrink, der entweder mit 8 Prozent Isomaltulose oder mit Maltodextrin gesüßt war. Wie sich zeigte, lag der Blutzuckerspiegel bei den Spielern der Isomaltulosegruppe um 13 Prozent höher als bei der Maltodextringruppe, und zwar 75 bis 90 Minuten länger. Isomaltulose wirkt Unterzuckerungen entgegen und ist damit für Sportler, aber auch für Diabetiker von großem Vorteil.

Eine weitere Studie mit zwanzig männlichen Radfahrern brachte ähnliche Resultate. Die Sportler tranken vor dem Wettfahren eine Lösung, die entweder Isomaltulose oder Maltodextrin enthielt. Die Isomaltulose sorgte für einen stabileren Blutzuckerspiegel, für mehr Fettverbrennung und eine bessere Leistung.

Durch die höhere Fettverbrennung, die Isomaltulose auslöst, werden die Glykogenspeicher geschont, was die Ausdauerleistung fördert. Gerade am Ende eines Fahrradrennens oder eines Fußballspiels entscheidet die noch verfügbare Menge an Zucker, ob man gewinnt oder verliert. Dies ist nicht nur für Sportler gut. Nachhaltige körperliche oder geistige Energie hilft Ihnen, anstrengende Tage besser zu überstehen – auch im beruflichen Alltag am Schreibtisch oder im Haushalt.

DR. COYS ERKENNTNISSE Kombinationen verschiedener Zucker sind der Verwendung von einzelnen Zuckerarten in den meisten Fällen überlegen, weil sie das Maximum bringen und gleichzeitig die Nachteile der einzelnen Zuckerarten aufheben. Durch die Kombination können Sie Synergien nutzen. Trehalose im Verbund mit Isomaltulose ist gut zum Backen. Isomaltulose karamellisiert und bräunt wie Haushaltszucker. Die Trehalose wiederum reduziert die Menge an Fruktose. Trotzdem reicht es nicht, Trehalose und Isomaltulose zu kombinieren, um damit genau wie mit Haushaltszucker backen zu können, weil diese Mischung nicht so süß ist wie Haushaltszucker. Das Problem können Sie aber lösen, indem Sie natürliche pflanzliche Süßstoffe wie Thaumatin, Himbeerblattextrakt, Mönchsfruchtextrakt, Stevia oder die Aminosäure Glycin verwenden, um die Süße auf das Niveau von Haushaltszucker zu heben. Eine kleine Menge dieser natürlichen Süßstoffe reicht schon dafür aus.

Isomaltulose ist zahnfreundlich

Im Gegensatz zum Haushaltszucker bietet Isomaltulose den schädlichen Mundbakterien keine Nahrung. Bestimmte Bakterienstämme produzieren Säuren, die zur Entmineralisierung von Zähnen und zu Karies führen. Studien belegen, dass Isomaltulose von diesen Bakterien nicht genutzt werden kann und damit Karies verhindert. Isomaltulose ist also zahnfreundlich.

DR. COYS ERKENNTNISSE Die ketogene Diät gilt als besonders strikte Variante der kohlenhydratarmen Ernährung. Sie bringt zwar nachweislich eine Menge kurzfristiger Vorteile, ist aber langfristig nicht gesund, weil sie zu einem Zuckermangel führt, was Ihrem Körper

die nötige Glukose raubt. Ein zu geringer Zuckerkonsum kann Ihre geistige und körperliche Leistungsfähigkeit beeinträchtigen und Ihren Umgang mit Stress negativ beeinflussen. Gesunde Zellen kommen dann mit den täglichen Belastungen schlechter zurecht und können bestehende Schäden nicht mehr reparieren. Dies beschleunigt den Alterungsprozess.
Aber Sie können Ihr Gehirn mit genug Zucker versorgen, auch ohne es der schädlichen Wirkung von raffinierten Zuckerarten auszusetzen, indem Sie funktionelle Zucker zu sich nehmen. Zu diesen gehört die Isomaltulose, die eine gleichmäßige Versorgung des Gehirns mit Glukose unterstützt.

Ein funktionelles Lebensmittel

Isomaltulose ist ein Kohlenhydrat, das langsam in seine Grundbestandteile Glukose und Fruktose gespalten wird. Damit wird auch die Aufnahme in den Körper und deren Verstoffwechselung verlangsamt. Die gesamte in den Zuckern vorhandene Energie wird dem Körper zur Verfügung gestellt, sodass der Kaloriengehalt so hoch wie beim Haushaltszucker ist.
Im Gegensatz zu den kalorienarmen Zuckerarten Tagatose oder Allulose, die nicht die nötige Energie für Leistung bringen, ist Isomaltulose – aber auch Trehalose – ein Zucker, der dem Körper Energie für geistige und körperliche Leistung zur Verfügung stellt. Welche Zucker Sie wann konsumieren, hängt von Ihrer individuellen Situation ab. Um bei der Ausübung des Berufes oder beim Sport genügend Energie zu haben, ist es sinnvoll, Gehirn und Muskeln gleichmäßig mit Energie zu versorgen. Wenn man

dagegen entspannt vor dem Fernseher sitzt, ist es nicht nötig, viel Energie aufzunehmen. Daher sind in solchen Situationen Zucker vorteilhaft, die Genuss erlauben, ohne viel Kalorien in den Körper bringen.

TREHALOSE

Trehalose kommt natürlich in Pflanzen vor und übt dabei auch eine schützende Wirkung auf Zellbestandteile aus. Sie ist ebenso in Meerespflanzen enthalten, zum Beispiel in Algen, oder in Pilzen wie Hefen (Backhefe enthält 12 Prozent Trehalose). Auch in Honig und Meeresfrüchten ist sie zu finden. Einige unserer positiven Darmbakterien produzieren ebenfalls Trehalose.

Trehalose wurde im Jahr 1832 entdeckt, jedoch erstmals 1859 von dem französischen Chemiker Marcellin Berthelot isoliert. Bis vor relativ kurzer Zeit war Trehalose sehr teuer in der Herstellung. 1994 aber entwickelte ein japanisches Unternehmen eine kostengünstige Methode für die Massenproduktion. Daher wird Trehalose in Japan häufig verwendet, was wiederum erklärt, weshalb es dazu so viele wissenschaftliche Untersuchungen gibt.

Trehalose besteht aus zwei miteinander verknüpften Glukosemolekülen, die aber bei der Verdauung langsam voneinander getrennt werden, sodass die Glukose verzögert freigesetzt wird. Trehalose gelangt langsamer in den Blutkreislauf, sodass der Blutzuckeranstieg gebremst und unser Körper zudem gleichmäßiger mit Glukose versorgt wird.

Eine Studie gelangte zu dem Schluss, dass der tägliche Verzehr von 1 Teelöffel Trehalose (5 Gramm) die Glukosetoleranz Gesunder verbesserte. Die meisten Menschen vertragen Trehalose mühelos und dürfen sich über ihre positiven Effekte freuen.

Denn eine ganze Reihe von Forschungsarbeiten bringt Trehalose mit zahlreichen günstigen Auswirkungen auf die Gesundheit in Verbindung. Aktuell werden ihre Verwendungsmöglichkeiten in funktionellen Lebensmitteln – Nahrungsmittel mit Zusätzen, die außer dem reinen Nährwert noch weiteren Nutzen für uns haben – beziehungsweise als Nutraceutical eingehend untersucht.

Aus Trehalose, die auch von verschiedenen Darmbakterien hergestellt wird, wird im Verdauungssystem Glukose freigesetzt. Ausgeführt wird diese enzymatische Spaltung durch das Enzym Trehalase. In manchen, sehr seltenen Fällen fehlt Menschen dieses Enzym jedoch. Verzehrt eine Person mit Trehalasedefizienz diesen Zucker trotzdem, kommt es zu Erbrechen, Bauchschmerzen und Durchfall.

TREHALOSE IM ÜBERBLICK

Verwendung: Trehalose ist in Flüssigkeiten gut löslich und kann verwendet werden, um damit sowohl kalte und heiße Getränke als auch Desserts zu süßen. Trehalose karamellisiert nicht, müsste also zum Backen mit anderen Zuckerarten wie Isomaltulose oder Tagatose vermischt werden, um den typischen Geschmack von Kuchen zu ermöglichen.

Geschmack und Textur: Trehalose ist nur halb so süß wie Haushaltszucker, doch die Süße bleibt lange am Gaumen haften. Trehalose hat üblicherweise eine kristalline Textur.

Wichtige gesundheitliche Vorzüge:
- Hält den Blutzuckerspiegel stabil.
- Verhilft zu einem gesunden Stoffwechsel.

- Hat einen Anti-Aging-Effekt.
- Wirkt einer Insulinresistenz entgegen.
- Fördert über Autophagie die Entfernung von unerwünschten Zellen.
- Fördert die Entfernung von defekten Zellstrukturen über sogenannte Lysosomen und wirkt damit Schädigungen der Nerven entgegen. Dieser lysosomale Entfernungsmechanismus von defekten Eiweißen hilft auch bei genetischen Muskelerkrankungen wie der Duchenne-Muskeldystrophie (DMD).
- Unterstützt den Zellhaushalt.
- Fördert Leber- und Nierengesundheit.

Mögliche Nebenwirkungen: Bei Mengen unter 50 Gramm (etwa 10 Teelöffel) gibt es kaum Nebenwirkungen. Empfindliche Menschen bekommen möglicherweise Verdauungsprobleme wie Blähungen.

Empfohlene Menge: Schon geringe Mengen wie 1 Teelöffel (5 Gramm) täglich bringen gesundheitliche Vorteile.

Sicherheitshinweise: Wenn Sie keine Trehalasedefizienz haben (die extrem selten vorkommt), gibt es keine Bedenken gegen die Verwendung. Trehalose wurde für den Verzehr zugelassen von der Europäischen Kommission, der U. S. Food and Drug Administration und Health Canada. Außerdem ist sie in Japan, Taiwan und Korea zugelassen.

DIE GESUNDHEITLICHEN VORZÜGE DER TREHALOSE

Trehalose unterstützt einen gesunden Blutzuckerspiegel

Trehalose wird nur langsam umgesetzt und hält so Blutzucker und Insulinspiegel auf einem gesunden Niveau. Forschungsarbeiten belegen, dass Trehalose bei Diabetikern den Blutzuckerspiegel verbessert, was das Fortschreiten der Krankheit verlangsamt. Aber auch Gesunde profitieren von ihr: In einer Studie haben zwanzig Versuchspersonen nach einer nächtlichen Fastenperiode entweder 25 Gramm Trehalose oder 25 Gramm Haushaltszucker verzehrt. Anschließend bestimmte man den Blutzuckerspiegel nach 15, 30, 45, 60, 120 und 180 Minuten. Die Trehalosegruppe wies deutlich geringere Blutzucker– beziehungsweise Insulinspiegel auf als die Glukosegruppe.

DR. COYS ERKENNTNISSE Trehalose ist eine besonders gesunde Form von Glukose, weil sie aus zwei Glukosemolekülen besteht, die langsam und gleichmäßig den Körper mit Glukose versorgt. Das führt dazu, dass die Energie langsamer freigesetzt und damit weniger Insulin zur Beibehaltung eines gesunden Blutzuckerspiegels benötigt wird. Dies vermeidet die Schäden, die von hohen Blutzucker- und Insulinspiegeln ausgehen. Der Körper kann damit länger geistige und körperliche Leistung erbringen. So stehen auch die Notfallspeicher für Zucker (Glykogen) länger zur Verfügung, sodass man im Beruf und im Sport selbst nach langer Belastung noch auf diese wertvollen Zuckerspeicher zurückgreifen kann. Trehalose wird daher auch als »Ausdauerzucker« bezeichnet.

Trehalose bekämpft Übergewicht

Trehalose scheint auch bei Übergewicht nützlich zu sein. Die Forschungsarbeiten hierzu sind zwar noch nicht abgeschlossen, doch erste Studien zeigen, dass Trehalose den Stoffwechsel günstig beeinflusst. So setzt der Trehaloseverzehr die Ausschüttung von GIP herab, einem Hormon, das eine Rolle für unser Körpergewicht spielt. Ein niedriges GIP-Niveau ist nicht nur gut bei Übergewicht, sondern sorgt auch für stärkere Knochen.

Andere Studien zeigen, dass Trehalose dazu beiträgt, Übergewicht zu vermeiden. Sie fördert die Produktion brauner Fettzellen, die Kalorien verbrauchen, welche dann nicht als überschüssiges Fett gespeichert werden können. Diese Studien zeigen, dass Trehalose als »thermogene Diätkomponente« wirkt: Sie beugt Übergewicht vor, indem sie die Verbrennung der durch die Nahrung gelieferten Energie anheizt.

Eine Studie von 2018 stellte fest, dass Mäuse, die eine die Fettansammlung fördernde Diät erhielten und auch genetisch zum Zunehmen neigten, gegen Übergewicht geschützt waren, wenn man ihnen Trehalose ins Trinkwasser gab. Trehalose wirkt ähnlich wie einige verbreitete Diabetesmedikamente, die den Stoffwechsel ankurbeln sollen, sodass sich erst gar kein Übergewicht entwickelt und die Cholesterinwerte sinken.

Übergewicht begünstigt Diabetes. Weil Trehalose uns hilft, den Blutzucker stabil zu halten und damit auch die Notwendigkeit einer Insulinausschüttung reduziert, wird weniger Blutzucker in Fett umgewandelt, sodass die Fettbildung und Übergewicht reduziert werden. Damit kann Trehalose unter anderem eine Insulinresistenz verhindern und helfen, bestehende Insulinresistenzen abzubauen.

Antientzündliche Wirkung

Neuere Forschungsarbeiten deuten darauf hin, dass Trehalose gut gegen Entzündungen wirkt. Dies ist auch nachvollziehbar, da hohen Blutzucker- und Insulinspiegeln entgegengewirkt wird, die für Entzündungen verantwortlich sind. Trehalose hemmt auch die Produktion entzündlicher Zytokine.

Trehalose verbessert die Insulinsensitivität

Trehalose setzt durch die verzögerte enzymatische Spaltung Glukose langsam frei und daher gelangt diese auch nur allmählich in die Blutbahn. Als Folge dessen wird – im Gegensatz zu konventionellen Zuckern – auch weniger Insulin benötigt, um den Blutzucker stabil zu halten. Daher ist Trehalose ebenso ein gutes Mittel beim Management eines Typ-2-Diabetes.

So teilte eine Studie 34 Versuchspersonen in zwei Gruppen auf: Eine erhielt zwölf Wochen lang täglich 10 Gramm Trehalose (2 Teelöffel) zu den Mahlzeiten, die andere bekam die gleiche Menge Haushaltszucker. In der Trehalosegruppe sanken nicht nur die Blutzuckerwerte auf Normalniveau. Die Probanden verloren auch an Gewicht und ihr Bauchumfang wurde geringer. Die Forscher schlossen daraus, dass die Trehalose die fortschreitende Insulinresistenz aufhielt und damit auch einen eventuellen Typ-2-Diabetes.

In der gleichen Studie sank bei der Trehalosegruppe der systolische Blutdruck. Das bedeutet, dass Trehalose der Hypertonie entgegenwirken kann.

Zuckeralarm
Schon 1 Teelöffel (5 Gramm) Trehalose täglich kann bei Gesunden die Glukosetoleranz verstärken. Trehalose kann Ihnen auch helfen, Gewicht zu verlieren, vor allem rund um die Taille. Dazu ist ein Verzehr von 2 Teelöffeln (10 Gramm) täglich über zwölf Wochen nötig.

Trehalose bremst Alterungsprozesse aus

Eine jüngere Studie sieht bei Trehalose einen Anti-Aging-Effekt. Die Forscher konnten zeigen, dass Trehalose die Gene des Nrf2-Weges aktiviert, die beim Schutz vor oxidativem Stress eine Rolle spielen. Oxidativer Stress kann die DNA schädigen und macht so den Weg für altersbedingte Krankheiten frei. Er ist an vielen Erkrankungen aktiv beteiligt. Indem die Trehalose uns vor oxidativem Stress schützt, bremst sie vorzeitiges Altern aus.

So kann oxidativer Stress zum Beispiel die Nieren angreifen und schließlich zu Nierenkrankheiten führen. Da Trehalose auch keine Fruktose enthält, ist sie besonders gesund für die Niere. Deren nachlassende Funktion ist ein Marker für das Altern. Eine neuere Studie an älteren Ratten mit Schäden an dem Entgiftungsorgan zeigte, dass eine einmonatige Gabe von Trehalose die Produktion von antioxidativen Enzymen förderte und in der Folge Nierenschäden repariert wurden. Eine andere einmonatige Studie kam zu dem Ergebnis, dass Trehalose das SIRT1-Gen aktiviert und so dessen antioxidative und -entzündliche Effekte in Gang setzt. Auch dies linderte unter anderem die Symptome einer altersbedingten Beeinträchtigung der renalen Funktion.

Trehalose und Ihr Darm

Zahlreiche Bakterienstämme beziehungsweise Hefepilze produzieren zur Energiegewinnung das Trehaloseenzym Trehalase. Forschungsarbeiten zeigen, dass sich die mikrobielle Community bei Trehalosekonsum vielfach anpasst, um ihr eigenes Wohlergehen sicherzustellen. Vereinfacht ausgedrückt nutzen einige Arten positiver Bakterien dieses angereicherte Umfeld, um sich stärker zu vermehren. Andere wiederum modifizieren ihre Gene so, dass sie von der Ernährungsumstellung profitieren können. Hier steckt die Forschung noch in den Kinderschuhen, aber Wissenschaftler gehen aktuell dem Potenzial der Trehalose als Präbiotikum oder Schutzmechanismus für bestimmte Bakterienstämme nach.

Trehalose verbessert die Lebergesundheit

Trehalose unterstützt die Leber durch eine ganze Reihe von Mechanismen. Zum Beispiel hilft sie, einer nicht alkoholischen Fettleber (NAFL) vorzubeugen. Eine Laborstudie zeigte, wie Trehalose verhindert, dass Fruktose in die Leber gelangt, wo sie gewöhnlich als Fett abgespeichert wird und zur NAFL führt. Trehalose stößt nachweislich einen Prozess an, durch den gespeichertes Fett in der Leber abgebaut wird, was zu einem Gewichtsverlust führt und auch die Spiegel von Blutfetten wie Cholesterin und Triglyzeriden senkt.

Das Glukosetransporter-Gen GLUT8 kodiert ein Protein, das Fruktose in die Leber schafft, wo ein Überschuss als Fett gespeichert wird. Trehalose blockiert erwiesenermaßen die Aktivität dieses Gens und auch anderer Mitglieder der Familie der Glukosetransporter. Eine Studie von 2016 belegte, dass Trehalose durch die Hemmung der Genaktivität eine fruktosebedingte Fettleber verhindern kann. Andere wissenschaftliche Untersuchungen gingen der Frage nach, ob die Auswirkung der Trehalose auf GLUT8, neben ihren eindeutigen Stoffwechseleffekten, nicht vielleicht auch Krebs daran hindern könnte, invasiv zu werden.

Laborstudien zeigen, dass Trehalose durch die verzögerte Aufnahme von Glukose in die Leber ein Gen aktiviert, das die Insulinsensitivität erhöht und das Diabetesrisiko herabsetzt. Eine Studie an Mäusen zeigte, dass das ALOXE3-Gen in der Leber entweder durch Fasten oder durch den Konsum von Trehalose aktiviert werden kann. Mit dem Vorteil, dass die Mäuse das von ihnen produzierte Insulin besser verwerten konnten, die Fettverbrennung stieg, was zu geringerer Gewichtszunahme und weniger Fettansammlungen führte. Die Mäuse wiesen auch weniger Fettdepots in der Leber auf und hatten einen niedrigeren Cholesterinwert.

Trehalose stärkt die Gesundheit des Gehirns

Forschungsarbeiten zeigen, dass Trehalose die Gehirngesundheit auf vielfache Weise stärkt. Sie reduziert oxidativen Stress und seine Auswirkungen auf die Alterung, fördert aber auch kognitive Funktionen wie Lernen und Gedächtnis. Trehalose stellt durch Glukose den Treibstoff für den TKTL1-Schutzstoffwechsel dar.

Trehalose verbessert zum Beispiel die Gedächtnisbildung, indem sie freie Radikale bekämpft und die Entgiftung über den Nrf1-Weg befeuert. Eine Studie an Mäusen belegt, dass die achtwöchige Einnahme von Trehalose einmal täglich Gene aktivierte, die zum Nrf2-Weg gehören, was die kognitiven Funktionen fördert.

Oxidativer Stress spielt auch eine Rolle bei neurodegenerativen Erkrankungen wie Alzheimer und Parkinson. Die Vorzüge der Trehalose bei diversen neurodegenerativen Erkrankungen wurden genauer untersucht. Trehalose erweist sich als vielversprechend bei der Alzheimer-Therapie. Obwohl Experten sich nicht ganz einig über die Ursachen von Alzheimer sind, wird die Krankheit im Allgemeinen mit bestimmten Proteinen in Verbindung gebracht, genauer gesagt mit »Proteinplaques oder p-Tau-Proteinen«. Studien zeigen, dass Trehalose diese ungesunden Proteine eliminieren kann, indem sie die Autophagie ankurbelt. Forschungsarbeiten ergaben auch, dass Trehalose denselben Einfluss auf die Regulierung dieser Proteine hat wie Sport.

Indem der Blutzuckerspiegel stabilisiert und die Insulinresistenz reduziert wird, liefert Trehalose die für ein gesundes Gehirn nötige Glukose, hält aber gleichzeitig Alzheimer auf Abstand. Trehalose zu konsumieren, schützt nachweislich auch vor Parkinson. Obwohl die Wissenschaft noch nicht weiß, wie das funktioniert, konnte in einer Laborstudie nachgewiesen werden, dass Trehalose die GLP-1-Ausschüttung erhöht. Das verbessert den Glukosestoffwechsel und die Insulinregulierung, was sich nach Aussage der beteiligten Forscher neuroprotektiv auswirkt. Die Studie zeigte auch, dass Trehalose die Produktion positiver Bakterien ankurbelt, deren Fehlen man mit Parkinson in Verbindung bringt. Offensichtlich hängen einige der neuroprotektiven Eigenschaften der Trehalose mit der Darm-Gehirn-Achse zusammen.

DR. COYS ERKENNTNISSE Sie können Synergien erzielen, indem Sie die funktionellen Zucker miteinander kombinieren. Trehalose mit Isomaltulose und/oder Galaktose zu vermengen, erhöht deren energetisches Potenzial.

Trehalose macht die Zellen sauber

Die Autophagie ist ein natürlicher Prozess des Körpers, um beschädigte Zellen zu reparieren oder zu beseitigen, eine Art zellulärer Instandhaltung. Forschungsarbeiten zeigen, dass Trehalose die Autophagie fördert, was sich bei vielen Erkrankungen (zum Beispiel Parkinson oder Chorea Huntington) positiv auswirkt. Sie konnte auch Neuralrohrdefekte bei Föten diabetischer Mäuse verhindern.

Trehalose fördert die Herzgesundheit

Trehalose reguliert die Produktion von Stickstoffmonoxid, das die Blutgefäße weit stellt und daher zur Herzgesundheit beiträgt und zu einer besseren Versorgung des Körpers mit Sauerstoff führt. Bei einer Studie an Erwachsenen mittleren und höheren Alters wurde den Probanden zwölf Wochen lang täglich eine Menge von 100 Gramm Trehalose verabreicht. Man stellte fest, dass sich dadurch die arterielle Funktion verbesserte. (Verengte Arterien sind ein gewichtiger Risikofaktor für kardiovaskuläre Erkrankungen.) Die Forscher glauben, dieser Effekt könnte darauf zurückzuführen sein, dass entweder eine höhere Menge Stickstoffmonoxid in der Blutbahn vorhanden oder die Reaktion darauf besser ist, da dieses Gas den Gefäßwiderstand verringert.

Nur 1 Teelöffel Trehalose

Trehalose wird in Japan viel verwendet und hat dort Haushaltszucker schon zu weiten Teilen abgelöst. 2016 zeigte eine Gruppe japanischer Wissenschaftler, dass Menschen mit Risikofaktoren für das metabolische Syndrom ihre Symptome verbessern konnten, indem sie täglich 10 Gramm Trehalose (2 Teelöffel) zu sich nahmen. Im selben Jahr führten Forscher eine ähnliche Studie mit gesunden Versuchspersonen durch. Sie stellten fest, dass gesunde Menschen eine deutlich niedrigere Trehalosedosis brauchten, um ihren Stoffwechsel zu verbessern: 3,3 Gramm (weniger als 1 Teelöffel).

MANNOSE

Mannose (D-Mannose) kommt natürlich in vielen Pflanzen vor. Cranberrys sind eine bekannte Quelle. Mannose wird im Körper auch aus Glukose gebildet, wodurch sich Glykoproteine bilden, also Eiweiß-Zucker-Verbindungen mit wichtigen Funktionen. Diese Art Proteine beeinflussen unter anderem unser Immunsystem.

Obwohl die Forschung hier noch in den Kinderschuhen steckt, ist Mannose als Lebensmittel mit gesundheitlichen Vorzügen (Nutraceutical) vielversprechend. Sie wird seit mehr als fünfzig Jahren für die Behandlung von Infektionen des Harntrakts genutzt. Ihre Wirkung weist diesbezüglich Ähnlichkeiten zu Antibiotika auf. Jüngere Forschungsarbeiten zeigen, dass dieser Zucker für die Behandlung und zur Vorbeugung einer ganzen Reihe von Krankheiten nützlich ist, vom Typ-1-Diabetes über andere Autoimmunerkrankungen bis hin zu Osteoporose und Krebs. Eine 2025 im Journal *Communications Biology* veröffentlichte Studie konnte nachweisen, dass Mannose ein vielversprechendes Antitumormittel ist, vor allem bei der Therapie von Blasenkrebs.

Sicherheitshinweise

Heute wissen wir noch nicht genug über die Nahrungsergänzung mit Mannose, um mit Bestimmtheit sagen zu können, ob sie auch für Diabetiker oder Schwangere sicher ist.

Die Behandlung mit Mannose erwies sich außerdem als effektiv bei einer Gruppe von über 130 seltenen Stoffwechselstörungen, die einen gemeinsamen genetischen Ursprung haben: die angeborene Glykosylierungsstörung (CDG). Obwohl daran viele verschiedene Gene und Enzyme beteiligt sind, was jede Erkrankung einzigartig macht, geht es dabei um den Prozess der Glykosylierung, das heißt die Übertragung von Zuckermolekülen auf Proteine und Fette. Diese Störungen betreffen verschiedene Organsysteme und die Symptome können mild sein, aber auch lebensbedrohlich ausfallen.

Eine Untergruppe der CGD-Patienten hat einen Defekt am MP1-Gen (siehe unten die Ausführungen zum »Honeybee-Syndrom«). Üblicherweise leiden diese Patienten unter niedrigem Blutzucker, häufigen Blutgerinnseln sowie Problemen mit der Leber und dem Verdauungssystem. Auch Störungen des Immunsystems treten dabei auf. Die Behandlung mit Mannose hat sich bei diesen Fällen als höchst effektiv erwiesen. Sie lindert die Symptome und verbessert die Glykosylierung.

Außerdem hemmt Mannose den Glukosestoffwechsel so, dass dabei keine entzündlichen Zytokine entstehen. Und sie unterdrückt die Produktion von glukosehungrigen Makrophagen, die ebenfalls zu Entzündungen beitragen.

MANNOSE IM ÜBERBLICK

Verwendung: Mannose lässt sich medizinisch einsetzen, um damit bestimmte Störungen zu behandeln oder ihnen vorzubeugen.

Geschmack und Textur: Sie ist nicht so süß wie Haushaltszucker und hat einen leicht bitteren Nachgeschmack.

Wichtige gesundheitliche Vorzüge:
- Alternative zu Antibiotika bei Entzündungen der Harnwege.
- Reguliert das Immunsystem.
- Wirkt antientzündlich.
- Hat einen sehr positiven Einfluss auf entzündliche Darmerkrankungen und führt hierbei zur Bildung von gesunden Darmepithelien.
- Erhöht die Wirksamkeit von Strahlen-, Chemo- und Immuntherapien.
- Hemmt PPP/TKTL1 und Milchsäurebildung, sodass auch die Metastasierung und die Immunsuppression von Krebszellen gehemmt werden.

Mögliche Nebenwirkungen: Die Nebenwirkungen hängen von der Dosierung ab. Blähungen und/oder Durchfall können auftreten, wenn Sie mehr einnehmen als nachstehend empfohlen oder sich noch nicht ausreichend gute Darmbakterien entwickelt haben.

Empfohlene Menge: Forschungsarbeiten zeigen, dass $\frac{1}{16}$ Teelöffel (0,2 Gramm) auf 1 Kilogramm Körpergewicht sicher ist. Höhere Mengen können Verdauungsstörungen verursachen.

Sicherheitshinweise: Aktuell existieren keine Berichte darüber, dass sich der Verzehr negativ auf Menschen auswirkt. Doch lässt sich anhand der vorhandenen Daten nicht mit Sicherheit sagen, dass der langfristige Konsum von Mannose in jedem Fall unbedenklich ist, vor allem nicht, soweit es Typ-2-Diabetiker betrifft. Diabetiker sowie schwangere oder stillende Frauen sollten mit ihrem Arzt sprechen und ihren Blutzuckerspiegel überprüfen lassen, wenn sie Mannose verzehren. Da Mannose auch vom Körper produziert wird, kann es sein, dass Diabetiker oder Übergewichtige höhere Mengen von diesem Zucker herstellen.

Der mögliche Zusammenhang zwischen Mannose, Diabetes und einigen anderen gesundheitlichen Problemen bedeutet nicht, dass Mannose grundsätzlich schädlich ist. Der glykämische Index (GI) von Mannose ist genau bekannt. Man hält ihn aber für niedrig oder sogar sehr niedrig. Einige Quellen geben einen GI von 4,5 an. Mannose erhöht den Blutzucker nicht und trägt so zu seiner Stabilisierung bei.

DIE GESUNDHEITLICHEN VORZÜGE DER MANNOSE

Mannose wirkt gegen Harnwegsinfekte

Harnwegsinfekte sind ausgesprochen häufig. Weltweit werden mehr als 150 Millionen Menschen jährlich davon befallen. Sie stellen also die am weitesten verbreitete bakterielle Infektion überhaupt dar. Diabetiker haben ein hohes Risiko, Harnwegsinfekte zu erleiden. In den Vereinigten Staaten sind sie der zweithäufigste Grund für einen Arztbesuch.

Üblicherweise behandelt man diese Infekte mit Antibiotika. Diese sind zwar hochwirksam gegen den akuten Infekt, doch die

Rückfallquote ist hoch. Daher sind Antibiotikaresistenzen mittlerweile ein ernsthaftes Problem. Des Weiteren schaden Antibiotika der Darmflora.

DAS HONEYBEE-SYNDROM

Wissenschaftler wissen schon seit fast hundert Jahren, dass Mannose für Honigbienen tödlich ist. Diese fleißigen Insekten haben ein Stoffwechselproblem: Sie verfügen über nur wenig MP1-Enzym, ein Mangel, der ihre Fähigkeit beeinträchtigt, Mannose zu verarbeiten.
Schneller Vorlauf ins 21. Jahrhundert, wo neueste Forschungsarbeiten zu dem Ergebnis kommen, dass Mannose gegen Krebs aktiv ist. Daher fragen sich Wissenschaftler nun, ob Mannose für Krebszellen auf dieselbe Weise tödlich ist wie für Bienen. Man fütterte Krebszellen ohne MP1-Gen Mannose – und siehe da: Die Antwort war Ja. Man entdeckte, dass Krebszellen auf Mannose genauso reagierten wie die Honigbienen. Waren sie dem Zucker ausgesetzt, so stoppte dies ihr expansives Wachstum.
Wissenschaftlich ist das komplex, daher erklären wir in der Folge nur die Grundlagen. Da die Honigbienen eine MP1-Defizienz haben, sammeln sich bei ihnen schnell giftige Mengen des Moleküls M-6-P an, das den Glukosestoffwechsel beeinflusst. Mannose wird über dieselben Transporterproteine in die Zelle geschleust wie Glukose. Wie wir wissen, hungern Krebszellen förmlich nach Glukose. Wenn MP1 spärlich exprimiert wird, dann beeinflusst das die Glykolyse. Im Grunde verhindert es den Warburg-Effekt, der die Metastasierung fördert. Ist die

Energiegewinnung durch Fermentation gehemmt, können Krebszellen keine Milchsäure produzieren, die ihnen eine Bildung von Metastasen erlaubt und sie vor den Angriffen des Immunsystems schützt.
Die Bienenforscher fanden heraus, dass MP1-defiziente Zellen an der Zellteilung gehindert werden, wenn man ihnen Mannose verabreicht. Eine schnelle Zellteilung ist ein Merkmal für Krebs – Mannose verändert aber den Stoffwechsel der Krebszellen und hindert sie daran, die DNA zu produzieren, die sie brauchen, um sich effektiv teilen zu können. Die Wissenschaftler entdeckten auch, dass eine Nahrungsergänzung mit Mannose Chemotherapien wirksamer macht, weil die Chemotherapie ja die DNA der Krebszellen angreift. Passend dazu gekonnte in Studien gezeigt werden, dass Mannose den PPP und damit Transketolasen hemmt. Dies erklärt, dass Mannose so hilfreich bei der Krebstherapie ist und die Wirkung von Strahlen-, Chemo- und Immuntherapien erhöht.

Seit den frühen 1970er-Jahren wird Mannose gegen Harnwegsinfekte eingesetzt, häufig zusammen mit Cranberrysaft und gelegentlich einem Präparat mit lebenden Mikroorganismen (Probiotikum). Trotzdem wird die Mannose häufig als »Volksmedizin« abgetan. Mittlerweile aber belegen viele Studien, dass es sich dabei keineswegs um Aberglauben handelt. Die meisten Studien sind nicht gut aufgebaut (teilweise umfassen sie noch andere aktive Wirkstoffe), aber eine Überblicksanalyse der vorhandenen Forschungsarbeiten kam 2022 zu dem Schluss, dass »das Bild insgesamt positiv ausfällt« und dass »D-Mannose großes Potenzial und nur wenige Nebenwirkungen hat«. Im Allgemeinen linderte eine Nahrungsergänzung mit Mannose die Symptome (manchmal schneller als ein Antibiotikum) und schien auch künftige Infekte zu verhindern.

Und das funktioniert folgendermaßen: Wie Forschungsarbeiten belegen, hemmt der Mannoseverzehr das Bakterium Escherichia Coli (E. Coli), das Harnwegsinfekte hervorruft, weil es sich an die Schleimhaut des Harntrakts heftet. Löst man es jedoch ab, wird es ganz einfach mit dem Urin ausgeschieden und die Infektion heilt ab.

Zuckeralarm

Wie die Forschung zeigt, kann Mannose gegen Harnwegsinfekte eingesetzt werden. Es gibt noch keine klaren Anwendungsempfehlungen, aber die Studien deuten darauf hin, dass eine Gabe von 2 Gramm täglich über drei Tage und dann von 1 Gramm täglich für weitere zehn Tage eine effektive Behandlung darstellt. Droht der Infekt wiederzukehren, gibt man vierzehn Tage lang dreimal täglich 1 Gramm zur Prävention. Da die Zusammensetzung der einzelnen Präparate voneinander abweicht, sollten Sie gründlich den Beipackzettel lesen.

Mannose reguliert das Immunsystem

Studien legen nahe, dass Mannose ein gesundes Immunsystem fördert und Autoimmunerkrankungen entgegenwirkt. Forschungsarbeiten zeigen, dass ein hoher Zuckerkonsum die Wahrscheinlichkeit einer Autoimmunerkrankung erhöht. Mannose hemmt nachweislich den PPP und die damit verknüpfte TKTL1-Fermentation, sodass der Körper auf Oxidation umschalten muss. Indem sie den TKTL1-Stoffwechsel hemmt, kann die Mannose den schädlichen Einfluss von übermäßigem Zuckerkonsum auf das Immunsystem blockieren.

Laborstudien haben gezeigt, dass der Mannoseverzehr auch die Expression entzündlich wirkender Zytokine hemmt, was bei einer Autoimmunhepatitis die Leberschäden reduziert. Mannose kann auch entzündliche Reaktionen der Leber verringern, indem sie die Produktion von regulatorischen T-Zellen (Tregs) ankurbelt. Sie regulieren das Immunsystem so, dass sich keine Autoimmunreaktionen einstellen. Neuere Forschungsarbeiten belegen, dass der Mannoseverzehr zu einer gesunden Leber beitragen kann, indem sie den Fettstoffwechsel günstig beeinflusst.

Weitere Studien konnten zeigen, dass Mannose Entzündungen und Autoimmunreaktionen bei vielen Krankheiten reduziert, zum Beispiel Typ-1-Diabetes, Asthma, Colitis, Fettleibigkeit, Osteoarthritis und Lupus erythematodes. Auch die Behandlung von multipler Sklerose kann durch diesen Zucker günstig beeinflusst werden. Die Forschung zeigt, dass Mannose all diese positiven Effekte entfaltet, indem sie die Aktivität der regulatorischen T-Zellen fördert. So bremst sie ein überaktives Immunsystem aus und unterdrückt Effektor-T-Zellen, die Entzündungen auslösen. Diese Wirkung ist in Einklang mit der Hemmung des PPP/TKTL1 und unterstreicht auch die Bedeutung von Mannose bei der Behandlung von schweren Entzündungen wie Sepsis oder Malaria, bei der die gebildete Milchsäure für den schweren Verlauf und den Tod der Patienten verantwortlich ist.

Wissenschaftler gehen außerdem der Frage nach, wie Mannose die Makrophagen beeinflusst, jene weißen Blutkörperchen, die im Immunsystem eine aktive Rolle spielen. Diese reagieren stark auf Veränderungen des Stoffwechsels, vor allem wenn Glukose mit im Spiel ist. Auch hier steckt die Forschung noch in den

Kinderschuhen, aber Mannose hemmt offensichtlich entzündliche Makrophagen.

Die wissenschaftliche Seite dahinter ist eng mit dem PPP/TKTL1-Stoffwechsel verknüpft und Mannose stellt einen Zucker dar, der diesen Stoffwechsel hemmt und so entzündliche Darmerkrankungen wie Colitis ulcerosa oder Morbus Crohn positiv beeinflusst.

Die antientzündliche Wirkung

Neuere Forschungsarbeiten bestätigen, dass Darmbakterien eine entscheidende Rolle im Immunsystem und bei verschiedenen entzündlichen Prozessen spielen. Obwohl diese Forschung noch ganz am Anfang steht, deuten die vorhandenen Studien darauf hin, dass Mannose die Menge positiver Darmbakterien ansteigen lässt, die gegen Entzündungen vorgehen. Gleichzeitig wirkt sie direkt antientzündlich, weil der PPP/TKTL1 und damit die Milchsäurebildung gehemmt werden.

Mannose schützt vor Krebs

Krebszellen begehren Glukose, weil sie damit ihre Strategie des schnellen effizienten Wachstums, der Ausbreitung und des Schutzes vor dem Immunsystem umsetzen können. Interessanterweise zeigen Studien, dass Mannose nicht nur den PPP/TKTL1-Stoffwechsel hemmt, sondern auch insgesamt einen großen Einfluss auf den Glukosestoffwechsel hat.

Eine Studie, die in der renommierten Wissenschaftszeitung *Nature* im Jahr 2019 veröffentlicht wurde, hat gezeigt, dass schon moderate Megen an Mannose ausreichen, den Glukosestoffwechsel von Krebszellen zu hemmen. Die Autoren kamen zu dem Schluss, dass es sinnvoll ist, dass Krebspatienten Mannose konsumieren, um Krebstherapien erfolgreicher zu machen. Gleichzeitig betonten sie, dass es eine einfach und kostengünstige Methode darstellt, die ohne Nebenwirkungen anwendbar ist.

In den Folgejahren sind viele weitere Studien veröffentlicht worden, die zeigen, dass Mannose die Wirksamkeit von Chemo-, Strahlen- und Immuntherapien erhöht. Bisher ist dieses Wissen um die Bedeutung von Mannose bei Krebstherapien noch nicht weit verbreitet.

DR. COYS ERKENNTNISSE Ich fand es hochinteressant, dass Mannose die Wirksamkeit von Chemo-, Strahlen- und Immuntherapien so stark erhöht. Eine vergleichbare Wirkung hat auch die ketogene Ernährung, aber im Gegensatz dazu ist der Konsum von einigen Teelöffeln Mannose pro Tag viel einfacher umzusetzen. Im Grunde hemmt Mannose den Glukose- über den PPP/TKTL1-Stoffwechsel, sodass sie den Warburg-Effekt hemmt und damit die Milchsäureproduktion einschränkt. So wird der Krebs daran gehindert zu metastasieren und kann sich nicht mehr vor dem Immunsystem verstecken.

Mannose hat nachweislich eine positive Wirkung auf Krebsbehandlungen wie Chemo- und Strahlentherapie. Diese Therapien lösen in Krebszellen Schäden in wichtigen Zellstrukturen wie der DNA aus, mit dem Ziel, hierdurch die Krebszellen abzutöten. Werden die Schäden aber repariert, überlebt die Krebszelle. Der Erfolg einer Krebstherapie wird daher durch das Ausmaß der Zellschäden und das Ausmaß der Reparatur bestimmt.

In den letzten hundert Jahren lag der Schwerpunkt von Krebstherapien darin, möglichst schwerwiegende Schäden auszulösen. Erst jetzt verfolgen immer mehr Pharmafirmen genau wie ich den Ansatz, die Reparatur der Schäden zu hemmen. Dadurch werden Krebstherapien wirksamer, die auf die Auslösung von DNA- und anderen Zellschäden ausgerichtet sind.

Indem Mannose die TKTL1-Fermentation hemmt, wird es Krebszellen sehr schwer gemacht, Ribose zu bilden, um mit diesem essenziellen Baustein der DNA die Schäden an der DNA zu reparieren. Als Folge der Hemmung des TKTL1-Stoffwechsels werden DNA-schädigende Therapien wie Strahlen- und Chemotherapien wirksamer. Sogar schon bestehende Resistenzen, die durch eine aktivierte DNA-Reparatur entstanden sind, werden mit der Hemmung des TKTL1-Stoffwechsels überwunden. Des Weiteren führt sie auch zur Hemmung der Milchsäurebildung, sodass Krebszellen sich nicht mehr vor den Angriffen des Immunsystems schützen können und Immuntherapien wirksamer werden.

Die medikamentöse Hemmung des TKTL1-Stoffwechsels wie auch die Hemmung durch Zucker wie Mannose und Galaktose sind einfache, kostengünstige und wirksame Möglichkeiten, herkömmliche Krebstherapien begleitend wirksamer zu machen.

Mannose hilft gegen Übergewicht

Nahrungsergänzung mit Mannose reduziert Adipositas und trägt zum Gewichtsverlust bei. Die Forschung wendet sich diesem Thema erst seit relativ kurzer Zeit zu, aber erste Ergebnisse legen nahe, dass der Mannoseverzehr die Produktion guter Darmbakterien fördert, die man mit einem gesunden Körpergewicht und einem gut funktionierenden Immunsystem in Verbindung bringt.

Des Weiteren führt die Hemmung von PPP/TKTL1 zu einer verminderten Umwandlung von Glukose und Fruktose in Fett und parallel dazu zu einer erhöhten Nutzung der Mitochondrien. Einhergehend damit wird die Fettverbrennung wie auch generell die oxidative Energiefreisetzung durch die Mitochondrien erhöht.

Mannose wirkt gegen Osteoporose

Die Forschung ist hier noch nicht allzu weit fortgeschritten, aber Laborstudien zeigen, dass der Mannoseverzehr die Knochengesundheit stärkt. Knochenschwund zum Beispiel ist für Astronauten aufgrund der im All herrschenden Schwerelosigkeit ein massives Problem. Als Wissenschaftler Mäuse in einer schwerelosen Umgebung aufzogen und sie dann mit Mannose fütterten, stellte man fest, dass sich ihre Knochendichte verbesserte. Das galt auch für ihre Resistenz gegenüber Harnwegsinfekten, was offensichtlich ein weiteres Problem bei der Raumfahrt ist.

Andere Forschungsarbeiten deuten darauf hin, dass Mannose dazu beiträgt, den mit der Menopause und mit Östrogenmangel einhergehenden Knochenabbau zu verringern, weil sie die Produktion regulatorischer T-Zellen und positiver Darmbakterien anregt. Sie verlangsamt auch nachweislich die Ausschüttung entzündlich wirkender Zytokine wie RANKL und TNF-α. Auch diese sind an den komplexen Prozessen des Knochenabbaus beteiligt.

Mannose wirkt gegen atopische Dermatitis

Jüngere Forschungsarbeiten lassen vermuten, dass Mannose auch bei der Behandlung der atopischen Dermatitis (Neurodermitis) nützlich sein könnte. Diese Bezeichnung ist letztlich ein Überbegriff für so störende Probleme wie Ekzeme oder seborrhoische Dermatitis. Die Mannose reduziert Entzündungen und verbessert die Hautbarriere, unter anderem weil sie bestimmte entzündlich wirkende Zytokine hemmt.

DR. COYS ERKENNTNISSE Neuere Forschung lässt vermuten, dass die Hemmung des Glukosestoffwechsels über den PPP/TKTL1 ein wichtiges Instrument zur Bekämpfung von entzündlichen Erkrankungen darstellt. Vor allem kann zu viel konventioneller Zucker einschließlich der besonders entzündlich wirkenden Fruktose die entzündlich wirkenden Makrophagen fördern. Mannose hingegen ist ein Zucker, der diesen Prozess hemmt und so Entzündungen vorbeugen kann.

8

Ein gesundes, langes Leben

In Sachen gesunder Lebensführung gibt es keine Empfehlungen, die gleichermaßen für alle gelten würden. Jeder von uns ist eine einzigartige Mischung aus Genen, Umwelteinflüssen und Lebensstil. Dazu kommt noch der florierende Kosmos der Bakterien auf und in unserem Körper. Diese mikrobiellen Siedler beeinflussen unser Immunsystem, unseren Stoffwechsel und unser Gehirn. All diese Faktoren müssen berücksichtigt werden, wenn man überlegt, welche Maßnahmen jedem von uns zu dem längsten möglichen Leben frei von kräftezehrenden Krankheiten verhelfen.

Doch allen individuellen Unterschieden zum Trotz hat die Forschung im Laufe der Zeit entscheidende Einsichten gewonnen in die Biologie eines langen Lebens und altersbedingter Erkrankungen: Ein gesunder Lebensstil ist der ausschlaggebende Faktor dafür, wie gut Sie altern und wie lange Sie leben werden. Die wissenschaftlich gesicherten Richtlinien empfehlen alles in allem eine vollwertige Ernährung, ein gesundes Körpergewicht und regelmäßige Bewegung. Das sind die wichtigsten Faktoren, die Gesundheit und Leben verlängern.

AUF WELCHEN WEGEN WIR ALTERN

Der Alterungsprozess wird durch eine fortschreitende Abnahme körperlicher und geistiger Fähigkeiten charakterisiert, wodurch die Voraussetzungen für eine Verkürzung der zu erwartenden Lebenszeit geschaffen werden. Der Prozess des Alterns hat keine einzelne Ursache. Vielmehr äußert er sich in verschiedenen Entwicklungen, die im Laufe der Zeit sichtbar werden. Dazu gehören ein sich verschlechternder Stoffwechsel, zunehmende Entzündungen, DNA-Schäden, ungesunde Veränderungen bei der Gen-Expression und oxidativer Stress.

Was uns altern lässt

- Schlechter Stoffwechsel mit der erhöhten Bildung von Radikalen
- Oxidativer Stress
- DNA-Schäden
- Chronische Entzündungen
- Insulinresistenz und damit ausgelöster Zuckermangel in Zellen, wodurch Schäden nicht mehr repariert werden können und der programmierte Zelltod nicht mehr unterdrückt wird
- Epigenetische Veränderungen inklusive der durch Milchsäure ausgelösten Laktylierung von Proteinen

Um richtig zu funktionieren, müssen die verschiedenen Teile Ihres Körpers – Gewebe, Organe und Zellen – miteinander kommunizieren. Diese Kommunikationskanäle nennt man »biologische Signalwege«. Dazu gehören Stoffwechselwege, die Ihre Nahrung in Energie umwandeln, Entzündungssignalwege, die durch Verletzungen, Toxine und Krankheitserreger initiiert werden, und genregulatorische Pfade, die die Gen-Expression beeinflussen.

All diese Signalwege stehen miteinander in Verbindung. Obwohl wir die Mechanismen noch nicht in ihrer Gesamtheit verstehen, ist nun klar, dass die epigenetische Steuerung der Gen-Expression, die durch Milchsäure kontrolliert wird, extrem wichtig für den Erhalt unserer Gesundheit ist. Die grundsätzliche Bedeutung des Stoffwechsels ist damit noch höher, als es ohnehin schon vermutet wurde.

Die jungen Alten

Wir alle kennen Menschen, die schon mit fünfzig ihren Zenit überschritten haben, und andere, die mit 85 noch voll fit sind. Diese fitten über Achtzigjährigen stellen eine neue Gruppe von Senioren dar, die man meist als »junge Alte« bezeichnet. Ihr chronologisches Alter (Zahl der Lebensjahre) unterscheidet sich von ihrem biologischen – also dem Tempo, in dem ihr Körper altert. Gegen das chronologische Alter lässt sich nichts machen, aber die Forschung zeigt, dass ein positiver Lebensstil verjüngend auf das biologische Alter wirkt.

BLUTZUCKER UND ALTERUNGSPROZESS

Ein dauerhaft erhöhter oder häufig stark schwankender Blutzuckerspiegel wirkt sich negativ auf unseren Stoffwechsel aus und damit eng verknüpft sind die biochemischen Prozesse der Alterung wie die Bildung von Radikalen und AGEs (Advanced Glycation End Products). Auch verschiedene Signalwege einhergehend mit altbekannten epigenetischen Veränderungen wie Methylierungen, aber auch das neue Wissen um die epigenetische Steuerung der Gen-Expression mittels Milchsäure spielen wichtige Rollen beim Altern. So ist ein chronisch erhöhter Blutzuckerspiegel eine der

Hauptursachen für Stoffwechselstörungen und die chemische Schädigung unserer Zellstrukturen durch AGEs und Radikale.

Glukose hat großartige Vorteile, aber im Übermaß ist sie ungesund. Durch zu viel Glukose und Fruktose entsteht ein Klima, das potenziell Tumorzellen die Möglichkeit gibt, TKTL1-Stoffwechsel durchzuführen und so zu einer Krebszelle zu werden, die Metastasen bildet und sich vor dem Immunsystem schützen kann. Gleichzeitig entsteht eine Resistenz gegen bisher etablierte Krebstherapien wie zum Beispiel Strahlen-, Chemo- und Immuntherapien. Eine Anti-Krebs-Ernährung stellt auch eine Ernährungsform dar, die die Alterung der gesunden Zellen (Anti-Aging) verlangsamt, sodass man gesund und langsam altert.

Ungesunder Blutzuckerspiegel fördert die Alterung

Bei einer Studie aus dem Jahr 2024 wurden 1150 Menschen über 75 (mit einem Altersdurchschnitt von 83 Jahren) untersucht. Dabei stellte man fest, dass ungefähr 65 Prozent der Gruppe einen ungesunden Blutzuckerspiegel hatten. Diese Zahlen sind besorgniserregend. Ältere Menschen mit Blutzuckerproblemen – einem über dem Normalwert liegenden HbA1c-Niveau, einer Insulinresistenz oder einer Hyperinsulinämie – haben ein deutlich erhöhtes Risiko für eine ernsthafte Erkrankung oder einen vorzeitigen Tod. Den Blutzuckerspiegel im Gleichgewicht zu halten, kann vor Krankheiten schützen und beeinflusst, wie schnell Sie altern.

POSITIVE ZUCKER

Alle funktionellen Zucker, die wir in diesem Buch vorstellen, tragen zu einem stabilen Blutzucker bei. Wenn Sie diese Zucker zu einem regelmäßigen Bestandteil Ihrer Ernährung machen wollen, sollten Sie sie kombinieren, weil sie sich gegenseitig in ihrer Wirkung unterstützen. So eignet sich eine Mischung aus Galaktose, Trehalose, Isomaltulose und Tagatose besonders gut dazu, den gesunden Zuckerstoffwechsel Ihrer Zellen aufrechtzuerhalten und gleichzeitig die guten Darmbakterien zu fördern. Trehalose, Tagatose, Isomaltulose und Galaktose kurbeln die Fettverbrennung an, beugen Karies vor und ermöglichen, dass das Gehirn gleichmäßig mit Energie versorgt wird. Diese Zucker verhindern auch den Anstieg von Insulin und IGF-1 im Blut, Hormone, die die Alterung, aber auch die Krebsentstehung fördern.

SCHLECHTER STOFFWECHSEL UND DAS ALTER

Im Normalfall wird der Stoffwechsel weniger effizient, wenn Sie altern. Das erhöht das Risiko für damit verbundene Störungen wie Typ-2-Diabetes, Schlaganfall und Herzkrankheiten. Zu den Markern schlechter Stoffwechselgesundheit zählen hoher Blutdruck, erhöhtes Blutzuckerniveau, Insulinresistenz und ein erhöhter LDL-Cholesterinwert. All diese Probleme führen zu chronischen Erkrankungen.

Obwohl AGEs ein natürlicher Teil des Alterungsprozesses sind, weisen sie auch auf Störungen im Stoffwechsel hin. Dahinter steckt vor allem ein erhöhter Blutzucker. Die Ansammlung von AGEs in bestimmten Organen steht im Zusammenhang mit Insulinresistenz, chronischen Entzündungen und oxidativem Stress. Die Anheftung von Glukose an unsere Proteine schädigt diese. Dies manifestiert sich in schlaffer, hängender Haut am Hals, steifen Blutgefäßen, die dann reißen, wodurch Herz-Kreislauf-Krankheiten wie Herzinfarkt oder Schlaganfall resultieren. Durch Zucker geschädigte Proteine, also AGEs, machen uns schnell alt und krank.

DR. COYS ERKENNTNISSE Mit einem HbA1c-Test können Sie messen, wie stark die Anheftung von Zucker an Ihre Proteine (Glykierung) ausgeprägt ist. Je höher dieser Wert ausfällt, umso mehr sind Ihre Proteine im Körper durch Zucker geschädigt. Mithilfe des HbA1c-Werts können Sie auf einfache Weise kontrollieren, ob und wie stark die Proteine in Ihrem Körper, in diesem Fall das Hämoglobin, geschädigt sind und ob Ihre Ernährung Sie gesund erhält.

Sie können Ihren HbA1c-Wert mit einem jederzeit verfügbaren Test feststellen lassen. Zuerst sollten Sie Ihren Grundwert bestimmen. Es dauert etwa sechs Wochen, Ihren HbA1c-Wert zu verändern. Umstellungen von Ernährungsgewohnheiten zeigen erst nach drei Monaten ihre volle Wirkung. Dann sehen Sie, ob Ihre neue Ernährungsweise funktioniert.

Neben einem gesunden Blutzucker bewirkt weniger Zucker auch, dass Ihre Haut schöner wird. Sie wird straffer, weil das Elastin nicht mehr durch Zucker so geschädigt wird und schlaff wird. Aus dem HbA1c-Wert, also der Schädigung des Hämoglobins durch Zucker, lassen sich auch die generelle Schädigung von Proteinen im

Gewebe abschätzen. Zucker schädigt Proteine wie Elastin und Kollagen in der Haut, sodass festes Gewebe und straffe Haut unelastisch, schlaff und rissanfällig wird. Ein niedriger HbA1C-Wert ist ein klares Zeichen dafür, dass Ihr Körper keine Schädigung durch Zucker erfährt.

CHRONISCHE ENTZÜNDUNGEN FÖRDERN DIE ALTERUNG

Letztlich sind an allen chronischen Erkrankungen, die mit der Alterung einhergehen – wie Typ-2-Diabetes oder Alzheimer –, chronische Entzündungen beteiligt. Diese biologische Reaktion ist einer der Mitverschwörer bei deaktivierenden Erkrankungen wie Arthrose und Sarkopenie (altersbedingter Muskelabbau). Zu viel Zucker gehört zu den Hauptursachen für chronische Entzündungen, die den ganzen Körper in Mitleidenschaft ziehen und für die Ausschüttung entzündlich wirkender Substanzen wie Zytokinen verantwortlich sind. Außerdem verbindet sich der Zucker mit Protein- und Fettmolekülen, wodurch die beschriebenen AGEs entstehen. Zudem greift zu viel Zucker die Gesundheit des Darms an, weil ungesunde Bakterien dort die Überhand bekommen und sogar Pilze gedeihen. Gefährliche Candida-Pilze zum Beispiel stellen eine ernste Gesundheitsgefahr dar und lassen sich effektiv vermeiden, indem gute Darmbakterien ausreichend Butyrat bilden, sodass die mykotischen Fehlbesiedlungen nicht mehr anwachsen können. Füttern Sie daher die »positiven« Bakterien mit Tagatose und anderen präbiotisch wirkenden Zuckern.

Entzündungsursachen

Entzündungen entstehen durch bestimmte Lebensstilfaktoren wie Rauchen oder ein Übermaß an Alkohol, aber auch durch bestimmte Nahrungsmittel. Zu den proinflammatorischen Lebensmitteln gehören Weißmehl, stark verarbeitetes, erhitztes/gegrilltes Fleisch (Wurstwaren), mit konventionellem Zucker gesüßte Getränke und Raffinerieöle wie Soja- und Maisöl. Auch hochverarbeitete Nahrungsmittel wie abgepackte Kekse und Kuchen, Weißbrot, Süßigkeiten und zuckerreiche Frühstückscerealien/-flocken können Entzündungen auslösen.

Eine Ernährung, in der entzündlich wirkende Lebensmittel überwiegen, steht in direktem Zusammenhang mit erhöhter Sterblichkeit. Spanische Forscher, die die Ernährungsgewohnheiten zweier verschiedener Gruppen auf ihr Entzündungspotenzial hin untersuchten, entdeckten einen »positiven und signifikanten Zusammenhang« zwischen entzündlich wirkender Ernährung und vorzeitigem Tod.

»InflammAging«

Die meisten älteren Menschen haben, auch wenn sie keine chronische Erkrankungen aufweisen, höhere Entzündungsmarker wie zum Beispiel C-reaktives Protein, was auf chronische Entzündungen hindeutet. Entzündungen sind bei älteren Menschen so verbreitet, dass man dafür den Begriff »InflammAging« geprägt hat, den man als »Entzündungsaltern« übersetzen kann. Man kann daher den Alterungsprozess hinauszögern, indem man die Entwicklung chronischer Entzündungen verlangsamt oder gar verhindert.

DR. COYS ERKENNTNISSE Chronische Entzündungen stehen hinter den Zivilisationskrankheiten, die sich heute wie eine Epidemie ausbreiten. Der funktionelle Zucker Tagatose kann, neben anderen Vorzügen, die Produktion positiver Darmbakterien ankurbeln, die antientzündliche Eigenschaften haben.

Darm, Entzündungen und das Altern

Umfassende Forschungsarbeiten bringen ein ungesundes Mikrobiom (in dem »schlechte« Bakterien überwiegen) in Verbindung mit höheren Entzündungswerten und vielen altersbedingten Problemen wie Übergewicht, Diabetes, Atherosklerose und Herzkrankheiten. Wie die meisten körperlichen Systeme verändert sich mit den Jahren auch Ihr Darmmikrobiom. Welche Bakterienstämme sich dort ansiedeln, hängt in erster Linie von Umwelteinflüssen wie Ernährung, Sport, Stress und Medikamenten ab.

Die meisten älteren Menschen verlieren gesundheitsfördernde Bakterien, sodass sich immer mehr Bakterien ausbreiten können, die ein erhöhtes Krankheitsrisiko mit sich bringen. So werden mit zunehmendem Alter zum Beispiel bestimmte Stämme von Lactobacillus oder Bifidobacterium weniger. Beide unterstützen den Körper im Kampf gegen Entzündungen. Werden diese »guten« Stämme immer weniger, dann stellen sich auch mehr Entzündungsmarker ein. Gesunde ältere Menschen leiden weniger unter »Entzündungsaltern« als ihre kranken Altersgenossen. Sie haben auch eine höhere Zahl an antientzündlich wirkenden Bakterien im Mikrobiom. Indem Sie jeden Tag 2 Teelöffel Tagatose essen, fördern Sie das Wachstum der gesunden Lactobacillus- oder Bifido-Bakterien, die Butyrat bilden und so Entzündungen entgegenwirken.

DR. COYS ERKENNTNISSE Antibiotika spielen eine wichtige Rolle bei der Behandlung bestimmter Krankheiten, doch sollten wir sie nur dann einsetzen, wenn es auch nötig ist. Bestimmte Antibiotika können der Funktion der Mitochondrien schaden.
Zur Erinnerung: Unsere Mitochondrien haben sich wie gesagt vor Urzeiten aus Bakterien entwickelt. Die Mitochondrien sind letztlich Bakterien, die wir als Haustiere in unseren Zellen beherbergen und die uns als »Zellkraftwerke« mit Energie versorgen. Einige Antibiotika wirken auch gegen Mitochondrien aufgrund deren bakteriellen Ursprungs und schädigen sie. Wenn die mitochondriale Funktionsfähigkeit herabgesetzt ist, steigt die Bildung von schädlichen Radikalen an und das Risiko, dass Glukose mithilfe von TKTL1 fermentiert wird, nimmt zu. Das aber führt zu Stoffwechselstörungen und fördert die Bildung von unerwünschten Fett- und Krebszellen.

Gebrechlichkeit

Mit dem Alter steigt das Risiko, gebrechlich zu werden, und das macht den Alltag schwierig. Neuere Forschungsarbeiten bringen den Verlust von Muskelmasse und Körperkraft mit einem ungesunden Mikrobiom in Verbindung. Das Mikrobiom älterer Menschen, die körperlich fit bleiben, hat einen höheren Anteil an antientzündlichen Bakterien, die die Muskelkraft stärken. Gebrechliche Senioren hingegen weisen im Vergleich zu gesünderen Altersgenossen unterschiedliche Dysbalancen auf – zum Beispiel eine reduzierte Anzahl von guten Lactobacillus-Stämmen.

Sport wirkt antiinflammatorisch

Zahlreiche Studien konnten zeigen, dass maßvoll betriebener Sport chronische Entzündungen in Schach hält. Eine Studie der University of California stellte fest, dass schon ein zwanzigminütiger moderater Sport eine antiinflammatorische Reaktion im Immunsystem auslöst. Techniken zur Stressreduktion wie Yoga, Meditation und Tai-Chi können Entzündungen ebenfalls bremsen.

ANTIENTZÜNDLICHE NAHRUNGSMITTEL

Viele Nahrungsmittel enthalten bioaktive Komponenten, die gegen Entzündungen wirken. Zu den bekanntesten zählen Fischöl, Polyphenole (in Beeren, Gemüse, Vollkorn, Kakao und anderen pflanzlichen Lebensmitteln), grüner Tee und Curcumin, der bioaktive Inhaltsstoff von Kurkuma. Die Wissenschaft weiß inzwischen immer mehr darüber, wie diese Komponenten genau wirken. Entscheidend ist die hemmende Wirkung in Bezug auf Entzündungsprozesse. Unter anderem hemmen sekundäre Pflanzenstoffe wie Polyphenole den Transkriptionsfaktor Kappa B (NF-κB), der die Entzündungsreaktion und den Zelltod reguliert. Ein gesundes Mikrobiom ist ebenfalls ein wichtiger Verbündeter im Kampf gegen Entzündungen. Viele Nahrungsmittel (wie gesunde Fette aus Nüssen und Samen sowie bestimmte Arten von Honig und fermentierte Speisen) unterstützen das Wachstum von antientzündlichen Bakterien. Zwar sind zahlreiche andere Faktoren wie Ihr Genom und Ihr Lebensstil dafür verantwortlich, welche Bakterien sich in Ihrem Darm ansiedeln, doch können Sie Ihr Mikrobiom im Kampf gegen Entzündungen am besten durch

eine vollwertige Ernährung und besonders gut durch funktionelle präbiotisch wirkende Zucker wie Tagatose und Mannose stärken.
Die Forschung belegt, dass der Konsum von dreißig verschiedenen pflanzlichen Nahrungsmitteln pro Woche der sicherste Weg zur Diversifizierung des Mikrobioms ist. Pflanzliche Lebensmittel enthalten Verbindungen wie Polyphenole (in Früchten, Gemüse, Nüssen, Samen und Kräutern) und Ballaststoffe (in Hülsenfrüchten und Vollkorn), die die bakterielle Diversität verbessern. Eine Studie zeigte, dass eine zweiwöchige ballaststoffreiche Diät die Vielfalt im Mikrobiom der Probanden deutlich steigerte. Eine Ernährungsweise, die auf viele verschiedene Pflanzen setzt, hat sich als wirksam gegen Entzündungen erwiesen. Genauer untersucht wurden zwei dieser Diäten: die Mittelmeerdiät (hauptsächlich pflanzliche Nahrung aus Vollkorn, Früchten, Gemüse, Hülsenfrüchten sowie gesunde Fette aus Fisch und Olivenöl) und die DASH-Diät (Ernährung gegen Bluthochdruck), bei der man mineralstoffreiche Lebensmittel wie Früchte, Gemüse, Vollkorn verzehrt, aber auf Salz nach Möglichkeit verzichtet.

FREIE RADIKALE UND ALTERSERSCHEINUNGEN

Die Wissenschaft geht davon aus, dass der Körper im Alter immer mehr die Fähigkeit verliert, freie Radikale zu bekämpfen. So gesehen ist das Altern ein zunehmender Verlust verschiedener Funktionen, weil sich die durch freie Radikale verursachten Schäden addieren und damit auch der oxidative Stress verstärkt wird. Langfristiger oxidativer Stress ist ein Vorläufer vieler altersbedingter Probleme.

Freie Radikale werden sogar von gesunden Mitochondrien produziert, wenn sie Energie durch Oxidation erzeugen. Sie sind also ein normales Nebenprodukt unserer Zellen. Darum verzichten einige Zellen wie Keim- und Stammzellen ganz auf die mitochondriale Energiefreisetzung und nutzen nur die TKTL1-Fermentation. Schadhafte Mitochondrien jedoch, wie sie häufig bei einem hohen Blutzuckerspiegel entstehen, bringen besonders viele freie Radikale hervor, was zum vorzeitigen Altern beiträgt. Und es gibt noch andere Faktoren, die den oxidativen Stress durch freie Radikale erhöhen: nährstoffarme Ernährung, Zigarettenrauch, zu viel Alkohol und Umweltgifte wie Luftverschmutzung, Pestizide oder radioaktive Strahlung.

DR. COYS ERKENNTNISSE In der DNA sind alle wichtigen genetischen Informationen gespeichert und sie braucht Zucker, um diese Information in eine Form zu bringen, die unser Körper auswerten kann. Transketolasen sind deshalb auch überlebenswichtig für Zellen, weil diese aus Glukose den DNA-Baustein Ribose bilden. Ohne Ribose können keine neuen Zellen gebildet und auch keine DNA-Schäden repariert werden. Das macht die Transketolasen zum wichtigsten Enzym überhaupt. Sie sind die Basis des Lebens auf der Erde und sie benötigen Zucker. Außerdem kontrollieren sie auf diese Weise die Zellteilung und die Bildung neuer Zellen. Ein Überangebot an Zucker im Körper lässt diesen Prozess jedoch entgleisen, sodass unerwünschte Zellen wie Fett- oder entzündlich wirkende Immunzellen entstehen.

ANTIOXIDANZIEN

Antioxidanzien sind Verbindungen, die freie Radikale neutralisieren und den oxidativen Stress reduzieren. Sie gelten als »Radikalenfänger« und gehören zum natürlichen Verteidigungsring des Körpers, der Sie vor Bedrohungen durch Viren schützt. Manche Antioxidanzien kann Ihr Körper selbst herstellen (zum Beispiel Glutathion und Melatonin), der Großteil aber stammt aus unserer Ernährung.

Zu den bekanntesten Antioxidanzien zählen die Vitamine A, C und E. Die wirkungsvollste Form des Vitamins E sind die Tocotrienole. Aber auch andere Vitamine und Mineralstoffe wie Mangan, Zink und Selen weisen antioxidative Eigenschaften auf.

Die meisten Nahrungsmittel, auch Fleisch und Fisch, liefern Antioxidanzien. Trotzdem sind die besten Quellen pflanzlicher Natur. Viele Antioxidanzien haben mehrere gesundheitsfördernde Eigenschaften, zum Beispiel Lykopin (aus Tomaten), Rutin (aus Buchweizen), Quercetin (aus Zwiebeln) und Lignane (aus Vollkorn und Samen). Sie schützen vor Schäden durch freie Radikale, reduzieren Entzündungen, stärken das Immunsystem, wehren Krebs ab, fördern eine gute Darmflora und halten das ungesunde Cholesterin unter Kontrolle.

Antioxidanzien aktivieren verschiedene Signalwege im Körper. Sie arbeiten zusammen, um unsere Gesundheit zu schützen, und entfalten in der Kombination häufig ganz neue Eigenschaften. Wenn Sie lykopinreiche Tomaten mit gesunden Fetten aus Avocados oder Olivenöl kombinieren, kann der Körper vom Lykopin viermal so viel aufnehmen, als wenn Sie nur die Tomaten allein äßen.

Was sind Tocotrienole?
Forscher entdecken die Kraft der Tocotrienole gerade erst. Doch gibt es dazu schon großartige Studien. Diese Form von Vitamin E besitzt einige außergewöhnliche gesundheitliche Vorzüge. Tocotrienole wirken nachweislich gegen Krebs, schützen das Gehirn und reduzieren die schlechten Cholesterinwerte. Tocotrienole sind hauptsächlich in Gerstenöl enthalten, aber auch in Reiskeim- und Palmöl.

Biologisch zählen die Antioxidanzien zu den Phytonährstoffen (sekundäre Pflanzenstoffe). Darunter versteht man pflanzliche Verbindungen mit medizinischen Eigenschaften. Die Forschung steckt hier noch in den Kinderschuhen, aber die Wissenschaft weiß mittlerweile, dass diese sekundären Pflanzenstoffe auf viele biologische Signalwege einwirken. Dieses Netzwerken macht auch begreiflich, warum eine nährstoffreiche Ernährung der beste Weg ist, sekundäre Pflanzenstoffe aufzunehmen. Vollwertige Lebensmittel sind in der Regel besser als isolierte Nährstoffe.

DAS ANTIOXIDANZIEN-PARADOX
Die Forschung konnte zeigen, dass Antioxidanzien massiv in ihrer Wirkung geschwächt werden, wenn man sie als Nahrungsergänzungsmittel einnimmt. In manchen Fällen hatte die Einnahme sogar negative Folgen. Dieses Phänomen ist bekannt als *antioxidant paradox*. Im Grunde scheint unser Körper hier eine »totale antioxidative Kapazität« (TAC) aufzubauen.
Die Wissenschaft geht davon aus, dass der Körper bei der Zuführung von Antioxidanzien eine »Überfüllungsgrenze«

hat, weil die antioxidativen Systeme miteinander verbunden sind und der Körper sehr genau auf deren Kapazität achtet. Sobald diese Grenze überschritten ist, verlieren alle zusätzlichen Antioxidanzien ihren Nutzen und wirken sich mitunter sogar negativ aus.

Nehmen wir zum Beispiel den Sport. Sport produziert freie Radikale und signalisiert dem Körper, dass er seine Schutzmechanismen gegen Radikale hochfahren muss. Das ist gut – es trainiert Ihre Widerstandsfähigkeit. Die Schutzmechanismen des Körpers durch die Produktion von freien Radikalen zu aktivieren, hält Sie biologisch fit. Doch die tägliche Einnahme von Nahrungsergänzungsmitteln, die als Antioxidanzien wirken, verringert die positiven Effekte der sportlichen Betätigung – vermutlich weil sie den Trainingseffekt durch sportbedingte freie Radikale verringert. Offensichtlich brauchen wir den zeitweisen Stimulus durch Radikale. Wie gesagt: Zu wenige sind genauso schlecht wie zu viele Radikale.

In Sachen Antioxidanzien weist die Forschung also eindeutig in eine Richtung: Diese Verbindungen in moderaten Mengen durch eine nährstoffreiche Diät aufzunehmen und mithilfe von Sport die Mitochondrien und die damit verbundene Radikalbildung zu fördern, ist der beste Weg, gesund zu bleiben und gut mit oxidativem Stress umzugehen. Mit Galaktose kann man den Trainingseffekt von Mitochondrien steigern, ähnlich Nüchternläufen mit leeren Glykogenspeichern, die die Mitochondrienaktivität erzwingen.

DR. COYS ERKENNTNISSE TKTL1 spielt eine wichtige Rolle bei der Unterdrückung und Vorbeugung von Zellschäden durch freie Radikale. So zeigten Forschungsarbeiten, dass eine unzureichende TKTL1-Aktivität die Produktion freier Radikale verstärkt und den Alterungsprozess beschleunigt. TKTL1 ist daher eines der wichtigsten Langlebigkeitsgene.
So beschäftigte sich eine 2013 in *Aging Cell* erschienene Studie mit dem Werner-Syndrom, einer genetischen Erkrankung, die zu schneller Alterung und einer kurzen Lebensspanne führt. Die Forscher entdeckten, dass bei den Betroffenen die TKTL1-Aktivität massiv verringert ist. Dies verursacht eine Unmenge freier Radikale und dadurch erhöhte DNA-Schäden. Anders ausgedrückt: Wenn TKTL1 in gesunden Zellen nicht vorhanden ist, altern diese vorzeitig.

DNA-SCHÄDEN, ZOMBIEZELLEN UND DAS ALTER

Wenn wir älter werden, verlangsamt sich die Mitose, der Prozess der Zellteilung. An diesem Punkt sterben die Zellen entweder ab oder werden »seneszent«. Die Seneszenz stellt sich allerdings nicht einfach von heute auf morgen ein, so als würde man einen Schalter umlegen. Vielmehr entwickelt sie sich von einem umkehrbaren zu einem irreversiblen Zustand. Was die Seneszenz vorantreibt, sind bleibende DNA-Schäden und der Alterungsprozess selbst.

Mit zunehmendem Alter werden die seneszenten Zellen immer mehr. In einer vollkommenen Welt würden sie sich höflich zurückziehen und selbst zerstören, weil sie ja nicht mehr nützlich sind. Das Problem ist aber: Viele seneszente Zellen bleiben aktiv und schütten schädliche Substanzen aus, die zum Beispiel Entzündungen befeuern können. Wenn sich diese »Zombiezellen« in großer Zahl ansammeln, hat das Folgen für den gesamten Körper. So können sie beispielsweise negative Signale aussenden, die andere Zellen schädigen.

Seneszente Zellen sind ein klarer Indikator der Alterung, daher suchen Forscher auch nach Wegen, um sie in den Griff zu bekommen. Das können Medikamente sein (Senolytika), die Ihrem Körper helfen, diese überflüssigen Zellen loszuwerden und/oder die potenziell schädlichen Stoffe, die sie aussenden, zu neutralisieren.

DR. COYS ERKENNTNISSE Wir brauchen genügend Glukose, um Zellen zu bilden, zu schützen und zu reparieren. Um TKTL1 und die damit verbundenen Transketolase-Enzyme zu aktivieren, sodass sie den Zellbaustein Ribose herstellen können, braucht es ausreichend Zucker in unserem Körper. Keinen Zucker zu essen und den notwendigen Zucker aus Eiweiß herzustellen, scheint nicht ausreichend zu sein. Menschen, die sich so ernähren, also zucker- und kohlenhydratarm, sind nicht gesund, sondern altern wesentlich schneller, wie man am Beispiel der ursprünglich lebenden Inuit (die früher als »Eskimos« bezeichnet wurden) sehen kann. Obwohl sie sehr viel wertvolles Eiweiß aus Fisch und Säugetieren beziehen, zudem sogar sehr viel gesunde Omega-3-Fettsäuren aufnehmen, ist es offensichtlich nicht gut für ein langes Leben, wenn der Zucker- und Kohlenhydratanteil gering ist. Die Blutzuckerspiegel sind auch nicht erhöht und die Herz-Kreislauf-Erkrankungen auf einem niedrigen Niveau. Trotzdem leben Inuit bei dieser Ernährungsweise nicht so lange wie Menschen mit westlichem Ernährungsstil und auch nicht so lange wie Jäger und Sammler, die Zucker- und Kohlenhydrate konsumieren.

Da Zucker der Ausgangsstoff von Ribose und dieser Zucker essenziell für die Bildung und Reparatur neuer Zellen ist, wird klar, dass zu wenig Zucker das Leben verkürzt. Dies sollte zur Vorsicht mit Ernährungsempfehlungen für Kinder führen. Der fast schon dogmatische Ansatz, Zucker aus der Ernährung zu verbannen, ist nicht sinnvoll, wenn man weiß, dass er so wichtig für die Erhaltung von Gesundheit und Leistungsfähigkeit ist. Stattdessen sollten wir die Ernährung von Kindern basierend auf wissenschaftlichen Fakten verbessern und das Wissen um funktionelle Zucker nutzen, Kinder gesund zu ernähren.

Der TKTL1-Stoffwechselweg benötigt Glukose. Da er ohne Sauerstoff abläuft, wird die Produktion freier Radikale komplett vermieden, wodurch Nervenzellen und andere wichtige Zelltypen vor Schäden geschützt werden. Ohne diesen Stoffwechselweg sammeln sich viele freie Radikale an und schädigen unsere DNA. Das führt zu schnell alternden Zellen und vorzeitigem Tod.

DIE EPIGENETISCHE DRIFT

Die »epigenetische Drift« ist ein Begriff, unter dem negative Veränderungen in der Gen-Expression zusammengefasst werden, die altersbedingt eintreten. Während wir älter werden, teilen sich unsere Zellen immer weiter und vervielfältigen sich. In diesen Mitoseprozess fließt auch unsere Alltagswirklichkeit ein, zum Beispiel eine ungesunde Ernährung oder der Kontakt mit Umweltgiften. Diese Umwelteinflüsse hinterlassen Spuren in den Zellen, die wir als »epigenetische Veränderungen« bezeichnen. Mit der Zeit werden diese immer mehr, was nachgelagerte Effekte im ganzen Körper auslöst.

Der Effekt der epigenetischen Drift lässt sich am besten an eineiigen Zwillingen studieren. Sie besitzen dasselbe Genom, zumindest ist ihr Genom bei der Geburt mehr oder weniger identisch. Mit der Zeit aber verändern sich die Muster der Gen-Expression immer mehr, was Auswirkungen auf die Gesundheit hat.

Eine finnische Studie untersuchte zehn eineiige Zwillingspaare mit einer sehr ähnlichen Lebenserfahrung bis zur Schwelle des Erwachsenseins. In ihren Zwanzigern veränderten sich ihre sportlichen Gewohnheiten. Innerhalb von nur drei Jahren zeigten die Zwillinge, die einen eher sitzenden Lebensstil pflegten, besorgniserregende Symptome: weniger Energie, einen höheren Körperfettanteil und Anzeichen für Insulinresistenz. Was noch besorgniserregender war: Ihr Bewegungsmangel beeinträchtigte auch ihre Gehirnentwicklung. Das Gehirn der aktiveren Zwillinge arbeitete besser, vor allem in Bereichen, die mit motorischen Fähigkeiten und Koordination zu tun hatten.

In gewissem Maße hängt die Chance auf ein langes, gesundes Leben vom konstanten Austausch zwischen Ihren Genen und Ihrer Umwelt ab. Und Ernährung ebenso wie Sport spielen eine entscheidende Rolle bei einer gesunden Gen-Expression.

Zucker und die Gen-Expression

Die Forschung konnte zeigen, dass selbst kurze Blutzuckerspitzen andauernden Einfluss auf die Expression von Genen ausübten, die mit diabetischen Komplikationen zu tun hatten. Andere Studien konnten belegen, dass eine stark zuckerhaltige Ernährung Ihre Gene in Richtung »Lust auf Süßes« (und das damit meist unvermeidliche Übergewicht) neu programmieren kann.

Und die negativen Auswirkungen von konventionellem Zucker bleiben nicht auf Sie selbst beschränkt. Eine Laborstudie aus dem Jahr 2023 bestätigte, dass die schädlichen Auswirkungen einer stark zuckerhaltigen Ernährung an die Folgegenerationen weitervererbt werden. Ursache dafür sind epigenetische Veränderungen, die durch den hohen Zuckerkonsum ausgelöst werden.

Es trifft nicht Sie allein

Die Auswirkungen eines hohen Blutzuckers können auch an die Nachkommen weitergegeben werden. Eine Studie von 2020 zeigte, dass die Embryos von Müttern mit Diabetes in bestimmten Genen, die für die Gehirnentwicklung verantwortlich sind, andere DNA-Methylierungsmuster aufweisen. Das Gute ist, dass die Gen-Expression beeinflusst werden kann. Sie reagiert auf positive Veränderungen des Lebensstils.

Unsere Freunde, die Mikroorganismen

Ihr Mikrobiom ist zusammengesetzt aus allen Bakterienzellen in Ihrem Körper und deren Genen. So wie Sie haben auch Ihre Darmbakterien Gene, die sich exprimieren. Je nach Umwelteinfluss geschieht dies mal stärker, mal schwächer. Dieses »zweite Genom« und Ihr Genom tauschen sich ständig aus.

Viele verschiedene Bakterienstämme im Verdauungssystem zu haben, fördert die Wechselwirkung zwischen den Stämmen. Das stärkt Ihr mikrobielles Ökosystem und hält Sie gesund. Diese Mikroorganismen verfügen über eine beeindruckende Fähigkeit, die man als »mikrobielle Kommunikation« bezeichnet. Sie können selbst mit Organen weit jenseits des Darmbereichs kommunizieren und verursachen so Veränderungen im gesamten Körper. Die Bakterien reagieren als Gemeinschaft auf Herausforderungen, die ihr Wohlergehen beeinträchtigen. Sie trommeln ihre Helfer zusammen, die Sie vor Krankheiten schützen.

Wie Sie wissen, ist ein gesunder Darm von einer Vielzahl verschiedener Bakterienstämme besiedelt und der beste Weg zu dieser Vielfalt ist eine vollwertige Ernährung mit ballaststoffreichen Lebensmitteln und der gezielte Konsum von funktionellen Zuckern, die sehr effektiv die guten Darmbakterien fördern.

Epigenetische Ernährung

Die Nutri-Epigenetik ist ein neues Forschungsfeld. Sie untersucht, wie Nährstoffe die Gen-Expression beeinflussen. Aktuell werden sogenannte »Epiregulatoren« erforscht, Nahrungsbestandteile, die gesunde Muster der Gen-Expression fördern. Allgemein gesagt versorgt eine »epigenetische Ernährung« den Körper mit viel Obst, Gemüse und Vollkorn. Dazu kommen noch Nutraceuticals wie zum Beispiel Curcumin.

Viele Nährstoffe unterstützen das Epigenom

Viele Stoffe in Lebensmitteln mit gesundheitlicher Wirkung (Nutraceuticals) stärken epigenetische Prozesse: Vitamin A, D und E, aber auch Sulforaphane, Curcumin, Polyphenole und einige

Fettsäuren. Zu den unterstützten Prozessen gehören DNA-Methylierung, Histon-Modifikationen und Aktivitäten der RNA. Diese Substanzen bringen Verbesserungen bei vielen Störungen, unter anderem bei bestimmten Krebsarten oder Herzkrankheiten. Neben der schon lange bekannten Form der Histonmodifikation durch Methylierung und Acetylierung ist nun die Anheftung von Milchsäure, die sogenannte Laktylierung, in den Fokus der Forschung gekommen, da hierdurch sehr wichtige Prozesse über gezielte Aktivierung der Gen-Expression ausgelöst und gesteuert werden. Basis hierfür sind der TKTL1-Stoffwechselweg und die Bildung von Milchsäure in Anwesenheit von Sauerstoff.

IHRE EPIGENETISCHE UHR

Die epigenetische Uhr ist ein sinnvolles Hilfsmittel, um den biologischen Abbau zu messen. Diese Uhr misst Ihr biologisches Alter, indem sie auf Ihr Epigenom schaut.
Der am intensivsten studierte epigenetische Prozess ist die DNA-Methylierung, eine chemische Reaktion in den Zellen, die deren Gen-Expression verändert. Ungesunde Muster der DNA-Methylierung werden mit einer Vielzahl von Krankheiten in Verbindung gebracht.
Dieser Prozess erregte die Aufmerksamkeit der Langlebigkeitsforscher, denn mit zunehmendem Alter nimmt die DNA-Methylierung ab. Als man beispielsweise die Methylierung eines Neugeborenen mit der eines 103-Jährigen verglich, stellte man fest, dass der alte Mensch 7 Prozent weniger methylierte Basen in der DNA aufwies. Diese Abnahme in der DNA-Methylierung wird in Zusammenhang mit Krankheit und Sterblichkeit gesehen.

Die Erkenntnis, dass die DNA-Methylierung mit der Zeit abnimmt, führte zur Entdeckung der »epigenetischen Uhr«. Mit diesem Instrument können Wissenschaftler den Unterschied zwischen dem chronologischen und dem biologischen Alter bestimmen, indem sie die DNA-Methylierung untersuchen. Theoretisch könnte ein fitter Hundertjähriger die Zellen eines 75-Jährigen haben. Die Wissenschaft fängt gerade erst an, den Einfluss zu studieren, den gezielte Interventionen zur Verlangsamung der epigenetischen Uhr haben. Doch einige Studien deuten schon jetzt darauf hin, dass die Veränderung des Lebensstils mittels einer gesunden Ernährung die epigenetische Uhr langsamer ticken lässt.

Das biologische Alter umkehren

Neuere Forschungsarbeiten zeigen, dass bestimmte diätetische und andere Maßnahmen das biologische Alter zurückdrehen können. Eine Pilotstudie aus dem Jahr 2020 belegt, dass die Teilnehmer mit nur acht Wochen positiver Lebensstilveränderungen ihr biologisches Alter um drei Jahre verringern konnten. Im Hinblick auf die Ernährung standen vor allem solche Lebensmittel im Fokus, die eine gesunde Methylierung fördern, zum Beispiel Methylgruppendonatoren wie Vitamin B_{12} (in Fisch und rotem Fleisch) oder Folate, die sich in grünem Blattgemüse finden. Die Diät enthielt außerdem Methyl-Adaptogene (zum Beispiel Kreuzblütlergemüse wie Brunnenkresse, Kohl und Meerrettich), die die Methylierung regulieren.

Neben vielen pflanzlichen Lebensmitteln erhielten die Probanden auch tierische Proteine in Form von Leber und Eiern. Dazu kamen noch grünes Superfoodpulver und ein bestimmtes

Probiotikum, nämlich Lactobacillus plantarum 299v, das die Folsäureproduktion im Darm anregt. Beide Nahrungsergänzungsmittel verbessern die Gen-Expression. Eier oder Innereien wie Leber scheinen daher in dieser Hinsicht wirksamer zu sein als mageres Hühnerfleisch.

Zu den sonstigen Lebensstilveränderungen gehörten maßvoller Sport an fünf Tagen in der Woche, ein gesunder Schlaf (mindestens sieben Stunden pro Nacht) und stressreduzierende Maßnahmen wie Meditation. Zahlreiche Studien sehen bei diesen Aktivitäten einen Zusammenhang mit positiven Veränderungen der Gen-Expression.

Vor allem Sport verbessert nachweislich die DNA-Methylierung. Das verlangsamt die epigenetische Uhr und verjüngt alte Zellen. Eine Studie aus dem Jahr 2017 entdeckte, dass hochintensives aerobes Training einige Alterungseffekte in Zellen zurückbilden konnte. Am meisten erstaunte die Wissenschaftler aber der Einfluss von Sport auf die Genaktivität bei älteren Menschen. Er betraf bei den Probanden, die älter als 64 waren, fast 400 Gene. Dies bedeutet, dass es nie zu spät ist, mit Sport zu beginnen, um gesünder zu werden.

Viel Zucker, hohes epigenetisches Alter

Eine Studie von 2024 untersuchte 342 Frauen in mittleren Jahren. Auch hier fand sich ein klarer Zusammenhang zwischen viel Zucker und einem höheren epigenetischen Alter. Die gute Nachricht ist, dass gesunde Ernährung, vor allem die Mittelmeerdiät, Ihr epigenetisches Alter senkt. Andere Forschungsarbeiten bestätigen diese Resultate. Sie bringen die DASH- und die Mittelmeerdiät mit einer Verlangsamung der epigenetischen Uhr in Verbindung.

DR. COYS STRATEGIEN FÜR GESUNDES ALTERN

Die Forschung hat vielfach gezeigt, dass gesunde Gewohnheiten wie pflanzliche Ernährung in Kombination mit Fisch und Fleisch von artgerecht gehaltenen Tieren sowie genügend Bewegung komplexe biologische Prozesse im ganzen Körper in Gang setzen und so die Zahl Ihrer gesunden Lebensjahre erhöhen können. Die Vorzüge eines gesundheitsbewussten Lebensstils hängen aber von der Dosierung der Zutaten ab. Sinnvolle Kombinationen von altbekannten Lebensmitteln und funktionellen Zuckern in Ihren Alltag zu integrieren, ist eine wirkungsvolle Strategie, um Krankheiten vorzubeugen und ein längeres gesundes Leben zu ermöglichen.

Die im Folgenden beschriebenen Verhaltensweisen bilden den Rahmen für ein gutes und gesundes Altern. Jede einzelne verbessert nachweislich zumindest einen Parameter der Alterung. Einige (zum Beispiel eine gesunde Ernährung) wirken sogar auf mehrere ein. Sich regelmäßig gesund zu ernähren, verringert Entzündungen und stärkt den Stoffwechsel. Darüber hinaus werden DNA-Schäden reduziert und die Gen-Expression gefördert.

Dank der wissenschaftlichen Forschung wissen wir heute also, wie wir es anstellen müssen, wenn wir gesund alt werden wollen. Das neue Wissen um die funktionellen Zucker bietet neue wirksame Optionen für ein gesundes langes Leben. Natürlich ist es eine gute Idee, damit früh anzufangen, aber fest steht auch, dass es nie zu spät ist, um die Früchte eines gesunden Lebensstils zu ernten. In der Folge finden Sie die aus meiner Sicht wichtigsten Strategien, die Ihnen zu einem gesunden und langen Leben verhelfen können:

- Sorgen Sie für eine gesunde Ernährung mit vielen pflanzlichen Lebensmitteln, die eine hohe Bandbreite von Nährstoffen liefern, vor allem die wertvollen sekundären Pflanzenstoffe.
- Verzichten Sie auf Wurst und Fleisch von nicht artgerecht

gefütterten und gehaltenen Tieren. Vermeiden Sie prozessiertes Fleisch und bevorzugen Sie wertvolles Eiweiß von ökologisch vertretbar gefangenem Fisch und artgerecht gefütterten Tieren.

- Verwenden Sie funktionelle Zuckerarten, um den Blutzuckerspiegel stabil zu halten, eine Insulinresistenz und Entzündungen zu vermeiden, das Wachstum guter Darmbakterien zu fördern, den Körper gleichmäßig mit Zucker zu versorgen, sodass die Bildung und Reparatur von DNA ermöglicht wird und Zellen, die auf die Vergärung von Zucker angewiesen sind, genügend Zucker erhalten.
- Kommen Sie in Bewegung.
- Sorgen Sie für gesunden Schlaf.
- Meiden Sie Giftstoffe.
- Gehen Sie gut mit Stress um.

DAS A UND O: GESUNDE ERNÄHRUNG

Je mehr wir über die komplexe Interaktion zwischen Nährstoffen und Körpersystemen in Erfahrung bringen, desto klarer wird es, dass die Praxis, bestimmte Nährstoffe mit bestimmten Resultaten zu verbinden, veraltet ist. Eine vollwertige Ernährung wirkt ganzheitlich. Vollwertige Lebensmittel liefern eine Unmenge gesunder Komponenten, die Signalwege im gesamten Körper ansprechen, uns vor Krankheiten schützen und den Alterungsprozess verlangsamen.

Die Wechselbeziehungen zwischen Ernährung und Biologie sind komplex. Doch die letztendliche Botschaft der aktuellen Forschung lässt sich in einer simplen Formel zusammenfassen: Es gibt kein Nahrungsmittel, das für sich genommen ein Allheilmittel wäre. Worauf es vielmehr ankommt, ist das Muster gesunden Essens im Allgemeinen.

Essen Sie gut und Sie altern gut

Eine Studie, die 2025 in der Zeitschrift *Nature Medicine* veröffentlicht wurde, analysierte die Daten von zwei Langzeitstudien über dreißig Jahre an mehr als 105 000 Amerikanern mittleren Alters. Die Forscher fanden heraus, dass eine gesunde Ernährung, die man im Alter zwischen vierzig und sechzig beginnt, die Chancen auf ein gesundes Leben mit siebzig (frei von den meisten chronischen Erkrankungen) eindeutig erhöhte. Doch nur etwa 10 000 Personen – weniger als 10 Prozent der gesamten Gruppe – erfüllten diese Anforderung.

Als »gesunde Ernährung« galten in dieser Studie verschiedene Ansätze, zum Beispiel die Mittelmeerdiät, die DASH-Diät, die MIND-Diät und ein geringer Verzehr von hochverarbeiteten Lebensmitteln. Je genauer sich die Teilnehmer an diese Empfehlungen hielten, desto größer war die Wahrscheinlichkeit für gutes Altern. Je mehr »ungesunde« Nahrung sie zu sich nahmen (rotes Fleisch, Wurstwaren und hochverarbeitete Lebensmittel), desto unwahrscheinlicher wurde es, dass sie das siebzigste Lebensjahr ohne chronische Erkrankungen erreichten. Vor allem der Konsum von hochverarbeiteten Nahrungsmitteln erhöhte das Risiko für bestimmte altersbedingte Probleme wie kognitiver Abbau, körperliche Einschränkungen und psychische Störungen.

Stabiler Blutzucker verlangsamt das Altern

Bekanntlich verstärkt ein dauerhaft erhöhter Blutzuckerspiegel die Wahrscheinlichkeit für chronische Erkrankungen und vorzeitige Alterung. Tatsächlich kann ein stabiler Blutzuckerspiegel Ihnen helfen, den Alterungsprozess zu verlangsamen, weil er

- dazu beiträgt, dass Sie Ihr Gewicht unter Kontrolle haben,

- genug Zucker für die Neubildung und Reparatur der DNA zur Verfügung stellt,
- Insulinresistenz und Hyperinsulinämie erst gar nicht entstehen lässt,
- hilft, freie Radikale zu kontrollieren,
- verhindert, dass sich schadhafte Zellen zu Krebs entwickeln, und
- eine gesunde Gen-Expression fördert.

Die Forschung belegt, dass ein gehemmter Glukosestoffwechsel oder ein erhöhter HbA1c-Wert das Risiko für bestimmte Krankheiten ansteigen lässt. Dazu gehören Erkrankungen des Herz-Kreislauf-Systems, Schlaganfälle, chronische Nierenerkrankungen, Krebs und Demenz. Und natürlich steigt auch die Mortalität aus jeglicher Ursache. Studien zeigen, dass selbst bei anscheinend gesunden Menschen der Blutzucker häufig schlecht reguliert ist.

Was Sie sich auf jeden Fall merken sollten: Forschungsarbeiten des Weizman Institute of Science in Israel zeigen, dass die Blutzuckerreaktionen von Mensch zu Mensch höchst unterschiedlich ausfallen können. Das hat auch damit zu tun, wie die Nahrung verzehrt wurde. 2015 untersuchten die Wissenschaftler des Institutes eine Woche lang die Blutzuckerwerte von 800 Menschen. Wie sich zeigte, wiesen die Teilnehmer selbst bei einer identischen Ernährung unterschiedliche Werte auf. Das schien damit zusammenzuhängen, in welcher Situation das Essen konsumiert wurde – zum Beispiel vor dem Sport oder dem Schlafengehen. Die Forscher gingen des Weiteren davon aus, dass die Gesundheit des Mikrobioms eine Rolle bei der Frage spielte, wie die Teilnehmer die Kohlenhydrate aus der Nahrung verarbeiteten.

Anders gesagt: Das Auf und Ab des Blutzuckers wird durch unterschiedliche Faktoren ausgelöst: nicht nur dadurch, was, sondern auch wann Sie etwas essen und wie aktiv Sie im Allgemeinen sind beziehungsweise wie viel Stress Sie gerade haben. Den Blutzuckerspiegel tagsüber einigermaßen stabil zu halten, ist eine gesundheitsfördernde Anti-Aging-Strategie.

DR. COYS ERKENNTNISSE Eine vollwertige Ernährung, kombiniert mit den natürlichen funktionellen Zuckern, ist das wichtigste Werkzeug für gesundes Altern auf verschiedenen Ebenen. Die regelmäßige Gewohnheit, sich gesund zu ernähren, lindert Entzündungen, befeuert den Stoffwechsel, schützt vor DNA-Schäden und verbessert die Gen-Expression. Die funktionellen Zucker erleichtern die Umsetzung, weil Süßes nicht länger ungesund ist. Genuss von Schokolade, Torten, Kuchen ohne Reue. Mehr noch, Lebensmittel mit funktionellen Zuckern machen aus vormals ungesunden Lebensmitteln wahre Jungbrunnen des Lebens.
Daher ist mein Rat in puncto gesunder Ernährung einmal mehr einfach: Verzehren Sie natürliche und vollwertige Lebensmittel, welche Ihnen so viel wie möglich von den Nährstoffen zuführen, die für eine gute Gesundheit stehen. Nutzen Sie die Vorzüge funktioneller Zuckerarten, um den Blutzuckerwert stabil zu halten und das Darmmikrobiom gesund zu machen. Mit den funktionellen Zuckern ist es nun möglich, auf unkomplizierte und genussvolle Weise die Gesundheit zu stärken. Achten Sie darauf, dass Sie genügend Ballaststoffe und gesunde

Fette bekommen. Je nach Stoffwechsel verzehren Sie unterschiedliche Mengen von Makronährstoffen wie Proteine, gesunde Kohlenhydrate oder Fette.

Dr. Coys Ernährung nach dem Ampelprinzip

Das Prinzip arbeitet mit den Ampelfarben, sodass auf einen Blick ersichtlich ist, wie welche Lebensmittel Ihren Blutzucker beeinflussen. So wissen Sie sofort, welche Nahrung zu Blutzuckerspitzen führt, und können Ihre Ernährung entsprechend anpassen.

Das Ampelprinzip und der Krebs

Auch für Menschen mit einer Krebserkrankung ist das Ampelprinzip hilfreich. Wenn Sie eine Krebstherapie erhalten, ist es wichtig, besonders konsequent zu sein, damit die Schäden an Krebszellen, die Chemo- und Strahlentherapien ausgelöst haben, nicht durch Zucker repariert werden. Die Verfügbarkeit von Ribose entscheidet, ob Krebszellen überleben. Hier ist es sehr ratsam, ganz konsequent eine strikte ketogene Diät anzuwenden und diese mit Galaktose und Mannose zu ergänzen. Mehr dazu unter »Ernährung und Krebs« (siehe weiter unten).

Das Ampelprinzip kennt drei Sorten von Lebensmitteln:

- solche, die den Blutzuckerspiegel nicht erhöhen und ihn in Balance halten *(grünes Licht)*,
- solche, die den Blutzuckerspiegel langsam und nur in gewissem Maß erhöhen *(gelbes Licht)*, und
- solche, die zu schnellen Blutzuckerspitzen führen *(rotes Licht)*.

AMPEL FÜR GESUNDE MENSCHEN

Für gesunde Menschen bedeuten die Farben:

- Grün = Gehen, zugreifen.
- Gelb = Achtung, Vorsicht ist geboten.
- Rot = Stopp, besser meiden!

Grünes Licht für folgende Lebensmittel:

- alle naturbelassenen Früchte und Gemüsesorten, vor allem grünes Blattgemüse
- Vollkornprodukte
- Hülsenfrüchte
- Kartoffeln
- Nüsse und Samen
- Fisch, Meeresfrüchte, Geflügel, Fleisch und Eier
- naturbelassene Milchprodukte, auch Butter
- gesunde Fette (auch kaltgepresste Öle wie Olivenöl extra vergine, Raps-, Walnuss- und Leinöl)
- fermentierte Nahrungsmittel
- Kaffee, Tee und Kakao

Gelbes Licht für folgende Lebensmittel:

- alkoholische Getränke
- ungesüßte, kalt gepresste Frucht- und Gemüsesäfte
- Trockenobst
- dunkle Schokolade
- Würzmittel wie Senf, Essig und Sojasauce – ohne Zuckerzusatz

Rotes Licht für folgende Lebensmittel:

- alle hochverarbeiteten Lebensmittel (UPFs)
- Weißbrot und Nudeln aus Weißmehl
- die meisten Backwaren
- abgepackte Snacks wie Cracker
- Marmeladen und Gelees
- die meisten Würzmittel, die viel Zucker enthalten, zum Beispiel Ketchup und Salatdressings, aber auch bestimmte Senfsorten

Vorsicht: Wenn Sie bereits einen hohen Blutzuckerwert haben oder unter Diabetes leiden, sollten Sie sich weitgehend von den Nahrungsmitteln ernähren, die Sie unter »Grünes Licht« finden. Bei allem, was gelb dargestellt ist, müssen Sie aufpassen. Alles, was zum roten Bereich gehört, sollten Sie meiden oder zumindest massiv reduzieren. Allgemein gesprochen sollten Sie stärkereiche, leichtverdauliche Kohlenhydrate wie Weißmehl meiden und dafür in maßvollen Mengen Vollkornprodukte und Hülsenfrüchte konsumieren, die einen gesunden Blutzucker unterstützen. Reden Sie mit Ihrem Hausarzt oder Ihrer Hausärztin und lassen Sie Ihren HbA1c-Wert regelmäßig prüfen. Oder Sie tragen ein Gerät zum Glukose-Monitoring, je nach Ihrer Symptomatik. Zuckerarten, die den Blutzucker stabilisieren, wie Allulose, Galaktose, Tagatose, Isomaltulose, Ribose und Trehalose, können Ihnen helfen, den Blutzucker stabil zu halten.

Das Ampelprinzip und gesundes Essen

Grüne Liste: Diese Lebensmittel halten den Blutzuckerspiegel im Gleichgewicht. Es geht hier um die Grundnahrungsmittel für gesundes Essen: vollwertige Gemüse (inklusive grünes Blattgemüse), Okra, Avocado und Kreuzblütlersorten wie Brokkoli, Blumenkohl, Rosenkohl, Brunnenkresse. Nüsse, Samen, Eier, Fleisch und Fisch gehören ebenfalls in diese Kategorie.

Gelbe Liste: Diese Nahrungsmittel enthalten mehr Glukose und Stärke als die im grünen Bereich. Trotzdem lassen sie den Blutzuckerspiegel nur langsam ansteigen und auch nur bis zu einem gewissen Punkt. Gesunde Menschen können die Lebensmittel aus dieser Gruppe in Maßen zu sich nehmen oder sie zusammen mit gesunden Fetten oder Proteinen essen, denn sie dämpfen die Blutzuckerspitzen. Zusammen mit Zuckerarten wie Tagatose oder Allulose wird der Anstieg ebenfalls verlangsamt, sodass die Blutzuckerwerte im gesunden Bereich bleiben.

Rote Liste: Den Verzehr dieser Lebensmittel sollten Sie deutlich einschränken, sofern Sie sie überhaupt essen. Hochverarbeitete Nahrung und mit Zucker gesüßte Getränke wie Softdrinks und Säfte stehen in dieser Liste ganz oben, denn beides wird mit beinah allen chronischen Erkrankungen in Verbindung gebracht. Diese Lebensmittel jagen nicht nur Ihren Blutzucker nach oben, sie enthalten auch fast keine Nährstoffe, dafür aber schädliche Fette und potenziell giftige Zusatzstoffe. Viele Würzmittel, zum Beispiel süßer Senf und Ketchup, gehören in diese Kategorie, weil sie große Mengen versteckter Zucker enthalten.

Diese Gruppe umfasst auch Lebensmittel, die zwar nicht hochverarbeitet sind, aber hauptsächlich aus Weißmehl und Zucker bestehen. Dazu gehört vor allem das Weißbrot, aber auch Nudelsorten (solange sie nicht aus Vollkorn sind), weißer Reis, Backwaren wie Kekse und Kuchen sowie Eiscreme, Pudding und Bonbons.

Mehr über Nahrungsmittel und Glukose

Einige dieser Lebensmittel erfordern eine genauere Erklärung, warum sie in der jeweiligen Gruppe gelandet sind.

Vollkorngetreide: Da Vollkorn viele Kohlenhydrate enthält, heißt es traditionell, dass Menschen mit Blutzuckerproblemen Vollkornprodukte meiden sollten. Doch Forschungsarbeiten zeigen, dass das volle Korn langsam verdaut wird, was zu einem gesunden Blutzuckerspiegel führt. Anders als Lebensmittel aus ausgemahlenem Mehl enthält Vollkorn viele Ballaststoffe. Das heißt, dass es weniger Glukose-Stärke mit sich bringt und diese gemächlicher verdaut wird, wodurch der Blutzucker langsamer und weniger stark ansteigt. Außerdem handelt es sich teilweise um resistente Stärke, die den Blutzuckerspiegel gar nicht ansteigen lässt. Forschungsarbeiten zeigen, dass der Verzehr von drei oder mehr Portionen Vollkorngetreide pro Tag Ihr Risiko für Adipositas, Typ-2-Diabetes und Herzkrankheiten herabsetzt.

Hülsenfrüchte: Getrocknete Bohnen und Linsen sind pflanzliche Nahrungsmittel mit hoher Nährstoffdichte. Sie stecken voller Ballaststoffe und sind gute Proteinquellen. Deshalb werden sie auch langsamer verdaut und der Blutzuckerspiegel steigt nur langsam an. Hülsenfrüchte sind auch nachweislich gut für einen gesunden Blutdruck. Im Rahmen einer gesunden Ernährung konnte der tägliche Konsum von etwa 250 Gramm Hülsenfrüchten das Risiko für eine kardiovaskuläre Erkrankung bei Typ-2-Diabetikern senken.

Kartoffeln: Kartoffeln wurden von den Verfechtern einer Low-Carb-Ernährung jahrelang verteufelt, weil sie viel Stärke enthalten, aber auch weil Menschen, die sich nicht für gesunde Ernährung interessieren, Kartoffeln nur als Pommes frites zu kennen scheinen. Eine neuere Studie aus Norwegen aber sieht einen Zusammenhang zwischen dem Verzehr von Kartoffeln und einem langen Leben. Die Forscher gehen davon aus, dass es die Art der Zubereitung ist, die darüber entscheidet, ob Kartoffeln ungesund sind oder nicht. Letzteres trifft vor allem auf das Frittieren bei hohen Temperaturen zu (wie es bei Kartoffelchips oder Pommes frites der Fall ist). Bei dieser Methode entsteht Acrylamid, das vermutlich krebserregend ist. Die Studie sieht die gesundheitlichen Vorzüge der Kartoffel vor allem, wenn sie bei deutlich niedrigeren Temperaturen nur gekocht werden. Außerdem werden Kartoffelbrei und Backkartoffeln meist mit gesunden Fetten wie Butter oder Olivenöl extra vergine serviert.

Kartoffeln enthalten zwar tatsächlich viel Stärke, die schnell in Glukose umgewandelt wird, aber wie alle vollwertigen Nahrungsmittel liefern sie auch eine Vielzahl von Nährstoffen, darunter die resistente Stärke, die als Gegengewicht zur Glukose-Stärke fungiert. Lässt man gekochte Kartoffeln abkühlen, bevor man sie weiterverwendet, wird ein Teil der leicht verdaulichen in resistente Stärke umgewandelt. Das verlangsamt das Ansteigen des Blutzuckerspiegels und reduziert den Kaloriengehalt. Auch wenn Sie Butter zum Kartoffelpüree geben, bremst das Fett die Stärkeverdauung und den Blutzuckeranstieg.

Resistente Stärke wird nicht in Glukose aufgespalten, was den Blutzucker- und den Insulinanstieg reduziert. Resistente Stärke durchmisst das Verdauungssystem wie nicht lösliche Ballaststoffe mehr oder weniger unverändert. Sie wird im Dickdarm fermentiert und fördert dort die guten Darmbakterien. Kartoffeln (oder Reis) vor der Verwendung abkühlen zu lassen, wandelt etwa 12 Prozent des Stärkeanteils in resistente Stärke um. Diese bleibt auch bei erneutem Erhitzen erhalten.

Naturbelassene Früchte: Hierzu gibt es zwar unterschiedliche Ansichten, aber naturbelassene Früchte in Form von Beeren (frisch oder tiefgekühlt) sind für die meisten Menschen gesund. Sie lösen auch im Allgemeinen keine Blutzuckerspitzen aus. Manche Früchte wie zuckerreiche Apfelsorten, Pflaumen, Orangen erhöhen den Blutzucker deutlich. Kombiniert man diese mit Tagatose und/oder Allulose, indem man diese Zucker auf die Früchte gibt oder ein diese Zucker enthaltendes Getränk zu den Früchten konsumiert, wird der Blutzuckeranstieg reduziert.

Wenn Sie keine Blutzuckerprobleme haben, dann sind kleine Mengen *frisch gepresster Obstsäfte ohne Zuckerzusatz* wohltuend, weil sie eine konzentrierte Dosis von Mikronährstoffen und sekundären Pflanzenstoffen liefern. Trinken Sie diese frischen Säfte beispielsweise zusammen mit einem Teelöffel Tagatose (die zu den löslichen Ballaststoffen zählt), dann können Sie den Blutzuckeranstieg durch die süßen Früchte verlangsamen. Auch Ballaststoffe (wie Leinsamen) oder Fette (1 Teelöffel Fischöl) mildern den potenziell negativen Blutzuckeranstieg ab.

Trinkt man diese Säfte zu vollwertiger Nahrung, um ihren hohen Zuckergehalt auszugleichen, hat dies gesundheitliche Vorzüge. Wer jedoch Probleme mit seinem Blutzucker hat, sollte möglichst wenig Fruchtsaft oder Trockenfrüchte zu sich nehmen, selbst von der an sich gesunden Art. Beide »Darreichungsformen« enthalten konzentriert Zucker. Allerdings kann es die Glukosereaktion des Körpers abmildern, wenn man sie zusammen mit Tagatose zu sich nimmt.

Fermentierte Lebensmittel: Fermentierte Nahrungsmittel – wie Kimchi, Sauerkraut oder bioaktive Joghurt- und Kefirsorten ohne Zucker – tragen zu einem gesunden Blutzuckerspiegel bei. Die Bakterien in fermentierten Lebensmitteln unterstützen als Probiotika eine gesunde Darmflora. Wenn Sie solche Nahrungsmittel kaufen, sollten Sie auf jeden Fall das Etikett studieren. Gute fermentierte Lebensmittel enthalten lebende Mikroorganismen. Alle Verarbeitungstechniken zerstören gute Bakterien.

Fermentierte Lebensmittel

Lange bevor der Kühlschrank erfunden wurde, haben die Menschen Nahrungsmittel fermentiert, um sie haltbar zu machen. Wir haben erst 1867 erkannt, dass dabei lebende Organismen zum Einsatz kamen. Louis Pasteur zeigte, wie Hefe und Bakterien Kohlenhydrate in Stoffe umwandeln konnten, die als Konservierungsmittel wirkten. Heute wissen wir, dass diese Bakterien noch mehr können. Fermentierte Lebensmittel haben einen »funktionellen« Wert: Ihre gesundheitlichen Vorzüge gehen über ihren bloßen Nährstoffgehalt hinaus.

Fermentierte Nahrung ist hilfreich bei vielen Störungen. Sie kann ein gesundes Blutzuckerniveau erhalten und das »schlechte« Cholesterin sowie den Blutdruck unter Kontrolle bringen. Außerdem trägt sie zu einem vernünftigen Körpergewicht und psychischer Gesundheit bei. Eine Studie sieht den Verzehr von Joghurt sogar in Zusammenhang mit einer besseren Gehirnfunktion. (Joghurt enthält viel Galaktose, die ebenso mit Gehirngesundheit in Verbindung gebracht wird.) In Laborstudien konnten die Bakterien der Lactobacillus-Familie – die in mit Salzlake fermentierten Nahrungsmitteln wie Sauerkraut und Kimchi enthalten sind – Immunsystem und Kognition verbessern.

Kaffee und Tee: Kaffee und Tee lassen den Blutzuckerspiegel nicht ansteigen und gehören daher in die Gruppe, für die Sie grünes Licht haben. Jüngere Forschungsarbeiten lassen keinen Zweifel an den gesundheitlichen Vorzügen von schwarzem, koffeinhaltigem Kaffee. Die empfohlene Menge variiert von Studie zu Studie, aber es scheint, dass der tägliche Konsum von etwa drei Tassen ungesüßtem Kaffee im Rahmen einer gesunden Ernährung mit wenig Zucker und Fett ein gesundes Altern ermöglicht und das Sterblichkeitsrisiko insgesamt senkt. Im Moment spekulieren die Wissenschaftler noch, was die Gründe dafür sein könnten, aber man glaubt, dass antientzündliche Verbindungen wie Chlorogensäure und Polyphenole, die die Darmgesundheit stärken, dafür verantwortlich sind. Eine Studie an 3700 Frauen über siebzig, die offensichtlich gesund gealtert waren, nahm deren Kaffeekonsum in den Blick: im Durchschnitt sieben Tassen à 240 Milliliter. Man kam zu dem Schluss, dass das darin enthaltene Koffein der entscheidende Faktor war.

Wenn Sie Ihren Kaffee oder Tee tatsächlich süßen wollen, sollten Sie auf funktionelle Zucker wie Tagatose oder Galaktose zurückgreifen, die alle einen gesunden Blutzuckerspiegel versprechen.

DR. COYS ERKENNTNISSE Galaktose und Mannose sind für Krebskranke wertvolle Zucker. Sie wirken unterschiedlich, verhindern aber beide die TKTL1-Fermentation, sodass Glukose nicht in Milchsäure umgewandelt wird. Außerdem regelt Forschungsarbeiten zufolge Mannose die Verfügbarkeit von Glukose so, dass das Tumorwachstum gebremst wird, aber immer noch genug Energie für den Schutz des normalen Gewebes vorhanden ist.

Mannose verstärkt auch die Wirksamkeit von Bestrahlungen, bestimmten Chemo- und Immuntherapien.

Dunkle Schokolade: Dunkle Schokolade (mit mindestens 70 Prozent Kakaoanteil) hat viele gesundheitliche Vorzüge. So enthält sie beispielsweise viele Polyphenole, die Entzündungen entgegenwirken. Außerdem verbessert sie die Insulinsensitivität und reduziert das Risiko für Typ-2-Diabetes. Der enthaltene Kakao liefert das Flavonoid Proanthocyanidin, das freie Radikale neutralisiert und Zellen so vor DNA-Schäden schützt. Dunkle Schokolade tut auch Krebskranken gut, weil sie zur Energiegewinnung statt der Fermentation die Oxidation fördert und dem Krebs also Energie raubt.

Täglich ein Rippchen dunkler Schokolade (mit mindestens 70 Prozent Kakaoanteil) ist gut für Sie. Noch gesünder wird sie, wenn sie mit funktionellen Zuckern wie Galaktose, Tagatose oder Trehalose gesüßt ist, die den Blutzucker stabilisieren.

Leider weist »weiße« Schokolade nicht die gleichen gesundheitlichen Vorzüge auf wie ihre dunklen Verwandten. Sie enthält eben nur die Butter aus der Kakaobohne und kaum sekundäre Pflanzenstoffe. Tatsächlich halten viele Leute die weiße Form noch nicht mal für echte Schokolade. Sie wird wie gesagt aus Kakaobutter hergestellt und enthält neben Milch viel Zucker. Sie gehört also ganz klar zu den »roten« Lebensmitteln.

Marmelade und Gelee: Wer mag nicht einen dicken Klecks Beerenmarmelade auf Buttertoast zum Frühstück? Idealerweise besteht der Toast aus Vollkorn-Sauerteigbrot, was den Zuckergehalt der Marmelade etwas ausgleicht. Das schmeckt zwar gut, doch Marmelade besteht vor allem aus Zucker und sollte grundsätzlich nur in sehr geringen Mengen konsumiert werden. Sie gehört daher in die rote Gruppe.

Wenn überhaupt Marmelade, dann eine mit einem Fruchtanteil von mindestens 55 Prozent. Sofern Ihre Marmelade nicht hausgemacht ist, lesen Sie bitte das Etikett. Das Gesagte gilt natürlich auch für Gelees, die ebenfalls viel Zucker enthalten. Naturkostläden haben häufig viele Fruchtaufstriche im Angebot, die auf den ersten Blick gesund wirken. Aber viele von ihnen werden mit Agavensirup oder Apfeldicksaft gesüßt, die beide viel Fruktose und Glukose enthalten. Vielleicht mögen Sie ja zur Marmeladenherstellung Tagatose, Trehalose oder Galaktose verwenden? So können Sie gesundheitlichen Vorzüge der Früchte genießen, ohne dass Ihr Blutzuckerspiegel in die Höhe schießt.

Cracker: Es gibt durchaus ein paar nährstoffreiche Vollkorn- oder Leinsamencracker im Angebot, aber die meisten Cracker gehören in die rote Gruppe. Sie bestehen häufig aus ausgemahlenem Getreide mit Stärkezusatz. Außerdem werden sie häufig mit Raffinerieölen gebacken, die bestenfalls viel Omega-6-Fettsäuren enthalten. Gewöhnlich finden sich in Crackern viel Salz und versteckte Zucker (Glukose-Fruktose-Sirup). Wenn Sie überhaupt Cracker kaufen, sollten Sie das Etikett sehr gründlich studieren. Selbst als gesund angepriesene Cracker sind häufig eher gesundheitsschädlich.

Alkoholische Getränke: Es gibt viele Gründe, den Konsum alkoholischer Getränke zu reduzieren. Was das Blutzuckermanagement angeht, sind trockene Weine (rot und weiß) eher zur gelben Gruppe zu rechnen. Hochprozentiges wie Gin, Whisky, Wodka und Rum enthalten zwar normalerweise keinen Zucker, werden aber häufig in Cocktails konsumiert, die mit zuckrigen Bestandteilen hergestellt sind. Auch manche Weine, Liköre und süßer Cidre sind stark zuckerhaltig. Wer einen überdurchschnittlich hohen Blutzuckerspiegel hat, sollte darauf ganz verzichten.

Außerdem wirkt sich Alkohol, egal, in welcher Form, immer auf die Leber aus und behindert sie beim Blutzuckermanagement. Zu viel Alkohol führt außerdem zu entzündungsbedingten gesundheitlichen Risiken. Bei häufigem Alkoholgenuss stellen sich bald ungesunde Veränderungen der Darmflora ein, Vorläufer für das Leaky-Gut-Syndrom. Viele Experten raten daher vom Alkoholkonsum ganz ab.

Schlechte Gewohnheiten beschleunigen den Alterungsprozess

Die toxische Belastung des Körpers ist ein sicherer Weg, um vorzeitig zu altern. Forschungsarbeiten belegen, dass Tabakrauch und/oder hoher Alkoholkonsum Ihr biologisches Alter so weit hinaufsetzen, dass sogar Ihr chronologisches Alter übertroffen wird. Außerdem verändert chronisches Trinken die Gen-Expression im Gehirn und erhöht die Wahrscheinlichkeit, dass Sie im Alter von Alkohol abhängig werden.

DR. COYS ERKENNTNISSE Sie nehmen den ganzen Tag über Zucker zu sich (auch in Form von Stärke), was das Risiko von Blutzuckerspitzen in sich birgt. Das Ziel ist nicht, den Zucker aus Ihrer Ernährung zu verbannen, sondern den Konsum so gleichmäßig wie möglich über den Tag zu verteilen. Um einen gesunden Blutzuckerspiegel zu haben, sollten Sie nicht allzu viel Zucker mit einer Mahlzeit konsumieren. Wenn Sie eine stark glukosehaltige Mahlzeit zu sich nehmen, dann sollten Sie davor oder unmittelbar danach körperlich aktiv werden. Kombinieren Sie darüber hinaus Lebensmittel mit hohem Zucker- oder Stärkegehalt mit solchen, die viele Proteine und Fette enthalten, geht die Glukose nur langsam ins Blut über. Eine kleine Menge eines funktionellen Zuckers wie Tagatose oder Allulose* (die Sie in ein Getränk rühren können), zur Mahlzeit genossen, hemmt auch die Glukoseaufnahme und sorgt für einen gesunden Stoffwechsel.

BLUTZUCKERWERTE IM ALLTAG

Die Zuckerarten (auch die Stärke), die den Blutzuckerspiegel in die Höhe jagen, kommen in vielfältiger Verkleidung daher. Sie schlüpfen sozusagen in einen Tarnmantel. Wollen Sie Ihren Blutzuckerspiegel im Griff behalten, verzichten Sie wie gesagt am besten auf hochverarbeitete Nahrung. (Eine Ausnahme sind gering verarbeitete Lebensmittel wie Omas Eingemachtes oder fermentierte Nahrungsmittel wie Essiggurken oder ungesüßter bioaktiver Joghurt.)

Gewöhnen Sie sich am besten an, die Etiketten gründlich zu studieren. Zutaten, die Sie auf jeden Fall vermeiden sollten, sind: Amylopektin, Karamell, Maissirup, Fruktose-Glukose-Sirup, Glukose-Fruktose-Sirup, Dextrin, Dextrose, Fondant, Invertzuckersirup, Isoglukose (ein anderer Name für stark fruktosehaltigen Maissirup), Laktose (Milchzucker), Gerstenmalz, Malzsirup, Maltodextrin, Maltose, Stärke, Glukose, Fruktose und natürlich Sucrose oder

---

* Bitte beachten Sie den Hinweis auf Seite 415.

Saccharose. Bauen Sie lieber funktionelle Zuckerarten wie Tagatose in Ihren Alltag ein.

DR. COYS ERKENNTNISSE Wenn es um den Zuckerkonsum geht, verwende ich gern das Bild von Gutscheinen. Nehmen Sie an, Sie haben sechs Gutscheine für jeweils 10 Gramm Glukose. Diese können Sie tagsüber nach eigenem Gutdünken einlösen. Ihr Ziel sollte sein, die Gutscheine möglichst gleichmäßig einzusetzen, damit Sie nicht zu viel Glukose auf einmal zu sich nehmen. Vier oder mehr Gutscheine für eine Mahlzeit sollten Sie wirklich nur dann einlösen, wenn Sie vorher körperlich sehr aktiv waren oder nach dem Essen joggen wollen. Außerdem sollten Sie Lebensmittel mit hohem Zucker- oder Stärkeanteil mit solchen kombinieren, die viel Protein und/oder Fett enthalten. So gehen die Zuckermoleküle langsamer in die Blutbahn über, als wenn sie allein verzehrt werden.

Auf manchen Produkten heißt es, sie enthielten keinerlei zugesetzten Zucker. Dabei stecken sie voller Stärke. Dazu gehören zum Beispiel Frühstückscerealien oder Müsliriegel mit Weißmehl, das Ihren Blutzucker sogar noch schneller in die Höhe treibt als Kristallzucker.

ERNÄHRUNG UND KREBS

Im Zusammenhang mit Zuckerkonsum spielt der Krebs in einer eigenen Liga. Sollten Sie Krebs haben, dann ist es am besten, alle konventionellen Zucker aus der Ernährung zu streichen, aber auch alles, was viel Stärke enthält.

Der Krebs treibt mit dem Zucker seine Metastasenbildung voran und schützt sich vor dem Angriff des Immunsystems. Krebspatienten müssen selbst bei Nahrungsmitteln aus der grünen Gruppe Vorsicht walten lassen. Zum Beispiel sollten sie süße Früchte meiden. (Beerenobst ist davon ausgenommen, es kann in Maßen genossen werden.) Dieses Gebot gilt auch für pflanzliche Nahrungsmittel mit einem hohen Stärkegehalt. Tabu sind zum Beispiel Gemüsesorten mit hohem Kohlenhydratanteil (wie Hülsenfrüchte, Mais und Erbsen), aber auch Getreide mit einem hohen Prozentsatz an Stärke wie Weizen, selbst in ihrer vollwertigen Form.

Pflanzliche Nahrungsmittel mit hohem Stärkeanteil wie Hülsenfrüchte sind zwar eine gute Proteinquelle, aber einige der enthaltenen Aminosäuren können in Zucker umgewandelt werden. Das wiederum aktiviert den TKTL1-Stoffwechselweg, was das Krebswachstum fördert. Sollten Sie unter Krebs leiden, ist es enorm wichtig, dass Sie den TKTL1-Stoffwechselweg ausbremsen. Das heißt: Sie müssen auf Zucker und glukogene Aminosäuren in der Nahrung meiden. Nutzen Sie stattdessen Galaktose, Mannose und Tagatose.

Studien zeigen, dass Krebsbehandlungen durch eine ketogene Diät wirksamer werden, weil die DNA-Schäden aufgrund von Ribosemangel nicht mehr repariert werden

können. Zucker wie Galaktose und Mannose in die Ernährung aufzunehmen, hat sich als nützlich erwiesen. Eine Kombination dieser beiden Zucker vermeidet eine Fermentation. Indem Sie Ihre Zellen zwingen, zur Energiegewinnung auf die Oxidation (Verbrennung) zurückzugreifen, nehmen Sie dem Krebs das Instrument Milchsäure ab, die er zum Metastasieren und Immunschutz braucht.
Zucker wie Tagatose, die für einen gesunden Blutzuckerspiegel sorgen, sind ebenfalls günstig. Des Weiteren werden dadurch gute Darmbakterien gefördert, die auch einen positiven Einfluss auf Krebstherapien haben.
Allerdings ist es nicht sinnvoll, längere Zeit eine strikte ketogene Ernährung zu pflegen, wie wir bereits dargelegt haben. Sie kann nämlich die für Zellneubildung und -reparatur nötigen Baustoffe nicht in ausreichendem Maß zur Verfügung stellen. Ist der Krebs bereits in Remission, sollten Sie trotzdem weiter auf Nahrungsmittel aus der »Rotlichtgruppe« verzichten. Am besten befolgen Sie eine nährstoffreiche Low-Carb-Diät, um sich mit vielen gesunden Proteinen und Fetten einzudecken. Gleichzeitig sollten Sie Ihren Blutzuckerspiegel unter Kontrolle halten, indem Sie regelmäßig funktionelle Zucker wie Trehalose verzehren. Diese versorgen den Körper zudem gleichmäßig mit Glukose.

DR. COYS ERKENNTNISSE Es mag kontraintuitiv erscheinen, aber tatsächlich verhindert 1 Teelöffel eines funktionellen Zuckers wie Tagatose oder Allulose* in frisch gepresstem Fruchtsaft Blutzuckerspitzen und sorgt auch noch tagsüber für einen ausgeglichenen Blutzucker. Dasselbe gilt für den Verzehr von massiv stärkehaltigen Nahrungsmitteln wie Pizza, wenn dazu diese Zucker konsumiert werden. 1 Teelöffel genügt – und schon nimmt Ihr Körper die Stärke im Pizzateig langsamer als üblich auf.

HOCHVERARBEITETE NAHRUNG UND DAS ALTERN

Eine Ernährung, die reich an hochverarbeiteten Lebensmitteln ist, lässt Sie schneller altern als naturbelassene Vollwertkost. Neueste Forschungsarbeiten bringen hochverarbeitete Nahrungsmittel in Verbindung mit einer ganzen Reihe chronischer Erkrankungen wie Adipositas, Typ-2-Diabetes, Herzkrankheiten und Schlaganfällen. Dazu kommt noch das Risiko eines frühen Todes. Eine Studie, die 2025 im *American Journal of Preventive Medicine* veröffentlicht wurde, untersuchte in acht Ländern den Zusammenhang zwischen Ernährung und Sterblichkeit. Mithilfe der ausgegebenen Ernährungsfragebögen entdeckten die Forscher, dass Ihr Risiko für einen vorzeitigen Tod umso höher ist, je mehr hochverarbeitete Lebensmittel Sie verzehren.

Vor allem die Länge der Telomere ist ein Altersanzeichen, das man mit hochverarbeiteter Nahrung in Verbindung

* Bitte beachten Sie den Hinweis auf Seite 415.

bringt. Telomere sind die Endstücke unserer Chromosomen. Wenn die Zelle sich teilt, werden sie gewöhnlich kürzer. Vereinfacht gesagt: Wie kurz Ihre Telomere sind, ist ein Marker für Ihr wahres biologisches Alter. Wie bereits erwähnt bemisst sich das biologische Alter nach den Schäden in Ihren Zellen und Geweben, die sich im Laufe der Zeit eingestellt haben. Ihr biologisches Alter ist nicht gleich Ihrem chronologischen Alter.

Zu viel hochkalorische, nährstoffarme Nahrung verkürzt unsere Telomere. So hat eine Studie aus dem Jahr 2020 mit 900 Personen im Alter über 55 den Zusammenhang zwischen Ernährung und der Telomerlänge untersucht. Wie sich zeigte, steigern zwei Portionen hochverarbeiteter Nahrung pro Tag das Risiko für einen Telomerschaden um fast ein Drittel – im Vergleich zu Menschen, die weniger als zwei Portionen verzehrten. Je mehr hochverarbeitete Lebensmittel konsumiert werden, desto größer ist das Risiko. Bei Menschen, die täglich mehr als drei Portionen verzehrten, stieg das Risiko für verkürzte Telomere um 82 Prozent.

Andere Studien belegen, dass zu viele Softdrinks (fast 600 Milliliter täglich) die Telomere noch schneller verkürzen als üblich. In der Sprache der Telomere: Wer häufig zu Softdrinks greift, altert um viereinhalb Jahre schneller.

FETTE UND BLUTZUCKER

Obwohl unser Wissen über Fette und ihre – ebenso gute wie schlechte – Wirkung auf unsere Gesundheit immer größer wird, werden Fette in der Ernährungswissenschaft nach wie vor kontrovers diskutiert. Die Forschung konzentrierte sich viele Jahre lang auf die negativen Effekte von »schlechten« Fetten wie Transfetten oder einem Übermaß an gesättigten Fettsäuren in rotem Fleisch von mit Mais gefütterten Tieren. Denn Fleisch von Tieren, die mit Grünfutter ernährt wurden, birgt keineswegs die gleichen gesundheitlichen Gefahren. Heute wissen wir, dass gesättigte Fette nicht so schädlich sind wie ursprünglich angenommen. So können zum Beispiel gesättigte mittelkettige Triglyzeride (wie man sie bei einer ketogenen Diät verzehrt) sehr gut für die Gesundheit sein, Entzündungen sogar bekämpfen und die Mitochondrienaktivität fördern.

Andere Fette – wie das bekannte kalt gepresste Olivenöl – gelten schon lange als gesundheitsfördernd. Manche pflanzlichen Öle und auch einige Fischöle (vom Lachs, Hering und der Makrele) enthalten essenzielle ungesättigte Fettsäuren (Omega-3-Fettsäuren), die viele wichtige Funktionen erfüllen, sie spielen zum Beispiel eine wesentliche Rolle beim Hormonstoffwechsel, bei der Vitaminaufnahme und im Nervensystem.

DR. COYS ERKENNTNISSE Unsere Vorfahren nahmen immer eine gute Mischung aus gesättigten und ungesättigten Fettsäuren zu sich. Ihre Ernährung war reich an Protein, enthielt aber nur moderate Mengen Glukose und Stärke. Gleichzeitig lieferte ihre Nahrung sowohl gesättigte als auch ungesättigte Fettsäuren aus tierischen und pflanzlichen Quellen. Das Verhältnis von Omega-3- zu Omega-6-Fettsäuren war ausgeglichen, weil Fleisch und Fett der pflanzenfressenden Tiere, die sie jagten, eine hohe Menge von Omega-3-Fettsäuren enthielten.

Wenn Sie Fleisch essen, sollten Sie wissen, wie das Tier ernährt wurde. Das Fleisch eines Tieres, das auf der Weide grasen kann oder Heu erhält, bringt Fleisch hervor, das viel reicher an Omega-3-Fettsäuren ist als das eines Tieres, das im Stall steht und nur Kraftfutter aus Getreide bekommt.
Die Unterschiede im Fettsäureprofil von Grasfressern zu Stalltieren mit Getreidefutter sind enorm. Das Fleisch von Weiderindern hat einen geringeren Fettanteil, enthält dafür aber viele Omega-3-Fettsäuren. Das Verhältnis der beiden ungesättigten Fettsäuren ist daher sehr viel besser.

Fette in der Nahrung können darüber hinaus zu einem gesunden Blutzucker beitragen. Kohlenhydrate zusammen mit Fett zu verzehren, verlangsamt die Glukoseaufnahme. Fette verzögern den Verdauungsprozess der Kohlenhydrate. Die Kohlenhydrate werden so langsamer aufgespalten, was die Wahrscheinlichkeit von Blutzuckerspitzen verringert.

Fett ist die kalorienreichste Energiequelle des Körpers. Fette aus der Ernährung helfen ihm, die fettlöslichen Vitamine A, D, E und K aus der Nahrung aufzunehmen. Nur Omega-3- und Omega-6-Fettsäuren sind »essenziell« und damit so wichtig wie Vitamine. Fette können sehr gut durch den Körper über den TKTL1-Stoffwechsel produziert werden. Die Nervenzellen im sich entwickelnden Gehirn eines Embryos bilden aus Zucker ihre eigenen Fette. Dies ist die Basis der Intelligenz des modernen Menschen. Im Blut bereits vorhandene Fette wollen Nervenzellen nicht. Ähnlich ist es mit Krebszellen. Auch Sie bilden ihre Fette selbst.

Omega-3-Fettsäuren sind wie gesagt überlebenswichtig, weshalb sie als »essenziell« bezeichnet werden. Sie können wie andere Fettsäuren auch nicht für die TKTL1-Vergärung genutzt werden und hemmen damit Krebszellen, sie tragen zur Gehirngesundheit bei und reduzieren das Risiko von Herzkrankheiten und Schlaganfällen. Ihr Körper kann die Omega-3-Fette, die in Fleisch und fettem Fisch (Lachs, Forelle und Makrele) enthalten sind, ganz leicht verarbeiten. Sie kommen in Form von Docosahexaensäure (DHA) und Eicosapentaensäure (EPA) daher. Pflanzen hingegen liefern die Vorform von Omega-3-Fettsäuren, die Alpha-Linolensäure (ALA). Diese muss erst in DHA und EPA umgewandelt werden. Nüsse (vor allem Walnüsse), Samen (vor allem Lein-, Chia- und Hanfsamen) sowie pflanzliche Öle (wie Walnuss-, Lein- und Perillaöl) sind gute Quellen für diese Fette.

Mehrfach ungesättigte Fettsäuren (PUFA für *poly-unsaturated fatty acids*) gelten eigentlich als »gute Fette«. Omega-3- und Omega-6-Fettsäuren sind im Rahmen der menschlichen Ernährung die bekanntesten. Zwischen beiden gibt es chemisch keine großen Unterschiede, trotzdem sind sie in ihrer Wirkung auf den Körper ganz verschieden.

Omega-6-Fettsäuren sind essenziell, aber mittlerweile geht man davon aus, dass die westliche Ernährung in der Relation zu Omega-3-Fettsäuren zu viele Omega-6-Fettsäuren bereithält. Untersuchungen fanden ein Verhältnis von 17 zu 1, es sollte aber maximal 3 zu 1 betragen. Der Großteil der überschüssigen Omega-6-Fettsäuren stammt von Samenölen wie Sonnenblumen-, Distel- und Maisöl. Ein Übermaß an Omega-6-Fettsäuren fördert Entzündungen.

DR. COYS ERKENNTNISSE Wir wissen inzwischen durch viele Studien, dass die westliche Ernährungsweise zu viele Omega-6-Fettsäuren enthält, was zu einem gravierenden Ungleichgewicht mit den Omega-3-Fettsäuren führt und Entzündungen fördert.
Meiner Ansicht nach sollte das Verhältnis von Omega-6- zu Omega-3-Fettsäuren 3 zu 1 nicht übersteigen. Ob das auf Sie zutrifft, können Sie herausfinden, indem Sie von einem Labor einen Fettsäureprofil-Bluttest machen lassen. Wenn das Verhältnis höher als 5 zu 1 liegt, sollten Sie mehr Omega-3-Fettsäuren verzehren: in Gestalt von fettem Fisch, Fleisch von Weidetieren und pflanzlichen ALA-Quellen (zum Beispiel Lein-, Chia- oder Algenöl), die ebenfalls den Omega-3-Fettsäure-Wert erhöhen. Viele Menschen nehmen auch Fischöl als Nahrungsergänzungsmittel ein. Machen Sie sich schlau, bevor Sie ein solches Produkt kaufen, denn es gibt eine Menge Omega-3-Fettsäuren schlechter Qualität auf dem Markt. Sollten Sie Omega-3-Fettsäuren aus Algen bevorzugen, die in reinem Wasser gezogen wurden, können Sie eine mögliche Belastung mit Quecksilber vermeiden, das sich gerade in fetten Fischen mitunter anreichert.

INTERVALLFASTEN

In den letzten Jahren ist das Intervallfasten als Vorbeugung gegen Stoffwechselkrankheiten zunehmend beliebter geworden. Zahlreiche Studien zeigen, dass es möglich ist, auf diese Weise Gewicht zu verlieren. Und das wiederum verringert das Risiko für Herzkrankheiten, Diabetes und viele andere Probleme. Fasten senkt den Blutzuckerspiegel und leert die Glykogenspeicher, sodass der Körper auf die Fettverbrennung zurückgreift. Glukose bekommen dann nur jene Zellen, die sie am meisten brauchen: die in Gehirn, Nerven, Netzhaut und Hoden.

Im Jahr 2025 analysierte man in einer Metastudie 99 randomisierte klinische Untersuchungen, die im *British Medical Journal* veröffentlicht worden waren. Dabei stellte man fest, dass Intervallfasten zum Gewichtsverlust genauso effektiv ist wie traditionelle kalorienreduzierte Diäten. Das Intervallfasten kennt verschiedene Strategien. Letztlich geht es immer darum, die Nahrungsaufnahme lange genug zu begrenzen, um die Produktion von Ketonkörpern zu ermöglichen. Man fand außerdem heraus, dass zwar alle Strategien zum Gewichtsverlust beitragen, doch erwies sich das alternierende Fasten (ADF) als ein klein wenig effektiver und wirkte sich auch – begrenzt – auf Blutdruck und Cholesterinwerte aus. Beim ADF fastet man 24 Stunden und ernährt sich am nächsten Tag wie üblich.

DR. COYS ERKENNTNISSE Gesundes Altern hängt vor allem davon ab, ob Sie in gewissem Maß auf ungesunde Kohlenhydrate verzichten können. Beschränken Sie Ihren Verzehr von Kohlenhydraten auf etwa 2 bis 3 Gramm pro Kilogramm Körpergewicht. Wenn Sie also 60 Kilo wiegen, können Sie täglich 120 bis 180 Gramm Kohlenhydrate verzehren. Alles, was Sie darüber hinaus konsumieren (und was durchweg in Glukose umgewandelt wird), können Sie durch zusätzliche sportliche Betätigung kompensieren. Wenn Sie aufgrund von sportlicher oder beruflicher Belastung mehr Kalorien benötigen, sollten Sie den Kohlenhydratkonsum erhöhen.

DIE KETOGENE DIÄT

Wie bereits beschrieben hat sich eine ketogene Ernährung mit hohem Fettanteil bei der Behandlung einer medikamentenresistenten Epilepsie bewährt. Gemäßigte Formen einer ketogenen Ernährung (das heißt mit weniger Fett) können die Fettverbrennung ankurbeln und überschüssige Pfunde purzeln lassen.

Eine ketogene Diät ist eine gute Methode für den Gewichtsverlust, doch wir empfehlen sie nicht als dauerhafte Ernährung. Dem Körper keinen Zucker zuzuführen, verhindert die Produktion von Ribose, einem unverzichtbaren Baustein zur Neubildung und Reparatur von Zellen. Außerdem führt eine über längere Zeit beibehaltene ketogene Diät aufgrund erhöhter Bildung von Radikalen und DNA-Schäden (ähnlich dem Werner-Syndrom) zu vorzeitiger Alterung und frühem Tod. Der negative Effekt einer Ernährung, die extrem wenig Zucker- und Kohlenhydrate aufweist, wird wie gesagt auch am Beispiel der ursprünglich lebenden Inuit deutlich, die unfreiwillig weitgehend auf Zucker und Kohlenhydrate verzichten müssen und eine geringe Lebenserwartung haben. Obwohl bei den Inuit der Eiweißanteil so hoch ist, dass noch keine Ketose entsteht, ist der Mangel an Zucker offensichtlich nicht gesund.

UND ÜBER DIE ERNÄHRUNG HINAUS …

Die Ernährung spielt eine wichtige Rolle beim gesunden Altern, aber es werden auch andere Faktoren untersucht. Dazu gehören: regelmäßige körperliche Aktivität, erholsamer Schlaf, Stressmanagement und die Vermeidung von Giftstoffen.

Regelmäßige körperliche Aktivität

Aktiv zu bleiben, ist ein Schlüsselfaktor für langfristige Gesundheit. Die gesundheitlichen Vorzüge selbst maßvoller sportlicher Betätigung sind gut belegt, sofern sie nur regelmäßig erfolgt. Wir haben dies im Buch immer wieder angeführt. Regelmäßige Bewegung zusammen mit Techniken zur Stressreduktion wie zum Beispiel Yoga können zahlreiche Probleme positiv beeinflussen, vom metabolischen Syndrom über den Schlaganfall bis hin zu Depressionen und Angststörungen. So schenken Sie Ihrem Leben mehr Jahre.

Erholsamer Schlaf

Sieben bis acht Stunden Schlaf jede Nacht laden Ihre »Batterien« auf, sowohl körperlich als auch geistig. Ein ruhiger Schlaf sorgt in vielen Körpersystemen für gute Gesundheit. Umgekehrt ist schlechter Schlaf außergewöhnlich stresserzeugend. Dabei wird unter anderem Cortisol freigesetzt, was zu Blutzuckerspitzen führt. Eine Studie, die 2020 in *Frontiers in Neurology* erschien, bringt schlechten Schlaf mit zunehmenden Entzündungen im Körper in Verbindung.

Gesunde Gewohnheiten wie regelmäßiger Sport und wenig Alkohol (vor allem am Abend) verbessern die Schlafqualität. In der Traditionellen Chinesischen Medizin (TCM) wusste man schon früh um die Gefährlichkeit von erhöhten Cortisolspiegeln und hat einen Pflanzenextrakt aus Phellodendron und Magnolie eingesetzt, um erhöhte Cortisolspiegel zu senken, den Stress zu reduzieren und die Schlafqualität zu steigern. Eine jüngere Studie sieht auch Verbesserungen bei der Schlafapnoe, wenn Betroffene der Mittelmeerdiät folgen. Die Schlafapnoe ist eine chronische Erkrankung, bei der der Schlaf häufig (durch Atemaussetzer) unterbrochen wird, was zu gesundheitlichen Problemen führt.

Stressmanagement

Die Forschung steckt hier noch in den Kinderschuhen, aber es sieht so aus, als würden Techniken zum besseren Umgang mit Stress – wie Yoga, Meditation oder Tai-Chi – den Alterungsprozess verlangsamen. Das liegt daran, dass sie die unterschiedlichsten Signalwege im Körper ansprechen. Pflanzenextrakte wie oben beschrieben, können helfen, den Stress zu reduzieren.

Vermeidung von Giftstoffen

Toxine lauern mittlerweile überall – in der Luft, die wir atmen, im Trinkwasser und in Pflege- und Reinigungsprodukten. Der Kontakt mit diesen Giften steht im Zusammenhang mit einer ganzen Reihe negativer Effekte wie niedrigschwelligen Entzündungen, DNA-Schäden, oxidativem Stress, ungesunden Mustern der Gen-Expression und der Telomerverkürzung.

Leider können wir Toxine nicht aus unserem Leben verbannen, wir können nur den Kontakt mit ihnen möglichst vermeiden – zum Beispiel durch Verzicht auf hochverarbeitete Nahrungsmittel, die voller schädlicher Zusatzstoffe stecken. Wir können uns einen Luftwäscher anschaffen und darauf achten, dass unsere Reinigungs- und Pflegeprodukte aus »sauberen« Quellen stammen. Der Verzicht auf Nikotin und/oder zu viel Alkohol wird Ihre toxische Belastung ebenfalls verringern.

DR. COYS ERKENNTNISSE Bewegen Sie sich so, wie es Ihnen Spaß macht, sei es nun beim regelmäßigen Sport oder einfach nur durch die Erhöhung der Zahl der Schritte, die Sie täglich gehen. Selbst der Wechsel vom

Fahrstuhl zum Treppensteigen ist ein erster wichtiger Schritt für mehr körperliche Aktivität. Körperliche Aktivität beeinflusst die Insulinsensitivität positiv, aber auch das Glykogen in Ihren Zellen. Wir Menschen sind auf Bewegung ausgelegt. Aktivität, Ernährung und Stoffwechsel bilden ein harmonisches Dreieck, das Sie gesund hält.

ES IST NIE ZU SPÄT

Forschungsarbeiten belegen, dass es nie zu spät ist, mit einem gesunden Lebensstil anzufangen. So zeigt eine Studie an Menschen über 65, dass eine zwölfmonatige Mittelmeerdiät sowohl Entzündungswerte reduzierte als auch Gedächtnis und Gehirnfunktion verbesserte. Die Wissenschaftler gehen davon aus, dass dies am positiven Einfluss pflanzlicher Nahrungsmittel auf das Darmmikrobiom liegt.

Für eine andere Studie an 5200 Personen über 65 wurde ein zehnstufiges Punktesystem eingeführt, um zu beurteilen, wie sich die mehr oder weniger strikte Befolgung der Mittelmeerdiät gesundheitlich auswirkte. Es zeigte sich, dass jene Menschen am längsten lebten, die sich am stärksten daran hielten. Und die Vorzüge einer vollwertigen Ernährung bleiben ja nicht auf ältere Menschen beschränkt. Eine jüngere Studie deutet darauf hin, dass die Umstellung von einer westlichen Ernährungsweise auf die Mittelmeerdiät einem heutigen jungen US-Amerikaner zehn Lebensjahre mehr schenkt.

Es gibt wohl kaum jemanden, der sich kein langes, gesundes Leben wünscht. Und dank dessen, was wir mittlerweile über den Alterungsprozess wissen, haben wir heute Instrumente in der

Hand, die uns auch in unseren »goldenen« Jahren fit halten, sodass wir gesund altern und uns auf ein längeres Leben freuen können. Das recht neue Wissen um die funktionellen Zucker und deren positive Einflüsse auf Gesundheit und Altern stellen neue, einfach umzusetzende Optionen für eine gesündere Ernährung dar, die zudem den Konsum von süßen und leckeren Lebensmitteln ohne Reue erlaubt.

Quellen

Alle Links letztmalig abgerufen am 30. Januar und 17. April 2026.

Einführung und Vorwort

Coy, J. F., Dübel, S., Kioschis, P., et al.: »Molecular cloning of tissue-specific transcripts of a transketolase-related gene: Implications for the evolution of new vertebrate genes«, in: *Genomics* 32, Nr. 3 (1996): 309–316, https://doi.org/10.1006/geNr.1996.0124

Hao, S., Meng, Q., Sun, H., et al.: »The role of transketolase in human cancer progression and therapy«, in: *Biomed Pharmacother* 154 (Okt. 2022): 113607, https://pubmed.ncbi.nlm.nih.gov/36030587/

Li, M., Zhao, X., Yong, H., et al.: »Transketolase promotes colorectal cancer metastasis through regulating AKT phosphorylation«, in: *Cell Death Dis* 13, Nr. 2 (2022): 99, https://www.nature.com/articles/s41419-022-04575-5

Li, Y., Yao, C. F., Xu, F. J., et al.: »APC/C^{CDH1} synchronizes ribose-5-phosphate levels and DNA synthesis to cell cycle progression«, in: *Nature* 19, Nr. 1 (Juni 2019): 2502, doi: 10.1038/s41467-019-10375-x

Pinson, A., Xing, L., Namba, T., et al.: »Human TKTL1 implies greater neurogenesis in frontal Neokortex of modern humans than Neanderthals«, in: *Science* 377, Nr. 6611 (Sept. 2022): eabl6422, https://pubmed.ncbi.nlm.nih.gov/36074851/

Shenk, G., Duggleby, R. G., Nixon, P. F.: »Properties and functions of the thiamin diphosphate dependent enzyme transketolase«, in: *Int J Biochem Cell Biol* 30, Nr. 12 (Dez. 1998): 1297–1318, doi: 10.1016/s1357-2725(98)00095-8

Sun, W., Liu, Y., Glazer, C. A., et al.: »TKTL1 is activated by promoter hypomethylation and contributes to head and neck squamous cell carcinoma carcinogenesis through increased aerobic glycolysis and HIf1alpha stabilization«, in: *Clin Cancer Res* 16, Nr. 3 (Febr. 2010): 857–866, https://pubmed.ncbi.nlm.nih.gov/20103683/

Xu, X., Zur Hausen, A., Coy, J. F., Löchelt, M.: »Transketolase-like protein 1 (TKTL1) is required for rapid cell growth and full viability of human tumor cells«, in: *Int J Cancer* 124, Nr. 6 (März 2009): 1330–1337, https://pubmed.ncbi.nlm.nih.gov/19065656/

Teil 1: Alles dreht sich um Zucker

Almarshad, M. I., Algonaiman, R., Alharbi, H. F., et al.: »Relationship between ultra-processed food consumption and risk of diabetes mellitus: A mini-review«, in: *Nutrients* 14, Nr. 12 (Juni 2022): 2366, https://pubmed.ncbi.nlm.nih.gov/35745095/

Anhê, F., Pilon, G., Roy, D., et al.: »Triggering *Akkermansia* with dietary polyphenols: A new weapon to combat the metabolic syndrome?«, in: *Gut Microbes* 7, Nr. 2 (2016): 146–153, https://pmc.ncbi.nlm.nih.gov/articles/PMC4856456/

Araújo, J., Cai, J., Stevens, J.: »Prevalence of optimal metabolic health in American adults: National Health and Nutrition Examination Survey 2009–2016«, in: *Metab Syndr Relat Disord* 17, Nr. 1 (Nov. 2019): 46–52, https://pubmed.ncbi.nlm.nih.gov/30484738/

Arnesen, E. K., Laake, I., Carlsen, M. H., et al.: »Potato consumption and all-cause and cardiovascular disease mortality: A long-term follow-up of a Norwegian cohort«, in: *J Nutr* 154, Nr. 7 (Juli 2024): 2226–2235, https://pubmed.ncbi.nlm.nih.gov/38763265/

Banks, W. A., Farr, S. A., Salameh, T. S., et al.: »Tryglycerides cross the blood-brain barrier and induce central leptin and inulin receptor resistance«, in: *Int J Obes* (Lond) 42, Nr. 3 (März 2018): 391–397, https://pubmed.ncbi.nlm.nih.gov/28990588/

Beisner, J., Gonzalez-Granda, A., Basrai, M., et al.: »Fructose-induced intestinal microbiota shift following two types of short-term high-fructose dietary phases«, in: *Nutrients* 12, Nr. 11 (Nov. 2020): 3444, https://pubmed.ncbi.nlm.nih.gov/33182700/

Bermingham, K. M., Linenberg, I., Hall, W. L., et al.: »Menopause is associated with postprandial metabolism, metabolic health and lifestyle: The ZOE PREDICT study«, in: *EBioMedicine* 85 (Nov. 2022): 104303, https://pubmed.ncbi.nlm.nih.gov/36270905/

Cacciatore, M., Grasso, E. A., Tripodi, R., Chiarelli, F.: »Impact of glucose metabolism on the developing brain«, in: *Front Endocrinol* (Lausanne) 13 (Dez. 2022): 1047545, https://pubmed.ncbi.nlm.nih.gov/36619556/

Carison, A. L., Xia, K., Azcarate-Peril, M. A., et al.: »Infant gut microbiome associated with cognitive development«, in: *Biol Psychiatry* 83, Nr. 2 (Jan. 2018): 148–159, https://pubmed.ncbi.nlm.nih.gov/28793975/

Ceriello, A.: »Impaired glucose tolerance and cardiovascular disease: The possible role of post-prandial hyperglycemia«, in: *Am Heart J* 147, Nr. 5 (Mai 2004): 803–807, https://pubmed.ncbi.nlm.nih.gov/15131534/

Chavez-Ugalde, Y., de Vocht, F., Jago, R., et al.: »Ultra-processed food consumption in UK adolescents: Distribution, trends and sociodemographic correleates using the National Diet and Nutrition Survey 2008/09 to 2018/19«, in: *Eur J Nutr* 63, Nr. 7 (Okt. 2024): 2709–2723, https://pubmed.ncbi.nlm.nih.gov/39014218/

Chen, A., Gibney, P. A.: »Dietary trehalose as a bioactive nutrient«, in: *Nutrients* 15, Nr. 6 (März 2023): 1393, https://pubmed.ncbi.nlm.nih.gov/36986123/

Chen, Z. H., Mousavi, S., Mandhane, P. J., et al.: »Ultraprocessed food consumption and obesity development in Canadian children«, in: *JAMA Netw Open* 8, Nr. 1 (Jan. 2025): e2457341, https://jamanetwork.com/journals/jamanetworkopen/fullarticle/2829780

Coy, J. F., Franz, M.: *The Cancer Fighting Diet: Diet and Nutrition Strategies to Help Weaken Cancer Cells and Improve Treatment Results,* Toronto (Robert Rose) 2015

Dang, K., Wang, X., Hu, J., et al.: »The association between triglyceride-glucose index and its combination with obesity indicators and cardiovascular disease: NHANES 2003–2018«, in: *Cardiovasc Diabetol* 23, Nr. 1 (Jan. 2024): 8, https://pubmed.ncbi.nlm.nih.gov/38184598/

DeBosch, B. J., Heitmeier, M. R., Mayer, A. L., et al.: »Trehalose inhibits solute carrier 2A (SLC2A) proteins to induce autophagy and prevent hepatic steatosis«, in: *Sci Signal* 9, Nr. 416 (Febr. 2016): ra21, https://pubmed.ncbi.nlm.nih.gov/26905426/

Della Corte, K. W., Perrar I., Penczynski K. J., et al.: »Effect of dietary sugar intake on biomarkers of subclinical inflammation: A systematic review and meta-analysis of intervention studies«, in: *Nutrients* 10, Nr. 5 (Mai 2018): 606, https://pubmed.ncbi.nlm.nih.gov/29757229/

DiNicolontonio, J. J., O'Keefe, J. H., Lucan, S. C.: »Added fructose: a principal driver of type 2 diabetes and its consequences«, in: *Mayo Clin Proc* 90, Nr. 3 (März 2015): 372–381, https://pubmed.ncbi.nlm.nih.gov/25639270/

Dodson, M., Shakya, A., Anandhan, A., et al.: »NRF2 and diabetes: The good, the bad and the complex«, in: *Diabetes* 71, Nr. 12 (Dez. 2022): 2463–2476, https://pubmed.ncbi.nlm.nih.gov/36409792/

Dove, A., Dunk, M. M., Wiang, J., et al.: »Anti-inflammatory diet and dementia in older adults with cardiometabolic diseases«, in: *JAMA Netw Open* 7, Nr. 6 (Aug. 2024): e2427125, https://pubmed.ncbi.nlm.nih.gov/39133488/

Durante, M., Sgambellone, S., Lucarini, L., et al.: »D-tagatose feeding reduces the risk of sugarinduced exacerbation of myocardial I/R injury when compared to its isomer fructose«, in: *Front Mol Biosci* 8 (Apr. 2021): 650962, https://pubmed.ncbi.nlm.nih.gov/33928123/

Eisenreich, A., Gürtler, R., Schäfer, B.: »Heating of food containing sucralose might result in the generation of potentially toxic chlorinated compounds«, in: *Food Chem* 321 (Aug. 2020): 126700, https://pubmed.ncbi.nlm.nih.gov/32278984/

El-Osta, A., Brasacchio, D., Yao, D., et al.: »Transient high glucose causes persistent epigenetic changes and altered gene expression during subsequent normoglycemia«, in: *J Exp Med* 205, Nr. 10 (Sept. 2008): 2409–2417, https://pubmed.ncbi.nlm.nih.gov/18809715/

Evershed, R. P., Smith, G. D., Roffet-Salque, M., et al.: »Dairying, diseases and the evolution of lactase persistence in Europe«, in: *Nature* 608, Nr. 7922 (Aug. 2022): 336–345, https://pmc.ncbi.nlm.nih.gov/articles/PMC7615474/

Feeney, S. P., McCarthy, J. M., Petruconis, C. R., Tudor, J. C.: »Sleep loss is a metabolic disorder«, in: *Sci Signal* 18, Nr. 881 (Apr. 2025): eadp9358, https://pubmed.ncbi.nlm.nih.gov/40198749/

Feigin, V., Owolabi, M. O., et al.: »Pragmatic solutions to reduce the global burden of stroke: A World Stroke Organization–Lancet Neurology Commission«, in: *Lancet Neurol* 22, Nr. 12 (Dez. 2023): 1160–1206, https://www.thelancet.com/journals/laneur/article/PIIS1474-4422(23)00277-6/fulltext

Finlayson, J.: *You Are What Your Grandparents Ate. What You Need to Know about Nutrition, Experience, Epigenetics & the Origins of Chronic Disease,* Toronto (Robert Rose) 2019

Gracner, T., Boone, C., Gertler, P. J.: »Exposure to sugar rationing in the first 1000 days of life protected against chronic disease«, in: *Science* 386, Nr. 6725 (Nov. 2024): 1043–1048, https://pubmed.ncbi.nlm.nih.gov/39480913/

Gutierre, R. C., Rocha, P. R., Graciani, A. L., et al.: »Tau, amyloid, iron, oligodendrocytes ferroptosis, and inflammaging in the hippocampal formation of aged rats submitted to an aerobic exercise program«, in: *Brain Res* 1850 (März 2025): 149419, https://pubmed.ncbi.nlm.nih.gov/39725376/

Han, C. Y.: »Roles of reactive oxygen species on insulin resistance in adipose tissue«, in: *Diabetes Metab J* 40, Nr. 4 (Aug. 2016): 272–279, https://pubmed.ncbi.nlm.nih.gov/27352152/

Hao, S., Meng, Q. Sun, H., et al.: »The role of transketolase in human cancer progression and therapy«, in: *Biomed Pharmacother* 154 (Okt. 2022): 113607, https://pubmed.ncbi.nlm.nih.gov/36030587/

Higgins, J. A.: »Resistant starch and energy balance: Impact on weight loss and maintenance«, in: *Crit Rev Food Sci Nutr* 54, Nr. 9 (2014): 1158–1166, https://pubmed.ncbi.nlm.nih.gov/24499148/

Hippisley-Cox, J., Coupland, C.: »Diabetes treatments and risk of amputation, blindness, severe kidney failure, hyperglycaemia, and hypoglycaemia: Open cohort study in primary care«, in: *BMJ* 352 (März 2016): i1450, https://pubmed.ncbi.nlm.nih.gov/27029547/

Janzi, S., Gonzalez-Padilla, E., Ramne, S., et al.: »Added sugar intake and its associations with incidence of seven different cardiovascular diseases in 69,705 Swedish men and women«, in: *Front Public Health* 12 (Dez. 2024): 1452085, https://pubmed.ncbi.nlm.nih.gov/39717036/

Kosiek, W., Rauk, Z., Szulc, P., et al.: »Ketogenic diet impairs neurological development of neonatal rats and affects biochemical composition of maternal brains: Evidence of functional recovery in pups«, in: *Brain Struct Funct* 227, Nr. 3 (April 2022): 1099–1113, https://pubmed.ncbi.nlm.nih.gov/35038032/

Lach, G., Schellekens, H., Dinan, T. G., Cryan, J. F.: »Anxiety, depression, and the microbiome: A role for gut peptides«, in: *Neurotherapeutics* 15, Nr. 1 (Jan. 2018): 36–59, https://pubmed.ncbi.nlm.nih.gov/29134359/

Lara-Castor, L., O'Hearn, M., Cudhea, F., et al.: »Burdens of type 2 diabetes and cardiovascular disease attributable to sugar-sweetened beverages in 184 countries«, in: *Nat Med* 31, Nr. 2 (Febr. 2025): 552–564, https://www.nature.com/articles/s41591-024-03345-4

Lee, S. W., Kim, H. C., Lee, Y. H., et al.: »Association between HbA1c and carotid atherosclerosis among eldery Koreans with normal fasting glucose«, in: *PLoS One* 12, Nr. 2 (Febr. 2017): e0171761, https://pubmed.ncbi.nlm.nih.gov/28178313/

Li, M., Zhao, X., Yong, H., et al.: »Transketolase promotes colorectal cancer metastasis through regulating AKT phosphorylation«, in: *Cell Death Dis* 13, Nr. 2 (Febr. 2022): 99, https://www.nature.com/articles/s41419-022-04575-5

Li, Y., Yao, C. F., Xu, F. J., et al.: »APC/C^{CDH1} synchronizes ribose-5-phosphate levels and DNA synthesis to cell cycle progression«, in: *Nat Commun* 10, Nr. 1 (Juni 2019): 2502, https://www.nature.com/articles/s41467-019-10375-x

Lu, Z., Fang, P., Li, S., et al.: »Lactylation of histone H3k18 and Egr1 promotes endothelial glycocalyn degredation in sepsis-induced lung injury«, in: *Adv Sci* (Weinh) 12, Nr. 7 (Febr. 2024): e2407064, https://advanced.onlinelibrary.wiley.com/doi/10.1002/advs.202407064

Ma, X., Nan, F., Liang, H., et al.: »Excessive intake of sugar: An accomplice of inflammation«, in: *Front Immunol* 13 (Aug. 2022): 988481, https://pmc.ncbi.nlm.nih.gov/articles/PMC9471313/

Malhotra, A., »Saturated fat is not the major issue«, in: *BMJ* 347 (Okt. 2013): f6340, https://www.bmj.com/content/347/bmj.f6340

Malik, V. S., Popkin, B. M., Bray, G. A., et al.: »Sugar-sweetened beverages, obesity, type 2 diabetes mellitus, and cardiovascular disease risk«, in: *Circulation* 121, Nr. 11 (März 2010): 1356–1364, https://pmc.ncbi.nlm.nih.gov/articles/PMC2862465/

Martins, G. M., França, A. K., Viola, P. C., et al.: »Intake of ultra-processed foods is associated with inflammatory markers in Brazilian adolescents«, in: *Public Health Nutr* 25, Nr. 3 (März 2022): 591–599, https://pubmed.ncbi.nlm.nih.gov/34726140/

Menni, C., Zierer, J., Pallister, T., et al.: »Omega-3 fatty acids correlate with gut microbiome diversity and production of N-arbamylglutamate in middle aged and elderly women«, in: *Sci Rep* 7, Nr. 1 (Sept. 2017): 11079, https://www.nature.com/articles/s41598-017-10382-2

Mintz, S. W.: *Tasting Food, Tasting Freedom: Excursions into Eating, Culture, and the Past*, Boston (Beacon Press) 1996

Moss, M.: *Salt, Sugar, Fat: How the Food Giants Hooked Us*, New York (Random House) 2013

Muriel, P., López-Sánchez, P., Ramos-Tovar, E.: »Fructose and the liver«, in: *Int J Mol Sci* 22, Nr. 13 (Juni 2021): 6969, https://pmc.ncbi.nlm.nih.gov/articles/PMC8267750/

Ndumele, C., Rangaswami, J., Chow, S.L., et al.: »Cardiovascular-kidney-metabolic health: A presidential advisory from the American Heart Association«, in: *Circulation* 148, Nr. 20 (Nov. 2023): 1606–1635, https://www.ahajournals.org/doi/10.1161/cir.0000000000001184

Nogueira, J. P., Cusi, K.: »Role of insulin resistance in the development of nonalcoholic fatty liver disease in people with type 2 diabetes: From bench to patient care«, in: *Diabetes Spectr* 37, Nr. 1 (Winter 2024): 20–28, https://pubmed.ncbi.nlm.nih.gov/38385099/

Pan, M., Li, H., Shi, X.: »A new target for hepatic fibrosis prevention and treatment: The Warburg effect«, in: *Front Biosci* (Landmark Ed.) 29, Nr. 9 (Sep 2024): 321, https://pubmed.ncbi.nlm.nih.gov/39344326/

Powell, E. S., Smith-Taillie, L. P., Popkin, B. M.: »Added sugars intake across the distribution of US children and adult consumers: 1997–2012«, in: *J Acad Nutr Diet* 116, Nr. 10 (Okt. 2016): 1543–1550, https://pubmed.ncbi.nlm.nih.gov/27492320/

Prasad, C., Davis, K. E., Imrhan, V., et al.: »Advanced glycation end products and risks for chronic diseases: Intervening through lifestyle modification«, in: *Am J Lifestyle Med* 13, Nr. 4 (Mai 2017): 384–404, https://pubmed.ncbi.nlm.nih.gov/31285723/

Ramezani, F., Pourghazi, F., Eslami, M., et al.: »Dietary fiber intake and all-cause and cause-specific mortality: An updated systematic review and meta-analysis of prospective cohort studies«, in: *Clin Nutr* 43, Nr. 1 (Jan. 2024): 65–83, https://www.clinicalnutritionjournal.com/article/S0261-5614(23)00363-1/abstract

Ruiz, H. H., Ramasamy, R., Schmidt, A. M.: »Advanced glycation end products: Building on the concept of the ›common soil‹ in metabolic disease«, in: *Endocrinology* 16, Nr. 1 (Jan. 2020): bqz006, https://academic.oup.com/endo/article/161/1/bqz006/5602541

Sardaro, M. L., Grote, V., Baik, J., et al.: »Effects of vegetable and fruit juicing on gut and oral microbiome composition«, in: *Nutrients* 17, Nr. 3 (Jan. 2025): 458, https://www.mdpi.com/2072-6643/17/3/458

Schnabl, B., Damman, C. J., Carr, R. M.: »Metabolic dysfunction-associated steatotic liver disease and the gut microbiome: Pathogenic insights and therapeutic innovations«, in: *J Clin Invest* 135, Nr. 7 (April 2025): e186423, https://www.jci.org/articles/view/186423

Schwimmer, J. B., Ugalde-Nicalo, P., Welsh, J. A., et al.: »Effect of a low free sugar diet vs usual diet on nonalcoholic fatty liver disease in adolescent boys: A randomized clinical trial«, in: *JAMA* 321, Nr. 3 (Jan. 2019): 256–265, https://jamanetwork.com/journals/jama/fullarticle/2721179

Shapiro, A. L., Coughlan, C., Bettcher, B. M., et al.: »Biomarkers of neurodegeneration and Alzheimer's disease neuropathology in adolescents and young adults with youth-onset type 1 or type 2 diabetes: A proof-of-concept study«, in: *Endocrines* 5, Nr. 2 (Juni 2024): 197–213, https://pubmed.ncbi.nlm.nih.gov/38764894/

Shih, C. T., Yeh, Y. T., Lin, C. C., et al.: »*Akkermansia muciniphila* is negatively correlated with hemoglobin A1c in refractory diabetes«, in: *Microorganisms* 8, Nr. 9 (Sept. 2020): 1360, https://pubmed.ncbi.nlm.nih.gov/32899513/

Shil, A., Ladeira Faria, L. M., Walker, C. A., Chichger, H.: »The artificial sweetener neotame negatively regulates the intestinal epithelium directly through T1R3-signaling and indirectly through pathogenic changes to model gut bacteria«, in: *Front Nutr* 11 (April 2024): 1366409, https://pubmed.ncbi.nlm.nih.gov/38721028/

Smith, A. D., Refsum, H., Bottiglieri, T., et al.: »Homocysteine and dementia: An international consensus statement«, in: *J Alzheimers Dis* 62, Nr. 2 (Febr. 2018): 561–570, https://pubmed.ncbi.nlm.nih.gov/29480200/

Stanhope, K. L., Schwarz, J. M., Keim, N. L., et al.: »Consuming fructose-sweetened, not glucosesweetened, beverages increases visceral adiposity and lipids and decreases insulin sensitivity in overweight/obese humans«, in: *J Clin Invest* 119, Nr. 5 (April 2009): 1322–1334, https://pubmed.ncbi.nlm.nih.gov/19381015/

Sun, Y., Yu, B., Yu, Y., et al.: »Sweetened beverages, genetic susceptibility, and incident atrial fibrillation: A prospective cohort study«, in: *Circ Arrhythm Electrophysiol* 17, Nr. 3 (März 2024): e012145, https://www.ahajournals.org/doi/10.1161/CIRCEP.123.012145

Taubes, G.: *The Case Against Sugar,* New York (Alfred A. Knopf) 2016

Teff, K. L., Elliott, S. S., Tschöp, M., et al.: »Dietary fructose reduces circulating insulin and leptin, attuentuates prostpriandial suppression of ghrelin, and increases tryglycerides in women«, in: *J Clin Endocrinolog Metab* 89, Nr. 6 (Juni 2004): 2963–2972, https://pubmed.ncbi.nlm.nih.gov/15181085/

Tongxin, G., Yang, J., Zhou, S., et al.: »The role of the pentose phosphate pathway in diabetes and cancer«, in: *Front Endocrinol* (Lausanne) 11 (Juni 2020): 365, https://www.frontiersin.org/journals/endocrinology/articles/10.3389/fendo.2020.00365/full

Verhoog, S., Taneri, P. E., Roa, Díaz, Z. M., et al.: »Dietary factors and modulation of bacteria strains of *Akkermansia muciniphila* and *Faecalibacterium pausnitzii*: A systemic review«, in: *Nutrients* 11, Nr. 7 (Juli 2019): 1565, https://www.mdpi.com/2072-6643/11/7/1565

Wang, D. D., Li, Y., Bhupathiraju, S. N., et al.: »Fruit and vegetable intake and mortality: Results from 2 prospective cohort studies and US men and women and a meta-analysis of 26 cohort studies«, in: *Circulation* 143, Nr. 17 (April 2021): 1642–1654, https://www.ahajournals.org/doi/10.1161/CIRCULATIONAHA.120.048996

Whole Grains Council: »Compare Nutrients in Various Grains«, o. D., https://wholegrainscouncil.org/

Wen, L., Duffy, A.: »Factors influencing the gut microbiota, inflammation, and type 2 diabetes«, in: *J Nutr* 147, Nr. 7 (Juli 2017): 1468–1475, https://www.sciencedirect.com/science/article/pii/S0022316622162759

Wu, W., Sui, W., Chen, S., et al.: »Sweetener aspartame aggravates atherosclerosis through insulin-triggered inflammation«, in: *Cell Metab* 37, Nr. 5 (Mai 2025): 1075–1088, https://www.sciencedirect.com/science/article/pii/S1550413125000063

Yang, J., Tang, R., Chen, S., et al.: »Exposure to high-sugar diet induces transgenerational changes in sweet sensitivity and feeding behavior via H3K27me3 reprogramming«, in: *Elife* 12 (Sept. 2023): e85365, https://elifesciences.org/articles/85365

Yen, I. W., Lee, C. N., Lin, M. W., et al.: »Overweight and obesity are associated with clustering of metabolic risk factors in early pregnancy and the risk of GDM«, in: *PloS One* 14, Nr. 12 (Dez. 2019): e0225978, https://pubmed.ncbi.nlm.nih.gov/31794594/

Yudkin, J.: »Nutrition and palatability with special reference to obesity, myocardial infarction, and other diseases of civilisation«, in: *Lancet* 1, Nr. 7295 (Juni 1963): 1335–1338, https://www.thelancet.com/journals/lancet/article/PIIS0140-6736(63)91920-2/fulltext

Zhang, Y., DeBosch, B. J.: »Microbial and metabolic impacts of trehalose and trehalose analogues«, in: *Gut Microbes* 11, Nr. 5 (Sept. 2020): 1475–1482, https://www.tandfonline.com/doi/full/10.1080/19490976.2020.1750273

Zhu, Y., Qiu, Y., Zhang, X.: »TKTL1 participated in malignant progression of cervical cancer cells via regulating AKT signal mediated PFKFB3 and thus regulating glycolysis«, in: *Cancer Cell Int* 21, Nr. 1 (Dez. 2021): 678, https://pubmed.ncbi.nlm.nih.gov/34922556/

Teil 2: Zivilisationskrankheiten

Affify, S. M., Hassan, G., Seno, A., Seno, M.: »Cancer-inducing niche: The force of chronic inflammation«, in: *Br J Cancer* 127, Nr. 2 (Juli 2022): 193–201, https://www.nature.com/articles/s41416-022-01775-w

Alam, M. T., Zelezniak, A., Mülleder, M., et al.: »The metabolic background is a global player in Saccharomyces gene expression epistasis«, in: *Nat Microbiol* 1 (Febr. 2016): 15030, https://www.nature.com/articles/nmicrobiol201530

Alhmoud, J. F., Wolley, J. F., Al Moustafa, A. E., Malki, M. I.: »DNA damage/repair management in cancers«, in: *Cancers* (Basel) 12, Nr. 4 (April 2020): 1050, https://pubmed.ncbi.nlm.nih.gov/32340362/

American Association for Cancer Research: *AACR Cancer Progress Report 2024*, Philadelphia (AACR) 2024, cancerprogressreport.aacr.org

An, E., Delgadillo, D. R., Yang, J., et al.: »Stress-resilience impacts psychological wellbeing: Evidence from brain–gut microbiome interactions«, in: *Nat Ment Health* 2, Nr. 8 (Aug. 2024): 935–950, https://www.nature.com/articles/s44220-024-00266-6

Anhe, F. F., Pilon, G., Roy, D., et al.: »Triggering Akkermansia with dietary polyphenols: A new weapon to combat the metabolic syndrome?«, in: *Gut Microbes* 7, Nr. 2 (2016): 146–153, https://pmc.ncbi.nlm.nih.gov/articles/PMC4856456/

Bai, D., Fan, J., Li, M., et al.: »Cognitive function after stopping folic acid and DHA intervention: An extended follow-up results from the randomized, double blind, placebo-controlled trial in older adults with mild cognitive impairment«, in: *J Alzheimers Dis Rep* 8, Nr. 1 (Sept. 2024): 1285–1295, https://pubmed.ncbi.nlm.nih.gov/39434820/

Beielstein, A. C., Izquierdo, E., Blakemore, S., et al.: »Macrophages are activated toward phagocytic lymphoma cell clearance by pentose phosphate pathway inhibition«, in: *Cell Rep Med* 5, Nr. 12 (Dez. 2024): 101830, https://pubmed.ncbi.nlm.nih.gov/39603243/

Bhave, V. M., Oladele, C. R., Ament, Z., et al.: »Associations between ultra-processed food consumption and adverse brain health outcomes«, in: *Neurology* 102, Nr. 11 (Juni 2024): e209432, https://pubmed.ncbi.nlm.nih.gov/38776524/

Bodnaruc, A. M., Prud'homme, D., Blanchet, R., Giroux, I.: »Nutritional modulation of endogenous glucagon-like peptide-1 secretion: A review«, in: *Nutr Metab* (London) 13 (Dez. 2016): 92, https://pubmed.ncbi.nlm.nih.gov/27990172/

Buric, I., Farias, M., Jong, J., et al.: »What is the molecular signature of mind–body interventions? A systematic review of gene expression changes induced by meditation and related practices«, in: *Frontiers in Immunology* 8 (Juni 2017): 670, https://www.frontiersin.org/journals/immunology/articles/10.3389/fimmu.2017.00670/full

Chang, Y., Park, J. Y., Song, T. J.: »Association between triglyceride/high density lipoprotein ratio and incidence risk of Parkinson's disease: A population-based cohort study«, in: *Sci Rep* 15, Nr. 1 (Jan. 2025): 2142, https://www.nature.com/articles/s41598-025-85672-1

Chavez-Dominguez, R., Perez-Medina, M., Lopez-Gonzalez, J. S., et al.: »The double-edge sword of autophagy in cancer: From tumor suppression to pro-tumor activity«, in: *Front*

Oncol 10 (Okt. 2020): 578418, https://www.frontiersin.org/journals/oncology/articles/10.3389/fonc.2020.578418/full

Chen, L., Wang, C., Qin, L., Zhang, H.: »Parkinson's disease and glucose metabolism impairment«, in: *Transl Neurodegener* 14, Nr. 1 (Febr. 2025): 10, https://pubmed.ncbi.nlm.nih.gov/39962629/

Chen, Y., Wu, J., Zhai, L., et al.: »Metabolic regulation of homologous recombination repair by MRE11 lactylation«, in: *Cell* 187, Nr. 2 (Jan. 2024): 294–311.e21, https//www.sciencedirect.com/science/article/pii/S009286742301276X

Chiarini, A., Liu, D., Rassu, M., et al.: »Over expressed TKTL1, CIP-2A, and B-MYB proteins in uterine cervix httpsepithelium scrapings as potential risk predictive biomarkers in HR-HPVinfected LSIL/ASCUS patients«, in: *Front Oncol* 9 (April 2019): 213, https://www.frontiersin.org/journals/oncology/articles/10.3389/fonc.2019.00213/full

Clarke, H. A., Hawkinson, T. R., Shedlock, C. J., et al.: »Glycogen drives tumour initiation and progression in lung adenocarcinoma«, in: *Nat Metab* 7, Nr. 5 (Mai 2025): 952–965, https://www.nature.com/articles/s42255-025-01243-8

Crane, P. K., Walker, R., Larson, E. B.: »Glucose levels and risk of dementia«, in: *N Engl J Med* 369, Nr. 19 (Nov. 2013): 1863–1864, https://www.nejm.org/doi/full/10.1056/NEJMoa1215740

Dai, Q., Borenstein, A. R., Wu, Y., et al.: »Fruit and vegetable juices and Alzheimer's disease: The Kame Project«, in: *Am J Med* 119, Nr. 9 (Sept. 2006): 751–759, https://pubmed.ncbi.nlm.nih.gov/16945610/

DeBosch, B. J., Heitmeier, M. R., Mayer, A. L., et al.: »Trehalose inhibits solute carrier 2A (SLC2A) proteins to induce autophagy and prevent hepatic steatosis«, in: *Sci Signal* 9, Nr. 416 (Febr. 2016): ra21, https://pubmed.ncbi.nlm.nih.gov/26905426/

Del Bo', C., Marino, M., Martini, D., et al.: »Overview of human intervention studies evaluating the impact of the Mediterranean diet on markers of DNA damage«, in: *Nutrients* 11, Nr. 2 (Febr. 2019): 391, https://pmc.ncbi.nlm.nih.gov/articles/PMC6412605/

Del Chierico, F., Manco, M., Gardini, S., et al.: »Fecal microbiota signatures of insulin resistance, inflammation, and metabolic syndrome in youth with obesity: A pilot study«, in: *Acta Diabetol* 58, Nr. 8 (Aug. 2021): 1009–1022, https://pubmed.ncbi.nlm.nih.gov/33754165/

De Pergola, G., Silvestris, F.: »Obesity as a major risk factor for cancer«, in: *J Obes* (2013): 291546, https://pmc.ncbi.nlm.nih.gov/articles/PMC3773450/

De Souza, W. F., Almeida, F. L., de Castro, R. J., Sato, H. H.: »Isomaltulose: From origin to application and its beneficial properties–A bibliometric approach«, in: *Food Res Int* 155 (Mai 2022): 111061, https://pubmed.ncbi.nlm.nih.gov/35400439/

Díaz-Gay, M., Dos Santos, W., Moody, S., et al.: »Geographic and age variations in mutational processes in colorectal cancer«, in: *Nature* 643 (April 2025): 230–240, https://www.nature.com/articles/s41586-025-09025-8

Dong, W., Lin, M., Zhang, R., et al.: »D-mannose targets PD-1 to lyosomal degradation and enhances T cell–mediated anti-tumor immunity«, in: *Cancer Lett* 591 (Juni 2024): 216883, https://pubmed.ncbi.nlm.nih.gov/38615929/

Donkin, I., Barrès, R.: »Sperm epigenetics and influence of environmental factors«, in: *Mol Metab* 14 (Aug. 2018): 1–11, https://pubmed.ncbi.nlm.nih.gov/29525406/

Dosay-Akbulut, M.: »Determination of DNA damage caused by food additives using Comet assay method«, in: *Progr Nutr* 22, Nr. 4 (2020): e2020071, https://doi:10.23751/pn.v22i4.9095

Dovolani, B.: »Role of *Borrelia burgdorferi* infection in normal breast cell metabolic reprogramming and warburg phenotype development«, Arbeit zur Erlangung des Mastergrads an der University of New Haven 2025, https://digitalcommons.newhaven.edu/masterstheses/239

Durante, M., Sgambellone, S., Lucarini, L., et al.: »D-tagatose feeding reduces the risk of sugarinduced exacerbation of myocardial I/R injury when compared to its isomer fructose«, in: *Front Mol Biosci* 8 (April 2021): 650962, https://www.frontiersin.org/journals/molecular-biosciences/articles/10.3389/fmolb.2021.650962/full

Edalati, S., Bagherzadae, F., Jafarabadi, M. A., Ebrahimi-Mamaghani, M.: »Higher ultra-processed food intake is associated with higher DNA damage in healthy adolescents«, in: *Br J Nutr* 125, Nr. 5 (März 2021): 568–576, https://pubmed.ncbi.nlm.nih.gov/32513316/

Ellison-Hughes, G. M.: »First evidence that senolytics are effective at decreasing senescent cells in humans«, in: *EBioMedicine* 56 (Juni 2020): 102473, https://pmc.ncbi.nlm.nih.gov/articles/PMC7248649/

Fadnes, L. T., Økland, J. M., Haaland, Ø. A., Johansson, K. A.: »Estimating impact of food choices on life expectancy: A modeling study«, in: *PLoS Med* 19, Nr. 2 (Febr. 2022): e1003889, https://journals.plos.org/plosmedicine/article?id=10.1371/journal.pmed.1003889

Fernandes, B. S., Salagre, E., Enduru, N., et al.: »Insulin resistance in depression: A large metaanalysis of metabolic parameters and variation«, in: *Neurosci Biobehav Rev* 139 (Aug. 2022): 104758, https://pubmed.ncbi.nlm.nih.gov/35777578/

Fowle-Grider, R., Rowles, J. L., Shen, I., et al.: »Dietary fructose enhances tumour growth indirectly via interorgan lipid transfer«, in: *Nature* 626 (2024): 717–744, https://www.nature.com/articles/s41586-024-08258-3

Fransen, F., van Beek, A. A., Borghuis, T., et al.: »Aged gut microbiota contributes to systemical inflammaging after transfer to germ-free mice«, in: *Front Immunol* 8 (Nov. 2017): 1385, https://www.frontiersin.org/journals/immunology/articles/10.3389/fimmu.2017.01385/full

Franzago, M., Santurbano, D., Vitacolonna, E., Stuppia, L.: »Genes and diet in the prevention of chronic disease in future generations«, in: *Int J Mol Sci* 21, Nr. 7 (April 2020): 2633, https://pubmed.ncbi.nlm.nih.gov/32290086/

Gaesser, G. A.: »Whole grains, refined grains, and cancer risk: A systematic review of metaanalyses of observational studies«, in: *Nutrients* 12, Nr. 12 (Dez. 2020): 3756, https://pubmed.ncbi.nlm.nih.gov/33297391/

Ge, T., Yang, J., Zhou, S., et al.: »The role of the 0pentose phosphate pathway in diabetes and cancer«, in: *Front Endocrinol* (Lausanne) 11 (Juni 2020): 365, https://www.frontiersin.org/journals/endocrinology/articles/10.3389/fendo.2020.00365/full

Gentreau, M., Chuy, V., Féart, C., et al.: »Refined carbohydrate-rich diet is associated with longterm risk of dementia and Alzheimer's disease in apolipoprotein E ε4 allele carriers«, in: *Alzheimers Dement* 16, Nr. 7 (Juli 2022): 1043–1053, https://pubmed.ncbi.nlm.nih.gov/32506713/

Georgoulis, M., Yiannakouris, N., Kechribari, I., et al.: »The effectiveness of a weight-loss Mediterranean diet/lifestyle intervention in the management of obstructive sleep apnea:

Results of the ›MIMOSA‹ randomized clinical trial«, in: *Clin Nutr* 40, Nr. 3 (März 2021): 850–859, https://pubmed.ncbi.nlm.nih.gov/32928580/

Gomes Goncalves, N., Vidal Ferreira, N., Khandpur, N., et al.: »Association between consumption of ultraprocessed foods and cognitive decline«, in: *JAMA Neurol* 80, Nr. 2 (Febr. 2023): 142–150, https://jamanetwork.com/journals/jamaneurology/fullarticle/2799140

Gonder-Frederick, L. A., Cox, D. J., Bobbit, S. A., Pennebaker, J. W.: »Mood changes associated with blood glucose fluctuations in insulin-dependent diabetes mellitus«, in: *Health Psychol* 8, Nr. 1 (1989): 45–59, https://pubmed.ncbi.nlm.nih.gov/2707223/

Gonzalez, P. S., O'Prey, J., Cardaci, S., et al.: »Mannose impairs tumour growth and enhances chemotherapy«, in: *Nature* 563, Nr. 7733 (Nov. 2018): 719–723, https://www.nature.com/articles/s41586-018-0729-3

Grabowska, W., Sikora, E., Bielak-Zmijewska, A.: »Sirtuins, a promising target in slowing down the ageing process«, in: *Biogerontology* 18, Nr. 4 (Aug. 2017): 447–476, https://pubmed.ncbi.nlm.nih.gov/28258519/

Gruber, J., Hanssen, R., Qubad, M., et al.: »Impact of insulin and insulin resistance on brain dopamine signalling and reward processing: An underexplored mechanism in the pathophysiology of depression?«, in: *Neurosci Biobehav Rev* (Juni 2023): 105179, https://pubmed.ncbi.nlm.nih.gov/37059404/

Gutierrez-Mariscal, F. M., Perez-Martinez, P., Delgado-Lista, J., et al.: »Mediterranean diet supplemented with coenzyme Q10 induces postprandial changes in p53 in response to oxidative DNA damage in elderly subjects«, in: *Age* (Dordrecht) 34, Nr. 2 (April 2012): 389–403, https://pubmed.ncbi.nlm.nih.gov/21404051/

Hall, K. D., Ayuketah, A., Brychta, R., et al.: »Ultra-processed diets cause excess calorie intake and weight gain: An inpatient randomized controlled trial of ad libitum food intake«, in: *Cell Metab* 30, Nr. 1 (Juli 2019): 67–77.e3, https://pubmed.ncbi.nlm.nih.gov/31105044/

Halliwell, B.: »The antioxidant paradox: Less paradoxical now?«, in: *Br J Clin Pharmacol* 75, Nr. 3 (März 2013): 637–644, https://pubmed.ncbi.nlm.nih.gov/22420826/

Hao, S., Meng, Q., Sun, H., et al.: »Human papillomavirus type 16 E6 promotes cervical cancer proliferation by upregulating transketolase enzymatic activity through the activation of protein kinase B«, in: *Mol Carcinog* 63, Nr. 2 (Febr. 2023): 339–355, https://pubmed.ncbi.nlm.nih.gov/37988232/

Harada, Y.: »Manipulating mannose metabolism as a potential anticancer strategy«, in: *FEBS J* 292, Nr. 7 (April 2025): 1505–1519, https://pubmed.ncbi.nlm.nih.gov/39128015/

Harada, Y., Mizote, Y., Suzuki, T., et al.: »Metabolic clogging of mannose triggers dNTP loss and genomic instability in human cancer cells«, in: *Elife* 12 (Juli 2023): e83870, https://pubmed.ncbi.nlm.nih.gov/37461317/

Henderson, S. T.: »High carbohydrate diets and Alzheimer's disease«, in: *Med Hypotheses* 62, Nr. 5 (2004): 689–700, https://pubmed.ncbi.nlm.nih.gov/15082091/

Higgins, C. B., Zhang, Y., Mayer, A. L., et al.: »Hepatocyte ALOXE3 is induced during adaptive fasting and enhances insulin sensitivity by activating hepatic PPARγ«, in: *JCI Insight* 3, Nr. 16 (Aug. 2018): e120794, https://pubmed.ncbi.nlm.nih.gov/30135298/

Hogg, E., Athreya, K., Basile, C., et al.: »High prevalence of undiagnosed insulin resistance in nondiabetic subjects with Parkinson's disease«, in: *J Parkinsons Dis* 8, Nr. 2 (2018): 259–265, https://pubmed.ncbi.nlm.nih.gov/29614702/

Holscher, H. D.: »Dietary fiber and prebiotics and the gastrointestinal microbiota«, in: *Gut Microbes* 8, Nr. 2 (März 2017): 172–184, https://pubmed.ncbi.nlm.nih.gov/28165863/

Holt, B., Kaviani, N., Sheth, M., van Driel, M.: »Can nurturing the young be the key to tackling chronic diseases in the old? A narrative review with a global perspective«, in: *Ochsner J* 18, Nr. 4 (2018): 364–369, https://pmc.ncbi.nlm.nih.gov/articles/PMC6292481/#:~:text=Conclusion%3A,generation%20must%20be%20everyone's%20business

Houghton, C. A., Fassett, R. G., Coombes, J. S.: »Sulforaphane and other nutrigenomic Nrf2 activators: Can the clinician's expectation be matched by the reality?«, in: *Oxid Med Cell Longev* (2016): 7857186, https://pubmed.ncbi.nlm.nih.gov/26881038/

Huang, W., Xiao, Y., Zhang, L., Liu, H.: »Association between a body shape index and Parkinson's disease: A large cross-sectional study from NHANES«, in: *Heliyon* 10, Nr. 4 (Febr. 2024): e26557, https://pubmed.ncbi.nlm.nih.gov/38420444/

Hur, J., Otegbeye, E., Joh, H. K., et al.: »Sugar-sweetened beverage intake in adulthood and adolescence and risk of early-onset colorectal cancer among women«, in: *Gut* 70, Nr. 12 (Dez. 2021): 2330–2336, https://pubmed.ncbi.nlm.nih.gov/33958435/

Ikeda, H., Kawase, K., Nishi, T., et al.: »Immune evasion through mitochondrial transfer in the tumour microenvironment«, in: *Nature* 638, Nr. 8049 (Febr. 2025): 225–236, https://www.nature.com/articles/s41586-024-08439-0

Iwasaki, Y., Sendo, M., Dezaki, K., et al.: »GLP-1 release and vagal afferent activation mediate the beneficial metabolic and chronotherapeutic effects of D-allulose«, in: *Nat Commun* 9, Nr. 1 (Jan. 2018): 113, https://www.nature.com/articles/s41467-017-02488-y

Jacob, L., Breuer, J., Kostev, K.: »Prevalence of chronic diseases among older patients in German general practices«, in: *Ger Med Sci* 14 (März 2016), Doc03, https://pubmed.ncbi.nlm.nih.gov/26977142/

Jain, A., Madkan, S., Patil, P.: »The role of gut microbiota in neurodegenerative diseases: Current insights and therapeutic implications«, in: *Cureus* 15, Nr. 10 (Okt. 2023): e47861, https://pubmed.ncbi.nlm.nih.gov/38022117/

Jennings, A., Thompson, A. S., Tresserra-Rimbau, A., et al.: »Flavonoid-rich foods, dementia risk, and interactions with genetic risk, hypertension, and depression«, in: *JAMA Netw Open* 7, Nr. 9 (Sept. 2024): e2434136, https://jamanetwork.com/journals/jamanetworkopen/fullarticle/2823676

Jin, H., Liu, X., Liu, H. X.: »Biological function, regulatory mechanism, and clinical application of mannose in cancer«, in: *Biochim Biophys Acta Rev Cancer* 1878, Nr. 6 (Nov. 2023): 188970, https://pubmed.ncbi.nlm.nih.gov/37657682/

Jin, H., Wu, P., Lv, C., et al.: »Mannose inhibits PKM2 lactylation to induce pyroptosis in bladder cancer and activate antitumor immune responses«, in: *Commun Biol* 8, Nr. 1 (Mai 2025): 689, https://www.nature.com/articles/s42003-025-08130-8

Kerti, L., Witte, A. V., Winkler, A., et al.: »Higher glucose levels associated with lower memory and reduced hippocampal microstructure«, in: *Neurology* 81, Nr. 20 (Nov. 2013): 1746–1752, https://pubmed.ncbi.nlm.nih.gov/24153444/

Keyhani-Nejad, F., Barbosa Yañez, R. L., Kemper, M., et al.: »Endogenously released GIP reduces and GLP-1 increases hepatic insulin extraction«, in: *Peptides* 125 (März 2020): 170231, https://pubmed.ncbi.nlm.nih.gov/31870938/

Khaliifeh, M., Read, M. I., Barreto, G. E., Sahebkar, A.: »Trehalose against Alzheimer's disease: Insights into a potential therapy«, in: *Biossays* 42, Nr. 8 (Aug. 2020): e1900195, https://pubmed.ncbi.nlm.nih.gov/32519387/

Khodabakhshi, A., Akbari, M. E., Mirzaei, H. R., et al.: »Feasibility, safety, and beneficial effects of MCT-based ketogenic diet for breast cancer treatment: A randomized controlled trial study«, in: *Nutr Cancer* 72, Nr. 4 (2020): 627–634, https://pubmed.ncbi.nlm.nih.gov/31496287/

Kleinridders, A., Cai, W., Cappellucci, L., et al.: »Insulin resistance in brain alters dopamine turnover and causes behavioral disorders«, in: *Proc Natl Acad Sci USA* 112, Nr. 11 (März 2015): 3463–3468, https://pubmed.ncbi.nlm.nih.gov/25733901/

Kliemann, N., Rauber, F., Bertazzi Levy, R., et al.: »Food processing and cancer risk in Europe: Results from the prospective EPIC cohort study«, in: *Lancet Planet Health* 7, Nr. 3 (März 2023): e219–e232, https://www.thelancet.com/journals/lanplh/article/PIIS2542-5196(23)00021-9/fulltext

Kloske, C. M., Barnum, C. J., Batista, A. F., et al.: »APOE and immunity: Research highlights«, in: *Alzheimers Dement* 19, Nr. 6 (Juni 2023): 2677–2696, https://pubmed.ncbi.nlm.nih.gov/36975090/

Kothari, C., Diorio, C., Durocher, F.: »The importance of breast adipose tissue in breast cancer« in: *Int J Mol Sci* 21, Nr. 16 (Aug. 2020): 5760, https://pubmed.ncbi.nlm.nih.gov/32796696/

Krockenberger, M., Engel, J. B., Schmidt, M., et al.: »Expression of transketolase-like 1 protein (TKTL1) in human endometiral cancer«, in: *Anticancer Res* 30, Nr. 5 (Mai 2010): 1653–1659, https://pubmed.ncbi.nlm.nih.gov/20592357/

Krüger, U., Wang, Y., Kumar, S., Mandelkow, E. M.: »Autophagic degradation of tau in primary neurons and its enhancement by trehalose«, in: *Neurobiol Aging* 33, Nr. 10 (Okt. 2012): 2291–2305, https://pubmed.ncbi.nlm.nih.gov/22169203/

Kuang, X., Chen, S., Ye, Q.: »The lactate metabolism and protein lactylation in epilepsy«, in: *Front Cell Neurosci* 18 (Jan. 2025): 1464169, https://pubmed.ncbi.nlm.nih.gov/39876842/

Kullmann, S., Blum, D., Jaghutriz, B. A., et al.: »Central insulin modulates dopamine signaling in the human striatum«, in: *J Clin Endocrinol Metab* 106, Nr. 10 (Sept. 2021): 2949–2961, https://pubmed.ncbi.nlm.nih.gov/34131733/

Labandeira, C. M., Fraga-Bau, A., Arias Ron, D., et al.: »Parkinson's disease and diabetes mellitus: Common mechanisms and treatment repurposing«, in: *Neural Regen Res* 17, Nr. 8 (Aug. 2022): 1652–1658, https://pmc.ncbi.nlm.nih.gov/articles/PMC8820685/

Lane, M. M., Gamage, E., Du, S., et al.: »Ultra-processed food exposure and adverse health outcomes: Umbrella review of epidemiological meta-analyses«, in: *BMJ* 384 (Febr. 2024): e077310, https://www.bmj.com/content/384/bmj-2023-077310

Langbein, S., Zerilli, M., Zur Hausen, A., et al.: »Expression of transketolase TKTL1 predicts colon and urothelial cancer patient survival: Warburg effect reinterpreted«, in: *Br J Cancer* 94, Nr. 4 (Febr. 2006): 578–585, https://pubmed.ncbi.nlm.nih.gov/16465194/

Le Couteur, D. G., Solon-Biet, S. M., Parker, B. L., et al.: »Nutritional reprogramming of mouse liver proteome is dampened by metformin, resveratrol, and rapamycin«, in: *Cell Metab* 33, Nr. 12 (Dez. 2021): 2367–2379.e4, https://pubmed.ncbi.nlm.nih.gov/34767745/

Lee, J. Y., Han, K., Kim, J., et al.: »Association between metabolic syndrome and young-onset dementia: A nationwide population-based study«, in: *Neurology* 104, Nr. 10 (Mai 2025): e213599, https://pubmed.ncbi.nlm.nih.gov/40267374/

Lismer, A., Dumeaux, V., Lafleur, C., et al.: »Histone H3 lysine 4 trimethylation in sperm is transmitted to the embryo and associated with diet-induced phenotypes in the offspring«, in: *Dev Cell* 56, Nr. 5 (März 2021): 671–686.e6, https://pubmed.ncbi.nlm.nih.gov/33596408/

Liu, H., Gu, R., Zhu, Y., et al.: »D-mannose attenuates bone loss in mice via Treg cell proliferation and gut microbiota–dependent anti-inflammatory effects«, in: *Ther Adv Chronic Dis* 11 (April 2020): 2040622320912661

Liu, P. Z., Nusslock, R.: »Exercise-mediated neurogenesis in the hippocampus via BDNF«, in: *Front Neurosci* 12 (Febr. 2018): 52, https://pubmed.ncbi.nlm.nih.gov/29467613/

Liu, R. H.: »Health-promoting components of fruits and vegetables in the diet«, in: *Adv Nutr* 4, Nr. 3 (Mai 2013): 384S–392S, https://www.sciencedirect.com/science/article/pii/S2161831322011292

Liu, Y., Gu, X., Li, Y., et al.: »Interplay of genetic predisposition, plasma metabolome and Mediterranean diet in dementia risk and cognitive function«, in: *Nat Med* 31 (Aug. 2025): 3790–3800, https://doi.org/10.1038/s41591-025-03891-5

Lv, L., Xu, Z., Zhao, M., et al.: »Mannose inhibits *Plasmodium* parasite growth and cerebral malaria development via regulation of host immune responses«, in: *Front Immunol* 13 (Sept. 2022): 859228, https://pubmed.ncbi.nlm.nih.gov/36211381/

Ma, W., Nguyen, L. H., Song, M., et al.: »Dietary fiber intake, the gut microbiome, and chronic systemic inflammation in a cohort of adult men«, in: *Genome Med* 13, Nr. 1 (Juni 2021): 102, https://pubmed.ncbi.nlm.nih.gov/34140026/

Madeo, F., Zimmermann, A., Maiuri, M. C., Kroemer, G.: »Essential role for autophagy in life span extension«, in: *J Clin Invest* 125, Nr. 1 (Jan. 2015): 85–93, https://pmc.ncbi.nlm.nih.gov/articles/PMC4382258/

Mao, J. H., Kim, Y. M., Zhou, Y. X., et al.: »Genetic and metabolic links between the murine microbiome and memory«, in: *Microbiome* 8, Nr. 1 (April 2020): 53, https://pubmed.ncbi.nlm.nih.gov/32299497/

McCarthy, C. G., Wenceslau, C. F., Calmasini, F. B., et al.: »Reconsitution of autophagy ameliorates vascular function and arterial stiffening in spontaneously hypertensive rats«, in: *Am J Physiol Heart Circ Physiol* 317, Nr. 5 (Nov. 2019): H1013–H1027, https://pubmed.ncbi.nlm.nih.gov/31469290/

McHugh, D., Gil, J.: »Senescence and aging: Causes, consequences and therapeutic avenues«, in: *J Cell Biol* 217, Nr. 1 (Jan. 2018): 65–77, https://pubmed.ncbi.nlm.nih.gov/29114066/

Mierziak, J., Kostyn, K., Boba, A., et al.: »Influence of the bioactive diet components on the gene expression regulation«, in: *Nutrients* 13, Nr. 11 (Okt. 2021): 3673, https://pubmed.ncbi.nlm.nih.gov/34835928/

Mizote, A., Yamada, M., Yoshizane, C., et al.: »Daily intake of trehalose is effective in the prevention of lifestyle-related diseases in individuals with risk factors for metabolic syndrome«, in: *J Nutr Sci Vitaminol* (Tokio) 92, Nr. 6 (2016): 380–387, https://pubmed.ncbi.nlm.nih.gov/28202842/

Mohammed, I., Hollenberg, M. D., Ding, H., Triggle, C. R.: »A critical review of the evidence that metformin is a putative anti-aging drug that enhances healthspan and extends lifespan«, in: *Front Endocrinol* (Lausanne) 12 (Aug. 2021): 718942, https://pubmed.ncbi.nlm.nih.gov/34421827/

Morales-Oyarvide, V., Yuan, C., Babic, A., et al.: »Dietary insulin load and cancer recurrence and survival in patients with stage III colon cancer: Findings from CALGB 89803 (Alliance)«, in: *J Natl Cancer Inst* 111, Nr. 2 (Febr. 2019): 170–179, https://pubmed.ncbi.nlm.nih.gov/30726946/

Mukherjee, P., Augur, Z. M., Li, M., et al.: »Therapeutic benefit of combining calorie-restricted ketogenic diet and glutamine targeting in late-stage experimental glioblastoma«, in: *Commun Biol* 2 (Mai 2019): 200, https://www.nature.com/articles/s42003-019-0455-x

Nadeem, M. D., Memon, A., Qureshi, K., et al.: »Seizing the connection: Exploring the interplay between epilepsy and glycemic control in diabetes management«, in: *Cureus* 15, Nr. 9 (Sept. 2023): e45606, https://pubmed.ncbi.nlm.nih.gov/37868449/

Nan, F., Sun, Y., Liang, H., et al.: »Mannose: A sweet option in the treatment of cancer and inflammation«, in: *Front Pharmacol* 13 (Mai 2022): 877543, https://www.frontiersin.org/journals/pharmacology/articles/10.3389/fphar.2022.877543/full

Oh, B., Boyle, F., Pavlakis, N., et al.: »Emerging evidence of the gut microbiome in chemotherapy: A clinical review«, in: *Front Oncol* 11 (Sept. 2021): 706331, https://pubmed.ncbi.nlm.nih.gov/34604043/

Pai, C. S., Wang, C. Y., Hung, W. W., et al.: »Interrelationship of gut microbiota, obesity, body composition and insulin resistance in Asians with type 2 diabetes mellitus«, in: *J Pers Med* 12, Nr. 4 (April 2022): 617, https://pubmed.ncbi.nlm.nih.gov/35455732/

Park, K. Y., Nam, G. E., Han, K., et al.: »Waist circumference and risk of Parkinson's disease«, in: *NPJ Parkinsons Dis* 8, Nr. 1 (Juli 2022): 89, https://www.nature.com/articles/s41531-022-00353-4

Patron, J., Serra-Cayuela, A., Han, B., et al.: »Assessing the performance of genome-wide association studies for predicting disease risk«, in: *PloS One* 14, Nr. 12 (Dez. 2019): e0220215, https://journals.plos.org/plosone/article?id=10.1371/journal.pone.0220215

Perez Visñuk, D., Savoy de Giori, G., LeBlanc, J. G., de Moreno de LeBlanc, A.: »Neuroprotective effects associated with immune modulation by selected lactic acid bacteria in a Parkinson's disease model«, in: *Nutrition* 79/80 (Nov./Dez. 2020): 110995, https://pubmed.ncbi.nlm.nih.gov/32977125/

Perry, R. J., Shulman, G. I.: »Mechanistic links between obesity, insulin, and cancer«, in: *Trends Cancer* 6, Nr. 2 (Febr. 2020): 75–78, https://pubmed.ncbi.nlm.nih.gov/32061306/

Prasad, S., Sajja, R. K., Naik, P., Cucullo, L.: »Diabetes mellitus and blood–brain barrier dysfunction: An overview«, in: *J Pharmacovigil* 2, Nr. 2 (Juni 2014): 125, https://pubmed.ncbi.nlm.nih.gov/25632404/

Raffin, J., Blennow, K., Rolland, Y., et al.: »Associations between moderate-to-vigorous physical activity, p-tau181, and cognition in healthy older adults with memory complaints: A secondary analysis from the MAPT«, in: *Lancet Healthy Longev* 6, Nr. 2 (Febr. 2025): 100678, https://www.thelancet.com/journals/lanhl/article/PIIS2666-7568(24)00204-6/fulltext

Rana, A., Samtiya, M., Dhewa, T., et al.: »Health benefits of polyphenols: A concise review«, in: *J Food Biochem* 46, Nr. 10 (Okt. 2022): e14264, https://pubmed.ncbi.nlm.nih.gov/35694805/

Rea, I. M.: »Towards ageing well; Use it or lose it: Exercise, epigenetics and cognition«, in: *Biogerontology* 18, Nr. 4 (Aug. 2017): 679–691, https://pubmed.ncbi.nlm.nih.gov/28624982/

Romashkan, S., Chang, H., Hadley, E. C.: »National Institute on Aging Workshop; Repurposing drugs or dietary supplements for their senolytic or senomorphic effects:

Considerations for clinical trials«, in: *J Gerontol A Biol Sci Med Sci* 76, Nr. 6 (Mai 2021): 1144–1152, https://pubmed.ncbi.nlm.nih.gov/33528569/

Schroeder, U., Himpe, B., Pries, R., et al.: »Decline of lactate in tumor tissue after ketogenic diet: In vivo microdialysis study in patients with head and neck cancer«, in: *Nutr Cancer* 65, Nr. 6 (2013): 843–849, https://pubmed.ncbi.nlm.nih.gov/23909728/

Schubert, C., Näf, J., Petukhov, L., et al.: »Strain-specific galactose utilization by commensal *E. coli* mitigates *Salmonella* establishment in the gut«, in: *PLoS Pathog* 21 (Juni 2025): e1013232, https://journals.plos.org/plospathogens/article?id=10.1371/journal.ppat.1013232

Scott, A. J., Webb, T. L., Martyn-St. James, M., et al.: »Improving sleep quality leads to better mental health: A meta-analysis of randomised controlled trials«, in: *Sleep Med Rev* 60 (Dez. 2021): 101556, https://pubmed.ncbi.nlm.nih.gov/34607184/

Siemieniuk, M., Czyzewska, U., Strumilo, S., Tylicki, A.: »Thiamine antivitamins: An opportunity of therapy of fungal infections caused by *Malassezia pachydermatis* and *Candida albicans*«, in: *Mycoses* 59, Nr. 2 (Febr. 2015): 108–116, https://pubmed.ncbi.nlm.nih.gov/26691773/

Sinclair, D. A.: *Lifespan: Why We Age and Why We Don't Have To*, New York (Atria Books) 2019

Sokolowska, E., Sadowska, A., Sawicka, D., et al.: »A head-to-head comparison review of biological and toxicological studies of isomaltulose, d-tagatose, and trehalose on glycemic control«, in: *Crit Rev Food Sci Nutr* 62, Nr. 21 (2022): 5679–5704, https://pubmed.ncbi.nlm.nih.gov/33715524/

Sridonpai, P., Komindr, S., Kriengsinyos, W.: »Impact of isomaltulose and sucrose based breakfasts on postprandial substrate oxidation and glycemic/insulinemic changes in type-2 diabetes mellitus subjects«, in: *J Med Assoc Thai* 99, Nr. 3 (März 2016): 282–289, https://pubmed.ncbi.nlm.nih.gov/27276739/

Stevenson, E. J., Watson, A., Theis, S., et al.: »A comparison of isomaltulose versus maltodextrin during soccer-specific exercise«, in: *Eur J Appl Physiol* 117, Nr. 11 (Nov 2018): 2321–2333, https://pubmed.ncbi.nlm.nih.gov/28929343/

Strober, J. W., Brady, M. J.: »Dietary fructose consumption and triple-negative breast cancer incidence«, in: *Front Endocrinol* (Lausanne) 10 (Juni 2019): 367, https://pubmed.ncbi.nlm.nih.gov/31244777/

Sun, L., Zhao, Q., Xiao, Y., et al.: »Trehalose targets Nrf2 signal to alleviate d-galactose induced aging and improve behavioral ability«, in: *Biochem Biophys Res Commun* 521, Nr. 1 (Jan. 2020): 113–119, https://pubmed.ncbi.nlm.nih.gov/31630800/

Sun, W., Yang, J., Liu, B., et al.: »Ketogenic diet inhibits tumor growth by enhancing immune response, attenuating immunosuppression, inhibiting angiogenesis and EMT im CT26 colon tumor allografts mouse model«, in: *J Funct Foods* 92 (Mai 2022): 105067, https://www.sciencedirect.com/science/article/pii/S1756464622001372

Swaminathan, S., Dehghan, M., Raj, J. M., et al.: »Associations of cereal grains intake with cardiovascular disease and mortality across 21 countries in Prospective Urban and Rural Epidemiology study: Prospective cohort study«, in: *BMJ* 372 (Febr. 2021): m4948, https://www.bmj.com/content/372/bmj.m4948

Tanaka, M., Kanasaki, A., Hayashi, N., et al.: »Safety and efficacy of a 48-week long-term ingestion of D-allulose in subjects with high LDL cholesterol levels«, in: *Fundam Toxicol Sci* 7, Nr. 1 (Jan. 2020): 15–31, https://www.jstage.jst.go.jp/article/fts/7/1/7_15/_article

Tani, Y., Tokuda, M., Nishimoto, N., et al.: »Allulose for the attenuation of postprandial blood glucose levels in healthy humans: A systematic review and meta-analysis«, in: *PloS One* 18, Nr. 4 (April 2023): e0281150, https://pubmed.ncbi.nlm.nih.gov/37023000/

Tian, Q., Tang, H. L., Tang, Y. Y., et al.: »Hydrogen sulfide attenuates the cognitive dysfunction in Parkinson's disease rats via promoting hippocampal microglia M2 polarization by enhancement of hippocampal Warburg effect«, in: *Oxid Med Cell Longev* (2022): 2792348, https://pubmed.ncbi.nlm.nih.gov/35028004/

Tobi, E. W., Goeman, J. J., Monajemi, R., et al.: »DNA methylation signatures link prenatal famine exposure to growth and metabolism«, in: *Nat Comm* 5 (Nov. 2014): 5592, https://www.nature.com/articles/ncomms6592

Tu, P., Chi, L., Bodnar, W., et al.: »Gut microbiome toxicity: Connecting the environment and gut microbiome–associated disease«, in: *Toxics* 8, Nr. 1 (März 2020): 19, https://pmc.ncbi.nlm.nih.gov/articles/PMC7151736/

Tyl M. D., Merengwa V. U., Cristea I. M., »Infection-induced lysine lactylation enables herpesvirus immune evasion«, in: *Sci Adv* 11, Nr. 2 (Jan. 2025): eads6215, https://www.science.org/doi/10.1126/sciadv.ads6215

Tylicki, A., Łotowski Z., Siemieniuk, M., Ratkiewicz, A.: »Thiamine and selected thiamine antivitamins: Biological activity and methods of synthesis«, in: *Biosci Rep* 38, Nr. 1 (Jan. 2018): BSR20171148, https://www.sciencedirect.com/org/science/article/pii/S1573493518000371

van Deursen, J. M.: »The role of senescent cells in ageing«, in: *Nature* 509, Nr. 7501 (Mai 2014): 439–446, https://www.nature.com/articles/nature13193

Verhoog, S., Taneri, P. E., Roa Díaz, Z. M., et al.: »Dietary factors and modulation of bacteria strains of *Akkermansia muciniphila* and *Faecalibacterium pausnitzii*: A systemic review«, in: *Nutrients* 11, Nr. 7 (Juli 2019): 1565, https://www.mdpi.com/2072-6643/11/7/1565

Wadazumi, T., Watanabe, K., Watanabe, H., et al.: »Effects of a single ingestion of trehalose during prolonged exercise«, in: *Sports* (Basel) 7, Nr. 5 (April 2019): 100, https://pmc.ncbi.nlm.nih.gov/articles/PMC6572148/

Wang, J., Motlagh, N. J., Wang, C., et al.: »D-mannose suppresses oxidative response and blocks phagocytosis in experimental neuroinflammation«, in: *Proc Natl Acad Sci USA* 118, Nr. 44 (Nov. 2021): e2107663118, https://pubmed.ncbi.nlm.nih.gov/34702739/

Wang, L., Martínez, Steele, E., Du, M., et al.: »Trends in consumption of ultraprocessed foods among US youths aged 2–19 years, 1999–2018«, in: *JAMA* 326, Nr. 6 (2021): 519–530, https://jamanetwork.com/journals/jama/fullarticle/2782866

Wang, P., Chen, X., Na, M., et al.: »Long-term consumption of ultraprocessed foods and prodromal features of Parkinson disease«, in: *Neurology* 104, Nr. 11 (Juni 2025): e2135562, https://www.neurology.org/doi/10.1212/WNL.0000000000213562

Wang, S., Mao, Z., Liu, Y., et al.: »Apo10 and TKTL1 in blood macrophages as non-invasive biomarkers for early detection of cervical cancer«, in: *Cell Oncol* 48, Nr. 5 (Juli 2025): 1513-1522, https://pubmed.ncbi.nlm.nih.gov/40720083/

Wang, W., Volkow, N. D., Berger N. A.: »Association of semaglutide with tobacco use disorder in patients with type 2 diabetes: Target trial emulation using real-world data«, in: *Ann Intern Med* 177, Nr. 8 (Aug. 2024): 1016–1027, https://pubmed.ncbi.nlm.nih.gov/39074369/

Wang, W., Wang, Q. Q., Qi, X., et al.: »Associations of semaglutide with first-time diagnosis of Alzheimer's disease in patients with type 2 diabetes: Target trial emulation using nationwide real-world data in the US«, in: *Alzheimers Dement* 20, Nr. 12 (Dez. 2024): 8661–8672, https://alz-journals.onlinelibrary.wiley.com/doi/10.1002/alz.14313

Waterland, R. A., Jirtle, R. L.: »Transposable elements: Targets for early nutritional effects on epigenetic gene regulation«, in: *Mol Cell Biol* 23, Nr. 15 (2003): 5293–5300, https://pubmed.ncbi.nlm.nih.gov/12861015/

Watson, K. T., Simard, J. F., Henderson, V. W., et al.: »Incident major depressive disorder predicted by three measures of insulin resistance: A Dutch cohort study«, in: *Am J Psychiatry* 178, Nr. 10 (Okt. 2021): 914–920, https://pubmed.ncbi.nlm.nih.gov/34551583/

Wei, Z. J., Sun, L., Li, Y. L., et al.: »Low-calorie sweetener D-psicose promotes hydrogen peroxide–mediated apoptosisis in C2C12 myogenic cells favoring skeletal muscle cell injury«, in: *Mol Med Rep* 24, Nr. 1 (Juli 2021): 536, https://pubmed.ncbi.nlm.nih.gov/34080650/

Weil, R. S., Morris, H. R.: »REM sleep behaviour disorder: An early window for prevention in neurodegeneration?«, in: *Brain* 142, Nr. 3 (März 2019): 498–501, https://pmc.ncbi.nlm.nih.gov/articles/PMC6484880/

Wheless, J. W.: »History of the ketogenic diet«, in: *Epilepsia* 49, Suppl. 8 (Nov. 2008): 3–5, https://pubmed.ncbi.nlm.nih.gov/19049574/

Willette, A. A., Johnson, S. C., Birdsill, A. C., et al.: »Insulin resistance predicts brain amyloid deposition in late middle-aged adults«, in: *Alzheimers Dement* 11, Nr. 5 (Mai 2015): 504–510.e1, https://pubmed.ncbi.nlm.nih.gov/25043908/

Wittig, R., Coy, J. F.: »The role of glucose metabolism and glucose-associated signalling in cancer«, in: *Perspect Medicin Chem* 1 (Jan. 2008): 64–82, https://pmc.ncbi.nlm.nih.gov/articles/PMC2754915/

Wium-Andersen, I. K., Rungby, J., Jørgensen, M. B., et al.: »Risk of dementia and cognitive dysfunction in individuals with diabetes or elevated blood glucose«, in: *Epidemiol Psychiatr Sci* 29 (Aug. 2019): e43, https://pubmed.ncbi.nlm.nih.gov/31455437/

Wong, C. K., McLean, B. A., Baggio, L. L., et al.: »Central glucagon-like peptide 1 receptor activation inhibits Toll-like receptor agonist–induced inflammation«, in: *Cell Metab* 36, Nr. 1 (Jan. 2024): 130–143.e5, https://pubmed.ncbi.nlm.nih.gov/38113888/

Xiao, Y., Xia, J., Li, L., et al.: »Associations between dietary patterns and the risk of breast cancer: A systematic review and meta-analysis of observational studies«, in: *Breast Cancer Res* 21, Nr. 1 (Jan. 2019): 16, https://pubmed.ncbi.nlm.nih.gov/30696460/

Xie, Y., Choi, T., Al-Aly, Z.: »Mapping the effectiveness and risks of GLP-1 receptor agonists«, in: *Nat Med* 31, Nr. 3 (März 2025): 951–962, https://www.nature.com/articles/s41591-024-03412-w

Xiong, J., He, J., Zhu, J., et al.: »Lactylation-driven METTL3-mediated RNA m^{6}A modification promotes immunosuppression of tumor-infiltrating myeloid cells«, in: *Mol Cell* 82, Nr. 9 (Mai 2022): 1660–1677, https://www.sciencedirect.com/science/article/pii/S1097276522002076

Ye, J., Wu, W., Li, Y., Li, L.: »Influences of the gut microbiota on DNA methylation and histone modification«, in: *Dig Dis Sci* 62, Nr. 5 (2017): 1155–1164, https://pubmed.ncbi.nlm.nih.gov/28341870/

Yee, L. D., Mortimer, J. E., Natarajan, R., et al.: »Metabolic health, insulin, and breast cancer: Why oncologists should care about insulin«, in: *Front Endocrinol* (Lausanne) 11 (Febr. 2020): 58, https://www.frontiersin.org/journals/endocrinology/articles/10.3389/fendo.2020.00058/full

Yoshizane, C., Mizote, A., Arai, C., et al.: »Daily consumption of one teaspoon of trehalose can help maintain glucose homeostasis: A double-blind, randomized controlled trial conducted in healthy volunteers«, in: *Nutr J* 19, Nr. 1 (Juli 2020): 68, https://pubmed.ncbi.nlm.nih.gov/32646428/

Yun, C. W., Lee, S. H.: »The roles of autophagy in cancer«, in: *Int J Mol Sci* 19, Nr. 11 (Nov. 2018): 3466, https://pmc.ncbi.nlm.nih.gov/articles/PMC6274804/

Zhang, D., Jin, W., Wu, R., et al.: »High glucose intake exacerbates autoimmunity through reactive-oxygen-species-mediated TGF-β cytokine activation«, in: *Immunity* 51, Nr. 4 (Okt. 2019): 671–681.e5., https://www.sciencedirect.com/science/article/pii/S1074761319303279

Zhang, F., Hou, X.: »Association between the triglyceride glucose index and heart failure: NHANES 2007–2018«, in: *Front Endocrinol* (Lausanne) 14 (Jan. 2024): 1322445, https://www.frontiersin.org/journals/endocrinology/articles/10.3389/fendo.2023.1322445/full

Zhang, J., Sonnenburg, D., Tricò, D., et al.: »Isomaltulose enhances GLP-1 and PYY secretion to a mixed meal in people with or without type 2 diabetes as compared to saccharose«, in: *Mol Nutr Food Res* 68, Nr. 4 (Febr. 2024): e2300086, https://onlinelibrary.wiley.com/doi/10.1002/mnfr.202300086

Zhang, R., Yang, Y., Dong, W., et al.: »D-mannose facilitates immunotherapy and radiotherapy of triple-negative breast cancer via degradation of PD-L1«, in: *Proc Natl Acad Sci USA* 119, Nr. 8 (Febr. 2022): e2114851119, https://pubmed.ncbi.nlm.nih.gov/35181605/

Zhang, R., Zhang, B., Shen, C., et al.: »Associations of dietary patterns with brain health from behavioral, neuroimaging, biochemical and genetic analyses«, in: *Nat Mental Health* 2 (2024): 535–552, https://www.nature.com/articles/s44220-024-00226-0

Zhang, W., Cheng, H., Gui, Y., et al.: »Mannose treatment: A promising novel strategy to suppress inflammation«, in: *Front Immunol* 12 (Sept. 2021): 756920, https://www.frontiersin.org/journals/immunology/articles/10.3389/fimmu.2021.756920/full

Zhang, Y., DeBosch, B. J.: »Using trelahose to prevent and treat metabolic function: Effectiveness and mechanisms«, in: *Curr Opin Clin Nutr Metab Care* 22, Nr. 4 (Juli 2019): 303–310, https://pubmed.ncbi.nlm.nih.gov/31033580/

Zhao, T., Zhao, G., Gao, F., et al.: »D-allulose attenuated metaflammation by calming adipose tissue macrophages, boosting intestinal barrier, and modulating gut microbiota in HFD mice«, in: *J Funct Foods* 121 (Okt. 2024): 106417, https://www.sciencedirect.com/science/article/pii/S1756464624004195

Zheng, H., Echave, P.: »Are recent cohorts getting worse? Trends in US adult physiological status, mental health, and health behaviors across a century of birth cohorts«, in: *Am J Epidemiol* 190, Nr. 11 (Nov. 2021): 2242–2255, https://pubmed.ncbi.nlm.nih.gov/33738469/

Teil 3: Gesundheit und ein langes Leben

Ahmed, A., Khan, T. A., Ramdath, D. D., et al.: »Rare sugars and their health effects in humans: A systematic review and narrative synthesis of the evidence from human trials«, in: *Nutri Rev* 80, Nr. 2 (Jan. 2022): 255–270, https://pubmed.ncbi.nlm.nih.gov/34339507/

Ala-Jaakkola, R., Laitila, A., Ouwehand, A. C., Lehtoranta, L.: »Role of d-mannose in urinary tract infections: A narrative review«, in: *Nutr J* 21, Nr. 1 (März 2022): 18, https://pubmed.ncbi.nlm.nih.gov/35313893/

Alonso-Pedrero, L., Ojeda-Rodríguez, A., Martínez-González, M. A., et al.: »Ultra-processed food consumption and the risk of short telomeres in an elderly population of the Seguimiento Universidad de Navarra (SUN) Project«, in: *Am J Clin Nutr* 111, Nr. 6 (Juni 2020): 1259–1266, https://www.sciencedirect.com/science/article/pii/S0002916522011339

Amoils, S.: »Identical twins express their differences«, in: *Nat Rev Mol Cell Biol* 6 (Aug. 2005): 596, https://www.nature.com/articles/nrm1718

Anderson, E. K., Laake, I., Carlsen, M. H., et al.: »Potato consumption and all-cause and cardiovascular disease mortality: A long-term follow-up of a Norwegian cohort«, in: *J Nutr* 154, Nr. 7 (Juli 2024): 2226–2235, https://www.sciencedirect.com/science/article/pii/S0022316624002888

Arai, C., Arai, N., Arai, S., et al.: »Continuous intake of trehalose induces white adipose tissue browning and enhances energy metabolism«, in: *Nutr Metab* (London) 16 (Juli 2019): 45, https://pubmed.ncbi.nlm.nih.gov/31346340/

Barzilai, N.: *Age Later: Health Span, Life Span, and the New Science of Longevity*, New York (St. Martin's Press) 2020

Călinoiu, L. F., Vodnar, D. C.: »Whole grains and phenolic acids: A review on bioactivity, functionality, health benefits and bioavailability«, in: *Nutrients* 10, Nr. 11 (Nov. 2018): 1615, https://pmc.ncbi.nlm.nih.gov/articles/PMC6265897/

Cayabyab, K. B., Shin, M. J., Heimuli, M. S., et al.: »The metabolic and endocrine effects of a 12-week allulose-rich diet«, in: *Nutrients* 16, Nr. 12 (Juni 2024): 1821, https://pubmed.ncbi.nlm.nih.gov/38931176/

Chen, A., Gibney, P. A.: »Dietary trehalose as a bioactive nutrient«, in: *Nutrients* 15, Nr. 6 (März 2023): 1393, https://pubmed.ncbi.nlm.nih.gov/36986123/

Chiu, D. T., Hamlat, E. J., Zhang, J., et al.: »Essential nutrients, added sugar intake, and epigenetic age in midlife black and white women: NIMHD Social Epigenomics Program«, in: *JAMA Netw Open* 7, Nr. 7 (Juli 2024): e2422749, https://jamanetwork.com/journals/jamanetworkopen/fullarticle/2821611

Del Bo', C., Marino, M., Martini, D., et al.: »Overview of human intervention studies evaluating the impact of the Mediterranean diet on markers of DNA damage«, in: *Nutrients* 11, Nr. 2 (Febr. 2019): 391, https://pmc.ncbi.nlm.nih.gov/articles/PMC6412605/

Dhanalakshmi, M., Sruthi, D., Jinuraj, K. R., et al.: »Mannose: A potential saccharide candidate in disease management«, in: *Med Chem Res* 32, Nr. 3 (2023): 391–408, https://pubmed.ncbi.nlm.nih.gov/36694836/

Donkin, I., Barrès, R.: »Sperm epigenetics and influence of environmental factors«, in: *Mol Metab* 14 (Aug. 2018): 1–11, https://pubmed.ncbi.nlm.nih.gov/29525406/

Dosay-Akbulut, M.: »Determination of DNA damage caused by food additives using Comet assay method«, in: *Progr Nutr* 22, Nr. 4 (2020): e2020071, file:///C:/Users/Windows/Downloads/eugenio,+1+-+9095.pdf

Dote-Montero, M., Clavero-Jimeno, A., Merchán-Ramírez, E., et al.: »Effects of early, late and selfselected time-restricted eating on visceral adipose tissue and carbiometabolic health in participants with overweight or obesity: A randomized controlled trial«, in: *Nat Med* 31, Nr. 2 (Febr. 2025): 524–533, https://www.nature.com/articles/s41591-024-03375-y

Du, X., Li, W., Li, G., et al.: »Diet-derived galactose reprograms hepatocytes to prevent T cell exhaustion and elicit antitumour immunity«, in: *Nat Cell Biol* 27, Nr. 8 (Aug. 2025): 1357–1366, https://www.nature.com/articles/s41556-025-01716-8

Ellison-Hughes, G. M.: »First evidence that senolytics are effective at decreasing senescent cells in humans«, in: *EBioMedicine* 56 (Juni 2020): 102473, https://pmc.ncbi.nlm.nih.gov/articles/PMC7248649/

El-Osta, A., Brasacchio, D., Yao, D., et al.: »Transient high glucose causes persistent epigenetic changes and altered gene expression during subsequent normoglycemia«, in: *J Exp Med* 205, Nr. 10 (Sept. 2008): 2409–2417, https://pubmed.ncbi.nlm.nih.gov/18809715/

Ensor, M., Banfield, A. B., Smith, R. R., et al.: »Safety and efficacy of D-tagatose in glycemic control in subjects with type 2 diabetes«, in: *J Endocrinol Diabetes Obes* 3, Nr. 1 (2016): 1065, https://pubmed.ncbi.nlm.nih.gov/27054147/

Espinosa, I., Fogelfeld, L.: »Tagatose: From sweetener to a new diabetic medication?«, in: *Expert Opin Investig Drugs* 19, Nr. 2 (Febr. 2010): 285–294, https://pubmed.ncbi.nlm.nih.gov/20050825/

Fadnes, L. T., Økland, J. M., Haaland, Ø. A., Johansson, K. A.: »Estimating impact of food choices on life expectancy: A modeling study«, in: *PLoS Med* 19, Nr. 2 (Febr. 2022): e1003889, https://journals.plos.org/plosmedicine/article?id=10.1371/journal.pmed.1003889

Fitzgerald, K. N., Hodges, R., Hanes, D., et al.: »Potential reversal of epigenetic age using a diet and lifestyle intervention: A pilot randomized clinical trial«, in: *Aging* (Albany, NY) 13, Nr. 7 (April 2021): 9419–9432, https://pubmed.ncbi.nlm.nih.gov/33844651/

Fransen, F., van Beek, A. A., Borghuis, T., et al.: »Aged gut microbiota contributes to systemical inflammaging after transfer to germ-free mice«, in: *Front Immunol* 8 (Nov. 2017): 1385, https://www.frontiersin.org/journals/immunology/articles/10.3389/fimmu.2017.01385/full

Franzago, M., Santurbano, D., Vitacolonna, E., Stuppia, L.: »Genes and diet in the prevention of chronic disease in future generations«, in: *Int J Mol Sci* 21, Nr. 7 (April 2020): 2633, https://pubmed.ncbi.nlm.nih.gov/32290086/

Georgoulis, M., Yiannakouris, N., Kechribari, I., et al.: »The effectiveness of a weight-loss Mediterranean diet/lifestyle intervention in the management of obstructive sleep apnea: Results of the ›MIMOSA‹ randomized clinical trial«, in: *Clin Nutr* 40, Nr. 3 (März 2021): 850–859, https://pubmed.ncbi.nlm.nih.gov/32928580/

Grabowska, W., Sikora, E., Bielak-Zmijewska, A.: »Sirtuins, a promising target in slowing down the ageing process«, in: *Biogerontology* 18, Nr. 4 (Aug. 2017): 447–476, https://pubmed.ncbi.nlm.nih.gov/28258519/

Hall, K. D., Ayuketah, A., Brychta, R., et al.: »Ultra-processed diets cause excess calorie intake and weight gain: An inpatient randomized controlled trial of ad libitum food intake«, in: *Cell Metab* 30, Nr. 1 (Juli 2019): 67–77.e3, https://pubmed.ncbi.nlm.nih.gov/31105044/

Halliwell, B.: »The antioxidant paradox: Less paradoxical now?«, in: *Br J Clin Pharmacol* 75, Nr. 3 (März 2013): 637–644, https://pubmed.ncbi.nlm.nih.gov/22420826/

Han, Y., Choi, B. R., Kim, S. Y., et al.: »Gastrointestinal tolerance of D-allulose in healthy and young adults: A non-randomized controlled trial«, in: *Nutrients* 10, Nr. 12 (Dez. 2018): 2010, https://pmc.ncbi.nlm.nih.gov/articles/PMC6315886/

Han, Y., Kwon, E. Y., Yu, M. K., et al.: »A preliminary study for evaluating the dose-dependent effect of d-allulose for fat mass reduction in adult humans: A randomized, double-blind, placebo-controlled trial«, in: *Nutrients* 10, Nr. 2 (Jan. 2018): 160, https://pmc.ncbi.nlm.nih.gov/articles/PMC5852736/

Hayashi, N., Iida, T., Yamada, T., et al.: »Study on the postprandial blood glucose suppression effect of D-psicose in borderline diabetes and the safety of long-term ingestion by normal human subjects«, in: *Biosci Biotechnol Biochem* 74, Nr. 3 (2010): 510–519, https://pubmed.ncbi.nlm.nih.gov/20208358/

Holscher, H. D.: »Dietary fiber and prebiotics and the gastrointestinal microbiota«, in: *Gut Microbes* 8, Nr. 2 (März 2017): 172–184, https://pubmed.ncbi.nlm.nih.gov/28165863/

Houghton, C. A., Fassett, R. G., Coombes J. S.: »Sulforaphane and other nutrigenomic Nrf2 activators: Can the clinician's expectation be matched by the reality?«, in: *Oxid Med Cell Longev* (2016): 7857186, https://pubmed.ncbi.nlm.nih.gov/26881038/

Hozhabri, Y., Sadeghi, A., Nazari-Robati, M., et al.: »Effects of trehalose on NFE2L2, catalase, and superoxide dismutase in the kidney of aged rats«, in: *Mol Biol Res Commun* 11, Nr. 1 (März 2022): 29–36, https://pubmed.ncbi.nlm.nih.gov/35463818/

Huang, Y., Thonusin, C., Tokuda, M., et al.: »The benefical effects of D-allose and D-allulose on the brain under ischemic stroke and obese–insulin resistant conditions: Evidence from in vitro to clinical studies«, in: *Metab Brain Dis* 40, Nr. 4 (März 2025): 162, https://pubmed.ncbi.nlm.nih.gov/40153100/

Ito, D., Ito, H., Ideta, T., et al.: »D-mannose administration improves autoimmune hepatitis by upregulating regulatory T cells«, in: *Cell Immunol* 375 (Mai 2022): 104517, https://www.sciencedirect.com/science/article/abs/pii/S0008874922000417

Kandilya, D., Shyamasundar, S., Singh, D. K., et al.: »High glucose alters the DNA methylation pattern of neurodevelopment associated genes in human neural progenitor cells in vitro«, in: *Sci Rep* 10, Nr. 1 (Sept. 2020): 15676, https://www.nature.com/articles/s41598-020-72485-7

Kaplon, R. E., Hill, S. D., Bispham, N. Z., et al.: »Oral trehalose supplementation improves resistance artery endothelial function in healthy middle-aged and older adults«, in: *Aging* (Albany, NY) 8, Nr. 6 (Juni 2016): 1167–1183, https://pubmed.ncbi.nlm.nih.gov/27208415/

Khodabakhshi, A., Akbari, M. E., Mirzaei, H. R., et al.: »Feasibility, safety, and beneficial effects of MCT-based ketogenic diet for breast cancer treatment: A randomized controlled trial study«, in: *Nutr Cancer* 72, Nr. 4 (2020): 627–634, https://pubmed.ncbi.nlm.nih.gov/31496287/

Le Couteur, D. G., Solon-Biet, S. M., Parker, B. L., et al.: »Nutritional reprogramming of mouse liver proteome is dampened by metformin, resveratrol, and rapamycin«, in: *Cell Metab* 33, Nr. 12 (Dez. 2021): 2367e4–2379.e4, https://pubmed.ncbi.nlm.nih.gov/34767745/

Li, B., Iglesias-Pedraz, J. M., Chen, L. Y., et al.: »Downregulation of the Werner syndrome protein induces a metabolic shift that compromises redox homeostasis and limits proliferation of cancer cells«, in: *Aging Cell* 13, Nr. 2 (April 2013): 367–378, https://pubmed.ncbi.nlm.nih.gov/24757718/

Lightowler, H., Schweitzer, L., Theis, S., Henry, C. J.: »Changes in weight and substrate oxidation in overweight adults following isomaltulose intake during a 12-week weight loss intervention: A randomized, double-blind, controlled trial«, in: *Nutrients* 11, Nr. 10 (Okt. 2019): 2367, https://pubmed.ncbi.nlm.nih.gov/31590285/

Lismer, A., Dumeaux, V., Lafleur, C., et al.: »Histone H3 lysine 4 trimethylation in sperm is transmitted to the embryo and associated with diet-induced phenotypes in the offspring«, in: *Dev Cell* 56, Nr. 5 (März 2021): 671.e6–686.e6, https://pubmed.ncbi.nlm.nih.gov/33596408/

Liu, R. H.: »Health-promoting components of fruits and vegetables in the diet«, in: *Adv Nutr* 4, Nr. 3 (Mai 2013): 384S–392S, https://www.sciencedirect.com/science/article/pii/S2161831322011292

Lu, Y., Levin, G. V., Donner, T. W.: »Tagatose, a new antidiabetic and obesity control drug«, in: *Diabetes Obes Metab* 10, Nr. 2 (Febr. 2008): 109–134, https://pubmed.ncbi.nlm.nih.gov/17941870/

Luo, J., Li, Y., Zhai, Y., et al.: »D-mannose ameliorates DNCB-induced atopic dermatitis in mice and TNF-α-induced inflammation in human keratinocytes via mTOR/NF-κB pathway«, in: *Int Immunopharmacol* 113, pt A (Dez. 2022): 109378, https://www.sciencedirect.com/science/article/abs/pii/S1567576922008621

Ma, W., Nguyen, L. H., Song, M., et al.: »Dietary fiber intake, the gut microbiome, and chronic systemic inflammation in a cohort of adult men«, in: *Genome Med* 13, Nr. 1 (Juni 2021): 102, https://pubmed.ncbi.nlm.nih.gov/34140026/

Mayer, A. L., Higgins, C. B., Heitmeier, M. R., et al.: »SLC2A8 (GLUT8) is a mammalian trehalose transporter required for trehalose-induced autophagy«, in: *Sci Rep* 6 (Dez. 2016): 38586, https://www.nature.com/articles/srep38586

Murata, S., Ebeling, M., Meyer, A. C., et al.: »Blood biomarker profiles and exceptional longevity: Comparison of centenarians and non-centenarians in a 35-year follow-up of the Swedish AMORIS cohort«, in: *GeroScience* 46, Nr. 2 (April 2024): 1693–1702, https://pubmed.ncbi.nlm.nih.gov/37726432/

Nilson, E. A., Mendes, Delpino, F., Batis, C., et al.: »Premature mortality attributable to ultraprocessed food consumption in 8 countries«, in: *Am J Prev Med* 68, Nr. 6 (Juni 2025): 1091–1099, https://pubmed.ncbi.nlm.nih.gov/40293384/

Portbury, S. D., Hare, D. J., Sgambelloni, C., et al.: »Trehalose improves cognition in the transgenic Tg2576 mouse model of Alzheimer's disease«, in: *J Alzheimers Dis* 60, Nr. 2 (Sept. 2017): 549–560, https://pubmed.ncbi.nlm.nih.gov/28869469/

Pradeloux, S., Coulombe, K., Ouamba, A. J., et al.: »Oral trehalose intake modulates the microbiota–gut–brain axis and is neuroprotective in a synucleinopathy mouse model«, in: *Nutrients* 16, Nr. 19 (Sept. 2024): 3309, https://pubmed.ncbi.nlm.nih.gov/39408276/

Rust, B. M., Riordan, J. O., Carbonero, F. G., Solverson, P. M.: »One-week elderberry juice treatment increases carbohydrate oxidation after a meal tolerance test and is well tolerated in adults: A randomized controlled pilot study«, in: *Nutrients* 15, Nr. 9 (April 2023): 2072, https://pubmed.ncbi.nlm.nih.gov/37432227/

Schlesinger, S., Neuenschwander, M., Barbaresko, J., et al.: »Prediabetes and risk of mortality, diabetes-related complications and comorbidities: Umbrella review of meta-analyses of prospective studies«, in: *Diabetologica* 65, Nr. 2 (Febr. 2022): 275–285, https://pubmed.ncbi.nlm.nih.gov/34718834/

Semnani-Azad, Z., Khan, T. A., Chiavaroli, L., et al.: »Intermittent fasting strategies and their effects on body weight and other cardiometabolic risk factors: Systematic review and network meta-analysis of randomised clinical trials«, in: *BMJ* 389 (Juni 2025): e082007, https://www.bmj.com/content/389/bmj-2024-082007

Sharma, V., Smolin, J., Nayak, J., et al.: »Mannose alters gut microbiome, prevents diet-induced obesity, and improves host metabolism«, in: *Cell Rep* 24, Nr. 12 (Sept. 2018): 3087–3098, https://pubmed.ncbi.nlm.nih.gov/30231992/

Shi, Y. B., Yin, D.: »A good sugar, d-mannose, suppresses autoimmune diabetes«, in: *Cell Biosci* 7 (Sept. 2017): 48, https://pubmed.ncbi.nlm.nih.gov/29021891/

Song, Y., et al.: »A glycolytic shunt via the pentose phosphate pathway is a metabolic checkpoint for nervous system sensory homeostasis and axonal regeneration«, in: *Cell* (Jan. 2026), https://www.cell.com/cell/fulltext/S0092-8674(25)01379-0

Tessier, A. J., Wang, F., Korat, A. A., et al.: »Optimal dietary patterns for healthy aging«, in: *Nat Med* 31, Nr. 5 (Mai 2025): 1644–1652, https://www.nature.com/articles/s41591-025-03570-5

Watson, E.: FDA exempts tagatose from added sugar labeling, AgFunderNews (AFN) (April 2026), https://agfundernews.com/fda-exempts-tagatose-from-added-sugar-labeling

Wu, H., Flint, A. J., Qi, Q., et al.: »Association between dietary whole grain intake and risk of mortality: Two large prospective studies in US men and women«, in: *JAMA Intern Med* 175, Nr. 3 (März 2015): 373–384, https://jamanetwork.com/journals/jamainternalmedicine/fullarticle/2087877

Xu, Y., Wan, Q., Feng, J., et al.: »Whole grain diet reduces systemic inflammation: A meta-analysis of 9 randomized trials«, in: *Medicine* (Baltimore) 97, Nr. 43 (Okt. 2018): e12995, https://pubmed.ncbi.nlm.nih.gov/30412134/

Yang, J., Tang, R., Chen, S., et al.: »Exposure to high-sugar diet induces transgenerational changes in sweet sensitivity and feeding behavior via H3K27me3 reprogramming«, in: *Elife* 12 (Sept. 2023): e85365, https://elifesciences.org/articles/85365

Yang, Z. D., Guo, Y. S., Huang, J. S., et al.: »Isomaltulose exhibits prebiotic activity, and modulates gut microbiota, the production of short chain fatty acids, and secondary bile acids in rats«, in: *Molecules* 26, Nr. 9 (April 2021): 2464, https://pubmed.ncbi.nlm.nih.gov/33922589/

Yoshizane, C., Mizote, A., Yamada, M., et al.: »Glycemic, insulinemic and incretin responses after oral trehalose ingestion in healthy subjects«, in: *Nutr J* 16, Nr. 1 (Febr. 2017): 9, https://pubmed.ncbi.nlm.nih.gov/28166771/

Yu, S., Park, H., Kim, W.: »Trehalose inhibits inflammatory responses through mitochondrial reprogramming in RAW 264.7 macrophages«, in: *Antioxidants* (Basel) 12, Nr. 6 (Mai 2023): 1166, https://pubmed.ncbi.nlm.nih.gov/37371896/

Zeevi, D., Korem, T., Zmora, N., et al.: »Personalized nutrition by prediction of glycemic responses«, in: *Cell* 163, Nr. 5 (Nov. 2015): 1079–1094, https://pubmed.ncbi.nlm.nih.gov/26590418/

Zheng, D., Sussman, J. H., Jeon, M. P., et al.: »AKT but not MYC promotes reactive oxygen species-mediated cell death in oxidative culture«, in: *J Cell Sci* 133, Nr. 7 (April 2020): jcs239277, https://pubmed.ncbi.nlm.nih.gov/32094265/

Register

IMPRESSUM

Projektleitung: Franziska Mohrfeldt
Fotografie: Jamie Day Fleck, Dagmar Rickert
Illustration: Alexander Gröber, Michael Vestner
Umschlaggestaltung: Simone Ruths
Layout: Sandra Mulitze
Lektorat: Ralf Lay, Mönchengladbach
Bildredaktion: Simone Hoffmann
Herstellung: Petra Roth
Reproduktion: Medienprinzen GmbH, München
Satz: Uhl + Massopust, Aalen
Druck & Bindung: GGP Media GmbH, Pößneck

Grillparzerstraße 8, 81675 München
produktsicherheit@harpercollins.de

1. Auflage 2026,
ISBN: 978-3-8338-9866-2

www.gu.de

BILDNACHWEIS:

Cover- und Innenteilgestaltung: Simone Ruths/www.rosavision.de

Adobe Stock: S. 32, 158, 366; GU/Michael Vestner/Kombinatrotweiss: S. 22, 47 u., 53, 63, 341; Alexander Gröber/Uhl + Massopust: S. 47 o., 77, 136, 346;

Jamie Day Fleck: U3_2; Dagmar Rickert: U3_1

WICHTIGE HINWEISE

Die Gedanken, Methoden und Anregungen in diesem Buch stellen die Meinung bzw. Erfahrung des Verfassers dar. Sie wurden vom Autor nach bestem Wissen erstellt und mit größtmöglicher Sorgfalt geprüft. Sie bieten jedoch keinen Ersatz für persönlichen kompetenten medizinischen Rat. Jede Leserin, jeder Leser ist für das eigene Tun und Lassen auch weiterhin selbst verantwortlich. Weder Autor noch Verlag können für eventuelle Nachteile oder Schäden, die aus den im Buch gegebenen praktischen Hinweisen resultieren, eine Haftung übernehmen.
Allulose ist in der EU derzeit nicht zugelassen. Ihr Verkauf sowie ihre kommerzielle Verwendung in Lebensmitteln sind hier daher aktuell nicht gestattet.